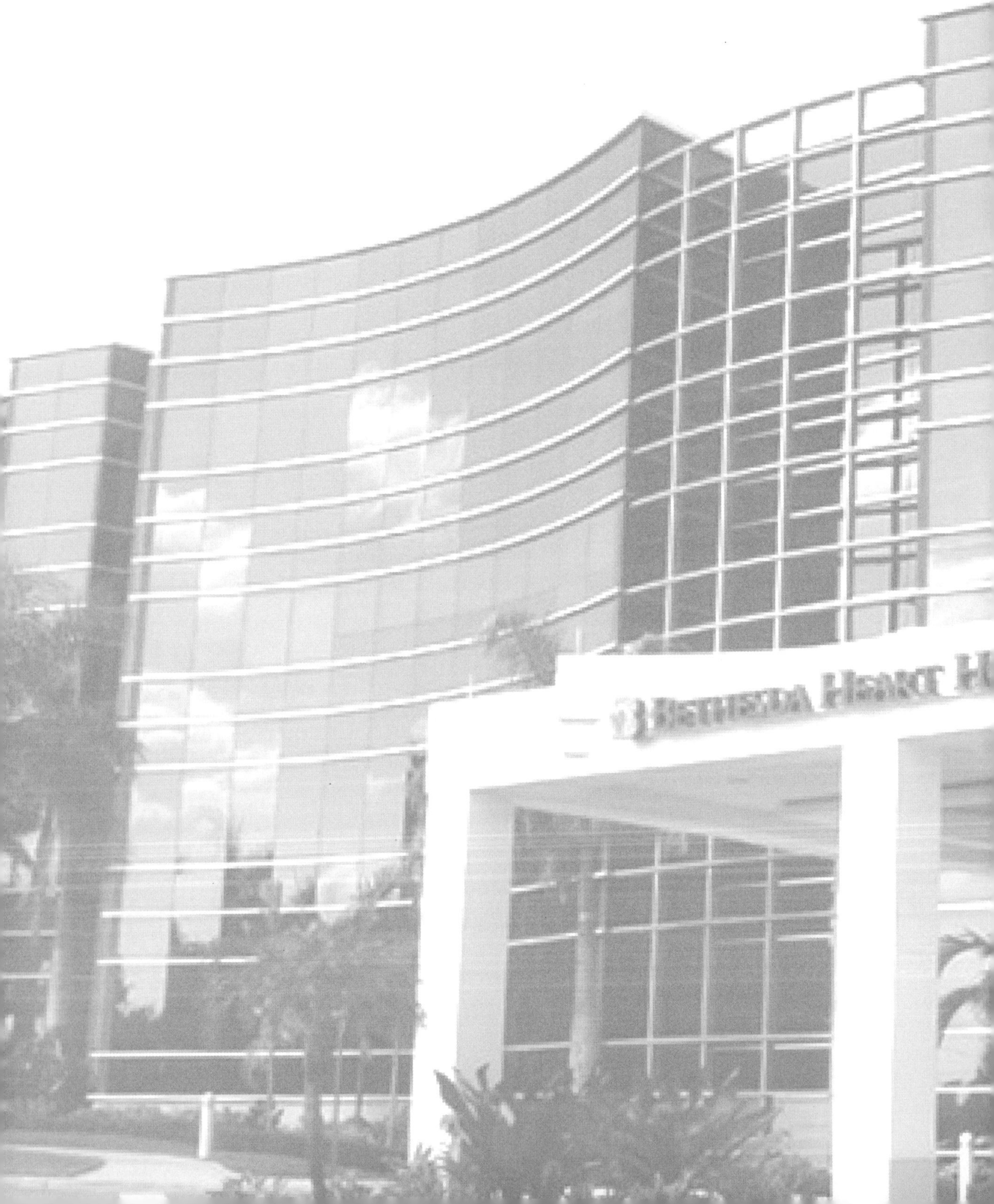
BETHESDA HEART

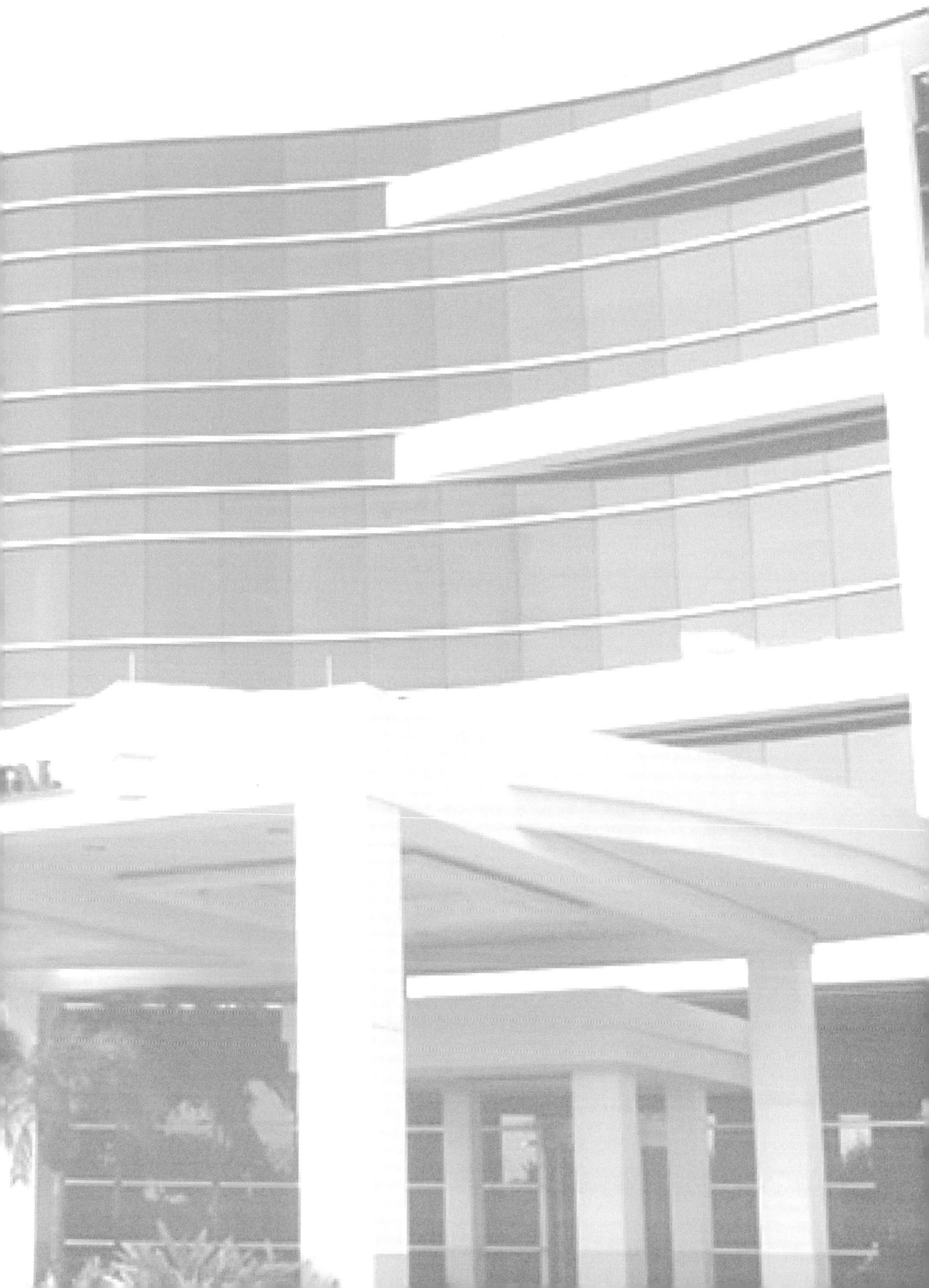

PUBLIC HEALTH ADMINISTRATION

에센스 보건행정학

이준협 · 정민수 · 김은엽 · 민형기 · 왕진우 · 이광인 · 임동균

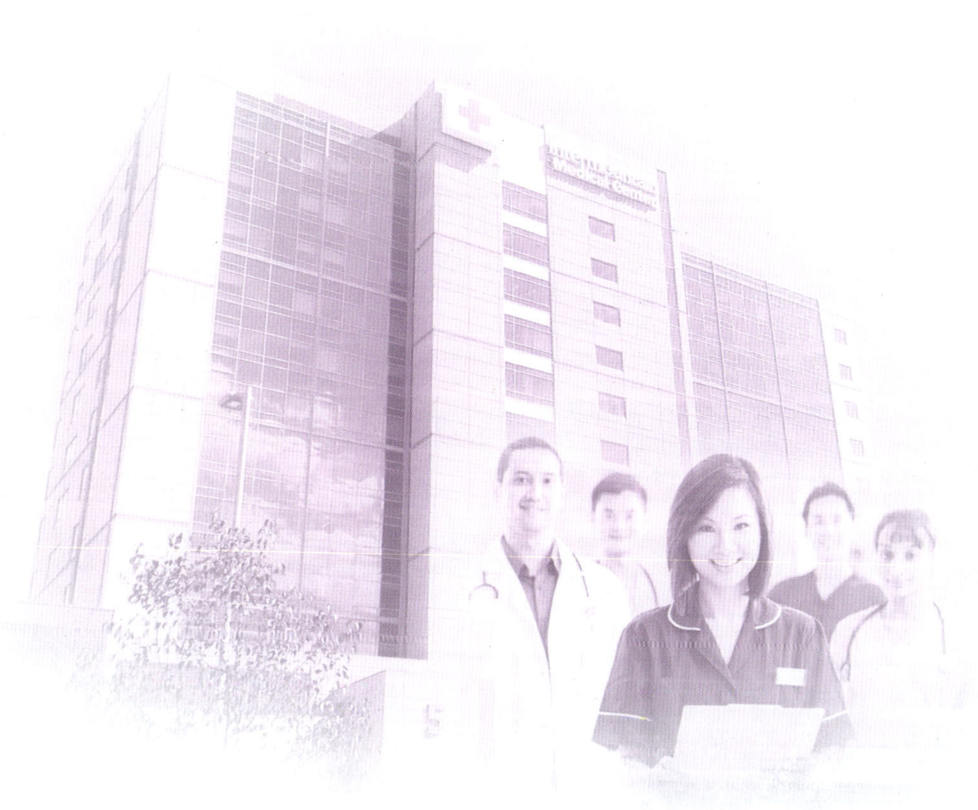

메디시인

머리말

보건행정학은 인간의 생명과 건강, 질병을 다룸과 동시에 병원의 행정을 다루는 학문으로, 그만큼 포괄적 학문이므로 한 나라의 사회 · 경제적, 그리고 문화적 수준에 따라 달라질 수밖에 없는 것입니다.

따라서 선진국의 경우를 참고하여 우리 실정에 맞는 교재를 기획하면서 새삼 또 어려움을 느끼는 것은 필자들만의 고민은 아닐 것입니다. 전체적인 구성은 어떻게 할지 또한 무슨 내용을 어떻게 담을지 등에 대해 고민이 없을 수 없었습니다. 아직도 보건행정학의 내용과 범위의 인식이 나라마다, 또 학자에 따라 다르고, 시대에 따라 그 내용이 변화할 수밖에 없기 때문입니다.

오늘날 대한민국은 평균수명 80세를 넘어 최장수국인 일본의 기대평균수명 수준에 근접해 있습니다. 반세기만에 국민들의 평균수명이 30여세가 증가한 국가는 대한민국이 유일하며 지구상에서 그 유래를 찾을 수가 없습니다. 이제 우리 국민은 100세 시대를 맞아 보건의료에 대한 관심이 더 커지고 있습니다.

이 책의 서론에도 언급하였듯이 보건행정은 인류의 역사와 더불어 발전해 왔습니다. 인간이 수렵이나 채집으로 비정착적인 생활을 하던 시기이든 농경생활로 정착을 하던 시기이든 질병은 인간의 생활과 더불어 발전해 왔다고 할 수 있습니다.

〈에센스 보건행정학〉은 보건행정학 관련 학문을 배우는 학생을 위한 교재일 뿐만 아니라 보건의료분야 종사자들에게도 도움이 되기를 희망합니다. 필자들 나름대로는 선진 각국의 관련 법이나 현행제도를 샅샅이 찾아 우리 실정에 맞는 교재로 만들려고 노력하였습니다만 앞으로도 계속 부족한 부분은 더 채우고, 보충해 나갈 것임을 다짐을 하면서, 이 책을 아껴주시는 교수님들의 따끔한 충고와 조언을 기꺼이 받아들여 보완하겠습니다.

마지막으로 이 책을 출판하는데 남다른 열정으로 애써주신 (주)지구문화 사장님과 임직원 여러분님께 심심한 감사를 드립니다.

2018년 춘삼월

저자 일동

차례

Contents

PART Ⅱ 보건의료자원

Chapter 01 보건의료조직

Chapter 02 보건의료자원의 관리

Chapter 03 보건의료 재성

차례

PART Ⅲ 보건정책 및 기획

Chapter 01 보건정책론

Chapter 02 보건기획론

Contents

Chapter 03 보건의료사업

PART Ⅳ 보건의료 서비스

Chapter 01 건강과 질병

차례

Chapter 02 의료전달체계

Chapter 03 보건의료서비스의 질 관리

Contents

Chapter 04 각국의 보건의료제도

PART V 사회보장과 의료보장

Chapter 01 사회보장

차례

Chapter 02 의료보장

Chapter 03 진료비 지불제도

PART I 보건행정개론

Chapter 1 보건행정이론

Chapter 2 보건의료에 대한 국가의 역할

Chapter 3 보건의료체계

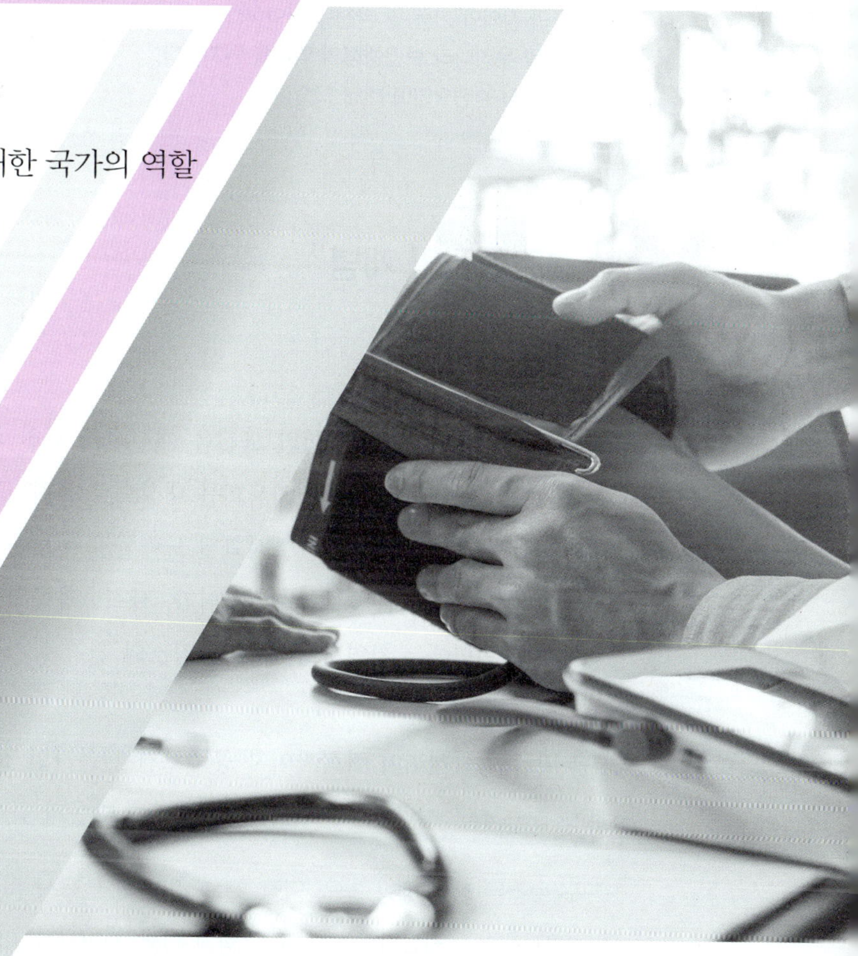

Chapter 01.

보건행정이론

학습 목표

- 보건행정의 개념과 역할 및 가치를 이해한다.
- 공중보건의 정의와 기능 및 관점을 파악한다.
- 동 · 서양 및 우리나라 보건행정의 역사를 인지한다.
- 질병의 사회적 결정요인에 대해 학습한다.

1. 보건행정의 개념[1)]

1. 공중보건의 정의

공중보건public health은 지역사회의 보건을 개선하기 위한 체계적인 노력들로 구성된다. 즉, 공중보건은 개인이 아닌 지역사회를 대상으로 조직되고 실시되는 집합적 행위이며 인구집단의 건강을 증진하려는 조직화된 노력들로 이루어진다.[2)] 공중보건은 특정 지식기관이나 전문기관에 의존하는 것이 아니라, 사회 · 과학적 접근법을 바탕으로 실행된다. 공중보건의 의의에는 지역사회 내 질병 감소와 건강 증진이라는 핵심적인 목적이 담겨 있다.

1920년 미국의 박테리아 과학자이자 공중보건 전문가인 찰스-에드워드 아모리 윈슬로우Charles-Edward Amory Winslow는 공중보건에 관해 다음과 같이 정의했다.

"공중보건은 질병 예방, 생명 연장, 신체 건강 및 효율성 증진을 목표로 하는 과학기술로서, 지역사회의 조직화된 노력을 통해 환경 위생, 지역사회 감염 통제, 개인 위생 원칙에 관한 거주민 교육, 조기 진단 및 예방적 질병 치료를 위한 의료간호서비스 구성, 사회적 체계

개발 등을 실시하며, 궁극적으로 지역사회 내 모든 구성원이 건강을 유지할 수 있도록 삶의 질을 보장하는 것을 목표로 한다."[3]

이로부터 약 70년이 지난 1988년에 미국 의학한림원Institute of Medicine, IOM은 "Future of Public Health"라는 유명한 보고서를 발간했는데, 이 보고서에서 공중보건을 "질병 예방과 건강 증진을 위해 과학기술 지식을 적용함으로써 보건 분야의 공익을 도모하기 위한 지역사회의 조직화된 노력"이라고 정의내려 윈슬로우와 유사한 정의를 내렸다.[4] 이와 같이 공중보건의 임무는 지역사회의 건강을 증진하는 것이라고 할 수 있다.

결국 공중보건은 우리를 아프게 하는 것과 우리를 건강하게 하는 것, 우리가 함께 할 수 있는 것에 관한 것이다. 건강에 관해 생각할 때 가장 먼저 떠오르는 것은 개인의 보건과 웰빙wellbeing이다. 그러나 공중보건에서 중요한 것은 지역사회 및 사회 전체의 보건이다. 즉 공중보건은 개인에서 공동체로, 즉 '나'에게서 '우리'로 그 초점이 이동된다.[5]

지역사회의 건강을 증진하기 위한 인구기반population-based 전략에는 감염병 통제, 식수 및 식품 안전성 확보, 백신 예방가능 질병 감축, 모자보건 개선, 보건문제 감독의 실시 등이 있다. 이러한 건강 위협으로부터 지역사회를 보호하기 위한 오랜 노력뿐 아니라, 비만, 청소년 임신, 부상, 폭력, 약물중독, 성병STD, HIV 감염, 자연 재해, 생물학적 테러 등 신종 위험까지도 공중보건 범주에 포함된다. 지역사회 건강 증진을 위한 모든 노력은 인구기반 활동과 임상예방 활동이 함께 진행될 때 성공적인 결과로 이어질 수 있다. 공중보건은 예방에 역점을 두면서 다수의 사회환경적 질병 결정요인에 대한 개입에 집중한다는 점에서 개인의 치료에 중점을 두는 임상의학과는 구별된다.[6]

개인 보건과 지역사회 보건이 연속선상에 있다는 점에서 공중보건과 임상의학 간 상호작용은 필수이다. 결핵TB, HIV 감염, 성병STD, 납 중독, 백신 예방가능 질병은 물론이고 심장병과 천식까지도 지역사회 환경과 임상 환경 모두에서 이상적으로 관리될 수 있는 보건 문제이다.

공동체의 건강에 영향을 미치는 사회적 결정요인에 대한 개입 활동의 중요성은 1900년대 산업화된 국가에 거주하는 사람들의 기대수명이 45세에서 75세로 늘어났다는 점에서 충분히 입증된다.[7]

21세기에 이르러 기대수명은 미국의 경우 78세, 일본의 경우 82세로 증가했다.[8] 늘어난 총 기대수명 30년 중 25년은 영양 상태 및 위생 개선, 주거 안정성 증대 등 공중보건 조치에서 기인한다. 환자 개인에게 집중하는 의료서비스도 분명 중요하지만 실제 기대수명 증가에 기여한 기간은 5년에 불과하다.

더욱이 조기사망의 원인 중 50%가 예방 가능하고, 담배 등 약물 중독, 불균형한 식습관, 좌식생활 등 개인 행동에 좌우된다는 분석 결과는 공중보건과 임상의료 간 협력의 중요성을 더욱 부각시킨다.[9] 건강상태 변화는 환자 개개인에 집중하는 임상의학과 함께, 거주민들을 질병에 더 많이 노출시킬 위험이 있는 사회환경 결정요인을 해결하는 지역사회 차원의 공중보건 개입 활동이 파트너십 형태로 병행될 때 최상의 결과를 낳을 수 있다. 최근에는 다양한 국제보건 사업의 효과도 나타나고 있다. 예컨대 지난 25년 동안 전세계 영유아 사망률이 절반이 된 데에는 백신접종을 포함한 모자보건 사업의 역할이 컸다그림 1-1.

과학적 요인과 사회적 요인 모두가 공중보건 개입 조치의 근간을 형성한다. 효과적인 백신 개발만으로 백신 예방가능 질병을 지역사회에서 성공적으로 근절하기란 불가능하다. 지역사회가 백신을 받아들이고 광범위하게 사용하도록 대중에게 정보를 제공하고 참여를 유도하는 성공적인 공중보건 이니셔티브를 실시해야 한다.

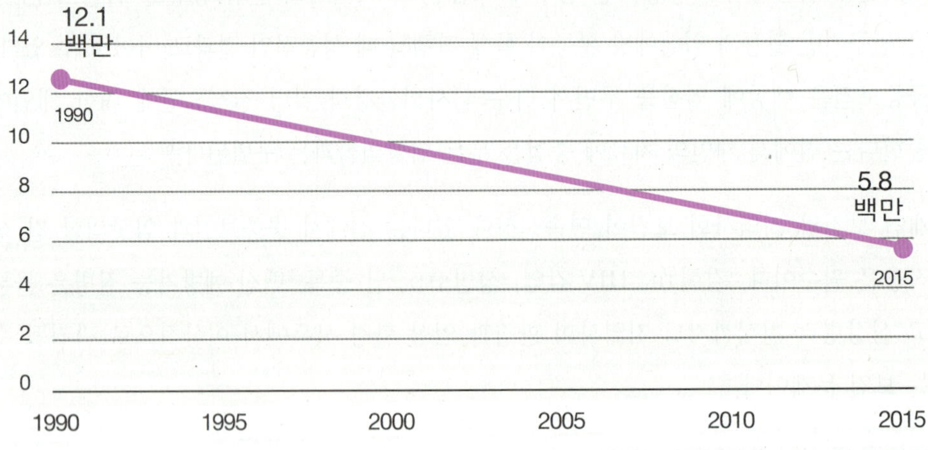

그림 1-1 미국의 5세 미만 아동의 사망자 수 반감

출처 : IHME(http://www.healthdata.org)

아동 백신 프로그램Vaccines for Children Program, 예방접종을 위한 학교/돌봄 요건 등 이니셔티브를 지원하는 정책은 프로그램의 성공 확률을 더욱 끌어올린다. 과학적 진전이 온전히 지역사회 건강 증진으로 이어지는 경우는 드물다.

미국의 예를 보면, 임산부를 대상으로 하는 적극적인 HIV 검사와 치료를 통해 지난 10년 간 HIV 모자감염이 크게 감소했다. 하지만 선천성 매독의 경우 이를 퇴치할 수 있는 과학적 수단인 페니실린이 1928년에 발견되었음에도 불구하고 감염률의 하락세는 HIV의 감염률 하락세보다는 더딘 실정이다. 이처럼 과학과 실용적 방법을 접목하여 문화 · 사회 · 경제적 요인에 대응하는 포괄적인 공중보건 전략은 앞서 언급한 백신 예방가능 질병을 근절하는 데 필수적이다.

임상의료 및 공중보건이 공조한 사례로는 1990년대 뉴욕에 위치한 남성노숙자 쉼터의 결핵TB 발병이 대표적이다.[10] 당시 결핵 발생으로 인한 영향을 최소화하기 위해 결핵약물 처치와 복합적 진단법 등 임상적인 조치와 함께 광범위한 공중보건 개입을 병행했다. 주정부는 개인을 접촉하면서 직접 관찰요법을 위해 인센티브를 제공하는 등 해당 남성 집단과 연관된 사회적 요인을 파악하였다.

그 결과 건강 악화를 유발하는 위험요인은 HIV 동반감염, 알코올 및 약물 중독, 노숙, 거주시설 환기 미흡 등으로 밝혀졌다. 이들 모두가 결핵 발병의 결정요인이었다. 그러나 활동성 결핵active tuberculosis으로 진단받은 환자들과 접촉하려는 노력에도 불구하고 환자들의 비협조로 말미암아 난관에 처하자 지역의 공중보건 당국은 일부 환자에 대해 법원명령을 발부 받아 입원치료를 감행했다.

활동성 결핵 환자들의 치료와 함께 당시 결핵균에 노출된 수백 명의 사람들을 파악하고 확진 시 치료를 제공하는 적극적인 조치도 실시되었다. 이는 공중보건의 기본 원칙을 잘 보여주는 사례인데, 지역사회 건강을 보호하기 위해서는 설령 개인의 자율성과 상충되는 부분이 있더라도 감염 환자의 치료에 버금가는 노력이 병행되어야 한다는 점이다.

집단보건에 역점을 두고 공중보건 범위를 확대하려는 최근의 시도는 「인구 집단 내 보건 확산, 보건 확산에 영향을 주는 결정요인, 요인들에 영향을 주는 정책과 개입」이라는 인구집단의 보건에 대한 정의에서 두드러진다.[11] 결국 공중보건은 웰빙, 건강증진, 만성질환관리, 노약자 치료, 일시적 치료, 임종 치료를 모두 아우른다.

간단히 말해서 폭넓은 인구집단 기반의 공중보건 접근법은, 질병이 신체와 사회경제적 상태에 미치는 영향을 최소화하고 환자의 웰빙을 보호하도록 고안된 것이다.[12)]

개인보다 인구집단에 초점을 맞추는 접근은 공중보건의 현재와 미래 범위에 관한 철학을 포괄적으로 보여 준다. 이는 근거기반 접근법을 활용하여 건강과 질병 결정요인을 분석하고 건강을 보호 · 개선하기 위한 개입과 예방책을 활용하는 것이다. 따라서 오늘날 인구집단의 건강은 공중보건, 공공정책, 건강 시스템 간의 상호연결성을 통해 결정된다.

2. 공중보건의 기능과 관점

미국 의학한림원IOM은 1988년 "The Future of Public Health" 보고서에서 공중보건 기관이 수행해야 할 세 가지 핵심 기능을 제시했다.[13)] 이 기능들은 정부 책임이며 NGO에 이양될 수 없다. 집단보건이 이해당사자 전체를 아우르지만 필수적인 의료서비스 제공은 지역, 주, 연방정부 공중보건 기관의 책임이다. 다양한 업무가 타 부문으로 위탁되지만 책임은 정부 공중보건 기관에 있다.

평가, 정책 개발, 보증 등 핵심 기능에 대해 IOM은 다음과 같이 정의했다.

① **평가** : 집단 건강과 건강 문제의 본질을 정의하기 위해 데이터를 확보하는 것
② **보장** : 효과적인 보건 체계의 핵심 요소들이 기능하도록 감독하는 책임을 의미
③ **정책 개발**은 증거에 입각한 권고안을 개발하고 공공 보건 정책 지침을 위해 분석을 실시하는 것

미국 공중보건서비스Public Health Service는 IOM 권고 사항을 바탕으로 1994년 "미 공중보건선언Public Health in America Statement"을 내놓았다. 미 공중보건협회American Public Health Association와 공중보건에 대한 일관되고 합치된 접근법을 지지하는 단체들은 이 선언을 지지했다.

이 선언에서 제시된 10가지 필수 서비스는 아래와 같다.

Check point

필수 공중보건서비스

1. 지역사회 건강문제 파악을 위한 **건강상태 모니터링**
2. 지역사회 건강 문제와 건강 위험 요인에 대한 **진단과 조사**
3. 대중에 대하여 보건 문제에 관한 **정보 제공, 교육, 권한 신장**
4. 보건 문제 파악 및 해결을 위한 **지역사회 파트너십 동원**
5. 개인 및 지역사회 보건 증진 노력에 대한 지원을 위한 **정책 및 계획 마련**
6. 보건 및 안전을 위한 **법규 시행**
7. 필요 시 개인 의료서비스와 **연계**하고 부족한 **의료서비스 제공**
8. 유능한 공중보건 및 개인 의료서비스 **인력 확보**
9. 개인 및 집단기반 의료서비스의 **효율성, 접근성, 품질 평가**
10. 보건 문제에 대한 새로운 통찰과 혁신적인 솔루션을 얻기 위한 **연구**

공중보건은 시스템 관점에서 접근할 때 가장 이해하기가 용이하다. 공중보건은 개인, 지역사회, 나아가 국제사회를 비롯한 더 큰 사회와 긴밀하게 연결되어 있기 때문이다. 시스템 이론의 표현을 빌리자면 공중보건은 복잡한 적응시스템adaptive system이다. 복합적이고 다양하며 상호 연결된 요소들로 구성된다는 점에서 이 시스템은 환경에 적응적이다.[14)]

미국 국립암연구소National Cancer Institute, NCI는 시스템 사고에 대한 이해를 집약하고 수용했다. NCI는 시스템 사고를 보건 기구 사상 최초로 전격 수용함으로써 담배통제연구부Tobacco Control Research Branch의 가장 유용한 패러다임으로 자리하게 되었다.

Check point

미국 국립암연구소(NCI)의 시스템 사고에 대한 선언

공중보건 연구자 및 종사자는 비만이나 만성질환 등 사회 조직 내에 깊숙이 자리한 복잡한 집단 보건 문제 해결을 위해 노력한다. 이러한 해결방안은 지역 당국(학교, 교회, 작업 환경)에서 지역 시스템(보건부 및 병원 네트워크), 전국(국가 기구) 단위에 이르기까지 다양한 계층의 주요 이해당사자와 조직의 관여를 요구한다. 이와 같이 다층적이고 다양한 참여자들의 견해가 시스템 사고의 핵심으로, 부분이 전체 내에서 상호 영향을 주는 방법을 이해하는 과정이다.

미국 질병통제예방센터CDC가 지원하는 복합질병예방네트워크Syndemics Prevention Network는 공중보건에 시스템적인 사고를 적용하려는 노력 중 하나이다.[15)]

이는 약물 중독, 폭력, HIV/AIDS처럼 상호 영향을 미치는 건강 문제에 대해 시스템적인 사고방식을 활용하고 있다. 다른 예로는 IOM의 보고서인 "Crossing the Quality Chasm: A New Health System for the 21st Century"[16], W.K. 켈로그재단이 후원하는 지역사회-대학 파트너십 이니셔티브Community-University Partnerships Initiatives, 보건의료연구 품질 관리청Agency for Healthcare Research and Quality과 W.K. 켈로그재단이 공동으로 후원하는 지역사회기반 참여연구 활동, 건강을 위한 지역사회-캠퍼스 파트너십Community-Campus Partnerships, 국제보건기구World Health Organization, WHO의 건강의 사회적 결정요인 위원회Commission on Social Determinants of Health 등이 있다.

WHO는 2009년 "Systems Thinking for Health Systems Strengthening"이라는 보고서에서 시스템 사고란 공중보건을 위한 패러다임 변화라고 주장했으며 시스템 사고는 시너지를 예측하고 부정적 창발행동emergent behaviors을 낮출 수 있는 포괄적인 방안을 제시한다고 지적했다.[17] 결국 시스템 사고란 인간 생태학, 집단 건강, 사회 건강 요인 등 공중보건 전문가가 익숙한 생태학 모델과 일치한다. 하지만 시스템 사고는 조직행동, 시스템역학, 창발이론, 복잡성이론과 같은 분야의 진전을 수용함으로써 지평을 확장한다.[18]

3. 보건행정의 역할과 가치

공중보건은 관리자나 행정가 없이 실행되거나 목표를 달성할 수 없다. 공중보건 관리자와 행정가는 주로 경영, 행정, 정책을 전공한 공중보건 석사Master of Public Health, MPH나 행정학 석사Master of Public Administration, MPA 학위 소지자들이다. 현장직무교육On the Job Training, OJT을 통해 관리 기술을 습득하거나 경영, 보건 서비스 행정 등 관리 분야를 수학한 경우도 있다.[19] 통상적으로 행정 기능과 연계되는 7가지 상호 연결 프로세스와 책임을 다음과 같이 정의할 수 있다.[20]

① 계획 : 구체적인 목표를 세우고 우선순위를 설정하며 목표 달성을 위해 필요한 행동 단계를 파악하고 순서를 정하는 과정

② 조직화 : 계획을 실행하고 목표를 달성하기 위해 구조와 관계를 구축하는 것

③ 인력 배치 : 계획에 따라 조직이 작동할 수 있도록 인력을 특정 역할과 직능에 배치

하는 것

④ **지시** : 의사결정을 내리고 이를 실행에 옮기도록 전달하는 것

⑤ **조율** : 효과적인 상호관계를 보장하는 과업

⑥ **보고** : 정보를 이전하고 책임을 보장하는 것

⑦ **예산 편성** : 재정 계획, 회계, 관리 업무를 하는 것

미국 공중보건교육위원회Council on Education for Public Health, CEPH는 공중보건 교육과 실행을 위한 관리 역량Management Competencies을 파악하여 관리와 행정에 중요성을 부여한다. 미국 보건대학원협회Association of schools of Public Health는 관리 및 리더십에 관한 핵심 역량 리스트를 제시했다Check point 참조. 관리란 조직이나 프로그램 목표를 효율적이고 도덕적인 방법으로 달성하기 위해 타인과 협력하거나 타인에게 책임을 부여하는 절차이기 때문이다.

공중보건 행정가 및 종사자들은 21세기에 많은 도전에 직면함과 동시에 공중보건을 실행하고 정책을 만들 수 있는 기회도 갖게 될 것이다. 이들이 직면하게 될 문제와 그 종류에 관한 통찰력을 얻을 수 있는 한 가지 방법은 "Healthy People 2020" 이니셔티브를 살펴보는 것이다. 미국은 1980년 이후 매 10년마다 달성하고자 하는 주요 국가 목표를 반영하여 10개년 계획을 내놓았다. 10개년 계획의 과정과 성과는 차후에 살펴보더라도, 공중보건 행정가의 역할에 대한 논의에서 이러한 미래 목표가 노력을 배가하고 정책에 지침을 제공하는 데 도움이 되는지를 파악하는 것은 중요하다.

Healthy People 2020의 목표는 ① 국가 전체 보건 증진을 위해 우선순위를 파악하고, ② 대중의 건강, 질병, 장애 결정요인과 발전기회에 대한 인식과 이해를 제고하며, ③ 국가, 주, 지역 단위에서 사용할 수 있는 측정 가능한 목표와 목적을 제공하고, ④ 여러 부문이 최고의 증거와 지식을 기반으로 행동을 취하게 하며, ⑤ 중요한 연구와 데이터 취합 니즈를 파악하는 것이다.[21]

결국 "Healthy People 2020" 이니셔티브는 청소년 건강, 혈액장애 및 혈액안전, 치매, 유전체학, 글로벌 건강, 헬스케어 관련 감염, 삶의 질, 웰빙, 동성애자 · 양성애자 · 성전환자 건강, 노인 준비태세, 수면건강, 사회적 건강 결정요인 등 다양한 주제 분야를 목표에 포함했다는 점에서 기존의 "Healthy People" 이니셔티브와 차별화된다.

Check point

관리 역량, 보건 정책 및 운영

D. 보건 정책 및 운영

보건 정책 및 운영은 개인과 집단에 의료서비스를 제공하고, 품질 비용에 관해 연구하고 실행하는 융합 분야이다. 이러한 정의는 비용, 예산조달, 조직, 결과, 서비스 접근성 등 의료서비스 구조, 프로세스, 결과에 관한 운영 및 정책 문제를 상정한다.

역량: 졸업과 동시에 MPH 학위 졸업생은 다음을 수행할 수 있음.

D.1 미국 내 의료서비스 및 공중보건 시스템 조직, 예산 조달, 제공 문제와 주요 요소 파악
D.2 공중보건 및 보건 서비스를 위한 법적 · 윤리적 근간 기술
D.3 지역사회 보건 안전성과 준비성을 확보할 수 있는 방법 설명
D.4 집단 건강 증진을 위한 정책 프로세스 논의
D.5 프로그램 계획 마련, 개발, 예산 편성, 운영, 조직 및 지역사회 이니셔티브 평가 원칙 적용
D.6 전략적 계획 및 마케팅 원칙을 공중보건에 적용
D.7 품질과 성과 개선 콘셉트 적용 및 조직 성과 문제 대응
D.8 "시스템 사고"를 조직 문제 해결에 적용
D.9 보건 정책과 운영 문제를 적절한 채널과 기술을 활용해 전달
D.10 파트너십 구축을 위한 지도력 증명

관리 역량, 리더십

H. 리더십

변화하는 미래를 위한 공동의 비전을 제시, 전달하며, 조직 및 지역사회 난제에 대한 해결 방안을 제시하고, 목표 달성 의지를 주도하는 능력

역량: 졸업과 동시에 MPH 학위 졸업생들은 다음과 같은 역량을 갖추는 것이 날로 중요해지고 있음.

H.1 공중보건 분야의 리더십 항목 기술
H.2 조직 간 협력 및 파트너십을 위한 대안적 전략을 공중보건 목표에 주안점을 두고 기술
H.3 달성가능 목표, 일련의 핵심 가치와 비전 제시
H.4 공중보건 목표 증진을 위해 타인에게서 배우고 대화에 참여
H.5 팀 빌딩(team building), 협상, 갈등 관리 능력 증명
H.6 모든 행동에서 투명성, 진실성, 정직성 입증
H.7 조직 및 지역사회 보건 목표 달성을 위해 협력적 방법 사용
H.8 사회정의와 인권 원칙에 입각하여 지역사회 니즈에 대응
H.9 협동적 문제 해결, 의사 결정, 평가를 위해 타인에게 동기를 부여하는 전략 개발

2. 보건행정의 역사

1. 동·서양 보건행정사

(1) 초기 공중보건사

고생물병리학paleopathology 분야의 연구 덕택에, 수렵과 채집에 의존해 생계를 이어가던 선사 시대부터 질병이 그저 존재하기만 한 것이 아니라, 감염, 염증, 발달 및 신진대사 장애, 종양 등의 형태로 계속해서 인류를 괴롭혀 왔다는 사실도 알게 되었다.[22]

농업 기술이 도입되고 가축을 기르게 되면서, 인류는 큰 규모의 군락을 이루며 정착 생활을 시작했다. 삶의 방식에 근본적인 변화가 일어난 것이다. 농경 사회의 시작은 곧 공동체를 지탱할 식량을 생산해야 함을 의미했고 이는 인간이 그 공동체와 보다 밀접한 관계를 맺으며 살아가게 됨을 의미했다.

이러한 새로운 형태의 정착 생활은 종래의 인류가 삶의 터전으로 삼았던 생태계를 재구성함으로써 인간이 다른 공동체 구성원 및 자신을 둘러싼 환경과 상호작용하는 방식에 근본적인 변화를 일으켰다. 이 생활 방식은 미생물들이 번식할 수 있는 새로운 생태적 틈새를 만들어 주는 계기가 되었다. 주거 지역 내 인구 밀도가 높아져서 역병pestilence과 유행병epidemics, 질병이 창궐하기 좋은 환경이 갖추어진 것이다.[23]

예컨대 정착 생활을 하게된 인류는 배설물을 통해 배출된 장내 기생충intestinal parasites에 지속적으로 노출되었다.[24] 선사 시대 사람들이 수렵과 채집을 위해 지속적으로 생활 근거지를 옮겨 다닌 덕에 이 같은 감염에 덜 취약했었던 것과는 대조적이다.

영구적 · 반영구적 정착 생활, 동물 사육과 식물 재배, 도시화 등으로 인해 인간의 질병에 대한 환경이 완전히 바뀌었다.[25] 유사 이래 지금까지 모든 인류 사회는 하나같이 예고 없이 찾아오는 질환illness과 건강에 울고 웃었다.[26] 선사 시대에 질병이 주로 어디서 창궐했는가에 대해 정확히 알려진 것은 거의 없지만 일반적으로는 메소포타미아와 인더스 협곡, 페루의 해안 지역 등 초기 정착 지역이 말라리아와 주혈흡충증schistosomiasis을 비롯한 열대성 질병에 피해를 입은 것으로 추측된다.[27]

고대와 중세 시대의 의학은 질병을 주로 신비주의적이고 종교적인 방식으로 설명 · 치료하고자 했으며, 다양한 행위 규범과 식이 요법을 통해 얻을 수 있는 영적 · 세속적 순수성에 기반한 종교적 · 실용적 예방법으로 질환을 피하는 것이 얼마나 중요한 것인지를 강조하곤 했다.[28]

중국 주周 나라B.C. 1122-250의 의사들은 건강을 유지하기 위해 소식과 금주, 신체적 · 영적 운동 등의 병행을 주장했다.[29] 고대 이집트에서도 질환과 질병은 세속적 실존과 영적 실존의 불균형에서 비롯된 것이라는 인식이 널리 자리 잡고 있었다. 고대 이집트인들은 건강을 회복하기 위해 기도와 주술, 종교적 의식, 약전藥典, pharmacopoeia 등에 의존했다.[30] 당시 이집트 사회 전역에 걸쳐 시행되었던 식료품 관리와 위생, 성관계 등에 관한 규율들도 상당 부분 종교적 성격이 강했다.[31] 이집트에서 발견된 고고학적 증거로 미루어 보면 대략 B.C. 14세기부터 이미 몇몇 고대 도시들은 계획적으로 세워졌고 비교적 높은 수준의 석조 배수 체계를 갖추고 있었음을 알 수 있다.[32]

약 4,000년 전의 고대 인도에서도 목욕 시설과 배수 시설을 갖춘 계획 도시들이 인더스 협곡을 중심으로 세워졌다. 이들 도시는 대개 넓은 포장도로와 하수도까지도 갖추고 있었다. 바빌론, 아시리아, 히브리 등 메소포타미아 지역의 여러 사회는 위생을 유지하기 위한 관습을 명문화된 규약의 형태로 채택하기도 했다. 이들 규약은 질병을 예방하는 데 기여하기도 했지만, 기본적으로는 종교적 목적이었다. 한편 히브리의 랍비rabbi 의사들은 일부 질병이 음식과 신체 분비물, 의복, 물, 공기를 통해 전염될 수 있다는 생각에 기반한 일련의 질병 예방 규칙을 자세하게 제시하기도 했다.

히브리인과 바빌론인들은 모든 감염병이 오염된 물을 통해 퍼지는 것이라 믿었고 유행병과 관련된 것으로 쥐와 파리, 벼룩과 같은 동물들을 지목했다.[33] 이들 민족은 풍토병이 나돌던 시기에 사람들을 격리시키는가 하면 때때로 주택과 각종 물품을 훈증 소독·살균하기도 했다. 또한 그들이 마련한 건강 규약은 공동 묘지나 쓰레기 매립장 부근에서는 우물을 파지 말 것, 물을 끓여 마실 것, 깨끗하고 신선한 식료품을 사용하고 철저히 요리할 것 등이었다.[34]

종교적 청결과 건강 사이의 연결은 그저 구시대의 유물만은 아니었다. 가령 잉카 문명에서도 매해 역내 모든 집을 청소하는 건강 의식을 시행했다.[35] 이들 사례를 통해 공중보건의 중요성에 대한 초기 인류의 인식을 엿볼 수 있다.

(2) 헬레니즘 시대의 건강

B.C. 7세기와 5세기 사이, 고대 그리스에서는 질병의 원인을 세속적인 것과 신적인 것으로 구분하는 철학의 흐름이 태동하지만 지극히 예외적인 것이었으며 그 영향력도 미미했다. 건강에 대한 고대 그리스의 인식은 여전히 신비주의적 성향이 강했다. 이러한 상황은 히포크라테스Hippocrates적 전통이 자리 잡고 나서야 뒤집히게 된다.

히포크라테스는 명망이 높은 의사로, B.C. 460년과 360년 사이에 살았을 것으로 추측된다. 그는 자신의 이름을 딴 〈히포크라테스 전집Hippocratic Corpus〉의 저자 중 한 명이기도 한데 오늘날 의사들이 행하는 히포크라테스 선서Hippocratic Oath가 바로 이 전집에서 비롯된 것이다.[36] 〈히포크라테스 전집〉은 다수의 저자가 남긴 글을 엮은 것으로 그 내용은 종교적 · 신비적 치유법과 그 궤를 근본적으로 달리하는 것이었다.

히포크라테스적 전통은 질병보다는 환자에 집중했고 예방을 강조했다. 이 전통은 의술을 경험적 관찰에 근거한 치유 방법 및 체계를 사용하고 또 개량하는 선눈적 직업으로 여겼다. 히포크라테스 학파의 생리학에서는 신체가 피, 흑담즙, 황담즙, 그리고 가래 등 네 종류의 체액, 즉 휴머humours로 구성되어 있으며 이들 체액이 완벽한 균형 또는 평형을 이룰 때에 비로소 건강을 유지할 수 있다고 보았다.[37] 그들에게 휴머는 물리적 세계의 본질적 구성요소인 불, 흙, 공기, 물을 반영하는 것이기도 했다.

그들은 건강이 계절과 환경에 의해 영향을 받는다는 사실을 잘 알았다. 히포크라테스 학파의 중심 텍스트이기도 한 〈공기, 물, 장소에 대하여On Airs, Waters, and Places〉에서는 건강에 영향을 주는 환경적 요소들을 분석하고, 질병을 항상 창궐하는 풍토병endemic과 간헐적으로 발생하는 유행병epidemic으로 분류했다.[38] 이들 용어와 개념은 오늘날 의학에서도 여전히 사용되고 있다.

〈공기, 물, 장소에 대하여〉는 단순한 이론적 저술이 아니라 헬레니즘 시대의 영토 확장 과정에서 유용한 보건 안내서이기도 했다. 이 책은 당시 사람들에게 어떤 지역을 장악하고 건물을 지을 때에는 먼저 의사를 불러 수변 환경의 적합성을 면밀히 조사하도록 할 것을 권고했다. 가령 습지와 늪 인근은 주거지역으로서 부적합하고, 집을 지을 때는 가급적 양지바르고 건조하며 고도가 높은 곳을 선택하라는 식이었다. 이 책은 낯선 곳에서 병원을 세우려는 의사들에게도 많은 도움이 되었다.

그리스의 의술은 단순히 치료 방법만 찾는 것이 아니라 치료와 더불어 예방 조치를 함께 취하는 전통을 따랐다. 질병이란 곧 휴머의 불균형이라 믿었던 그들에게는 이 평형 상태가 깨지지 않도록 하는 것이야말로 질병 예방의 핵심이었다. 의사들은 이 평형을 유지하기 위한 방법으로 영양 섭취와 배설, 운동, 휴식이 완벽한 균형을 이루도록 하는 이상적인 생활 방식을 제시했다. 하지만 고대 그리스에서 이러한 생활 방식을 따를 수 있는 사람은 거의 없었다. 여가 시간이 확보된 상류층을 제외하고는 의사의 조언을 그대로 따르기가 힘들었던 것이다.

노예 경제가 상위 계층을 지탱하는 고대 그리스에서 휴머의 평형 유지는 사실상 대부분 사람들에게 꿈도 꿀 수 없는 것이었다. 고대 그리스에서 태동한 평형 개념은 오늘날 의학에서 널리 쓰이는 항상성 개념의 핵심이며 근대 대증요법modern allopathic medicine의 근간을 이루는 등 지금까지도 건강과 치유에 대한 인식에 지대한 영향을 미치고 있다.

(3) 로마 시대의 토목과 행정

알렉산더 대왕의 영토 확장으로 꽃피운 헬레니즘 문화는 유럽 일부 지역과 중동, 북아프리카에 히포크라테스적 전통의 의술을 전하는 계기가 되었다. 하지만 종교적 · 신비주의적 치유 방식이 물러나고 히포크라테스적 전통이 그 자리를 대신하게 된 것은 무엇보다도 로마 제국의 등장 덕분이라 할 수 있다. 지중해 지역을 장악하며 그리스 문화가 남긴 유산을 포용한 로마는 한편으로 히포크라테스적 전통의 의술을 수용하되, 다른 한편으로는 로마 특유의 요소들을 가미하기도 했다.

로마의 임상의臨床醫, clinician는 히포크라테스의 정신을 받아들였다는 점에서 대체로 그리스의 의사와 크게 다르지 않았다. 로마 제국의 엘리트들은 그리스 의사들을 개인 주치의로 고용하기도 했다. 사실 로마 제국의 유명한 의사였던 갈렌Galen 129-200도 그리스의 피를 물려받은 사람이었다.

로마와 그리스의 차이는 토목과 행정 역량에서 찾아볼 수 있다.[39] 로마는 복잡한 하수도 체계와 목욕 시설을 세우고, 상수도를 비롯한 기타 보건 시설 등을 공급하는 등 대형 토목 사업과 수준 높은 행정 체계를 통해 인류가 건강 문제에 대처하는 방식을 근본적으로 바꾸어 놓았다.

로마 시대 관료주의적 제국의 성장과 민간 토목 기술의 발전은 위생시설 개혁에 박차를 가했고 이러한 흐름은 제국 전역으로 퍼져나갔다.[40] B.C. 2세기경에는 이미 로마 시내까지 깨끗한 물을 전달할 수 있는 정교한 수로 체계가 만들어졌고 이내 다른 도시들도 대부분 로마와 비슷한 수준의 수로 체계를 갖추게 되었다.

여러 도시에서는 수준 높은 목욕 시설과 우물, 파이프 급수 시설, 배수 시설, 지하 하수 시설, 도심 지역 내 유료 공중화장실 등을 찾아볼 수 있었다.[41] 시민들은 주기적으로 공용 급수 시설에서 물을 길었고 귀족과 지배 계층은 대개 개인용 급수 시설을 이용했다. 공중 보건 서비스는 제국이 지는 책임과 같은 것이었다.

로마에서는 정부의 감독과 규제는 공중 목욕탕과 급수 시설, 길거리 청소, 부패한 음식의 판매 등에까지 미쳤고, 국가는 무수히 많은 토목 사업을 발주 및 감독하여 공중 보건과 위생 관리에 기여하고자 했다.[42] 2세기 초에는 의사들이 사법상 대부분의 세금을 면제받았다. 또한 다수의 지방 정부가 의사를 고용하여 빈민층을 위한 의료 서비스를 실시하기도 했다. 그러나 이는 모두를 보살피기에는 역부족이었다.

1세기에는 병든 노예들을 치료하기 위한 의료원infirmaries이 제국 전역에 세워지기도 했다. 규모가 큰 군 조직을 보살피기 위한 군 병원도 비교적 큰 부대를 중심으로 세워졌다. 제국의 경제를 뒷받침하는 중요한 기둥인 군인과 노예를 위해서는 병원이 설립되었던 반면, 로마 사회의 가난한 평민들을 위한 의료 혜택은 거의 전무했다. 물론 귀족과 지배 계층에게 알맞은 도시 환경은 갖추어져 있었지만, 대부분 시민들은 빠르게 성장하는 도시 내 번잡하고 불결한 여건에서 살아야 했다.

위생시설 개혁과 더불어 로마인들은 습지와 늪지가 질병, 특히 말라리아와 연관이 있다는 사실까지도 인식하기에 이르렀다. B.C. 1세기 로마 학자 마르쿠스 테렌티우스 바로Marcus Terentius Varro는 습지와 늪 인근에 농장을 짓지 말 것을 권고하면서, 그 이유로 눈으로 볼 수 없는 작은 생물체들이 그곳의 공기 중에 떠다니다가 입과 코를 통해 몸으로 들어오고 심각한 질병을 일으킨다는 점을 들었다.[43] 그러나 이 모든 공공 토목 사업과 위생 규제 및 개혁에도 불구하고, 로마에서 사는 사람들은 여전히 지중해 유역과 마찬가지로 갖가지 풍토병과 유행병에 시달렸다.

(4) 중세 시대

감염성 질병이 계속해서 창궐하자 중세 시대500~1500의 인류는 공중 보건을 위한 공동체 수준의 노력에 힘을 모으게 된다. 1800년대에 이르러 등장하는 건강 관리 위원회나 보건소 등의 원시적 형태가 등장하게 된다. 중세 시대에는 유스티안 페스트Plague of Justinian와 흑사병Black Death이라는 두 차례의 대규모 선페스트bubonic plague 유행병과 더불어 나병이나 천연두, 결핵, 홍역 등 다양한 질병을 겪게 된다.[44]

로마 제국의 쇠락은 로마 시市와 제국의 서쪽 지방에서 가장 두드러지게 나타났다. 그런 와중에 콘스탄틴 황제는 행정수도를 로마에서 오늘날의 이스탄불인 비잔티움으로 옮김으로써 국력이 기울어가는 속도를 배가시켰다. 서로마 제국은 결국 중세의 시작을 예고하며 역사의 뒤안길로 사라지고 말았다. 반면 비잔틴 제국이라 불리던 동로마 제국은 이후에도 수백 년 간 번영을 누렸다. 중세 시대의 동로마 제국과 페르시아, 아랍의 도시국가들 사이에는 경제적인 상호 의존 관계가 형성되었고, 이로 인해 각종 지식과 정보의 교환이 활발해졌다. 물론 그 중에는 건강과 치유 방법에 관한 것도 포함되어 있었다.

로마 제국이 분열되자 정부와 행정의 중앙집권적 성격이 약화되었다. 로마인들이 세운 발전된 도시들은 대부분 버려지거나, 유지 · 보수가 제대로 되지 않았다. 사법적 권력의 지방분권화와 버려진 도시로부터 인구가 대량으로 유출되는 현상이 함께 벌어지자 제국이 닦아 놓은 보건 행정 개혁은 물거품이 되고 말았다.

중앙 권력의 진공 상태는 기독교 교회 권력의 확장으로 이어졌다. 중세 유럽을 지배하던 제1권력은 교회가 쥐게 되었고, 국가가 짊어졌던 공중 보건 행정과 같은 책임도 교회가 떠맡게 되었다. 로마 제국과는 달리, 교회는 복잡한 공중 보건 정책을 시행할 관료제를 확립하지 못했기 때문에, 교회가 승인한 테두리에 한정된 것이나마 지방 정부의 재량municipal initiatives에 의존할 수밖에 없었다.

교회가 국가 위에 군림하는 동안, 귀족과 지배 계층의 안위에 중점을 주던 문화적 경향도 뒤바뀌어 점차 질병이 일반 대중에게 미치는 악영향에 대한 관심으로 그 무게중심이 옮겨갔다.[45] 가난한 자의 결핍과 건강이 곧 기독교적 복지의 대상이 된 것이다.

중세 시대에는 농산물 생산 패턴이 변화함에 따라 인구가 크게 증가하였고 또한 고도로 도시화가 진행된 중동과의 교역도 증진되었다. 인구와 무역량 증가는 유럽의 도시화로 이어졌고, 이내 사람들은 과거 로마의 도시들과 새로이 형성된 주거 단지 혹은 그 주변 지역으로 모여들기 시작했다.

이들 신도시는 외곽의 요새를 통해 그 안보를 도모했고, 그 결과 한정된 공간에 너무 많은 인구가 모이는 문제가 발생했다. 사회적 · 경제적 · 인구통계학적 요소들이 점차 변화하기 시작하면서 자연히 역병과 질병이 창궐하기에 좋은 새로운 여건도 마련되었고 질병 예방법도 이러한 변화를 피해갈 수 없었다.

1348년에 정점을 찍은 선페스트 흑사병은 중세 유럽을 초토화했다. 당시에는 선페스트가 설치류 동물에 기생하는 벼룩을 통해 인간에게 감염된다는 사실을 몰랐기 때문에 당시 사람들은 흑사병이 감염병이라고 생각했다. 이 역병에 대처하기 위한 한 가지 대처법은 환자를 분리 수용시키는 것이었다. 또한 감염자가 발생하면 시민들은 이를 당국에 신고해야 했다.

오늘날 보건 당국에서 실시하는 기본적 질병 신고 및 감시 체제의 초기 형태로 볼 수 있다. 격리quarantine 조치는 타지로부터 흑사병이 유입되는 것을 막기 위한 목적으로 시행되었는데 그 구체적 방법은 여행객들과 선박을 40일 간 체계적으로 분리 수용하는 것이었다. 40일이 만성 질환과 급성 감염을 구분하는 기준이 된다는 믿음 때문이었다. 격리를 의미하는 영어 단어 "Quarantine"주: quadri는 4를 뜻함.도 이때 비롯된 것이다. 질병 유입을 차단하기 위한 행정 조치의 시행은 이탈리아 정부도 예외가 아니었고 나중에는 유럽의 다른 국가들도 이탈리아의 모델을 채택하게 된다.

아시아에서 오는 상선이 주로 정박하던 베니스는 격리 조치를 시행한 최초의 도시로 1348년에 이미 선박과 질병에 감염된 것으로 의심되는 사람을 검사하고 분리시키는 등의 노력을 기울였다.[46] 격리 조치를 통해 질병을 미연에 방지하려는 중세인들의 노력은 오늘날에도 공중 보건 정책의 일환으로 시행되는 현대식 격리 조치의 전신이라는 점에서 여전히 그 의미가 있다.

(5) 산업화, 그리고 영국의 영향력

영국의 보건은 1800년대의 도시화와 산업화에 큰 영향을 받았다. 잉글랜드의 환경과 신속한 사회적 개혁 및 보건 정책 시행은 훗날 미국이 비슷한 문제에 대처하는 방식에도 지대한 영향을 끼쳤다.

런던의 인구는 1600년부터 1700년 사이에 대략 20만 명에서 무려 67만 5천 명으로 세 배 이상이나 증가한다. 1700년에는 인구가 대략 30% 정도만 증가했고, 총 인구도 100만 명에 이르지 못했으나 1800년부터 1840년 사이의 짧은 기간에 런던의 인구수는 두 배로 불어서 2백만 명에 근접하게 되었다.[47] 영양 결핍과 인구 과다 밀집, 오물, 열악한 노동 환경 등으로 인해 심각한 질병이 발생하는 일이 잦았다.[48]

티푸스typhus가 뉴욕에서 여러 목숨을 앗아 갔을 때에도, 부분적으로는 1840~50년대에 유입 이민자 수가 크게 증가한 것이 그 원인이라는 지적이 있었다.

뉴욕에서는 다세대 주택으로 인해 티푸스가 빈민가를 휩쓰는 풍토병으로 발전하고 말았다. 하지만 주로 피해를 입은 사람들이 빈민들이었기에 이 문제는 사회적 주목을 거의 받지 못했다.[49]

에드윈 채드윅Edwin Chadwick은 1842년에 "영국 노동 인구의 위생 상태에 대한 일반적 보고서"를 발표한다.[50] 이 보고서와 후속 보고서는 보건 분야에서 필수적으로 참고해야 할 지침서가 되었고 위생 의식과 이에 관한 사회적 개혁의 도화선이 되었다.[51] 채드윅은 노동 인구가 질병을 많이 겪는다면서 오늘날과 마찬가지로 가난한 사람이 부유한 사람들에 비해 질병과 장애에 더 취약하다는 점을 역설한다. 그는 비위생적인 환경을 노동 인구의 건강을 악화시키는 원인으로 지목했다.

당시 질병은 흔히 매캐한 공기나 악취와 관련된 것으로 티푸스나 장티푸스typhoid, 콜레라와 같은 유행병은 오물과 오랫동안 고인 물, 부패한 고기와 야채, 쓰레기와 관련된 것으로 여겨졌다. 채드윅은 빈민법위원회Poor Law Commission 위원장으로서 잉글랜드와 웨일즈 지방의 빈민들을 구제할 책임을 저버리지 않고 위생 개혁을 단행하였으며, 이는 훗날 영국과 미국 내 보건 활동의 근간을 이루게 된다.[52]

채드윅은 지역 보건소를 설립하고 보건 담당 공무원을 임명할 수 있는 중앙 보건소를 창립하기 위한 1848년 공중보건법Public Health Act의 주요 발의자이기도 했다.[53] 상기 보건 담당 공무원은 의사 자격을 갖춘 사람으로서 위생 상태 점검 임무를 수행했다. 그러나 이런 움직임은 경제적인 이해 관계의 충돌로 인해 반대에 부딪히게 된다. 재산권이 침해된다며 배수로와 송수로 개선안에 반대하는 시민들이 있었던 탓이다. 결국 1854년 의회는 공중보건법의 효력 연장을 거부하게 된다. 영국 최초의 국립 보건소가 사라지게 된 것이다.

폐지되기는 했으나 공중보건법은 공중 보건 실태 개선에 도움을 주었고, 오늘날의 인구 기반 질병 예방책으로도 그 의미를 갖는다. 당해 법은 당시 주어진 질병발생률과 사망률 자료를 고려하여 당시 공중 보건에 관한 주요 문제를 파악하고, 검역관과 보건 담당 공무원 등 중앙 및 지방 보건소에 관련 임무를 하달했다.

공중보건법을 계기로 당시 지목된 보건 문제는 빈곤, 주거, 수자원, 하수도, 환경, 안전, 식료품 등에 관한 것이었다. 즉, 잉글랜드와 웨일즈의 보건 당국은 주거지의 위생 상태를 개선하는 것을 주된 목표로 둔 조직으로 볼 수 있다. 훗날 19세기에 영국과 미국이 비슷한 문제에 부딪히게 되면서 영국의 위생 개혁은 미국의 공중 보건 행정의 발전에도 지대한 영향을 미치게 된다.

(6) 세균학Bacteriology의 등장, 그리고 그 영향력

1800년대 후반과 1900년대 초반의 과학적 발전, 특히 미생물학의 발전은 공중보건과 이하 분야의 새로운 장을 열었다.[54] 공중 보건 발전사에서 세균학의 시대로 평가 받는 이 시기는 루이 파스퇴르Louis Pasteur와 로베르트 코흐Robert Koch의 여러 가지 발견과 뒤이어 등장한 매균설germ theory of disease이 주도했다. 파스퇴르는 호기성 생물과 혐기성 생물을 발견하고서, 세균과 질병 사이에 인과관계가 있을지도 모른다는 생각을 하기 시작했다. 시골 의사였던 코흐는 탄저병의 주범인 바실리스를 발견했고, 질병이 쥐를 통해 전파된다는 사실을 증명하였다.

그는 이후에 결핵과 콜레라 등을 일으키는 다른 여러 박테리아들을 발견하기도 한다. 이 매균설은 질병 진단법을 개선하고 보균 상태에 대한 이해를 심화하며, 질병의 전파에 관해 매개체가 갖는 중요성을 깨닫도록 돕는 등 감염성 질병 통제를 보다 원활히 할 수 있는 시대를 열었다. 더욱이 1920년대 뉴욕에서는 디프테리아에 대한 항독소와 면역제가 개발된 덕분에, 매우 다양한 종류의 감염병을 예방하기 위한 조직적인 공중 보건 프로그램을 시행할 수 있게 되었다.

파스퇴르와 코흐가 이러한 발견으로 세균학 분야에서 이룬 업적은 공중 보건의 신구 교체를 이루었다고 평가된다.[55] 박테리아와 질병의 연결 고리 발견으로 인해 물 공급과 길거리 청소, 주거, 빈민층 주거환경 등과 관련된 위생 문제는 점차 관심 밖으로 밀려나게 되었다. 보건 담당 공무원과 지역 보건소들도 질병을 중심으로 공중 보건 문제에 접근하기 시작했다.

오염된 물은 다름 아닌 장티푸스 전파 수단으로 지목되었고, 공기와 물, 우유 등에 포함된 박테리아의 양을 측정할 방법이 개발되었다. 질병 중심적 접근법은 이미 이 시기에 표준적인 방법으로 자리 잡았지만 여전히 보건 전문가들은 세균에 의해 발생된 질병이라 하더라도 결코 생활 및 노동 환경과 분리될 수는 없는 것이라는 점을 명심하고 이와 관련된 사회적 개혁을 게을리해서는 안 된다는 점을 강조했다.

2. 우리나라 보건행정사

(1) 조선 시대까지

근세조선의 의료행정은 예조판서 산하에 의약을 다루는 전향사典享司와 왕실 의료를 담당하는 내의원內醫院이 설치되었고 의정부 및 육조에도 전속의무감을 배치하였다. 이 외에도 의과고시 업무를 수행하는 전의감과 일반서민의 치료 등을 담당하는 혜민서와 감염병을 담당하는 동서활인서東西活人署가 있었다. 조선말기에 서양의학이 도입되어 비로소 근대적 의미의 보건행정 기관이라고 할 수 있는 위생국이 1895년 4월 17일에 공포된 내부 분과규정에 의하여 내부에 설치되었다. 당시 위생국에서는 감염병의 예방 및 의약업무를 담당하였으며 같은 해에 공포된 종두규칙업무, 검역, 기타 일체의 공중위생에 관한 업무를 총괄하였다. 이때부터 본격적인 보건행정 활동이 시작되었다.

(2) 일제 시대

1910년 구축된 일제의 보건의료제도는 일제하 36년 동안 거의 변화가 없었다. 다른 분야와 마찬가지로 보건의료도 식민지 지배수단의 하나로서 사용되었으며 감시와 단속 일변도의 강압적인 정책이 수행되었다. 일본은 1910년 경무총감부를 설치하여 경찰업무를 총괄하였는데 그 산하 경찰국에 위생과를 두고 공중위생업무, 의사 등의 면허업무, 병원 및 의약품 등의 관리업무를 수행토록 하였다. 1911년에는 대한제국 최고의 보건의료기구였던 내부지방국 위생과를 폐지하고 업무를 경찰국 위생과로 이관하여 경찰에 의해 보건위생 업무가 수행되었다.

(3) 해방 이후

일제 시대의 경찰행정은 1945년 8월 15일 해방과 동시에 종식되고, 같은 해 9월 미군정장관은 재조선 미국 육군사령부정청 법령 제1호 "위생국 설치에 관한 건"에 의하여 위생국을 설치하였고 같은 해 10월에 공포된 미군정 법령 제18호에 의하여 각 도별로 보건후생국으로 개편하였다. 그리고 지방에는 동년 11월에 미군정 법령 제25호에 의하여 각 도에 보건후생부가 설치되었다.

1946년 3월 미군정 법령 제64호에 의하여 중앙에 11부 7처를 두었는데 이 법령에 의하여 보건후생국을 보건후생부로 개칭하였고 15개국 47개과를 두었다. 이는 당시 미군정청 부서 중 조직이나 인력면에서 가장 강력한 부서였다. 그 후 1947년 6월에 남한 과도정부가 수립되면서 보건후생부의 15개국은 의무국, 약무국, 예방의약국, 후생국, 조사분석국 및 부녀국의 6개국으로 축소되었으며 직원수도 560명에서 200여 명으로 감축되었다.

(4) 대한민국 정부 수립 이후

헌법이 1948년 7월 17일 제정 공포되어 같은 해 8월 15일 대한민국 정부가 수립되었으며 같은 해 11월 4일 군정청 당시의 보건후생부와 노동부는 폐지되고 사회부가 창설되었다. 사회부에는 보건국, 노동국, 후생국, 부녀국, 주택국 및 비서실 등 5국 1실을 두었다. 그 후 1949년 7월 사회부의 보건국이 보건부로 독립되었으며 보건부에는 의정국, 방역국, 약정국 및 비서실의 3국 1실을 두었으며 같은 해 8월 17일에는 세계보건기구에 65번째 회원국으로 가입하게 되었다.

보건부의 존폐에 대한 의견이 분분하던 중 1955년 2월 보건사회부 직제에 의하여 보건부와 사회부가 보건사회부로 통합되었다. 1963년 보건사회부 내의 노동국이 폐지되고 보건사회부의 외청으로 노동청을 신설하였으며 환경문제에 대한 관심의 증대로 1980년 환경청을 외청으로 설치하였다.

1990년 사회복지정책실을 신설하여 사회국과 가정복지국을 통합하였으며 위생국에 식품유통과를, 약정국에 약품안전과를 각각 신설하였다. 1994년 12월 환경처가 환경부로 승격되고 보건사회부가 보건복지부로 명칭이 변경되면서 2실 7국 30개과로 개편되었다. 1997년에는 사회복지정책실장 밑에 장애인복지심의관을 신설하였으며 보건국에 구강보건과를 신설하였다

표 1-1 대한민국 보건행정사

연도	주요내용
1948. 11	• 사회부 신설 1실 5국 : 비서실, 보건국, 후생국, 노동국, 주택국, 부녀국
1949. 7	• 보건국 폐지 및 보건부 신설
1955. 2	• 보건부와 사회부를 보건사회부로 개편 6국 : 의정국, 방역국, 약정국, 원호국, 부녀국, 노동국
1963. 8	• 노동청 신설
1981. 4	• 노동청을 노동부로 승격
1990. 11	• 사회복지정책실 신설(복지지원 · 자립지원 · 노인복지과 신설) • 위생국에 식품유통과를, 약정국에 약품안전과를 각각 신설
1992. 2	• 차관 밑에 국제협력관 신설 및 의정국에 의료관리과 신설
1994. 4	• 복지지원과와 자립지원과를 복지자원과로 통합 • 위생국을 식품국으로 변경하고 공중위생과를 폐지
1994. 12	• 환경처를 환경부로 승격
1994. 12	• 보건사회부를 보건복지부로 명칭 변경 • 의료보험국과 국민연금국을 연금보험국으로 통합
1995. 7	• 의정국의 한방의료담당관을 정규조직으로 변경
1996. 4	• 식품국을 식품정책국으로 개편 • 약정국의 약품안전과를 폐지하고 약품유통과를 약품진흥과로 변경
1996. 11	• 의정국 한방의료담당관을 한방정책관으로 개편
1997. 5	• 사회복지정책실장 밑에 장애인복지심의관을 신설 • 보건국에 정신보건과 신설
1997. 11	• 보건국에 구강보건과 신설
1998. 2	• 기획관리실 내에 여성정책담당관실을 신설 • 식품의약품안전본부를 식품의약품안전청으로 승격 개편
1998. 10. 1	• 공무원/교직원의료보험과 지역의료보험을 통합
2000. 6. 7	• 암관리체계 확립을 위해 암관리과 설치
2000. 7. 1	• 국민건강보험법 시행
2005. 10	• 보건복지부 직제 개편(1실 4본부)
2008. 2	• 보건복지부 직제 개편(4실 4국)
2010.	• 정부조직법 개정, 보건복지부 환원

출처 : 보건복지부

3. 질병과 공중보건

1. 질병의 사회적 결정요인

공중보건과 사회적 보건결정요인 사이의 연관성에 대한 논의에서 특정 용어들이 주로 등장한다. 공동체 건강, 공중보건, 사회적 건강결정요인, 공공정책 등이 본 논의에서 사용된 주요 용어이며 아래에서 설명하고 있다.

Check point

공중보건체계 관련 주요 용어 정의

- **공동체 건강** : 특정 개인들로 구성된 집단들의 신체 · 정신 · 사회적 웰빙 및 집단별 건강 격차를 의미
- **공중보건** : 정부 및 민관을 통해 공동체 건강결정요인에 집중하여 전체 공동체의 건강 및 웰빙을 증진하기 위한 사회적 바람과 구체적인 노력을 반영
- **사회적 건강결정요인** : 공동체 내 건강수준과 배분 모두에 영향을 주는 원결정요인(distal determinants: 정치, 법, 제도, 문화요인)과 근결정요인(proximal determinants: 사회경제적 지위, 물리저 한경, 생활 및 근로 환경, 가속 및 사회 네트워크, 라이프스타일 혹은 행동, 인구통계적 요인) 등 비의료적 요인을 말함
- **공공정책** : 정부가 대중에게 영향을 주는 문제를 해결하기 위해 취하는 의도적인 행동이나 무행동(inaction)을 아우름

공중보건이 공동체 건강에 미치는 영향은 실로 광범위하다. 21세기를 맞이하며 미국의 질병통제예방센터CDC는 다음과 같이 1900년 이후 공중보건 분야에서 달성한 10가지 주요 성과를 발표했다.[56)]

① **예방접종** : 수두, 급성 회백수염, 홍역, 풍진, 파상풍, 디프테리아, B형 인플루엔자균 등 감염병을 낮추거나 근절

② **자동차 안전** : 보다 안전한 차량 및 고속도로 이용, 안전벨트 착용, 아동용 안전시트 사용, 오토바이 헬멧 착용, 음주운전 감소로 인한 자동차 관련 사망률 대폭 감소

③ **안전한 일터** : 특히 광산, 제조, 건설, 교통 부문 업무 수행 중 부상 대폭 감소

④ **감염병 관리** : 깨끗한 물과 위생 개선, 항생제 치료로 장티푸스, 콜레라, 결핵, 성병STD 감소

⑤ **관상심장병 및 뇌졸중에 의한 사망 감소** : 금연, 혈압 관리, 조기 진단 등 위험인자 감소

⑥ **보다 안전하고 건강한 먹거리** : 미생물 오염 감소 및 영양 성분 증가로 구루병, 갑상성종, 펠라그라 등 영양결핍성 질병 퇴치

⑦ **모자보건 개선** : 위생 및 영양 개선에 따른 모자 사망률 크게 감소

⑧ **가족 계획 및 피임기구 사용** : 가족 규모 감소, 유아 · 아동 · 산모 사망률 감소, HIV 및 STD 감소

⑨ **식수 불소화** : 충치 및 구강 질환 감소

⑩ **흡연을 건강 위험 요인으로 인식** : 흡연 관련 사망 감소

2011년 CDC는 21세기 들어 공중보건의 새로운 진전사항을 반영하여 위 목록을 업데이트했다.[57] 여기에는 백신 예방가능 질병의 지속적 감소, 감염병의 전체적인 예방 및 통제, 모자보건 개선, 자동차 안전 개선, 심혈관 질환CVD 예방, 업무 중 안전 개선 등 일부 기존 성과도 포함되었지만, 다음과 같이 신규 항목도 추가되었다.

⑪ **흡연관리** : 2009년까지 성인 및 청소년 흡연자 수 대규모 감소 성과 – 1999~2009년 청소년 흡연은 15.3% 감소. 25개 주는 2010년까지 포괄적인 흡연 금지 법안을 통과2000년까지 해당 정책은 어느 주에서도 실시된 바 없음. 흡연 퇴치 노력 – 담배세 인상, 청소년 흡연을 막는 법률 강화, 담뱃갑에 그림 경고문 부착, 흡연반대 캠페인 등

⑫ **암 예방** : 특히 건강검진에 대한 정보 증가 및 권장, 검사 품질 개선에 기인함. 연방 · 주 · 지방의 민관 관계기관 간 협력으로 환자들에게 해당 서비스를 저가에 제공함으로써, 검진율 불균형 감소 및 일부 분야에서 두드러진 암사망률 감소예: 1998~2007년 췌장암 사망률은 매년 약 2.7% 감소

⑬ **아동기 납중독 방지** : 2000년 이후 중독률이 극적으로 개선됨. 1990년 포괄적인 예방법을 제정한 주는 5개에 불과했으나, 2012년 23개로 증가. 높은 혈중 납 수준(>10μg/dL)은 1~5세 아동 중 단지 0.9%에서만 파악되었는데 이는 1976~1980년에 파악된 수준에서 85% 이상 감소된 것이며, 소수인종 아동들의 불균형도 감소

⑭ **공중보건 준비태세 및 비상대응** : 2001년 9.11 테러 이후 우선순위로 부상. 주정부 차원의 공중보건 연구실 성과 개선 등 준비태세에 보다 집중하여, H1N1즉, "돼지 독

감" 등 최근의 병원균 사태에 대한 대응 개선

이러한 성과들에 비춰볼 때 공중보건이 수명 연장 및 건강한 삶에 크게 기여했다는 점은 명확하다. 20세기 공중보건을 통해 감염병, 모자사망률, 사고 · 부상에 의한 사망 감소 및 예방이라는 성과를 달성했다. 이후 공중보건은 선별된 만성질환으로 인한 발병률과 사망률 감소에 집중했다. 감염병에 인한 사망률이 1850~1950년 사이에 급격하게 감소하면서 기대수명도 40세에서 68세로 늘어났다.

1950~2000년 주요 사망원인이 감염병에서 만성질환으로 바뀌면서 기대수명은 68세에서 77세로 더욱 높아졌다. 1999~2009년 미국의 연령표준 사망률age-adjusted death rate은 10만 명당 881.9에서 741.0로 감소해 최저치를 기록했으며 이후 지속적으로 감소 추세를 보였다. 이러한 사망률 감소에 공중보건 개선이 크게 기여했다고 볼 수 있다.

지금까지 주요 공중보건 전략은 깨끗한 식수, 영양가 있는 음식, 적절한 하수처리, 적절 인원이 거주하는 주거 등을 통해 생활환경을 개선함으로써 감염병을 통제하는 데 집중되어 있었다. 모자사망률 감소를 위한 주요 공중보건 전략에는 예방접종, 가속계획, 접근 가능한 산전 · 후 의료서비스 제공 등이 있다.

사고와 부상을 줄이기 위한 주요 공중보건 전략으로는 업무 · 가정 · 자동차 부상으로 이어지는 위험을 낮추는 법안과 규제가 있다. 만성 질환 확산을 막기 위한 주요 공공보건 전략으로는 흡연 퇴치, 혈압 관리, 비만 및 지방 섭취 저하를 위한 공동체 기반 예방 프로그램 활용을 꼽을 수가 있으며, 예방적인 건강검진 실시도 해당된다.

그렇다면 공중보건이 이와 같은 공동체의 사회적 건강결정요인공중보건의 사회적 결정요인에 어떠한 영향을 미쳤을까? 사회적 결정요인은 공동체 내 건강 수준과 배분에 영향을 미치는 비의료적 요인을 의미한다.

이러한 결정요인에는 건강에 영향을 주는 정치, 법, 제도, 문화 등 원결정요인과 사회경제적 지위, 물리적 환경, 생활 및 근로 환경, 가족 및 사회적 네트워크, 라이프스타일 혹은 행동, 인구 통계학적 요인 등 근결정요인이 있다. 공동체 건강을 궁극적으로 개선하기 위한 공중보건 개입은 사회적 결정요인을 고려해야 한다.

2. 공중보건의 사회적 결정요인

한 국가나 공동체 내에서 공중보건의 사회적 결정요인은 다양한 요인들에 영향을 받게 된다. 우선 정치적 고려사항이 있다. 정치적 의지는 국가차원의 공중보건 방향을 결정하는 주요 요인이며, 이는 공동체 건강에 관한 국가 공공정책에 반영된다. 공동체 건강을 지향하는 공공정책은 미국보다 다른 선진국에서 보다 광범위하게 실시되고 있다.

미국에서의 공동체 건강에 대한 정치 · 정책적인 고려는 불과 최근 몇 년 사이에 이루어졌다. 이는 거시적 수준의 사회 · 경제적 요인들이 공동체 건강 형성에 작용하고 폭넓은 정책 의제가 공동체 건강을 성공적으로 증진하는 데 필수적임을 천명한 「Healthy People 2000, 2010, 2020」 이니셔티브에 잘 반영되어 있다. 하지만 선출직 관료들의 강력한 정치적 의지 부족으로 인해 구체적인 정책 실시는 미흡한 실정이다.

법적 고려사항도 중요하다. 법규를 제대로 수립하면 공동체 건강에 긍정적인 영향을 줄 수 있다. 공중보건 지지자들이 지난 수십 년 동안 건강 증진에 우호적인 환경 조성을 위해 법규를 활용한 수많은 사례를 볼 수 있다. 일례로 위생 법규 수립 및 시행은 감염병 유발 요인을 낮추는 데 주요한 역할을 했다. 미 환경청EPA은 1970년대 중반 가솔린에 납을 첨가하는 것을 금지하는 규제를 통해 혈중 납 수치를 대폭 저하시켰다.

자동차 전 좌석 안전벨트 착용을 의무화한 연방 법안 및 국립 고속도로 교통 안전청 National Highway Traffic Safety Administration은 자동차 사고로 인한 부상을 낮추는 데 중요한 역할을 했다. 공중보건 지지자들은 교육제도와 협력하여 전 학령 아동을 위한 예방접종 기준을 마련하여 다양한 아동 질병을 예방하고 감염률을 낮췄다. 또한 시위원회와 협력하여 청소년을 대상으로 하는 담배 판매를 규제하고 술집과 식당 흡연을 금지하는 조례를 제정했다. 전반적으로 공중보건 지지자들은 공동체 건강 증진을 위해 법적 제도를 효율적으로 활용해 왔지만, 향후 더 많은 성과가 필요하다.

법규와 함께 제도적 고려사항도 공중보건에 큰 영향을 미친다. 공중보건 제도는 다양한 책무만큼이나 복잡하고 다양한 기관들이 관여한다. 미 보건복지부Department of Health and Human Services와 CDC가 공중보건 주무 연방기관으로서 핵심적인 공중보건 서비스를 수행하는 주 · 지방 보건부에 지침을 제공하지만 여타 기관들도 함께 참여하고 있다.

한 례로 미 농무부는 육류 및 가금류 검사, 식품 안전식약청도 담당, 학교급식 프로그램, 연방 식권 프로그램 등에서 주요한 역할을 담당하고 있다. 공중보건 업무를 담당하는 여타 정부기관에는 미 노동부업무상 건강안전 문제, 에너지부핵폐기물 처리, 환경청EPA, 수질 및 대기오염, 미 교통부고속도로 안전 등이 있다.

표면상으로 이러한 기관들은 공중보건의 전반적인 임무에 대한 폭넓은 합의를 공유하는 것으로 보인다. 하지만, 행동 측면에서 볼 때 핵심 공중보건 서비스 항목에 대한 합의와 공중보건 서비스를 제공하는 기관 간의 대내외적인 조율은 부족한 실정이다. 이로 인해 공중보건 서비스의 폭과 깊이는 지역별로 큰 편차를 보이고 있고, 서비스 제공자 및 수혜자 모두 서비스에 대한 정확한 이해가 부족하다.[58]

한편 문화적 고려사항은 세계화로 인하여 더욱 중요해지고 있다. 미국은 다양한 집단들로 구성된 문화적 용광로이다. 미국 사회를 지배하는 서양문화 가치로 인해 소수인종이나 집단은 건강 격차를 유발하는 추가적인 위험에 직면할 수 있다. 소수인종이 겪는 건강 문제에는 소외, 기피, 언어 및 문화 상실과 폄하, 문화적으로 적절한 보건 서비스 접근성 결여 등이 있다. 공중보건학계는 이러한 장애에 대한 인식을 점차 인식하고 있으며 공중보건 서비스를 설계 · 제공하는 데 문화적 고려사항을 반영하기 시작했다.

예를 들어 공동체 의료센터 프로그램은 취약계층에 필수적인 1차 의료서비스를 제공하는데 대부분의 지역사회 의료센터 환자들은 저소득층이며 소수민족 혹은 소수인종 출신이다. 이는 지역사회 의료센터가 필수적인 1차 의료서비스를 제공할 때 문화 및 언어 능력에 집중하는 것이 한 가지 원인일 것이다.

건강의 사회적 결정요인을 논의할 때 가장 중요한 요인 중 하나는 사회경제적 지위Socioeconomic Status, SES와 불평등에 대한 것이다. 미국을 비롯한 선진국 대부분이 직면하고 있는 불편한 진실 중 하나는 부유한 사람일수록 건강하다는 것이다. 사회경제적 지위가 공동체 건강에 가장 큰 영향을 미치지만 미국이 공중보건 측면에서 일반 대중들의 SES를 증진하고 SES 격차를 낮추려는 노력은 제한적이었다.

예를 들어 2010년 조사에서 인종 · 민족 집단별 소득을 보면 아시아인과 백인 가구는 각각 $64,308과 $51,846을 기록했지만, 히스패닉과 흑인 가구는 각각 $37,759와 $32,068에 그쳤다.[59] 흑인의 27.4%, 히스패닉의 26.6%가 빈곤층인 반면에 백인 빈곤층은 13.0%에 불과했다. 학력도 인종 · 민족 집단별로 격차가 컸다. 고등학교 중퇴율을 보면 백인은 5.1%, 아시아계 미국인은 2.8%에 그친 반면에 흑인은 9.1%, 히스패닉은 16.3%에 달했다.[60] 대학교육 부분에서 이러한 격차는 더 벌어져서 아시아계 미국인 56%, 백인 39%, 흑인 20%, 히스패닉 13%을 기록했다.

실업률도 인종 · 민족 집단별로 다양하다. 일반적으로 백인에 비해 소수인종들이 더 높은 실업률을 기록했는데 이 수치는 상대적으로 일관된 추세를 보인다. 실업률은 흑인은 16.0%, 히스패닉은 12.5%를 기록한 반면, 백인은 8.7%에 불과했다.[61]

물리적 환경 및 생활환경과 관련하여 공중보건의 주요 성과 중 하나는 사람 및 환경 간 상호작용을 통해 질병과 사망을 예방하거나 통제할 수 있게 되었다는 것이다. 1850년 시작된 위생 혁명은 과밀한 주거 환경, 부적절한 하수시설, 고체폐기물 처리, 안전한 물 부족, 불충분하고 안전하지 않은 먹거리 문제를 해결했다. 당시 이러한 요인들은 유아사망률을 비롯한 높은 사망률로 이어졌고, 감염병을 야기했었다.

주거환경 개선, 하수체계 건설, 쓰레기 수거, 불소화된 물 공급, 살균 우유, 백신 및 항독소 접근성 등 구체적인 공중보건 개입이 시행되었다. 환경 개입은 감염병 통제에 크게 기여하여 미국 내 감염병이 대폭 감소했다.

오늘날 모든 공중보건 전문가들은 실내외 공기질 등 환경 문제 및 이를 통한 천식, 알레르기, 일산화탄소 중독, 만성 폐쇄성폐 질환, 흡연, 석면, 곰팡이 등과 관련된 건강 문제 해결과 생물테러 물질, 화학물질, 환경 위험과 노출, 식품 안전, 위험물질, 위험 폐기물 장소, 제초제, 탄화수소, 납, 자연재해, 살충제, 흡연, 건강한 해치는 도시 계획, 선박 위생 및 보건, 수질 등을 개선하기 위한 노력을 하고 있다.

근로환경 역시 공중보건의 사회적 결정인자로 고려된다. 실업률뿐 아니라 근로환경물리적 · 심리사회적도 건강과 웰빙에 근본적인 영향을 미친다. 근로환경이 건강에 미치는 물리적, 심리사회적인 효과는 미 산업안전보건연구원NIOSH의 "노동자 건강실태보고서Worker Health Chartbook"에 나와 있다.[62] NIOSH 보고서는 독극물 및 신체적 피해를 주는 물질에 의한 작업장 부상과 질병에 관한 데이터를 담고 있으며, 근무로 인한 걱정, 스트레스, 신경 장애에 의한 사망률과 발병률도 면밀하게 파악하고 있다.

NIOSH는 비치명적 부상이나 질병을 입은 근로자2001년 기준 중간병가 6일에 비해 걱정, 스트레스, 신경 장애의 영향을 받는 근로자2001년 기준 25일 병가의 작업 손실이 더 컸다고 지적했다. 작업 환경에 대한 통제가 더 수월하고 업무상 스트레스가 더 낮은 근로자가, 작업 강도가 더 높고 위험한 근로자에 비해 더 건강하고 오래 산다고 보고했다.

NIOSH는 스트레스를 낮추고 작업장 안전과 웰빙을 위해 광산 근로자를 위한 안전대피 훈련에서 사무직원들의 인체공학 증진에 이르기까지 개입 노력을 하고 있다. 작업장 환경 개선을 위해 연방 · 주 정부의 공동 노력과 모자보건 지지자들이 작업장에서 산모를 위한 진보적인 모유 정책을 수립한 것도 최근의 공중보건 캠페인 중 하나이다.[63]

가족사회에서의 사회적 연결망도 건강에 영향을 미친다. 가족 관계에서 발생하는 돌봄과 존중, 그로 인한 만족감과 웰빙은 건강 문제에 대한 완충제 역할을 한다. 적절한 가족 간의 지원은 문제를 해결하고, 난관을 헤쳐나가며, 삶의 환경을 통제한다는 느낌을 갖게 하는 데 도움이 된다.

다른 한편으로 타인의 폭력은 장 · 단기적으로 피해자의 건강에 부정적인 영향을 미친다. 피해자는 심각한 신체 · 정신적 건강 문제에 시달릴 가능성이 높다. 사회적 지원의 중요성은 더 넓은 공동체에도 해당된다. 시민활력civic vitality은 지역사회, 지역, 주, 국가적인 사회 네트워크의 강도를 의미한다. 시민활력은 사람들이 자원을 공유하고 타인과 유대를 구축하기 위해 만든 제도, 기구, 비공식적 사회 관습에도 반영된다. 미국에서 집단 내 신뢰가 높고 관계가 긴밀할수록 낮은 사망률과 연계되는 것으로 나타났다.

가족 및 공동체 지원은 모두 개인이 변화에 대응하기 위한 전략과 건강 증진에 도움이 되는 자원으로 작용했다. 미국 암학회American Cancer Society는 가족 및 공동체 지원이 건강 증진에 미치는 중요성을 인식하고 암환자와 가족, 친지를 위한 지원단을 후원하고 있다. 가족 간병인 연합Family Caregiver Alliance은 아픈 가족이나 친지를 돌보는 사람들을 지원하고 있다. 간병인들은 갈수록 증가하는 스트레스와 질환에 시달리지만 다른 간병인, 가족, 지역사회의 지원이 이들에게 도움이 될 수 있다. 일부 지역사회는 만연한 행동을 변화시키기 위한 연대 구축을 위해 노력하는데, 예를 들어 공동체 차원의 연대를 통해 성인이 조장하는 미성년자 음주에 대한 지역사회 관용 행태를 변화시켰고, 시력과 청력에 문제가 있는 학령기 아동 건강검진을 지원하는 캠페인도 조직했다.

감염성 질환에서 만성질환으로 역학적 전이가 일어난 오늘날의 선진국에서는 라이프스타일 역시 건강에 중요한 영향을 미친다. 건강에 대한 행동 결정요인에 영향을 준 것도 공중보건의 주요한 성과 중 하나이다. 「Healthy People」 이니셔티브로 시작된 위험 저감 캠페인은 오늘날 주요 사망원인으로 부상한, 갈수록 증가하는 만성질병의 부담에 대응하기 위해 시작되었는데 흡연, 알코올 남용alcohol abuse, 고지방식단, 좌식 생활 등이 만성질병과 관련이 있다.

구체적인 공중보건 개입을 통해 금연, 음주량 감소, 약물 통제, 건강검진이나 예방 서비스 증가 등 라이프스타일/행동 변화에 영향을 주고자 하며 이러한 지속적인 개입 조치들은 질병 발병 시기를 늦추고, 조기 진단과 질병 치료 가능성을 높이고, 일반인들의 수명 증가로 이어지고 있다. 영양은 만성질병의 변경 가능한 주요 결정요인이므로 공중보건 전문가들은 영양관련 위험요인예: 혈중 고콜레스테롤, 고수축혈압, 고체질량지수, 부적절한 채소 및 과일 섭취을 낮추는 전략을 마련하고 암, 심혈관 질환, 당뇨 등 질병 발생을 낮출 수 있는 식습관 조절방안을 제안한다.

마지막으로 인구통계학적 고려사항도 공중보건이 건강의 사회적 결정요인에 개입하기 위해서 반드시 파악해야 하는 요소들이다. 공동체 건강의 인구통계학적 결정요인에는 개인 생물, 성별, 연령, 인종/민족 요인이 있다. 신체의 기본 생물 및 유기물 성분은 개인 건강의 기본적인 결정요인이다. 예를 들어 유전 성분은 일부 개인이 특정 질환이나 건강 문제에 더 취약하게 만든다.

남성의 경우 주로 심장질환, 의도하지 않은 치명상, 암, 자살로 말미암아 여성보다 조기에 사망하는 반면, 여성은 우울증, 과도한 스트레스주로 일과 가사 병행에 의함, 관절염과 알레르기 등 만성 질환을 비롯하여 가족 내 폭력으로 인한 부상 및 사망을 더 많이 겪는다. 아동이나 노인들은 건강 위험에 특히 취약하다. 방임이나 학대를 받은 유아나 아동은 부상에 보다 취약하고, 나이가 들면서 수많은 행동 · 사회 · 인지적 문제에 시달리게 되며, 심할 경우 사망하게 된다. 출생 시 저체중아는 아동기뿐만 아니라 성인기에도 문제를 겪는다. 노인들은 만성질환과 장애에 시달리며 상당한 의료비를 지출한다.

특정 집단을 대상으로 하는 공중보건 개입 조치에는 미 농무부의 〈여성, 유아, 아동 WIC 프로그램〉이 있는데 저소득층 임산부 및 산모, 유아, 아동에게 영양가 있는 음식, 영양 교육 및 상담, 건강검진제공, 여타 건강 · 복지 · 사회서비스와의 연계 등을 제공한다. 미국에서 출생하는 모든 유아의 53%가 WIC의 혜택을 받는다. 미 연방 정부는 다양한 프로그램과 자원을 연계해 건강 · 주거 · 임종 문제를 걱정하는 노인들에게 도움을 제공하는 포괄적인 Senior Citizens' Resources 홈페이지를 운영하고 있다.

표 1-2 의료의 이용 요소

		의료필요			
		없음		있음	
		의료욕구		의료욕구	
		없음	있음	없음	있음
의료 이용	없음	A 건강하고 의료 이용 안 함 (적절한 의료이용)	B 욕구 있으나 의료 이용 안 함	C 불건강하나, 욕구 없고 의료 이용 안 함 (미충족 필요)	D 불건강하여 욕구 있으나 의료 이용 안 함 (미충족 필요)
	있음	E 건강하지만 의료 이용함	F 욕구 있으며 의료 이용함	G 불건강하며 욕구 없으나 의료 이용함	H 불건강하고 욕구 있으며 의료 이용함(적절한 의료 이용)

출처 : 한림대학교 사회의학교실 웹사이트

인종 · 민족 소수집단은 미국에서 특별 공동체 중 하나이다. 보건에 있어서 인종간 격차를 해결하기 위한 공중보건 개입을 위해 CDC는 소수자 건강 및 의료 형평국Office of Minority Health and Health Equity을 두고 있으며, 인종/종족, 사회경제적 지위, 지역, 성별, 연령, 장애 상태, 성별과 관련된 위험 상태로 정의되는 취약계층과 건강 불평등 위험이 있는 것으로 파악되는 집단들을 위한 건강 불평등 제거라는 목표 하에 인종/종족 공동체 건강 접근법REACH 등의 프로그램을 운영하고, 불평등 해소를 위한 혁신적인 접근법과 소수인종 의료진 비율을 높이기 위한 다양한 교육 과정에 지원금을 제공한다.

지금까지 살펴본 것처럼 인구집단은 다양한 건강의 사회적 결정요인에 영향을 받는다. 물론 인간의 발병과 수명은 사회적 결정요인 이외의 요인에 의해서도 좌우된다. 예컨대 의료필요와 의료이용의 관계가 그러하다.

보건의료 전문인들은 보건의료 필요는 있으나 보건의료이용이 부족한 경우A와 불건강하고 욕구는 있으며 보건의료를 이용하는 경우H를 늘리고 불건강하지만 욕구가 없고, 보건의료를 이용을 하지 않는 경우C와 불건강하여 욕구는 있으나 보건의료를 이용하지 않는 경우D는 줄일 수 있도록 노력하여야 한다.

[핵심문제 정리]

1. 왜 필수 공중보건 서비스가 양질의 의료서비스를 제공하지 못하는가?

공중보건 서비스는 기본적으로 임상치료를 제공하지 않는다. 다만, 필요한 경우에 한해서 개인 의료서비스와 연계하여 부족한 의료서비스를 제공할 수 있다. 그러나 이 경우에도 건강불평등이 심한 집단의 건강수준을 평균으로 끌어올리기 위한 조치를 취할 뿐이며 평균보다 더 나은 건강을 위한 치료 서비스를 제공하지는 않는다.

2. 정착 생활의 시작을 통해 인구 밀도가 높아졌고 결과적으로 미생물이 번식할 수 있는 상황이 된 시대는?

선사 시대이다. 선사 시대는 정착 생활을 통해 농경 사회의 시작이 이루어진 시대이다. 이는 곧 공동체를 지탱할 식량을 생산하는 시대로 인류의 삶의 터전과 생태계의 재구성에 중요한 역할을 하였다. 특히, 주거 지역 내 인구 밀도가 높아져서 역병이나 유행병이 창궐하기 좋은 환경이 갖춰졌다.

3. 서양 공중보건의 역사 중에서 격리quarantine 조치가 처음 도입된 시대는?

중세시대이다. 14세기에 발생한 페스트흑사병는 중세 유럽을 초토화시켰다. 감염병에 대한 지식이 없었던 당시에 여기에 대처하는 유일한 방법은 환자를 분리 수용하는 격리quarantine 조치였다. 이는 타지로부터 흑사병이 유입되는 것을 막기 위한 조치로 여행객들과 선박을 40일간 분리 수용하였다. 40일이 만성질환과 급성 감염성 질환을 구분하는 기준이라는 당시 중세인들의 믿음 때문이었다.

4. 1900년대 이후 공중보건이 달성한 업적을 나열하라.

세계보건기구에서 박멸을 선언한 감염병은 사실상 1970년대의 천연두가 유일하다. 그 밖에도 금연사업, 예방접종, 모자보건 개선과 만성질환 관리에서 업적을 쌓았다. 그러나 곧 박멸될 것으로 보았던 소아마비poliomyelitis 등은 아직까지 뿌리 뽑지 못하고 있어서 중요 감염병을 박멸했다고 보기는 어렵다.

5. 선진국의 경우 감염성 질환에서 만성질환으로 역학적 전이가 일어난 이유는?

선진국에서 나타난 역학적 변이는 흡연, 운동 부족, 고지방 식단, 알코올 남용과 같은 라이프스타일의 변화 때문이다.

Chapter 02.

보건의료에 대한 국가의 역할

학습 목표

- 보건의료에 대한 국가 역할의 변천사에 대해 인지한다.
- 보건의료에 대한 사회경제적 특성을 이해한다.
- 보건의료에 대한 국가개입의 정당성과 필요성을 파악한다.
- 보건의료에 대한 국가개입 정책에 대해서 인지한다.

1. 보건의료에 대한 국가 역할의 변천사

1. 개요

현대사회에서는 건강을 최고의 덕목으로 삼고 있다. 장수에 대한 인간의 염원은 인류의 역사만큼 길지만, 건강한 삶에 대한 염원의 역사는 그리 길지 않다. 감염병과 같은 질병에 대해서는 국가가 적극적으로 대처하여 왔지만, 개인의 건강은 단지 개인의 문제였고 국가는 방관자적인 입장을 오랫동안 고수하였던 것이 사실이다.

시민이 정치의 주체로 등장하였던 근대민주주의 국가에서도 국민의 건강문제에 국가는 개입하기를 꺼려하였다.

이처럼 오랫동안 건강이 개인의 문제로만 국한된 것은 잦은 질병 발생과도 연관되지만 시대적 사상이 배경이 된다. 개인주의가 팽배하던 시대사조에서 개인의 질병이나 건강에 대한 사회책임이나 국가책임의 논리는 통하지 않는다. 그러나 보건의료에 대한 국가의 개입은 사상적 뒷받침도 중요하지만 자원의 뒷받침이 있어야 가능하다. 이러한 의미에서 산업혁명은 큰 획을 긋게 된다.

산업혁명으로 인한 눈부신 경제발전은 물질적 풍요를 가져다주었지만 많은 사회문제를 낳았고 이를 극복하는 과정에서 새로운 유형의 국가를 탄생시켰다.

질병은 노동력의 상실을 의미하며 생산에 직접 영향을 미치고, 이로 인해 가정, 사회, 그리고 국가의 부담을 증가시킨다. 그러나 보건의료부문 중 특히 건강보험에 대한 국가의 개입은 꼭 필요한 계층에서부터 시작한 것이 아니었다. 농어민이나 가내공업 고용인에 대하여 건강보험을 적용하기까지는 오랜 시간이 걸렸다. 이들은 정작 건강보험이 필요하였으나 국가는 이를 외면하였다. 이들은 정치적으로 목소리를 낼 수 없었고, 경제적으로 궁핍하여 보험료를 정기적으로 납부할 형편이 아니었다.

건강보험에 대한 국가개입 초창기에 혜택을 본 계층은 사회적 취약계층이 아니라 고용주나 계속적인 소득활동을 하는 근로자계층화이트컬러이었다. 그러나 이러한 흐름도 시대사조가 변하면서 점차 변화되어 갔다.

2. 고대와 중세

고대에는 상부상조 정신이 뿌리박혀 있어서 국가의 개입이 그리 필요하지 않았다. 즉 자선, 박애, 인도주의 사상에 기인한 자선적 구제사상이 지배적이었다. 고대 그리스의 독립 국가들은 개인들의 이해 관계적 대립을 사회적 조화로 만들기 위하여 공공의 복지를 제시하면서 정치적 통합을 모색하였다.

고대 로마는 기독교가 국교가 되면서 국가개입부문의 대부분을 교회에 위임하거나 방치하였다. 국가를 대신하여 교회가 빈자나 병자를 돌보고 치료하였다.

중세시대에는 질병에 대한 신벌설이 우세하여 질환자는 경멸의 대상이었다. 질병은 종교관에 의해 해석되었고 질병치료도 교회에 의해 이루어졌다. 중세는 봉건주의 체제가 지배적이었고 대지주가 많은 권력을 가진 분권국가여서 보건의료에 대한 국가개입은 거의 없었다. 이 시대에는 대지주의 횡포, 기나긴 전쟁, 계속되는 감염병으로 인해 일반 대중의 삶은 처참하였다. 대지주에 속한 일반 대중의 질병과 건강문제는 국가의 문제가 아니라 지배계층의 주요한 임무가 되었다.

르네상스 시대에 접어들면서 인본주의, 자연과학, 그리고 종교개혁의 물결을 타면서, 특히 정치적으로 절대군주제가 등장하여 봉건적 · 다원적 권력구조가 무너지고 통일적 질서와 중앙집권적 권력을 확립한 정치체제가 등장하여 국민생활을 전반적으로 간섭하기 시작했다. 교회권력의 쇠퇴와 더불어 증대된 국가권력의 영향으로 보건 분야의 3가지 영역에서 국가에 의한 규제가 실시되었는데, 공식적인 의료면허, 공중보건에 대한 명시와 명문화, 구빈법의 실시 등이다.

보건의료에서도 의사경찰과 같은 형태로 경찰국가적 성격을 띠고 개입하였다.

중상주의가 대두하면서 노동력은 국부의 상징이 되었다. 따라서 질병에 대한 대책은 환자를 위해서라기보다는 사회나 국가를 위해서였다. 이 시대의 위정자들은 인구증가를 최대의 정책목표로 하였다.

Check point

중상주의 시대의 보건의료의 특징

① 의학서적 출판의 증가와 임상의학교육의 실시로 의학분야에서 과학적인 연구가 획기적으로 증가하였다.
② 지방정부에 기초하는 국가의 규제 및 통제가 강화되었다
③ 중상주의의 정치적 이념 실현을 위해 인구개념이 인식되고 통계적 방법이 도입되었다.

중상주의 시대의 보건의료[64]에 대한 국가개입은 목적이 아닌 오로지 수단적 성격으로 전개되었다. 17~18세기에 환자에 대한 국가의 적극적인 개입은 치료나 예방을 위해서가 아니라 억압적 개입인 수용이었다. 자유주의와 산업화의 진전으로 18세기 중반 이후 중상주의는 쇠락의 길로 접어들고 노동자들의 정치 · 사회적 권리가 확대되어 인간적인 생각들이 널리 퍼져나가기 시작하였다.

3. 근대 이후

(1) 산업혁명과 국가개입

자유, 평등, 자조라는 개인적인 원리가 핵심인 자유주의 이상이 서구의 사회정책을 주도한 시기에는 보건의료에 대한 국가개입은 개인을 위해서도 국가를 위해서도 별 도움

이 안 되는 비생산적이라는 인식이 강하였다.

그러나 산업화의 진전과 민주주의 발전에 따라 자유주의의 유산인 국가개입의 최소화라는 이념은 쇠퇴하기 시작하였다. 그러나 자유주의와 개인주의 사상이 강하고 산업화 과정에서 극심한 사회적 혼란이 없었던 영국과 미국에서는 국가개입의 정당성이 상당 기간 자리를 잡지 못했다. 이는 자유주의 이데올로기가 자본가뿐만 아니라 근로자 계급에서도 광범위하게 수용되었던 사회적 분위기 때문이었다.

이러한 분위기가 반전되어 국가개입의 필요성이 등장하게 된 배경에는 몇 가지 이유가 있었다.

첫째, 산업화의 진행으로 시민계급이 등장하였고 그들은 권리를 주장하였다. 건전한 사고방식을 지닌 시민계급의 등장은 보건의료에 대한 새로운 접근법을 요구하였다. 자신들의 의료보장뿐만 아니라 일반계층 특히 소외계층에 대한 의료보장에 대해서도 국가가 관심을 가질 것을 요구하였다.

둘째, 개인과 국가의 경제능력의 향상이다. 산업화 과정에서 획득된 국가와 개인의 경제적 능력의 증가는 보건의료부문에 대한 투자 재원을 확보하는 데 결정적인 도움을 주었다.

셋째, 현대의학의 눈부신 발전이다. 짧은 기간에 달성한 현대의학의 성과는 인류가 존재해온 전 기간에 달성한 성과에 비할 바가 아니었다. 특히 감염성 질환의 예방과 퇴치에 대한 현대의학의 기여는 결정적이었다. 현대의학의 성과와 대중화는 투자에 대한 확실한 결과를 보여주어 보건의료에 대한 국가개입의 정당성을 옹호하게 되었다.

이러한 사실을 토대로 하여 1870~1880년대 유럽에서는 국가개입에 의한 사회보험의 도입이 중점적으로 논의되기 시작하였다. 논의의 발단은 당시의 사회 · 경제적 변화과정에서 찾아볼 수 있다.

첫째, 심각한 경제침체현상의 만연이다.

경기침체는 시장의 자기조절능력에 대한 믿음의 후퇴를 초래하였다. 질병, 빈곤, 재난 등과 같은 문제의 극복에 대한 개개인의 능력에는 한계가 있어 보였다. 이러한 위기의식의 파급은 사회 전체의 공공질서를 위태롭게 하기에 충분하였다.

둘째, 무산계급의 등장과 세력화 가능성이다.

경제적 위기를 말미암아 무산계급이 혁명세력화할 가능성이 높아지자 귀족계급과 시민계급은 동요하였다. 사회혁명의 망령이 다시 살아난 것이다. 따라서 이들은 잠재적인 충돌사태를 방지하기 위하여 국가개입에 의한 구체적인 사회개혁으로 문제를 해결하려는 의지를 가지게 된 것이다.[65]

(2) 국가개입의 방향

보건의료에 대한 국가의 관심이 본격적으로 제기된 계기는 국민국가와 국민경제의 출현이다. 근대국가의 출현에 기여한 것은 절대주의 국가의 중상주의 정책이라고 할 수 있다. 즉 중상주의 정책은 국가 전체의 이익을 추구하면서 국민적 일체감을 강조하였기 때문에 국민국가 형성에 전초적 역할을 하였다고 볼 수 있다.

국가의 개입은 두 가지 방향에서 전개되었다.

첫째, 지배계층에 의한 수단적 의미의 개입이다. 가장 대표적인 예가 비스마르크에 의한 질병보험의 도입이다. 물론 당시 산업노동자들의 압력이 거셌던 것은 사실이지만, 비스마르크가 사회보험을 도입하게 된 결정적인 계기는 체제를 수호하기 위한 정치질서의 이해관계에 있었다는 편이 더 설득력이 있다.

권위주의국가나 전체주의 국가에서 기존 권력층이 제시하는 국가의 이해관계는 특정집단의 이해관계보다 우선시되어 정책화의 길을 걷는 것이 상례이다.

둘째, 아래로부터의 혁명적 요구에 대응한 국가개입이다. 민주적인 정부는 권위적이고 전체주의적인 성격을 띤 정부보다 국가개입의 시기와 정도에서 늦는 경향이 있다. 왜냐하면 다양한 이익집단의 의사표시를 민주적인 방법에 의해 조직화하는 과정을 거치기 때문이다.

2. 보건의료의 사회경제적 특성

보건의료를 생산하고 제공함에 있어 국가가 직접 관여하는 이유는, 보건의료가 일반재화와는 구별되는 다음과 같은 사회경제적 특성을 갖고 있기 때문이다.

1. 필수적 요구 분야

현대사회에서 보건의료서비스는 국가 통치를 위하여 또한 국민의 공동목표를 달성하기 위하여 최상의 순위를 차지하고 있다. 보건의료서비스에 대한 개인이나 사회의 지불능력의 유무를 떠나서 모든 국민은 의료서비스를 필요로 하고 또한 받을 권리가 있으며, 대부분의 현대 국가에서 이를 헌법에 명시하고 있다.

2. 정보의 비대칭성

보건의료서비스는 복잡한 특성을 가지고 있어서 대부분의 소비자는 서비스의 질을 평가하기에 충분한 능력을 가지고 있지 않다. 이를 보건의료에 대한 소비자의 무지라고 하며, 따라서 제공되는 서비스의 종류나 범위의 선택에 있어서 소비자인 국민은 공급자인 의료인에게 의존할 수밖에 없다. 이를 정보의 비대칭성이라 한다.

Check point

정보의 비대칭 asymmetric information **과 역선택** adverse selection

경제 행위의 과정에서 거래당사자들이 가진 정보의 양이 서로 다른 경우를 말하며, 정보의 비대칭성은 크게 ①감추어진 특성(속성)과 ②감추어진 행동의 두 가지 유형으로 나눌 수 있다.

감추어진 특성은 중고차 거래 때처럼 거래 당사자의 특성이나 거래되는 상품의 품질에 대해 한쪽만 잘 알고 상대방은 잘 모르는 상황이다. 감추어진 행동은 한 당사자의 행동을 다른 쪽에서 관찰할 수 없을 때 나타난다. 이 같은 정보의 비대칭성은 ①가장 바람직하지 않은 상대방과 거래를 하게 될 가능성(역선택)과 ②정보를 잘 알고 있는 측이 최선을 다하지 않는 도덕적 해이(moral hazard) 현상을 초래한다. 정보의 비대칭성을 최초로 언급한 사람은 미국의 경제학자 케네스 애로(Kenneth Joseph Arrow)이다. 그는 '의료의 불확실성과 복지 경제학'이라는 논문에서 의사와 환자 사이에 있는 정보의 비대칭성이 의료보험의 효율적 운용을 저해한다고 지적했다.

미국의 경제학자 조지 애컬로프(George Arthur Akerlof)는 1970년에 발표한 논문에서 정보의 비대칭성이 시장에 미치는 영향을 중고차시장을 예로 들어 설명했다. 팔려고 하는 차에 결함이 있을 경우에 시장에 형성된 가격이 만족스럽기 때문에 판매자는 차를 시장에 내어 놓지만, 결함이 없는 차라면 가격이 마음에 들지 않아 팔려고 하지 않는다. 중고차 시장에서 구매자가 모르는 정보를 판매자는 알고 있다는 점에서 이러한 정보를 '숨겨진 정보'라고 하고, 보험에 가입한 사람의 행동은 '숨겨진 행동'이라고 한다. 주인-대리인 관계에도 정보의 비대칭성이 적용되는데 주인은 정보를 모르고 대리인은 이를 아는 경우이다.

이러한 정보의 비대칭성이 발생하는 원인은 다음과 같은 이유 때문이다.

첫째, 재화나 서비스에 관한 정보 수집이나 정보의 질을 개선하는 데 많은 비용이 들어 소비자가 접근하기 어렵다.

둘째, 정보를 이해하고 분석하여 합리적인 판단을 하기가 어렵다.

셋째, 재화나 서비스 선택을 잘못했을 경우에 물질적 · 육체적 · 정신적 손해가 막대하다.

넷째, 재화나 서비스에 대한 선택의 폭이 비교적 단순하다. 다시 말해, 너무 복잡 하여 소비자의 선택영역이 거의 없다.

3. 수요의 불확실성

대부분의 다른 분야는 필요한 수요량을 어느 정도는 예측할 수 있으나, 보건의료는 수요를 예측할 수 없을 뿐만 아니라 그 수요마저 불규칙적이다. 또한 질병이 발생할 경우에 개인이나 국가가 부담해야 할 비용도 예측하기 어렵다.

이러한 불규칙적이고 예측할 수 없는 수요와 비용에 대처하기 위한 경제적인 선택이 의료보험이다. 의료보험은 국민을 의료서비스로 인한 재산상의 손실로부터 보호하여 경제적인 약자가 되는 것을 방지하는 방법이다.

4. 치료의 불확실성

질병의 진행 · 증상이나 환자 반응의 다양성은 치료의 불확실성을 높이고, 이에 따라 환자소비자들은 의료서비스에 대한 질적 · 양적인 개선을 요구하게 된다. 이러한 소비자들의 요구는 정부로 하여금 규제나 의료기관간의 경쟁을 통하여 의료서비스의 개선에 개입하게 하고 있다. 예를 들면, 인턴이나 레지던트 제도와 의료인의 재교육을 통하여 치료의 불확실성을 낮추는 것 등이다. 또한 의료인은 소비자에게 이러한 불확실성을 고지하여 소비자의 신뢰를 얻도록 하고 있다.

5. 비영리적인 분야

민간 의료기관이 영리 목적으로 의료서비스를 제공하고 있지만, 이러한 영업을 관리하고 규제하는 것이 국민의 건강을 보호하는 정부의 역할이다. 정부는 세금 등의 여러 종류의 혜택을 의료기관에 제공하여 의료 분야를 비영리적인 방향으로 유도하고 있다.

6. 소비재인 동시에 투자재

의료서비스는 일반적인 서비스와 마찬가지로 소비자가 구매하는 서비스이다.

그러나 의료서비스는 일반 서비스와는 성질이 다르다고 할 수 있다. 예를 들어, 질환으로 인해 노동을 할 수 없었던 소비자는 질환에서 벗어남으로써 생산성을 높이는 업무를 할 수 있다. 즉 서비스를 소비하는 동시에 그 결과 생산성이 높아지는 투자재의 역할을 하는 것이다.

7. 노동집약적 분야

IT나 첨단 분야의 발전에도 불구하고 보건의료 분야는 여전히 인적 서비스가 중심이 되므로 의료진의 질적 · 양적 확대뿐만 아니라 그들에 대한 교육이 필수적이다. 일반 산업 분야의 경우 노동력의 확대는 생산의 증가를 가져오지만 보건의료 분야의 경우에는 노동력의 확대는 인건비 상승은 초래하지만 그 만큼 생산성 향상으로 이어지지 못 한다.

8. 우량재(가치재)

보건의료서비스는 개인의 소득이나 교육과는 무관하게 모든 사람들이 필요로 하는 우량재merit goods에 속한다. 보건의료서비스는 소비를 통해 개인뿐만 아니라 국가에도 장기적인 관점에서 이익을 가져다 준다. 개인의 건강 상실은 자신뿐만 아니라 가족, 사회, 국가에 경제적 · 비경제적 손실을 끼친다. 즉, 보건의료서비스를 통하여 개인 건강을 보호하면 질병의 파급효과를 방지한다. 그 혜택은 개인은 물론이고 결국은 국가에 돌아가게 되기 때문에 보건의료는 우량재라고 할 수 있다.

이러한 보건의료서비스에 대한 국민의 권리는 대부분의 국가에서 헌법에 건강권으로 명시되어 있다.

9. 공급의 독점

보건의료서비스는 국가면허를 가진 한정된 사람이 독점적으로 생산에 참여한다고 볼 수 있다. 건강은 국민의 생명과 직결되는 문제이기 때문에 일정 수준의 자격과 훈련을 받은 사람이 서비스를 제공함이 당연하다. 따라서 국가는 의료인에 대한 자격을 규정하여 양질의 의료서비스를 제공하도록 하는 것이다.

그러나 최근에는 의료인의 독점 폐해가 종종 발생한다. 그들은 협회를 결성하여 집단 이익에 어긋나는 정책에 대해서는 심한 투쟁이나 로비활동을 하며, 심지어는 진료나 투약 거부를 함으로써 국민건강의 위협 요소가 되기도 한다.

10. 외부효과와 확산효과

보건의료서비스는 외부경제효과를 유발하여 확산한다.

(1) 외부효과external effect

어떤 경제 활동과 관련해 당사자가 아닌 다른 사람에게 의도하지 않은 혜택편익이나 손해비용를 발생시키는 것을 말하며 외부성externality이라고도 한다. 외부효과는 외부경제external economy효과와 외부불경제external diseconomy효과로 구분된다. 외부경제효과는 어떤 행동의 당사자가 아닌 제3자에게 편익을 유발하는 것으로, 양의 외부성positive externality이라고도 한다. 외부불경제효과는 어떤 행동의 당사자가 아닌 제3자에게 비용을 발생시키는 것으로, 음의 외부성negative externality이라고도 한다.

외부경제효과의 예로는 과수원 주인과 양봉업자의 관계를 들 수 있다. 과수원 근처에서 양봉을 하면, 과수원에 꽃이 필 때 벌들이 모여들어 양봉업자는 꿀을 많이 채취할 수 있고, 과수원 주인은 꽃에 수정이 많이 되어 더 많은 과일을 얻을 수 있다. 외부불경제효과의 예로는 대기 오염, 소음, 공해 등으로 인한 지역 환경의 파괴나 지역민의 생존에 대한 위협 등이다.

외부경제효과의 경우 생산자보다 사회전체 구성원이 이익이 더 많으며, 외부불경제효과의 경우에는 그 반대가 된다. 미국 경제학자 로날드 코즈Ronald Coase는 재산권을 분명하게 해 주면 외부효과 문제를 정부가 개입하지 않아도 시장 기구가 스스로 해결할 수 있다는 '코즈의 정리Coase theorem' 이론을 주장하였다.

(2) 확산효과spillover effect

파급효과라고도 한다. 물이 넘치면 퍼져나가서 다른 곳에도 물이 차는 효과를 말한다. 감염병의 치료나 예방은 그 당사자만이 아닌 모든 사람에게 혜택이 돌아가게 되는 것이다.

3. 보건의료에 대한 국가개입의 정당성

1. 국가개입의 필요성

국민은 모두 보건의료서비스를 이용하지 않을 수 없다. 보건의료서비스 분야는 대체할 수 있는 대체재가 없다. 그러나 보건의료공급자는 국가가 부여한 법적 독과점을 이용해 소비자에 대해 우월한 지위를 차지하고 있다. 따라서 자유 시장 기능에 보건의료를 맡길 수는 없다. 이러한 독과점으로부터 국민을 보호하고자 국가가 개입하게 된다.

(1) 질병과 치료의 불확실성

개인적으로 질병의 발생가능성을 예측하기는 쉬운 일이 아니지만 과거의 통계를 기초로 하여 전체 인구의 질병발생을 예측하는 것은 가능하다. 이러한 질병에 따른 비용을 산정하여 국가가 관리하는 것이 건강보험이라고 할 수 있다.

(2) 의료의 외부효과성

외부효과가 큰 재화에 대해서는 국가가 개입하여 다음과 같은 정책을 펼친다.

첫째, 경제적 혜택incentive을 제공한다. 공해방지 시설을 하는 경우에 세금 감면이나 보조금을 지급한다.

둘째, 정부가 직접 개입하여 규제한다. 공해배출업소의 처벌이나 병원이나 의사가 많은 지역에 병원의 추가 설립을 규제한다.

셋째, 상품 자체를 직접 제공한다. 무료 예방접종이 대표적이다.

(3) 의료의 공공재적인 성격

공공재public goods란 비경쟁적으로 모든 소비자에게 골고루 편익이 돌아가야 하는 재화나 서비스를 말하며, 사유재private goods에 대립하는 개념이며, 교육 · 국방 · 경찰 · 구급 관련 업무가 여기에 해당한다.

공공재의 특징으로는 비배재성non-excludability, 집단 소비성collective consumption과 비경합성non-rivalry이 있다.

공공재는 특성상 국가가 개입하지 않으면, 구매력이 있는 사람만이 이용하는 시장실패market failure 현상이 발생한다. 따라서 정부는 공공재 공급에 있어서 공공재를 얼마만큼 공급할 것인가와 비용은 어떻게 부담할 것인가를 반드시 고려하여야 한다.

Check point

시장실패market failure

가격(시장)기구가 자원의 효율적인 배분을 실현하지 못하는 현상을 말한다. 보건의료서비스는 시장기능이 실패하거나 불완전한 경우가 많다. 따라서 국가가 규제정책과 촉진정책을 실시하여 이러한 문제들을 해결하려고 하는 것이다.

(4) 의료정보의 비대칭성

보건의료 부문은 폐쇄시장closed market이기 때문에 정보 획득이 용이하지 않아서 공급자시장supplier's market일 수밖에 없다. 따라서 전문가 지배professional dominance가 존재하여 공급이 수요를 창출할 수도 있다. 이러한 상황에서 공급자가 수요자를 위해 최선을 다하도록 강요하거나 지휘 · 감독하는 것도 쉽지 않은 일이다. 국가는 법이나 규정을 통하여 이러한 불균형을 시정하여 국민 건강을 보호하고자 한다.

(5) 의료서비스의 독과점

의료서비스는 다음과 같은 이유로 경쟁이 제한적인 독과점이 형성된다.

첫째, 국가면허를 가진 자만이 의료서비스를 제공한다.

둘째, 자격과 조건이 갖춘 자만이 의료시장에 진입한다.

셋째, 공급이 비탄력적이다. 전문 의료인의 양성에 상당한 시간과 비용이 소요되어 가격 탄력성이 낮다.

(6) 건강의 특성

건강은 잠재적 유효성이 크다. 건강의 잠재적 유효성이란 질병을 예방하고 치료하여 건강한 생활과 사회활동을 함으로써 개인이나 사회에 장기적으로 이익이나 혜택을 주는 것으로, 의학기술의 발전에 따라 그 효과는 더욱 커진다.

또한 건강 문제는 다원적이다. 다시 말해서, 정치적 · 경제적 · 사회적 · 문화적 · 개인적 요인 등에 의해 영향을 받는다. 빈부격차 등의 사회적 요인이 계급간의 건강불평등에도 영향을 미친다고 주장하는 이들도 있다.

(7) 인간의 권리로서의 건강권

경제개발 초기 단계에서는 건강은 우선순위가 아니다. 이 단계에서는 수익이 즉각적으로 나타나야 하는 단계이므로 건강에 대한 투자는 실익이 없는 소비라고만 인식한다. 그러나 경제 발전과 더불어 건강문제는 국가의 주요 이슈가 된다. 즉, 경제개발의 부산물로 등장하게 된 것이 바로 보건의료이다.

20세기에 들어와서 고도의 경제 발전을 거듭한 각 나라들은 발전의 방향을 경제에서 복지로 전환하기 시작하였다. 경제성장에 의해 구축된 국가의 부는 국민의 '인간다운 삶'에 대한 투자 기반이 되었다. '인간다운 삶'이란 인간의 존엄성에 관한 문제인 것이다. 경제적 기반을 마련한 일반 국민들도 '인간다운 삶'을 찾게 되었고, 인간다운 생활을 국가에 요구하게 되면서, 소득보장과 의료보장이 탄생하게 되었다.

경제개발에 따른 고용창출은 소득보장에는 효과를 거둘 수 있었다. 그러나 이러한 소득보장이 의료보장과 접목하기는 여러 난제가 놓여 있었다.

의료서비스에 대한 폭발적인 요구와 의료기술의 발달에 따른 의료비의 증가는 소득보장이 된 일반 시민에게도 큰 부담이 되었다. 건강이 개인 문제가 아니라 국가의 문제가 된 것이다.

우리나라 헌법 제36조제3항에는 "모든 국민은 보건에 관하여 국가의 보호를 받는다." 라고 규정하여 국민의 건강권을 보장하였다. 이로써 국가가 제공하는 보건의료서비스가 혜택의 개념이 아니라 국민의 생존권적 기본권이라는 개념이 확립되었다. 따라서 국민은 국가에 대하여 건강한 생활을 침해하지 않도록 요구할 수 있으며 소극적 건강권, 더 나아가 자신의 건강을 유지할 수 있도록 국가에 대하여 적극적으로 요구할 수 있는 권리적극적 건강권를 갖게 된 것이다.

2. 국가의 개입정책

보건의료 분야에 국가가 어느 정도까지 개입해야 시장실패를 막을 수 있는가에 대한 해답은 없다. 지나친 개입은 민간 부문을 위축시켜 투자를 이끌어내지 못할 것이며, 방관만 할 경우에는 시장의 비효율성을 처리하지 못하여 자원배분의 효율을 극대화하기 힘들 것이다.

정부개입의 적정수준이란 가용자원의 효율적 배분을 극대화하는 수준을 의미하며 이는 변화하는 사회의 규범적 가치 기준에 의해 영향을 받는다. 이 기준에는 통제정책을 지향하는 형평성과 시장경제정책을 지향하는 효율성이 있다. 한편 국가개입정책에는 의료시설 부족과 불균형 해소를 위한 공급확대정책과 의료시설의 과다 · 중복 투자 억제를 위한 규제정책이 있다.[66)]

보건의료 분야에서 정부의 개입정책은 4가지로 대별할 수 있다.

첫째, 수요소비규제정책이다. 불필요한 의료 이용이나 과잉 이용을 정부가 규제하는 것이다. 진단, 검사, 치료를 함에 있어서 효과적이지 않거나 상대적으로 비싼 의료장비 등의 사용을 억제하는 정책이나 진료비의 본인 일부부담금 정책이 여기에 속한다. 규제정책은 보건의료 분야의 비효율성을 방지하기 위함이다.

둘째, 수요소비촉진정책이다. 정부가 적극적으로 국민의 삶의 질을 향상시키기 위해 첨단 의료장비를 사용하도록 권장하고 촉진하는 정책이다. CT나 MRI와 같이 비싸지만 질병 치료에 필수적인 고가의료장비를 전 국민이 활용할 수 있도록 건강보험급여 확대 정책을 실시하는 것이 하나의 예이며, 노인의 의치에 대한 보험급여도 수요촉진정책이다. 수요촉진정책에 대한 판단기준은 사회적 필요도의 크기에 달려 있다.

셋째, 공급규제정책이다. 이는 의료공급자나 의료기기 생산자에 대해 규제를 하는 정책이다. 의료시설이나 장비의 과잉투자억제정책, 의료비심사정책이나 의료장비 생산과정에 개입하는 정책이다.

넷째, 공급촉진정책이다. 소비자의 의료서비스 이용 접근성를 제고시키기 위해 공급 영역에서 촉진정책을 통하여 개입하는 것이다. 의료취약지역에 대한의료시설의 확충, 취약지역 의료기관에 대한 세금 혜택이나 금융지원이 좋은 예이다.

3. 국가의 역할

(1) 보건의료공급자에 대한 규제자

국가가 보건의료 분야에 적극적으로 개입 · 통제하는 역할을 한다. 의료에 대한 전문성이 결여된 수요자는 독과점자인 의료공급업자에 의해 피해를 볼 수 있기 때문에 국가는 면허제도나 질 관리 또는 병원표준화사업 혹은 의료기관인증제도 등을 통해 의료시장 진입에 대한 장벽을 설치한다. 이러한 통제와 규제는 양질의 의료서비스를 국민에게 제공하자는 목적에서 비롯된다. 또한 국가는 고가의료장비의 중복투자나 병상의 과잉공급을 규제하여 의료비용을 낮추고 의료 수가를 통제하며, 진료비 심사도 강화한다.

정부가 의료 부문 중 가격에 대한 규제 이유는 첫째, 의료의 전문성으로 인해 제공자와 이용자 간에 지식과 정보의 차이가 커서 활발한 경쟁에 의한 시장 가격결정이 어렵기 때문이다. 둘째, 비용증가의 압박이 항상 존재하여 보험재정이 불안하여 이는 결국 국민부담으로 이어진다. 셋째, 형평성의 논리이다. 정부에 의한 가격규제로 재정적 장벽이 낮아짐으로써 가난한 사람들이 해당 재화를 구매하거나 서비스를 이용할 수 있다. 의료서비스의 경우에 가격규제의 경제적 효과와는 무관하게 정치적 호소력을 지니고 있는 것은 형평성의 논리 때문이다.[67]

(2) 국민에 대한 정보제공자

의료서비스의 소비자인 국민은 전문적인 지식과 정보가 없어서 의료공급자를 제대로 평가하지 못한다. 그래서 국가는 보건의료에 관한 지식과 정보를 국민에게 제공하여 지식의 부족을 보완하고 있다. 최근에 보사부에서 제공하는 병원 간의 서비스 차이점에 대한 공개도 소비자에게는 아주 중요한 정보이다.

미국의 경우에 매년 병원의 등급을 매겨 공개하고 있으며, 우리나라는 의료법 제58조에 의료기관 인증제도를 명시하고 있다.

(3) 보건의료서비스 직접제공자

국가는 보건의료서비스의 직접제공자이기도 하다. 정부는 경찰병원, 보훈병원 또는 공무원 전용병원 등의 건립을 통해 대상자나 그 가족에 대해 보건의료서비스를 무료 또는 저렴한 가격으로 제공하고 있다. 또한 의료취약지역에 공공병원을 직접 건립하거나 보건기관을 확충하여 지역민들의 건강문제를 해결하려고 한다.

(4) 재정지원자

국가는 금융이나 세제지원 등을 통하여 보건의료서비스에 깊이 개입하고 하고 있으며, 의료비 재원 조달이 개입 형태를 가늠하는 척도가 된다. 정부의 직간접적인 재정정책은 의료서비스 생산단가를 낮추어 의료비를 하락시킴으로써 의료서비스 이용도를 높이기도 한다.

영국, 스웨덴이나 캐나다는 조세에서 의료비를 조달하고, 독일은 사회보험방식을 취하여 가입자와 고용주가 부담주체가 된다. 우리나라와 일본은 가입자가 일부 부담하고 국가가 정부예산으로 일부 부담하는 형태를 하고 있다. 미국의 경우에는 노인들을 대상으로 하는 Medicare와 영세민을 대상으로 하는 Medicaid에 대해 정부예산을 투입하면서도 일반인에 대해서는 민간의료보험방식에 의존하고 있어 혼합형이라고 할 수 있다.

(5) 보건의료자원 제공자

의료진이 없는 농어촌에 의료진을 파견하거나, 병원을 건립하고 고가의 의료장비를 국가가 구입하여 지역사회의 여러 의료기관이 공동으로 사용하도록 하는 등, 정부는 의료자원 전반에 걸쳐서 공급자 역할을 하고 있다. 정부는 민간 부문이 취급하지 않거나 취급이 불가능한 부문을 담당하고 있다.

(6) 보험자

위험 질병 등이 발생할 가능성이 높은 사람들이 가입하거나 위험 발생도가 낮은 사람만 보험자가 선택적으로 보험에 가입시키는 역선택adverse selection이 발생하면 보험은 성립되지 못한다. 보험가입집단의 크기가 크면 역선택의 문제는 자연적으로 해결된다.

결국 국가가 전 국민을 상대로 강제적 보험을 실시하게 되면 역선택의 문제는 가장 효율적으로 대처할 수 있다. 1977년부터 시작된 건강보험은 의료공급자 · 의료통제자로서의 종래 역할에다가 의료구매자의 역할을 추가함으로써 정부의 역할을 획기적으로 증가시켰다.[68]

4. 요약

보건의료에 대한 정부의 역할에 대하여 여러 가지 의견들이 있을 수 있지만 국민보건을 위하여 국민을 대상으로 한 정부의 역할은 반드시 필요한 부분이다. 이와 관련하여 정부의 주도적 역할 및 내용은 다음과 같다.

(1) 정부 주도적 보건의료

- 국가적 재난 위기 시에 재난구호 · 재난지역 진료 시행
- 국가적 차원의 응급진료 및 지역적 특성 진료
- 감염병 및 주요 질병관리와 예방
- 민간의료기관이 중심 역할을 하기 곤란한 보건의료 부분의 관리 · 운영
- 의료인 · 의료기사 등의 보건의료교육
- 국가 및 지방자치단체의 공공의료시책 수행

(2) 정부 주도적 보건의료 지원

- 양질의 보건의료서비스 제공을 위한 지방의료원 현대화 사업 추진
- 노후 의료장비 교체 및 신규 의료장비 확충 지원
- 공공보건프로그램 사업 지원
- 지방의료원 방문 환자 중 당뇨병, 고혈압환자 등 만성질환환자를 대상으로 개별 교육 상담을 실시하는 만성질환관리사업 지원
- 지방의료원 운영평가 · 진단 실시
- 보건의료 취약지 지방의료원에 대한 인력지원 사업

Check point

오바마 케어

1. 오바마 케어의 정의

오바마 행정부에서 시행 중인 건강보험 개혁안. 오바마+메디케어(현재 미국의 의료보험 제도). 미국의 경우 공공의료보험이 없어 보험료를 납입할 여건이 안 되는 사람들의 경우 보장 내용이 많은 의료보험에 가입하지 못하는 경우가 많음. 의료 혜택을 받지 못하는 서민들을 위한 제도를 개선하기 위해 오바마 케어 추진. 정확한 명칭은 **환자보호 및 부담적정보험법**(PPACA, Patient Protection and Affordable Care Act)이며, 약어로 부담적정보험법(ACA)이라고 불리기도 함. 2014년까지 모든 국민의 건강보험 가입을 의무화한다는 내용

2. 오바마 케어 등장 배경 및 현 상황

오바마 미국 대통령은 전 국민을 대상으로 하는 의료보험제도의 도입을 대선 전부터 선언, 2013년 10월 1일부터 이미 오바마 케어 가입의무화가 시작되어 실행해 오고 있으나 공화당의 경우 미국 재정안정성을 이유로 꾸준히 반대했음. 당시 예산 회기에서도 오바마 케어의 시행을 1년 유예하는 안을 두고 민주당과 공화당, 상원과 하원이 충돌하며 정부 폐쇄(셧다운)로 이어짐.

3. 오바마 케어 목적

의료 혜택을 받지 못하는 저소득 소외 계층에게 의료보험 혜택 확대

[핵심문제 정리]

1. 정부 주도적 보건의료의 필요성을 기술하라.

국가적 재난 위기 시에 재난구호 · 재난 지역 진료시행, 국가적 차원의 응급진료 및 지역적 특성 진료, 감염병 및 주요 질병관리와 예방, 민간의료기관이 중심으로 역할을 하기 곤란한 보건의료 부분, 의료인 · 의료기사 등 보건의료교육, 국가 및 지방자치단체의 공공의료시책 수행을 위하여 정부 주도적 보건의료가 필요하다.

2. 정부 주도 보건의료의 예를 들라.

양질의 보건의료서비스 제공을 위한 지방의료원 현대화 사업 추진, 노후 의료장비 교체 및 신규 의료장비 확충 지원, 공공보건프로그램 사업 지원, 지방의료원 방문 환자 중 당뇨병, 고혈압환자 등 만성질환환자를 대상으로 개별 교육 상담을 실시하는 만성질환관리사업 지원과 지방의료원 운영평가 · 진단 실시, 보건의료 수준 취약지 지방의료원 인력지원 사업 등이 있다.

Chapter 03.

보건의료체계

학습 목표

- 보건의료체계의 목표와 구성요소를 인지한다.
- 보건의료체계의 구체적인 유형들을 이해한다.
- 우리나라의 사회보장 및 의료보장 체계를 인지한다.

1. 목표와 조건

효율적인 자원의 활용과 편리함을 위해 변화하는 의료환경 속에서 보건의료체계는 중요하다. 소비자인 국민과 제공자인 의료인은 보건의료체계를 통해 전 국가적인 건강보장과 수명연장을 꾀할 수 있다. 보건의료체계의 효과적인 작동을 위해서는 몇 가지 전제 조건이 필요하다.

첫째, 그 나라의 정치, 경제, 사회, 문화 등에 알맞아야 한다. 보건의료는 사회제도의 하부제도로써 그 사회가 가지고 있는 여러 요인과 밀접한 관계를 갖기 때문이다. 둘째, 국민의료의 목표에 부합되어야 한다. 양질의 의료를 원하는 국민과 기초적인 의료를 필요로 하는 국민 모두를 만족시켜야 한다. 셋째, 충분한 합의를 통해 국민과 의료인이 모두 납득해야 한다. 넷째, 효과와 효율을 감안해야 한다. 보건의료전달체계healthcare delivery system를 실시함으로써 재정을 건전하게 유지하고 지속가능한 발전을 도모할 수 있어야 한다.

보건의료의 목표는 국민에게 언제, 어디서든지, 누구에게나 필요할 때 양질의 총괄적인 의료를 제공해 주는 것이다. 보건의료의 구체적인 목표는 다음과 같다.

첫째, 접근용이성accessibility이다. 보건의료체계에서 서비스 제공은 의료요구자의 이용이 용이하도록 접근방법과 가격medical care cost이 적절해야 한다.

둘째, 서비스의 질quality이다. 전문적인 능력을 가진 의료공급자가 양질의 의료를 제공할 수 있어야 한다. 셋째, 계속성continuity이다. 전인간적 봉사를 목표로 봉사의 상호조정을 통해 의료의 계속성이 유지되어야 한다. 넷째, 효율성efficiency이다. 합리적인 재정지원, 타당한 보상, 능률적 관리 등의 효율성이 보장되어야 한다.

2. 구성요소

1. 시스템

다양한 조직이론 가운데, 연구와 관리 대상의 부분과 전체를 총체적으로 보여주고 그 대상을 둘러싸고 있는 환경을 역동적으로 이해하는 데 도움을 주는 유용한 분석틀로는 시스템 이론system theory이 널리 활용되어 왔다. 시스템은 환경과 끊임없는 상호작용을 통해 존재한다.

보건의료의 경우 보건의료 시스템의 합법성, 존재이유, 목표, 기능, 규모와 조직 등은 모두 환경에 의해 결정된다. 환경으로부터 필요한 자원을 공급받아야 하는 것은 시스템으로 파악되는 대상이 생명체이든 조직체이든 관계없이 모두 동일하다. 역으로 시스템은 그 기능을 통해 환경에 다양한 작용을 가하기도 한다.

시스템은 고유한 구조와 기능의 총체로 몇 가지 특징을 가진다.

첫째, 시스템으로 들어가는 일정한 투입요소를 시스템의 전 과정을 통해 산출로 전환하는 기능이다. 둘째, 각 요소의 상호작용에 의해서 생기는 효능의 총체이다. 셋째, 환경과의 관계에서 표현되는 시스템의 작용 기능이다. 결국 시스템은 투입 → 과정 → 산출이 연속적으로 이루어지는 체계이다. 한편 시스템이 지속적으로 유지되기 위해서는 또 다른 메커니즘이 필요하다. 해당 시스템에 부과된 목표와 산출을 끊임없이 비교하여 투입의 양을 조정하고 과정을 개선해 가는 자기조절 활동이 필요하기 때문이다. 그 구체적인 모형은 그림 1-2와 같다.

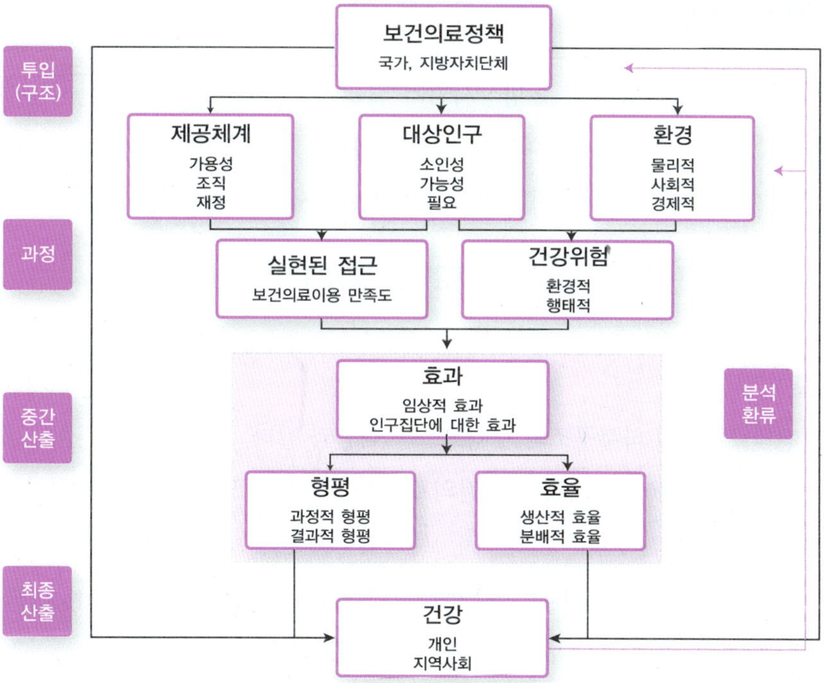

그림 1-2 보건의료 분야의 투입-산출 모형

세계보건기구는 보건의료시스템을 건강을 증진하고 회복을 도모하며 유지시키기 위한 활동의 총체로 정의하고 있다. 시스템의 핵심적 요소는 기능과 구조이다. 투입요소는 생산요소인 자원과 수요로 이루어진다. 보건의료의 경우는 이를 흔히 보건의료의 제공이라고 하며 이용자의 측면에서 보자면 보건의료의 이용이 된다.

산출은 하나의 시스템이 과정을 통해 생산하는 모든 것을 말한다. 시스템의 산출은 일반적으로 중간산출과 최종산출의 두 가지 유형으로 구성되며 중간산출은 최종산출을 생산하기 위해 생산되고 소비되는 서비스를 말한다. 그러나 보건의료 시스템과 같이 서비스가 그 중간산출이 되는 경우, 과정과 중간산출을 구분하기 어렵다.

최종산출은 중간산출을 통해 생산되는 시스템의 궁극적 목적과 관련된 결과를 말한다. 그 반면 환류는 해당 시스템과정의 결과인 산출물을 시스템에 기대되는 목표와 비교 분석하고 그 차이와 문제를 파악하여 그 이전 단계를 조절하는 기능이다.

2. 보건의료체계

보건의료체계란 국민의 건강을 향상시키기 위한 보건의료서비스의 생산 · 분배 · 소비와 관련되는 요인들 간의 구조적이고 기능적인 체계의 총칭을 말한다. 여기서 체계란 전체적인 목표를 위하여 상호작용하는 요소들의 집합이자 시스템이다.

보건의료체계의 존재이유는 국민의 건강증진 및 건강수명 연장이다.

(1) 하부구조와 구성요소

국가보건의료체계의 하부구조와 구성요소는 다음과 같다.

첫째, 보건의료자원이다. 이것은 보건의료서비스의 생산 및 제공을 담당한다. 보건의료자원에는 보건의료인력 의사, 간호사, 약사, 보건기사, 행정요원 및 기타 관련 인력, 보건의료시설 병원, 의원, 약국 및 기타 진료소 등, 장비와 물자 진단, 치료 등 보건의료 활동에 쓰이는 장비와 물자, 보건의료지식 질병의 예방, 치료, 재활과 건강증진에 관련된 지식과 기술 이 포함된다.

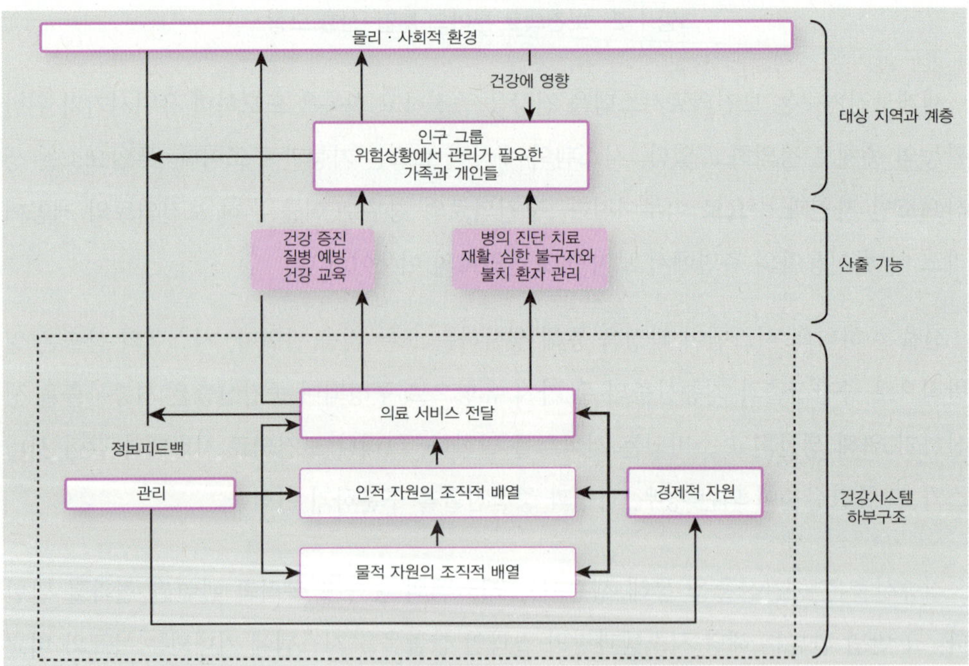

그림 1-3 국가보건의료시스템의 모형[69)]

보건의료인력은 국가에서 관리하는데, 이들이 국민의 건강과 생명을 보호하는 중대한 책임을 지기 때문이다. 그래서 보건의료인력은 국가에서 법령으로 자격요건면허와 자격, 교육 및 훈련 등을 엄격히 규정하고 있다. 이러한 보건의료인력은 보건의료체계의 작동에 있어서 상호 연관되어 있으며 실제 업무에서 팀 단위로 협력한다. 보건의료인은 법률로 규정되는데 의료법에는 의사, 치과의사, 한의사, 조산사, 간호사가 규정되어 있으며, 약사법에는 약사와 한약사가 포함되며, 의료기사 등에 관한 법률에서는 여섯 종류의 의료기사임상병리사, 방사선사, 물리치료사, 작업치료사, 치과기공사, 치과위생사와 의무기록사, 안경사가 포함된다.

한편 보건의료시설의 범위에는 의료법상에 정의되어 있는 병원종합병원, 병원, 치과병원, 한방병원, 요양병원, 의원의원, 치과의원, 한의원, 조산원이 있으며, 지역보건법상에 보건소와 보건지소가 있고, 농어촌 등 보건의료를 위한 특별조치법에 따른 보건진료소가 있다. 이외에 약사법에 규정된 약국도 보건의료시설이다.

보건의료장비 및 물자는 질병의 예방, 진단, 치료 및 재활에 필요한 장비 및 공급물을 말한다. 대표적으로 의약품에는 의료물자붕대, 시약, 방사선필름, 안경, 보청기, 의수족 등이 있다. 이는 질병치료에 필수적이지만 약품비 지출의 증가를 막고 질 관리를 위해서 국가에서 허가부터 사용까지 규제하고 있다. 의료장비 역시 무분별한 고가의료장비의 도입이 필요 이상의 불필요한 과잉진단으로 이어져 국민의료비의 상승으로 이어질 수 있기 때문에 정부에서 관리하고 있다.

한편 보건의료지식이란 보건의료 및 질환, 질환예방 · 치료 · 재활의 다양한 방법에 관한 제반 지식을 말한다. 이는 건강 · 질병현상자체에 관한 지식과 더불어 질병의 자연사를 변화시키는 다양한 중재조치에 관한 지식질병의 예방 · 치료 및 재활에 관한 지식을 모두 포괄한다. 이러한 지식은 생의학적이며, 사회과학적인 연구와 함께 보건의료체계와 건강보장시스템에 대한 연구를 아우른다.

특히 오늘날에는 근거기반의료evidence-based medicine와 HTA Health Technology Assessment가 부각되고 있다. 이는 전문가 의견에 의존한 의사결정의 한계와 함께 안전하고 효과적인 치료를 받을 환자의 권리와 보건의료자원의 합리적 사용 욕구가 증가하면서 대두되었다. 그러나 신의료기술이 건강보험 등재과정에서 지연처리와 갈등이 존재하기 때문에 더 많은 논의가 필요한 실정이다.

둘째, 보건의료조직은 보건의료 자원을 보건의료 활동으로 전환시키고 적절한 기능을 수행하도록 하는 사회조직이다. 이는 의료자원의 효과적인 연계를 추동하고 보건의료전달체계를 통해 환자나 지역주민과 보건의료자원의 연결을 담당한다. 그러나 보건의료체계의 조직화에 있어서 공식성과 상호관계는 국가마다 상이하다. 그래서 로머M. Roemer는 그의 저서에서 보건의료체계가 조직, 관리, 재정, 자원, 의료제공이라는 다섯 가지 요소로 구성되며 이들은 국민들의 건강욕구와 국가의 건강증진 목표 안에 존재한다고 봤다. 한편 보건의료체계는 기능적 분류행정, 보건의료서비스제공, 자발적 민간조직나 조직의 소유권ownership; 공공조직 vs. 민간조직, 또는 조직의 목적영리조직 vs. 비영리조직에 따라서 다양하게 구분될 수 있다. 보건의료조직의 종류는 매우 다양하다.

국가의 보건의료당국중앙정부와 지자체 관련부서을 시작으로 의료보험기구기본적으로 보건의료제공자에 의한 진료비 지불과 재원 조달을 담당, 기타 정부기관노동, 교육, 국방, 재정 등 기타 정부조직, 그리고 자발적 민간조직NGO과 제공자협회, 환자 또는 보건관련단체, 대기업 또는 경영자단체 등이 존재한다. 국가마다 상이하지만 보건의료조직은 기본적으로 공공부문의 역할이 크다.

아울러 국가가 통제하는 보험자의 성격에 따라 단순히 재정적인 기전을 넘어 서비스의 내용과 질을 결정하는 나라도 있다.

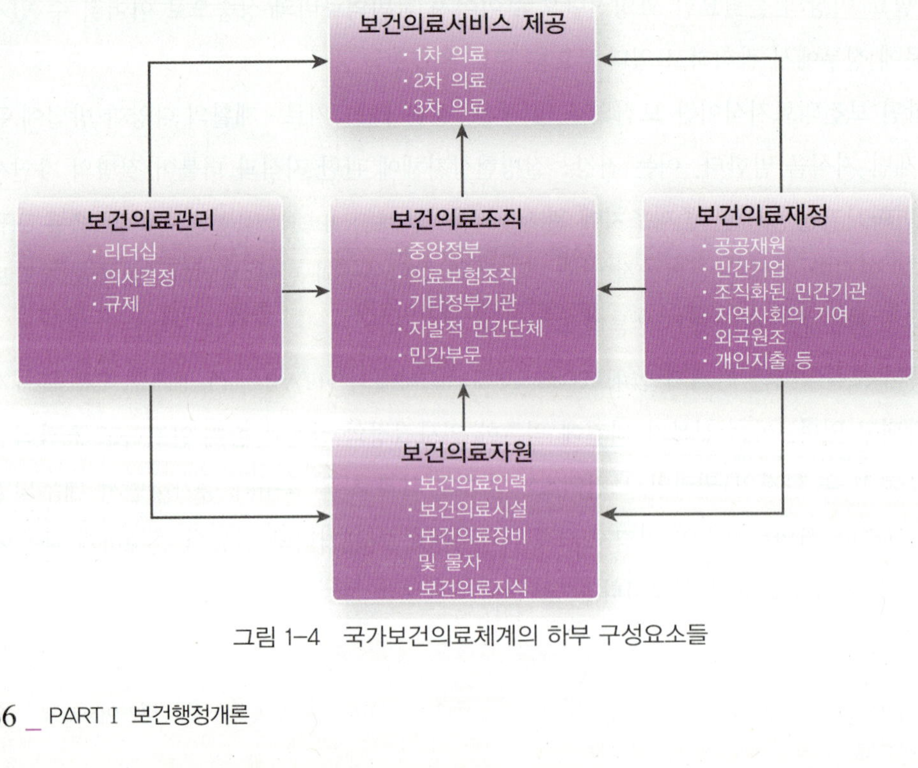

그림 1-4 국가보건의료체계의 하부 구성요소들

셋째, 보건의료서비스 제공은 보건의료체계의 목적이자 결과이다. 그러나 국가마다 또는 제공되는 서비스마다 제공형태는 매우 상이하다. 다만 서비스 제공 목적에 따라서 건강증진, 예방, 치료, 재활, 사회의료서비스로 분류되며 서비스 내용의 복잡성 또는 순차성에 따라서 1차, 2차, 3차 보건의료서비스로 구분된다. 보건의료서비스는 기본적으로 건강에 긍정적인 영향을 미치는 환경 및 행태를 조성하기 위해 존재한다. 우선 예방적 차원에서는 감염성 질환에 대한 예방 백신과 수돗물 불소화, 산업안전보건 등을 아우른다. 다음으로 치료적 차원에서는 약물의 사용, 수술, 기타 병리적 진행 차단 및 질병의 위험을 경감하기 위한 과정이 해당된다.

마지막으로 재활에 있어서는 신체적, 정신적, 사회적 기능의 회복을 담당하는데, 이는 사회서비스와 결합되기도 한다. 이를 질병의 자연사 측면에서 분류하면 1차 예방은 전구 병원성prepathogenesis 단계에서의 건강증진과 조기 병원성early pathogenesis 단계에서의 특수집단 보호를 말한다. 2차 예방은 식별 가능한 조기 질환discernible early disease을 신속하게 관리하는 것이다. 3차 예방은 발현된 질환advanced disease에 의해 수반되는 장애를 감소시키고 회복기convalescence에 재활과정을 돕는 것이다. 다만 이를 보건의료서비스의 제공자 입장에서 본다면 1차 보건의료는 알마아타Alma-Ata 선언에 기반하여 지역사회의 개인과 가족이 일반적으로 쉽게 이용할 수 있으며 그들의 지불능력에 맞는 보건의료수가로 제공되는 필수적인 보건의료를 말하며, 2차 보건의료는 병원을 통한 전문의의 진료를, 3차 보건의료는 종합병원에서 조직화된 팀으로 서비스를 제공하는 체계를 말한다. 이러한 체계는 지역사회에서의 보건의료 필요량에 기초한다.

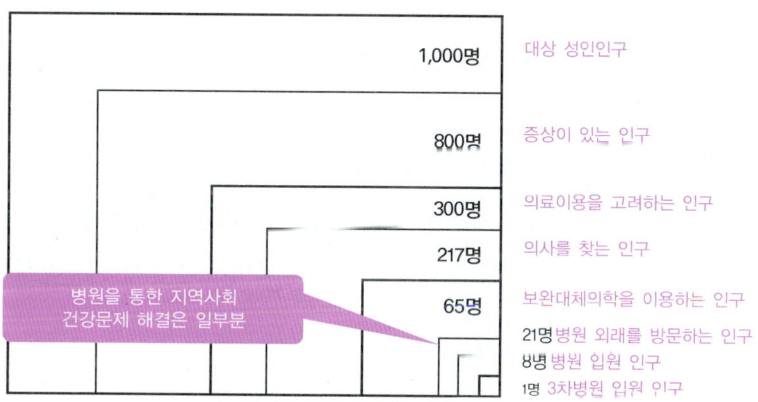

그림 1-5 지역사회에서의 의료 필요량

넷째, 재원조달은 보건의료 자원을 마련하고 서비스를 제공하기 위한 재원이다. 이러한 재정을 조달하는 방법에는 공적 지원중앙 및 지방의 각급 정부가 지출하는 재원, 조직화된 민간기구자선, 민간, 비영리보험 등, 지역사회의 노력, 외국의 원조, 개인가계, 기타 복권이나 기부 등으로 다양하다. 보건의료분야는 시장실패로 인하여 정부나 공공영역에서 담당하는 경우가 많으므로 재원조달 역시 그러한 메커니즘이 작동한다.

대표적인 예로는 일반조세로 부담하는 것이다. 소득세는 누진세 적용의 특성으로 인해 빈부간 소득형평성 제고에 도움을 주며 소비세 등으로 부과하는 목적세는 사치품이나 고가품 소비에 부과하여 형평성을 높인다. 그러나 일반예산으로 건강보장 재원을 조달할 경우에는 재무부처의 간섭이 심해지므로 보건부처에서는 보건세건강증진기금 등와 같은 특별세 방식을 선호한다. 반면 사회보험으로 재원을 부담하는 국가에서는 보험가입이 강제화되며 보험료는 사용자와 근로자가 공동부담한다. 이때 보험료는 소득에 비례하여 누진적으로 적용하기 때문에 저소득층에 유리하다. 아울러 본인부담제를 병행하는데 과다한 의료이용을 억제할 수 있기 때문이다.

한편 국가의 건강보장 체계에 따라서는 개인이나 단체가 민간보험회사에 임의로 가입하는 민간보험 형태의 보장도 존재한다. 이는 보험료를 납부하고 의료이용을 할 때 보상받는 방식인데 소득수준과 관계없이 동일한 보험료를 납부하고 보상수준 역시 동일하다. 그러나 보험료를 더 낸다면 프리미엄 서비스를 받을 수도 있다. 따라서 민간보험은 사회보험을 보충하기 위한 목적으로 주로 운영된다. 반면 부유한 사람들의 자선에 의해 병원의 운영비나 치료비용을 지원받는 자선기금이나 외국의 원조기금도 저개발국에서는 재원조달의 방법이 된다.

다섯째, 보건의료관리는 보건의료체계가 제대로 움직이는 데 필요한 일종의 소프트웨어를 말한다. 이는 재정과 마찬가지로 지원의 성격이 강하며 전체 체계의 효과와 효율성을 좌우하는 핵심적인 요소이다. 중요한 것은 보건복지부와 같은 중앙정부의 부처를 대표하는 자의 리더십과 의사결정 능력이다. 아울러 국가에서 건강보장에 대한 어떤 이념을 갖고 있으며 이를 기획, 집행, 평가, 모니터링하고 규제하는 방식이 어떠한지가 보건의료관리에서 중요한 역할을 한다.

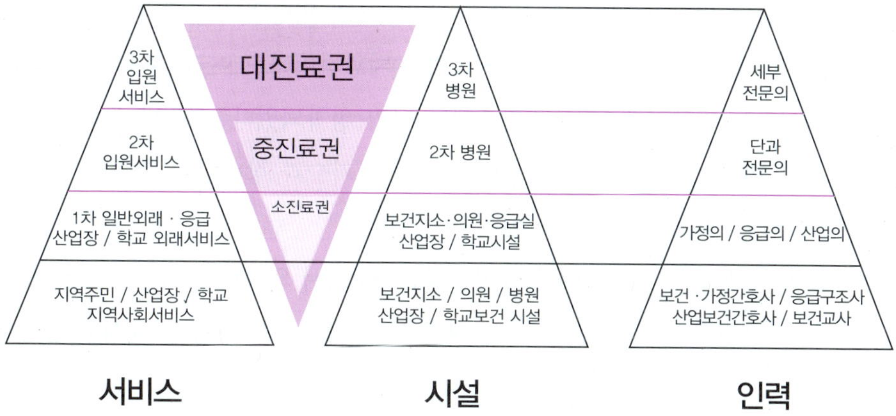

그림 1-6 의료전달체계의 구성과 영역별 상호관계

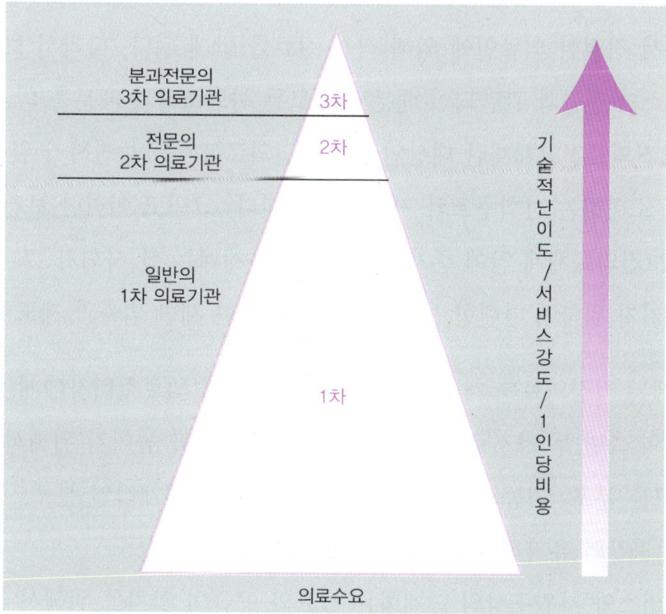

그림 1-7 의료서비스 제공체계와 수요의 복잡성

지난 150년 동안 의학기술은 눈부시게 발전하였으며 의학의 세분화와 전문화 현상은 두드러졌다. 한 사람의 환자나 한 가지의 질병을 치료하더라도 여러 분야의 전문의사가 공동으로 참여하는 협조체제 또는 분업체제가 널리 정착되었다. 그러나 눈부신 의학의 발전과 전문화 현상으로 의료수요의 증가, 고가의료기술과 장비의 이용증가, 의료형태의 변화가 초래되어 의료비가 상승되었다.

최근 의료비 총액과 국가 예산이나 국민총생산GNP에서 의료비가 차지하는 비용이 계속 증가하는 추세이고 이러한 현상은 전 세계 모든 나라에게 공통된 문제로 등장하고 있다.

(2) 역할과 기능

보건의료체계가 제대로 작동하면 국민들은 보건의료전달시스템을 통해 적절한 시간, 적절한 장소에서 적절한 의료인에 의해 적정 진료를 받게 된다. 따라서 보건의료전달체계란 보건서비스의 전달과 관련되어 배분되는 모든 사회조직과 배분을 의미한다.

다시 말해 보건의료전달체계란 대상인구의 보건의료복지를 증진하기 위해 의료서비스를 생산, 분배, 소비하는 사회구조와 기능을 총칭한다. 그리고 이러한 보건의료전달체계는 한 국가의 보건의료체계 안에 존재하며 보건의료체계는 한 사회가 그 구성원의 건강수준을 향상시키기 위하여 마련한 보건의료사업에 관한 제반 법률과 제도이다.

보건의료체계는 적정의료를 개발하고 생산하는 측면과 의료소비자에게 의료를 제공과 관련된 접근성의 측면 두 가지로 구성되며 의료의 접근도를 높이기 위해서 재원조달, 인력과 시설의 고른 분포, 기능과 역할에 따른 의료자원의 체계적인 분포, 체계적인 배치에 따른 의료기관간의 유기적인 상호관계를 보장한다.

보건의료 서비스와 자원구성의 단계화는 필요와 공급의 일치를 위해서 존재하며 지역적인 분포의 균등화와 자원의 효율적 활용에 기여한다. 이는 의료서비스의 요구도와 복잡성의 관계에서 기인하는데 의료서비스가 복잡해질수록 의료요구도의 크기는 적어진다. 그래서 1차 의료기관의원급은 가장 수가 많고 3차 의료기관종합병원급은 가장 수가 작은 피라미드형 구조를 보인다. 이러한 방식은 뒤에 나올 WHO 환자의뢰체계와도 호응된다.

결국 보건의료체계가 그 기능을 수행하기 위해 서비스를 생산하는 데 필요한 생산요소들이 중요하다. 이를 보건의료자원이라고 하는데 인력, 시설, 물자, 지식과 기술 등이 이에 포함된다. 보건의료자원으로서의 인력은 보건의료서비스를 생산하는 사람들을 말한다. 의사, 간호사, 약사, 보건기사, 행정요원 및 기타 관련인력 등 의료법상의 의료인이나 보건의료기본법상의 보건의료인 등이 그 대표적 예이다.

이러한 인력이 기능을 수행하는 공간인 보건의료시설에는 의료법상의 의료기관 즉, 의원, 치과의원, 한의원, 조산원, 병원, 요양병원, 종합병원 등이나 지역보건법 상의 보건지소나 보건소, 보건의료원, 모자보건법 상의 모자보건센터 등이 존재한다.

한편 인력과 시설을 통해 보건의료체계의 기능을 수행하는 데 필요한 물자에는 보건의료장비, 약품 기타 소모품과 재료가 모두 해당된다. 각 인력이 필요한 기능을 수행하는 데 필요한 지식과 기술도 보건의료자원에 포함되는데 이를 생산하는데도 일정한 재정과 시간이 필요하기 때문이다. 한편, 보건의료자원의 개발이란 의료 인력의 양성, 시설의 건립, 약제나 장비의 생산, 연구를 통한 지식생산 등 필요한 자원을 생산하는 것을 의미한다.

보건의료체계는 이러한 자원들을 조직적으로 배치하고 관리하는 역할을 한다. 보건의료체계 내의 다양한 자원들을 보건의료 활동으로 전환시켜 서비스를 산출하는 기본적 단위로써 기능을 수행하기 위해서는 일정한 유형의 사회적 조직이 필요하다. 이러한 활동에는 목적의 달성을 위해 이를 세부적으로 담당할 단위를 결정하고 각 단위에 책임과 권한을 부여하는 활동, 세분화된 단위들이 서로 통합되어서 총체적 목적달성을 위해 일할 수 있는 의사소통의 경로를 만들고 조정하는 활동 등이 있는데 이렇게 자원을 체계적으로 배열하는 기능을 '조직화'라고 한다.

자원의 조직화란 서비스를 생산할 수 있는 기본단위로서, 각각의 보건의료기관을 개설하는 것이다. 그러므로 보건의료서비스를 생산하는 각 단위 보건의료기관을 특정한 원리에 따라 구분하고 정렬해야 한다. 생산단위나 조직화된 보건의료자원을 통해 국민의 보건의료와 관련된 필요가 충족되는 과정으로 다양한 서비스가 생산되는 과정이기도 하다. 이러한 서비스에는 1, 2, 3차 보건의료서비스가 모두 포함된다.

3. 보건의료체계의 유형

보건의료체계란 따로 독립하여 존재하지 않고 그 나라의 정치 · 경제 · 사회체제에 영향을 받는 하나의 하위체제이므로 전통과 문화를 기반으로 오랜 역사를 두고 발전된 역사적 유산이다. 그래서 이들에 대한 유형은 매우 다양해서 어떤 한가지의 틀로 분석하기에는 무리가 있다.

보건의료체계는 ① 보건자원개발development of health resources, ② 자원의 조직화organized arrangement of resources, ③ 보건의료 서비스의 공급delivery of health care, ④ 경제적 지원economic support, ⑤ 관리management 등의 5가지 요소가 직 · 간접적으로 상호관련 되어 있어서 복잡하기 때문이다.

로머M. Roemer, 1976, 1991는 ① 자유기업형미국, 일본, 한국 등, ② 복지국가형프랑스, 독일, 영국, 스칸디나비아 제국 등, ③ 저개발국형아시아, 아프리카의 저개발국가, ④ 개발도상국형아시아, 남미 제국의 개발도상국가, ⑤ 사회주의형구소련, 중국, 쿠바 등 다섯 가지로 구분하였으며, 또한 보건의료재원 조달방식과 보건의료체계의 조직화 정도를 기준으로 네 가지 유형으로 분류하였다.

첫째, 자유기업형시장지향형은 의료비를 부담함에 있어서 개인 책임을 우선적으로 강조하며 민간보험에 의존한다. 대표적인 나라는 미국이다. 이 유형은 수요 · 공급 · 가격의 결정을 시장에 의존하며 정부의 개입을 최소화한다. 시장을 통한 이윤동기가 효율성을 제고할 것이라고 보기 때문이다. 의료의 질은 높을 수 있으나 상대적으로 높은 의료비와 과잉진료의 문제가 존재할 수 있다.

둘째, 복지국가형복지지향형은 개업의는 자유업에 종사하며 진료비는 제3자가 지불하고 정부는 질과 비용을 통제한다. 재원조달은 사회보험 또는 조세에 의한다. 프랑스와 독일이 대표적이다.

셋째, 저개발국형은 전문인력 및 보건의료시설의 부족으로 인하여 보조인력의 역할이 크다. 그리고 전통의료나 민간의료에 의존하며 국민 대다수인 빈곤층은 공적 부조 차원에서 관리된다. 아프리카와 아시아의 가난한 국가들이 이에 해당한다.

넷째, 개발도상국형은 경제개발의 성공으로 국민소득 증가와 함께 의료에 대한 관심이 증대한 나라이다. 이들은 자유기업형과 복지국가형의 혼합형태를 보이지만 아직까지는 경제개발의 논리로 인하여 보건의료에 대한 투자가 낮고 근로자 중심의 사회보험이 많다. 남미와 아시아 일부 국가들이 여기에 해당한다.

다섯째, 사회주의형 중앙계획형은 전체주의 체제 하에서 국가가 보건의료시설과 인력까지 국유화하여 국가에서 관장하는 방식이다. 서비스를 형평적으로 배분하는 측면은 있으나 질이 낮고 효율성도 떨어진다. 구소련, 북한, 베트남이 해당된다. 다만 쿠바와 같은 국가는 같은 사회주의 유형에서 나름대로 국가주도로 보건의료체계를 잘 관리하고 있는 것으로 평가된다.

한편 사회주의형 의료는 상세한 구분을 할 필요가 있다. 국민의 건강권을 보편적으로 보장하는 측면에서 영국, 뉴질랜드, 스웨덴과 같은 국가는 사회주의형이기는 하지만 공산주의 국가의 중앙계획형과는 구분되기 때문이다. 그래서 영국 등 유럽의 일부 국가에서 시행하고 있는 사회주의형 의료는 전국민 포괄형으로 별도 분류한다. 이는 복지지향적인 서구 선진국들의 모형과 유사하지만 소득세를 기반으로 재원을 조달하며 의료기관과 인력이 국가에 귀속되어 있다는 특징을 보인다.

한편 테리스M. Terris는 보건의료체계를 공적부조형 아시아, 아프리카, 남미, 의료보험형 독일, 프랑스, 한국, 일본 등, 국민보건서비스형 영국, 동구권, 뉴질랜드, 스웨덴, 이탈리아으로 구분하였다.

공적부조형은 로머의 저개발국형과 유사하며 정부의 일반재정에 의존하면서 공중보건이나 1차 의료서비스에 집중한다. 그러나 국가의 재정이 충분하지 않아서 모든 인구집단에 대하여 체계적인 의료서비스를 제공하기는 어려운 유형이다. 의료보험형은 건강보험을 통한 재원조달이 핵심적인 특징이다. 다만 미국처럼 전국민이 건강보험 혜택을 받지 못하는 나라도 존재한다.

참고로 미국에서 일반국민은 민간보험을 구매하고 노인이나 장애인은 연방정부나 주정부가 보장하는 메디케어와 메디케이드의 혜택을 받는다. 이는 공적 부조의 한 유형으로 볼 수 있다. 국민보건서비스형은 기본적 생존권의 차원에서 건강권을 보장하기 때문에 의료비가 거의 무료이고 보건의료자원은 국유화되어 있다. 그리고 재원조달은 조세를 통해 이루어진다.

다음으로 프라이J.B.Fry는 각 나라의 의료체계를 의료기관 선택방식과 의료서비스제공체계의 특징에 따라서 자유방임형, 사회주의형, 사회보장형 등 세 가지로 유형화하였다.

자유방임형에 속한 국가들은 의료기관 선택의 자유를 중시하고 서비스의 제공과 자원의 배분을 시장에 맡기는 한편, 국가의 개입은 최소화하는 경향이 있다. 사회주의형은 구 소비에트 연방의 보건의료시스템을 대표적인 예로 들 수 있는데, 선택의 자유보다는 형평성을 강조하여 국가가 의료서비스의 제공과 의료자원의 배분을 전담한다.

사회보장형 보건의료제공체계는 전 국민의료보험제도나 국가보건의료서비스제도를 택하고 있는 독일이나 영국과 같은 나라들이 대표적인 예이다. 자유방임형과는 달리 이 유형의 국가에서는 국민의 기본적 필요 충족을 위해 서비스제공이나 자원의 배분에 국가가 적절하게 개입하는데, 서비스에 대한 국민의 선택권을 보장하기 위해서 노력한다는 점에서 사회주의형과 구별된다.

표 1-3 국가보건의료체계의 유형 : 경제수준 및 정치적 요소에 따른 분류

경제수준* (국민1인당GNP)	정치적 요소(보건의료체계 정책 시장개입정도)			
	시장지향적 (Entrepreneurial & Permissive)	복지지향적 (Welfare-oriented)	전국민 포괄적 (Comprehensive)	중앙계획형 (Socialist & Centrally Planned)
선진국(부유하고 산업화된 나라)	미국	서독, 캐나다, 일본, 노르웨이	영국, 뉴질랜드	구소련, 구동구권
개발도상국	태국, 필리핀, 남아프리카공화국	브라질, 이집트, 말레이시아	이스라엘, 니카라과	쿠바, 북한
극빈국 (빈곤한 나라)	가나, 방글라데시, 네팔	인도, 미얀마	스리랑카, 탄자니아	중국(개혁 · 개방 이전), 베트남
자원이 풍부한 나라		리비아, 가봉	쿠웨이트, 사우디아라비아	

자료: M. Roemer, National Health Systems of the World, 1991. 이시백 등(1998) 재인용

* : 1980년대 중반을 기준으로 선진국은 5,000달러 이상, 개발도상국은 500~5,000달러, 극빈국은 500달러 이하인 나라를 말하며, 자원이 풍부한 나라는 5,000달러 또는 10,000달러 이상인 나라들로 매우 부유하나 선진국처럼 산업화되어 있지 않고, 단지 석유 등의 천연자원 때문에 부자가 된 나라들로 빈부격차가 심하고 보건의료는 기본적으로 국가가 포괄적으로 보장해 주는 국가이다.

한편 샐로웨이J. C. Salloway는 정치체계에 따라 크게 공산주의형과 자유시장경제형으로 구분하고 공산사회주의형을 구 소련식의 기계적 유지모형machine maintenance model과 중국식 지역사회 책임모형community responsibility model으로 다시 구분하였다.

이러한 보건의료체계는 다양한 요인에 의하여 영향을 받는다. 우선 경제적 요인은 기본적 필요요인뿐 아니라 이를 해결하기 위한 보건의료자원의 수준에도 결정적 영향을 미친다. 아울러 인력, 시설, 재료와 지식 등 보건의료자원의 제공 양과 질은 각 나라의 경제적 수준과 밀접한 관련성을 가진다. 또한 인구 대비 의사 수나 병상 수 등 보건의료자원의 공급량은 해당국가의 일인당 국민소득 수준과 관련성이 높다. 게다가 의료자원의 공급량이 풍부한 국가들은 의료 인력이 보유하고 있는 기술, 장비, 병원시설의 안락함 등 의료서비스의 질을 결정하는 요인의 수준과도 연관성이 높다.

그리고 정치체계는 근본적으로 권력의 문제로서 궁극적으로 사회의 부를 누가, 누구를 위해, 어디에, 어떻게 배분할 것인가를 결정하는 가장 중요한 요인이다. 따라서 그 나라 국민들의 가치 우선순위의 반영임과 동시에 이에 결정적 영향을 미치기도 한다. 그러므로 정치권력의 형태는 그 나라의 자원배분 원리와 방식을 좌우하게 된다.

한편 지역공동체의 구조도 보건의료체계에 영향을 미친다. 거주하는 지역이 도시인가 농촌인가에 따라서 노출되는 건강 위해요소가 다르기 때문이다.

보건의료 공급자 / 재원 조달기전	공적 공급자	사적 공급자
공정 재원	A	B
사적 재원	C	D

그림 1-8 공급유형과 재원조달 기전에 따른 보건의료 분류

지금까지의 분류를 종합하면 보건의료체계는 세 가지 형태로 구분할 수 있다.

① **국민보건서비스방식**NHS: National Health Service : 이는 국민의 의료문제는 국가가 모두 책임져야 한다는 관점에서 정부가 일반조세로 재원을 마련하여 모든 국민에게 무상으로 의료를 제공하는 국가의 직접적인 의료관장 방식으로 조세방식 또는 비버리지 방식이라고도 한다. 영국과 스칸디나비아 제국, 뉴질랜드 등이 이에 속한다. 이러한 유형의 국가는 질병 치료뿐만 아니라 보건교육, 예방, 재활에 이르기까지 건강에 관련된 모든 서비스를 포괄적으로 제공Comprehensive Service하며 의료기관을 국가가 직접 관리하는 것이 보통이다. NHS의 단점은 대규모 의료조직의 형태를 수반하고 있기 때문에 의료서비스가 비효율적일 수 있고 의사에 대한 인센티브 부족으로 의료의 질이나 생산성이 떨어진다는 점이다.

② **국민건강보험방식**NHI: National Health Insurance : 이는 의료비에 대한 국민의 자기책임 의식을 견지하되 이를 사회화하여 정부기관이 아닌 보험자가 보험료 재원을 마련하여 의료를 보장하는 방식으로 '비스마르크 방식'이라고도 한다. 앞서 로머의 복지 지향형 선진국들이 대부분 취하고 있는 유형이며 우리나라도 여기에 속한다.

③ **자유방임형 보건의료체계** : 전통적으로 개인의 자유와 능력을 최대한으로 존중하여 기업정신에 따라 민간주도의 형태로 의료가 전달된다. 자유기업형이라고도 하며 이 제도는 국민이 의료인이나 의료기관을 선택함에 있어 최대한의 자유가 허용되며, 정부의 통제는 극히 제한된다. 선택에 대한 자유재량권이 있고 의료기관도 자유경쟁의 원칙하에 효과적으로 운영되기 때문에 의료서비스의 질적 수준이 높다. 반면에 의료자원의 지역간 불균형 현상이 심하고 의료자원의 불균형 분포로 의료비는 매우 높다.

의료의 수요와 공급이 자유시장 원칙에 의해 운영되기 때문에 의료의 공공재적 특성이 무시될 가능성이 크다. 자유방임형에서는 질병이 발생하였을 때를 대비하여 의료비와 소득상실은 민간보험방식을 통해 부담한다. 대표적인 나라는 미국이며 보험료를 부담하기 어려운 계층에 대해서는 국가의 일반재정에 의해 사회부조 방식으로 의료부조나 의료보호제도가 시행되고 있다.

표 1-4 보건의료체계의 유형별 비교

제공체계의 특성	자유방임형(미국)	사회보장형(영국)	사회주의형(구소련)
의료서비스의 질	++	+	−
의료서비스의 포괄성	−	++	++
의료서비스의 균등분포	−	++	++
선택의 자유	++	+	−
형평성	−	++	++
의료비 절감	−	++	++

주) ++ : 매우 바람직함, + : 바람직함, − : 바람직하지 못함

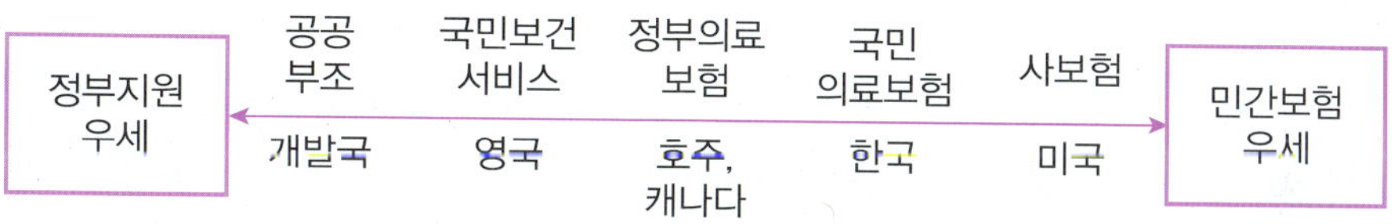

그림 1-9 보건의료서비스 제공 유형별 비교

4. 평가와 전망

1. 보건의료체계의 구성요인

보건의료체계는 경제적, 정치적, 문화적 요인으로 결정되며, 그 중에서도 경제적 요인이 가장 중요하다.

한 국가의 경제수준은 그 나라의 주요 질환의 종류 및 분포와 밀접한 관계를 갖는다. 왜냐하면 경제수준이 높은 나라일수록 보다 높은 질의 의료서비스가 충분히 공급될 수 있는 체계와 여건을 갖추고 있기 때문이다. 동시에 경제수준이 높을수록 도시화, 교통 및 통신의 발달, 높은 교육수준으로 인하여 의료서비스에 대한 수요도 역시 높다. 첨단 의료기술과 전문화된 의료기관이 국민들의 건강 요구도를 높이기 때문이다. 게다가 경제적으로 풍족한 국가일수록 GDP의 5~10%를 보건의료에 소요하는데 이는 개발도상국의 지출보다 2~5배 정도 높은 수치이다.

투자가 많기 때문에 의료서비스의 공급량이나 질, 기술력 또한 높다. 게다가 선진국에서는 다양한 의료산업과 기술투자, 신약개발을 통해 치료제 개발에 앞장서고 질병예방에도 체계적으로 접근한다. 그러나 저개발국일수록 이러한 국제관계에서 의약품을 수입하는 소비자로 전락하게 된다.

정치적 요인도 보건의료체계에 중요하다. 정치적 조건에 따라 건강관련 비용에 대한 인식이 달라지고 국민들의 건강권에 대한 안목도 차이가 난다. 뿐만 아니라 보건의료체계가 우수할수록 건강보장을 보다 두텁게 할 수 있기 때문에 한 사회가 역사적으로 어떻게 건강에 대한 공동체의 합의를 이끌어 왔는지가 매우 중요한데 독일은 비스마르크의 정치선전용으로 의료보험이 도입된 측면도 있다. 이는 산업혁명이후 노동력 확보의 필요성 때문이었다.

끝으로 문화적 요인은 위의 두 요인으로 설명될 수 없는 부분들이 많다. 종교에 따라 건강인식, 건강행태가 상이한 경우가 한 예이다. 그밖에 언어, 문화적 독자성, 가족의 구조나 형태, 가족에 대한 인식 등도 문화적 요인으로 꼽힌다. 지역사회구조도 중요한데 산업발달수준, 인구집중정도, 인구분포 역시 보건의료체계의 발전에 영향을 미치기 때문이다. 한 나라의 지리적 위치나 교통과 통신의 발달도 보건의료체계에 영향을 준다.

2. 우리나라의 사회보장

우리나라는 일찍이 사회보장의 틀 안에서 보건의료체계를 발전시켰다. 사회보장이란 실업, 질병 혹은 재해에 의하여 수입이 중단된 경우의 대처, 노령에 의한 퇴직이나 본인 이외의 사망에 의한 부양 상실의 대비, 그리고 출생, 사망, 결혼 등과 관련된 특별한 지출을 감당하기 위한 소득보장을 의미하는 것이다. 이는 한편으로 국민소득의 재분배이며, 사회보장을 통해 일정한 소득을 보장하는 것은 결국 국민생활의 최저보장을 의미하는 것이다.

우리나라는 사회보장에 관한 법률1963.11.5.법률 제1437호을 공포하였고 "사회보장이란 출산, 양육, 실업, 노령, 장애, 질병, 빈곤 및 사망 등의 사회적 위험으로부터 모든 국민을 보호하고 국민 삶의 질을 향상시키는 데 필요한 소득 · 서비스를 보장하는 사회보험, 공공부조, 사회서비스를 말한다"사회보장기본법 제3조제1호 라고 기술하고 있다.

사회보장은 사회보험으로 국민에게 체감된다. 사회보험은 사회의 연대성과 강제성이 적용되며 위험 분산을 목적으로 하므로 보험사고를 당한 사람과 그렇지 않은 사람 간에 소득 재분배의 효과가 나타나며 과다한 재정 부담을 경감하고 주인의식과 참여의식을 고양한다.

우리나라의 사회보험에는 네 가지 종류가 있다.

① **건강보험** : 1977년에 시행된 건강보험은 전국민을 대상으로 의료보장과 건강증진의 역할을 하고 있다.

② **국민연금** : 1988년도에 시행된 국민연금은 5인 이상 근로자와 18~65세 자영자를 대상으로 소득보장의 역할을 한다.

③ **산재보험** : 1964년에 시행된 산재보험은 상시 1인 이상 근로자가 있는 사업장을 대상으로 의료보장과 소득보장을 한다.

④ **고용보험** : 1995년에 시행된 고용보험은 상시 1인 이상 근로자가 있는 사업장에 근로할 경우에 소득보장의 역할을 한다.

우리나라는 의료서비스를 생산하기 위한 재원확보의 핵심 수단으로 건강보험을 활용하는 의료체계를 형성하였다. 의료체계에서 재정부분인 건강보험의 관리운영체계에 대한 이해는 곧 의료체계에 대한 이해의 핵심이다. 보험가입자인 국민은 평소에 건강보험료를 공단에 납부하게 되며 필요시 요양기관에서 의료서비스를 제공받고 의료비의 일부를 본인 부담금의 명목으로 지불하고 있다.

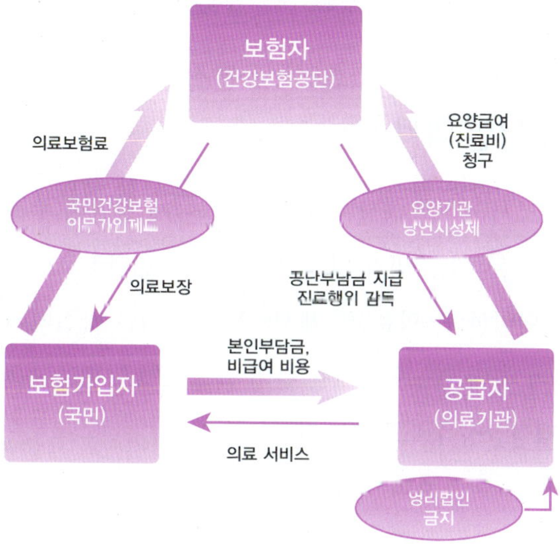

그림 1–10
우리나라의 건강보장시스템

3. 의료보장

의료보장의 목적은 질병으로 인한 수입의 중단이나 질병 치료를 위한 치료비 지출이 생활의 위협이 되기 때문에 이를 사회적으로 대처하는 데 초점을 둔다. 그래서 의료보장은 질병으로 인한 수입 중단에 대처하는 소득보장과 치료비 지출에 대비하는 의료비보장이 주를 이룬다. 즉, 의료보장이란 국민의 건강권을 보호하기 위하여 요구되는 필요한 보건의료서비스를 국가나 사회가 제도적으로 제공하는 것을 말하며 건강보험, 의료급여, 산재보험을 포괄한다. 이는 의료수혜의 불평등을 해결하기 위한 사회적, 국가적 노력이며 위험의 분산 및 상호부조 인식을 제고하는 제도이다.

우리나라 의료보장의 두 축은 건강보험과 의료급여이다.

① 건강보험 : 건강보험은 질병 및 부상치료, 출산, 사망 관련 보험급여에 관여한다. 보험료의 부담주체는 사업주, 근로자, 정부, 세대원이며 급여내용은 요양급여, 건강검진요양비, 장제비, 본인부담보상금 등이다. 진료기관은 당연지정제로 의료전달체계 상의 모든 요양기관이다. 본인부담률은, 입원은 통상 20%이고 외래는 요양기관 종별로 다르다.

② 의료급여 : 의료급여는 일정 수준 이하의 저소득층에게 모든 질병이나 부상에 의료혜택을 부여하는 공공부조 제도이다. 보험료 부담주체는 정부이며 본인부담액은 1종의 경우 무료이고, 2종은 입원이 15%이며 외래는 방문당 포괄수가이고 약국은 처방전당 일정금액이다.

4. 보건의료전달체계의 목적과 당면 과제

보건의료전달체계란 양질의 보건의료서비스를 대상자인 소비자들에게 전달해 주는 통로로서 보건의료서비스를 제공하는 공급자와 소비자 간의 조직적이고 공간적으로 가용한 보건의료자원의 합리적인 배치를 의미한다. 의료전달체계의 구축목적은 양질의 보건의료서비스 제공과 효율성을 도모하며 지역 간 · 의료기관 간의 균형적인 발전을 유도하고 국민의료비 억제 및 의료보장의 재정안정을 도모하는 데 있다.

이를 바탕으로 보건의료전달체계는 국민 모두에게 동등한 수준과 접근도의 보건의료서비스를 체계적으로 제공하기 위하여 병의원의 배치, 기능과 상호관계 등의 보건의료서비스 공급체계를 조직화한다. 이것은 제한된 보건의료자원을 효율적으로 이용하고 모든 국민이 활용하게 함으로써 환자의 종합병원에 대한집중화를 방지하고 국민의료비 절감과 건강보험의 재정 안정화를 꾀하기 위해서이다.

이러한 보건의료전달은 단계적 과정을 통해 일어난다. 보건의료서비스 제공의 단계화는 한정된 자원을 효율적으로 활용하기 위한 것으로, 각 단계별 유기적인 협력과 전문화가 필요하다. 우리나라 보건의료서비스 전달체계에서도 이러한 단계화 개념을 적용하고 있다. 국가 공공보건의료체계에서는 시 · 군 · 구 단위에 보건소또는 보건의료원, 이하 보건소 1개소를 설치하고 있으며, 읍 · 면 단위에 보건지소, 그 보다 하위에 보건진료소를 설치하여 운영하고 있다.

일부 예외 사항은 있지만 국민건강보험의 요양급여는 원칙적으로 2단계로 구분하여 1단계 요양급여 제공기관을 거친 후 2단계 요양급여 제공기관에서 제공하는 의료서비스에 대해서만 요양급여를 실시함으로써 이용자의 단계적인 의료서비스 이용을 유도하고 있다.

주요 국가들의 의료공급체계를 간단히 살펴보면, 영국의 1차 의료는 일반의GP: general practitioner에 의해 제공되며, 일반의들은 집단개업이나 진료소에 근무한다. 모든 영국 국민은 일반의에게 등록할 권리가 있으며, 일반의 방문은 무료이다. 응급의 경우를 제외한 병원치료는 일반의를 통해 의뢰되며, 환자는 예약과 치료를 위한 금액을 지불할 필요가 없다. 민간보험 가입자는 대기시간 없이 의료서비스를 이용할 수 있다.

독일의 경우 대부분의 보건의료서비스에 있어서 이용자의 선택권은 자유롭지만, 병원의 진료를 받기 위해서는 개원의사의 의뢰가 있어야 한다. 이 경우 독일의 의료보험인 질병금고약 750개 이상이 존재하며, 인구의 90% 이상에게 포괄적인 보건의료서비스를 보장는 의뢰된 환자를 가장 가깝고 적절한 치료를 제공할 수 있는 병원에서 진료를 받을 수 있도록 연계하는 역할을 담당하고 있다.

우리나라의 의료전달체계의 경우, 1952년에 미국식 전문의 제도가 도입되었고 이후 전문의는 개업을 통해 일반의와 같은 역할을 하며 의료업에 종사하게 되었다. 그리고 민간부문이 발전하면서 인력과 시설의 심한 지역적 불균형을 가져왔고 많은 국민은 접근도가 높은 약국을 이용하게 되어 일차 의료의 60~70% 정도를 약국에서 담당하는 기현상이 벌어졌다. 이에 따라 지역보건기획이 제대로 되지 않은 상태에서 병원과 의원의 불분명한 기능 분담이 문제가 되고 있다. 이는 전문의와 일반의의 역할 및 기능의 미분담과 후송의뢰체계의 결여 문제를 낳고 있다.

우리나라 보건의료체계의 문제점을 살펴보면 다음과 같다.

① 민간부문 중심의 의료서비스 공급구조로 공공보건의료가 취약하다는 점이다. ② 보건의료자원의 지역적 분포가 불균형하다는 점이다. 이와 더불어 보건의료기관 간의 기능적 단절성도 존재하며 보건행정체계의 이원적 구조도 문제가 된다. 양 · 한방 의료공급체계가 유기적으로 기능하지 못하는 것도 하나의 문제이다.

이를 해결하기 위한 방안은 다음과 같다. ① 일차보건의료서비스 질을 제고하기 위해 의원급에서는 경증, 외래환자중심으로 진료를 하고 만성질환 관리체계를 구축하며 노인, 소아 등의 관리를 확대한다. ② 병원급에서는 전문화와 지역거점화를 목표로 하고 입원환자를 중심으로 하며 지역 거점병원의 육성과 전문병원과 특화병원을 도입한다. ③ 대형병원은 고도화를 목표로 중증질환 환자를 중심으로 하고, 연구중심 병원으로 육성하며 전문의료센터와 글로벌 병원으로 성장시킨다.

우리나라 보건의료체계가 지금까지 걸어온 방향을 정리하면 다음과 같다.

① 의료체계 중 재정부분은 정부가 적극적으로 규제하는 정책을 취하였다. ② 의료체계 중 전달체계는 민간중심으로 확대하였다. ③ '저수가-저부담-저급여'를 기본형태로 한 건강보험정책은 많은 비급여 서비스를 양산하게 되었으며 민간의료기관으로 하여금 수익보전을 위한 진료비 지불제도로 행위별 수가제를 선택하게 하였을 뿐만 아니라 국민에게는 높은 본인부담을 부과하게 되었다. ④ 국가주도의 건강보험 조기 확대는 의료계가 자생적으로 성장할 수 있는 기회와 그 과정에서 습득해야 할 환자와의 친밀한 관계설정, 그리고 의료계 스스로가 확립해야 했던 직업윤리 등에 대해 소홀했던 측면이 강했다고 볼 수 있다.

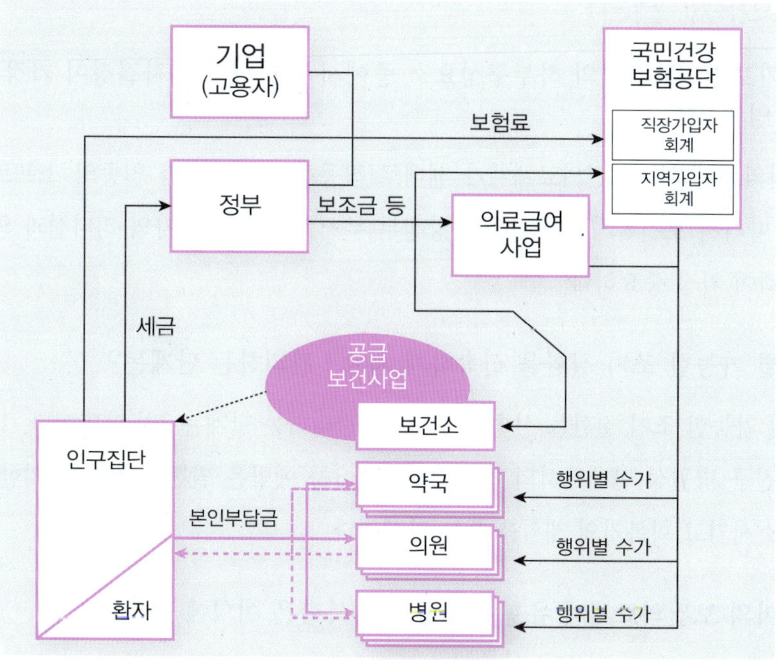

그림 1-11 우리나라의 보건의료전달체계

결과적으로 건강보험제도의 조기 확대는 우리나라의 의료체계를 형식적으로는 공공성을 담보하게 하면서도 내용적으로는 상당부분 시장성을 갖게 하는 이중적인 모습을 형성하게 하였다.

재정적인 측면에서 전 국민 공적 건강보험체계를 통해 의료의 평등주의를 강하게 추구하고 있음에도 불구하고 높은 본인부담금이나 좁은 급여범위는 의료의 접근성을 제한하는 결과를 가져오게 하였다. 또한 의료서비스의 가격은 정부가 철저히 통제하면서 진료비 지불제도는 가장 시장친화적인 행위별 수가제를 채택하여 수익확대를 위한 동기를 부여하고 있는 점 등을 특징으로 들 수 있다.

[핵심문제 정리]

1. 국가보건의료체계의 하부구성요소 중에서 리더십과 의사결정이 가장 중요한 영역은?

보건의료관리는 보건의료체계가 제대로 작동하는데 필요한 일종의 소프트웨어이다. 따라서 보건복지부와 같은 중앙정부 부처를 대표하는 자의 리더십과 의사결정 능력이 가장 중요하다.

2. 식별 가능한 조기 질환을 신속하게 치료 · 관리하는 단계는?

식별 가능한 조기 질환을 신속하게 치료 · 관리하는 단계는 2차 예방이다. 1차 예방은 전구 병원성 단계에서의 건강증진이며 3차 예방은 발현된 질환에 의한 장애를 감소시키고 회복기의 재활을 돕는 단계이다.

3. 로머의 보건의료체계 유형에서 쿠바나 북한은 어디에 속하는가?

로머의 보건의료체계 유형에서 쿠바나 북한은 중앙계획형에 속한다.

4. 우리나라에서 가장 먼저 도입된 사회보험은?

산재보험이 1964년부터 시행되어서 가장 빨리 도입되었다.

5. 우리나라 보건의료체계의 문제점을 나열하라.

① 보건의료자원의 지역 간의 불균형이 심하다. ② 보건의료기관 간의 기능적 단절성이 존재한다. ③ 양방과 한방 의료공급 체계가 유기적으로 작동하지 못한다. ④ 민간중심의 의료서비스 공급구조로 공공보건의료가 취약하다. ⑤ 또한 우리나라는 저수가-저부담-저급여를 골자로 하는 보험정책을 갖고 있다. 따라서 비급여 서비스가 많이 양산되었고 민간의료기관으로 하여금 수익보전을 위한 진료비 지불제도로 행위별 수가제를 유지하면서 국민들의 본인부담율도 높다.

주석 정리

1) 본서의 1장은 Novick & Morrow가 저술한 *Public Health Administration: Principles for Population-Based Management* (제3판) 1~3장에 기초하여 작성되었다.

2) Novick LF, Morrow CB, Mays GP. *Public Health Administration: Principles of population-based management*, 2nd ed. Sudbury, MA: Jones and Bartlett Publishers; 2008.

3) Winslow CE. The untilled fields of public health. Science. 2910; 51(1306): 23-33; Winslow CEA. *The Untilled Fields of Public Health*. New York, NY: Health Service, New York County Chapter of the American Red Cross; 1920, p. 34.

4) Institute of Medicine. *The Future of Public Health*. Washington, DC: National Academies Press; 1988, p. 7.

5) Riegelman R. *Public Health* 101: *Healthy People-Healthy Populations*. Sudbury, MA; Jones & Bartlett Learning; 2010.

6) U.S. Department of Health and Human Services. *For a Healthy Nation: Returns on Investments in Public Health, Executive Summary*. U.S. Department of Health and Human Services, 1994.

7) Bunker J. Improving health: measuring effects of medical care. *Milbank Quarterly*. 1994; 72: 225~258.

8) Johnson SA, Stoskopf CH. Comparative Health Systems: Global Perspectives. Sudbury, MA: Jones & Bartlett Learning; 2010.

9) Mokdad A, Marks J, Stroup D, Gerberding J. Actual causes of death in the United States, 2000. *JAMA*. 2004; 291(10): 1238~1245.

10) McGinnis J, Foege W. Actual causes of of death in the United States. *JAMA*. 1993; 270(18): 2207~2212.

11) Kindig D. Understanding population health terminology. *Milbank Quarterly*. 2007; 85(1): 139~161.

12) Nash DB. Population health and health reform-inseparable concepts. Prescriptions for Excellence in Health Care. 2012; 1(16): 1.

13) Institute of Medicine. The future of public health. Available at: https://www.nap.edu/catalog/1091/the-future-of-public-health. Accessed June 1, 2017.

14) Johnson JA. *Introduction to Public Health Management, Organizations, and Policy*. Clifton Park, NY: Delmar-Cengage Learning; 2013, p. 184.

15) Trochim WM, Cabrera DA, Milstein B, et al. Practical challenges of systems thinking and modeling in public health. *American Journal of Public Health*. 2006; 96(3): 538~546.

16) Institute of Medicine. Crossing the Quality Chasm: A New Health System for the 21st Century. Available at: https://www.ncbi.nlm.nih.gov/pubmed/25057539 Accessed May 12, 2017.

17) World Health Organizations. *Systems Thinking for Health System Strengthening*. Geneva: WHO Press; 2009.

18) Meadows DH. *Thinking in Systems*. White River, VT: Chelsea Green Publishing; 2008.

19) Burke RE, Friedman LH. *Essentials of Management and Leadership in Public Health*. Sudbury, MA: Jones and Bartlett Publisher; 2011.

20) Johnson JA, Breckon DJ. *Managing Health Education and Promotion Programs: Leadership skills for the* 21st *Century*. Sudbury, MA: Jones and Bartlett Publisher; 2007.

21) Shi L, Singh DA. *Delivering Health Care in America: A systems approach*. Burlington, MA: Jones & Bartlett Learning; 2012.

22) Rosen G. *A History of Public Health, Expanded Edition*. Baltimore, MD: The Johns Hopkins University Press; 1993.

23) McKeown T. *The Origin of Human Disease*. Oxford, UK: Basil Blackwell; 1988.

24) Porter D. *Health, Civilization and the State: A history of public health from ancient to modern times*. New York, NY: Routledge; 1999.

25) Cockburn A. Where did our infectious diseases come from? The evolution of infectious diseases, *CIBA Foundation Symposium*. 1977; 49: 103-112.

26) McNeill W. *Plagues and Peoples*. New York: Anchor Press/Doubleday; 1976.

27) Cohen MN. *Health and the Rise of Civilization*. New Haven, CN: Yale University Press; 1989.

28) Lloyd GER. *Magic, Reason and Experience*. Cambridge, UK: Cambridge University Press; 1979.

29) Porter D. *Health, Civilization and the State: A history of public health from ancient to modern times*. New York, NY: Routledge; 1999.

30) Preuss J. *Biblical and Talmudic Medicine*. New York, NY: Sanhedrin Press; 1978.

31) Risse G. Imhotep and medicine: A re-evaluation. *Western Journal of Medicine*. 1986: 144: 622-624.

32) Rosen G. *A History of Public Health, Expanded Edition*. Baltimore, MD: The Johns Hopkins University Press; 1993.

33) Preuss J. *Biblical and Talmudic Medicine*. New York, NY: Sanhedrin Press; 1978.

34) Porter D. *Health, Civilization and the State: A history of public health from ancient to modern times*. New York, NY: Routledge; 1999.

35) Garrison FH. *An Introduction to the History of Medicine*. 4th ed. Philadelphia, PA: W. B. Saunders; 1929.

36) Porter D. *Health, Civilization and the State: A history of public health from ancient to modern times*. New York, NY: Routledge; 1999.

37) Whitney J. *Healing and Resonance in Ancient Egypt*. London, UK: Open Door; 1996.

38) Rosen G. *A History of Public Health, Expanded Edition*. Baltimore, MD: The Johns Hopkins University Press; 1993.

39) Rosen G. *A History of Public Health, Expanded Edition*. Baltimore, MD: The Johns Hopkins University Press; 1993.

40) Porter D. *Health, Civilization and the State: A history of public health from ancient to modern times*. New York, NY: Routledge; 1999.

41) Bruun C. *The Water Supply of Ancient Rome. A Study of Roman Imperial Administration*. Helsinki, SW: Societas Scientiarium Fennica; 1991.

42) Robinson OF. *Ancient Rome City Planning and Administration*. London, UK: Routledge; 1992.

43) Rosen G. *A History of Public Health, Expanded Edition. Baltimore*, MD: The Johns Hopkins University Press; 1993, p. 19.

44) Rosen G. *A History of Public Health*. New York, NY: MD Publications; 1958.

45) Porter D. *Health, Civilization and the State: A history of public health from ancient to modern times*. New York, NY: Routledge; 1999.

46) Palmer R. *The Control of Plaque in Venice and Northern Italy*, 1348-1600. Ph.D. Dissertation, University of Kent; 1978.

47) Bynum W, Porter R. *Living and Dying in London. London*, UK: Wellcome Institute for the History of Medicine; 1991.

48) Affi A, Breslow L. *A maturing paradigm of public health*. Annual Review of Public Health. 1994; 15: 223-235.

49) Duffy J. *A History of Public Health in New York City*, 1866-1966. New York, NY: Russell Sage Foundation; 1968.

50) Rosen G. *A History of Public Health*. New York, NY: MD Publications; 1958.

51) Affi A, Breslow L. *A maturing paradigm of public health*. Annual Review of Public Health. 1994; 15: 223-235.

52) Smillie W. *Public Health: Its promise for the future*. New York, NY: The Macmillan Co.; 1955.

53) Ashton J, Sram I. Millennium report to Sir Edwin Chadwick. *BMJ*. 1998; 317: 592-596.

54) Affi A, Breslow L. *A maturing paradigm of public health*. Annual Review of Public Health. 1994; 15: 223-235.

55) Fee E. The origins and development of public health in the United States. In: Holland WW, Detels R, Knox G, et al., eds. *Oxford Textbook of Public Health*. 2nd ed. Oxford, UK: Oxford University Press; 1991, pp. 3-21.

56) Centers for Disease Control and Prevention. Ten great public health achievements: United States, 1990-1999. *MMWR*. 1999; 281: 1481.

57) Centers for Disease Control and Prevention. Ten great public health achievements: United States, 2001-2010. *MMWR*. 2011; 60(19): 619-623.

58) Lee PR, Estes CL. *The Nation's Health*. 6th ed. Sudbury, MA: Jones and Bartlett Publishers; 2003.

59) DeNavas-Walt C, Proctor BD, Smith JC, U.S. Census Bureau. *Current Population Reports: Income, Poverty, and Health Insurance Coverage in the United States*: 2010. Washington, DC: U.S. Government Printing Office; 2011.

60) Aud S, Hussar W, Johnson F, et al. *The Condition of Education* 2012 (National Center for Education Statistics 2012-045). Washington, DC: U.S. Department of Education; 2012.

61) U.S. Census Bureau. *Labor Force, Employment, and Earnings: Unemployed Persons. Statistical Abstract of the United States: 2012*. Rockville, MD: U.S. Census Bureau; 2012.

62) National Institute for Occupational Safety and Health. Worker health chartbook, 2004. Available at: http://www.cdc.gov/niosh/topics/safety.html. Accessed July 5, 2017.

63) Shealy KR, Li R, Benton-Davis S, et al. *The CDC Guide to Breastfeeding Interventions*. Atlanta: U.S. Department of Health and Human Services, Centers for Disease Control and Prevention; 2005.

64) N. Black, et al., Health and disease : Caring for health, Philadelphia : Open University Press, 1984

65) Gerhard A. Ritter, 전광석 역, 복지국가의 기원, 교육과학사, 1992)

66) 김한중, 의료시설의 수급과 정부의 역할, 한국보건행정학회 학술세미나, 1991.6

67) 권순만, "의료산업과 가격규제", 한국정책학회보, 1999

68) 김창엽, 1993

69) Source : Kleczkowski et.al., National health systems and their reorientation towards health for all, WHO, 1984

63) Sheely KF, L.R. Benton-Davis S, et al. *The CDC Guide to Strengthening Interventions*. Atlanta; U.S. Department of Health and Human Services, Centers for Disease Control and Prevention; 2005.

64) N. Black, et al., Health and disease : Caring for health. Philadelphia : Open University Press, 1984.

65) Gerhard A. Ritter, [illegible], 1992.

66) [illegible], 1991.

67) [illegible], 1989.

68) [illegible]

69) Source : Kleczkowski et al., National health systems and their reorientation towards health for all, WHO, 1984.

PART Ⅱ 보건의료자원

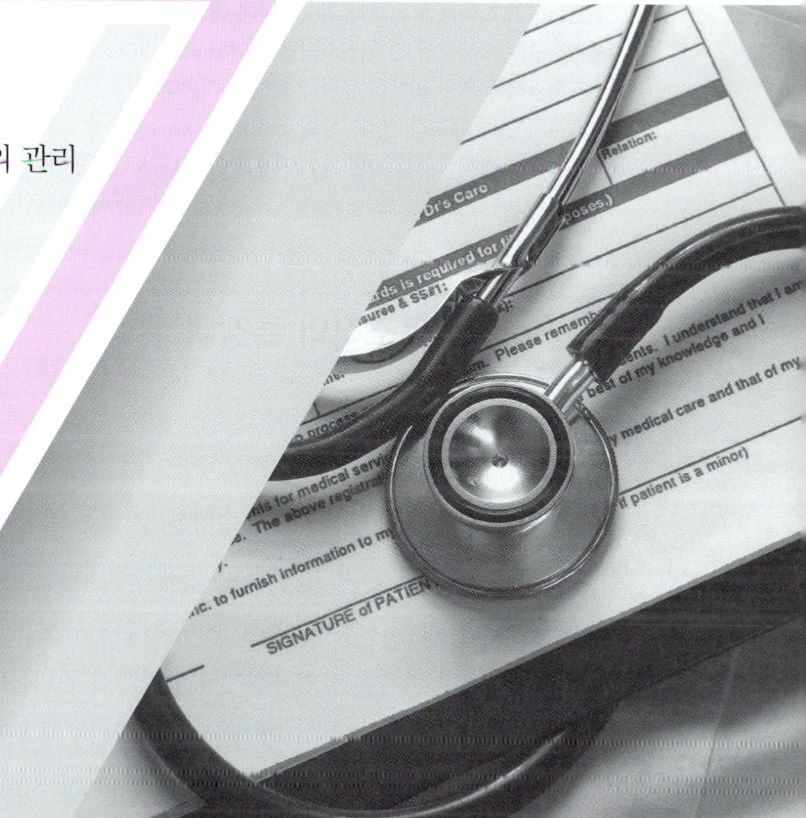

Chapter 01.

보건의료조직

학습 목표

- 보건의료조직의 특징과 유형에 대해 이해한다.
- 고전적 조직이론과 현대적 조직이론에 대해 인지한다.
- 조직구조의 유형과 조직관리 방법에 대해 숙지한다.
- 조직관리를 위한 리더십 유형에 대해 인지한다.
- 조직의 갈등 유형과 관리방안을 인지한다.
- 효과적인 조직관리를 위한 동기부여 방안에 대해 연구한다.

1. 보건의료조직의 특징과 유형

1. 조직의 개념과 원리[1)]

조직이란 사람들이 개인적으로는 수행할 수 없는 복합적인 과제의 집합적인 수행이며 동시에 이것의 합리화를 위한 조정과 통제과정이다. 조직의 이론적 기원은 막스 베버Max Weber가 말하는 근대국가에서 관료조직의 등장, 또는 프레드릭 윈슬로 테일러Frederick W. Taylor가 바라본 산업사회에서의 과학적 관리론에서 출발했다.

오늘날에는 조직의 중요성이 이것을 개별 행위주체로까지 만들었으며, 이에 따라 제임스 콜맨J. S. Coleman과 같은 학자는 "Power and the Structure of Society, 1974"에서 개인과 조직 간의 상호작용에 대해 분석을 하였다. 반면에 게오르그 짐멜G. Simmel은 특정 목적조직의 출현과 개인주의화 현상을 탐구했다.

1) 본 절의 내용은 신유근, "경영학 원론 : 시스템적 접근", 다산출판사, 2009 등을 참고하여 작성되었다.

조직은 창업단계 → 집단공동체단계 → 위임단계 → 공식화단계 → 협력화단계라는 수명주기를 갖는다Greiner, 1972. 리더를 통해 창업이 성공하면 조직의 공식목표를 수행해 가면서 조직이 확대된다. 그러면 효율적인 통제를 위해 권한을 위임하고, 그 결과 관료적 형식주의redtape가 발생한다. 그리고 경영혁신에 대한 요구가 조직의 갱신 여부를 결정한다.

조직연구는 조직의 구성요소인 구성원, 목표, 사회구조, 기술, 그리고 조직이 배태되어 있는 환경에 관한 연구이다. 많은 조직 연구자들이 조직에 대한 분류와 이론적 도식을 내놓았다. 탈콧 파슨스T. Parsons는 AGIL 도식을 통해 경제, 정치, 통합, 체계유지 조직의 상호작용을 근거로, 베버는 전통적 조직, 카리스마적 조적, 관료적 조직으로, 블라우와 스캇Blau & Scott은 호혜적, 사업, 서비스, 공익 조직으로, 에치오니Etzioni는 강제적 조직, 공리적 조직, 규범적 조직으로, 우드워드Woodward 등은 소량단위생산, 대량생산, 연속공정생산조직으로 조직을 분류하였다.

표 2-1 조직에 대한 현대적 정의

학 자	정 의
베버Max Weber	• 특정한 목적을 가지고 그 목적을 달성하기 위하여 구성원 간에 상호작용하는 인간들의 협동집단
바나드C. Barnard	• 공동의 목표를 달성하기 위해 노력을 바칠 의욕을 지닌 두 사람 이상의 인간들이 상호 의사전달하는 집합체
파슨즈T. Parsons	• 좀 더 큰 사회의 기능에 공헌하는 특정한 목적을 달성하기 위한 하나의 사회적 단위
에치오니A. Etzioni	• 특정한 목적을 달성하기 위하여 의도적으로 만들어진 사회적 단위 또는 인간들의 집합
마치와 사이먼 J. March & H. Simon	• 인간들의 상호작용의 집합체로서 하나의 사회제도
카츠와 칸 D. Katz & H. Kahn	• 사회적 체제의 한 종류
박동서	• 일정한 환경하에서 특정한 목표를 달성하기 위한 분업체제

조직이론에는 다양한 관점들이 존재한다. 우선 환경과의 관계 측면에서 개방체계와 폐쇄체계의 구분이다. 고전적 조직이론들은 모두 폐쇄체계를 전제로 하였지만, 1950년 이후에는 조직의 생존과 사멸에 외부환경이 영향이 중요하다는 것이 밝혀지면서 개방체계가 주된 이론으로 부상했다. 그리고 조직행동의 측면에서 현대적 조직이론들은 의도적이고 합리적인 특성을 강조한다. 즉, 조직의 구조란 합리성을 획득하기 위한 수단이며 조직을 자연체계로 보고 그것의 생존과 관성에 주목한다.

2. 조직이론의 원리와 특징

조직이론에는 세 가지 원리가 중요하다.

첫째, 전문화 · 분업의 원리이다. 이 원리에는 수평적 전문화와 수직적 전문화, 일의 전문화와 사람의 전문화 등이 있다. 수평적 전문화는 각 부처 간의 분업 또는 국별 · 과별 분업을 들 수 있으며 일반적 의미의 전문화를 가리킨다. 반면에 수직적 분업화는 중앙 · 각 도 · 시 · 군, 또는 서울특별시의 경우 시의 본청 · 구청 · 동사무소 등이다. 일의 전문화는 업무를 세분하여 반복적이고 기계적인 업무로 단순화하는 것이며, 사람의 전문화는 사람이 교육과 훈련을 통하여 업무에 대해 전문가가 되는 것이다.

둘째, 통솔 범위의 원리이다. 이에 관한 연구를 하고 수학적 공식까지 제시한 그레이쿠나스V. A. Graicunas는 6인을 적정수로 제시하였다.

셋째, 명령통일의 원리이다. 이것은 한 사람의 업무담당자는 언제 어디서나 단일한 명령계통에 따라 바로 직속상관에게만 명령을 받아 복종하여야 한다는 것을 말한다.

조직의 관점에서 병원은 크게 두 가지로 바라볼 수 있다.

첫째 기계적 관료제로서의 병원은, 분업 · 전문화된 부서 · 과학적 업무설계 관리가 중심이 된다. 이에 따라 안정된 외부환경을 전제로 규칙과 명령위계구조가 체계적으로 작동한다. 둘째 유기체로서의 병원은, 환경변화에 적응하면서 생존을 통해 목표를 달성하려는 조직이다. 이를 위해 내부적 화합이 필요하며, 조직군 생태론과 자원의존이론이 여기에 부합되는 조직이론이다. 한편, 조직 외부에는 다양한 정치체계가 제한된 자원을 서로 확보하기 위하여 충돌한다.

오늘날 보건의료조직은 최첨단 의료기술을 바탕으로 매우 거대하게 진화했으며 백화

점식 진료과의 나열과 행정과 임상 분야의 충돌로 다양한 갈등을 내포하고 있다. 물론 현대적 의료서비스 조직이 기술결정론에 의해 발전하는 것은 아니며 권력구조 역시 의료전문직 각자의 면허에 기반하여 매우 권력 분산적으로 변모하고 있다.

의료서비스 조직은 다음과 같은 몇 가지 특징을 가진다.

우선 산출output을 정의하고 측정하기가 상대적으로 어렵다. 그리고 작업이 더 가변적이고 복잡하며 과업은 종종 응급을 요하거나 미룰 수 없는 성질의 것이다. 또한 작업이 모호함이나 실수를 허용할 여지가 없다.

또 다른 특징은 직종별 카스트로 인하여 여전히 계층구조가 잔존한다는 점이다. 아울러 커뮤니케이션 구조 역시 하향식이 많다. 그러나 최근에는 변화의 조짐도 보인다. 진단을 중시하는 내과에서는 여전히 수직적 커뮤니케이션이 주를 이루지만 중환자실에서는 업무량 과다와 더불어 팀워크가 작동하기 때문에 일부 판단이 간호사에게 위임되고 있다. 게다가 정신과에서는 환자증상이 중요하고 의료진간의 협의가 필요하므로 상대적으로 수평적인 커뮤니케이션이 발달하고 있다.

더욱이 보건의료조직의 환경변화는 이러한 상황에 더 큰 변수로 작용하고 있다. 저출산 고령화와 가족구조의 변화 같은 사회인구학적 요인뿐 아니라 기술적이고 경제적인 요인과 건강보험과 관련된 제도적이고 법적인 요인들이 중요한 환경의 변화이다. 아울러 다양한 이해관계자들 간의 충돌도 더욱 첨예해지고 있다. 예를 들어, 권위 정당성 공급자정부, 대학, 자원 공급자정부, 기업, 고객 공급자대형병원, 중소병원, 약국, 경쟁자, 소비자 등이 그러하다.

결론적으로, 하나의 조직으로써 보건의료가 기능하는 모습을 총체적으로 이해하기 위해서는 병원을 둘러싼 외부환경, 보건의료의 사명과 목표, 전략, 차별화 방법, 제반 요소들의 통합, 집권화와 분권화, 그리고 적응과 변화 능력이 필요하다. 보건의료조직론은 여기에 대한 이해이자 동시에 이를 운용하기 위한 실천적 방법이다.

조직은 환경에 의존하는가? 아니면 환경을 통제하는가? 또는 환경에 적응하는가? 환경의 변화 속에서 살아남는 조직의 특별한 역량은 무엇인가? 그리고 자원의 분산이나 집중은 이러한 관계에 어떤 역할을 하는가? 자원이 분산된 경우에는 경쟁전략이 중요하겠지만 자원이 조직된 경우에는 보건의료간 통합이 필요하며 경쟁이 심화되는 상황에서는 경쟁자들 간의 협력과 연합이 대두될 것이다.

3. 조직이론의 시대적 구분

조직이론을 시대적으로 구분하면, 과학적 관리론1880~1920은 작업과제, 보상, 통제에 집중한 이론이며, 인간관계론~1960은 엘튼 메이요Elton Mayo의 호돈Hawthorne 공장 실험을 통해 과학적 관리론을 비판한다. 기술결정론~1970은 기술과 산업관계의 관련성을 부각하며 신인간관계론1970~은 공장 내의 사회적이고 기계적인 조직의 통합에 집중한다.

(1) 고전적 조직이론

우선 고전적 조직이론부터 살펴보면, 고전적 조직이론은 산업화가 고조되던 1900년대 초에 등장되어 1930년대에 완성을 본 이론으로 노동의 과학적 관리에 대한 연구를 주된 특성으로 하며 외부환경의 변화에 관심을 두지 않고 조직 내부의 특성만을 분석한 폐쇄체계closed system 모형이다.

첫째, 관료제bureaucracy는 서구사회의 '합리화'라는 시대적 흐름이 가장 충만한 선진 국가들 중에서 과거의 전통적 지배가 약화되고 합리적이고 법적인 지배유형의 확산과 함께 출현한 조직유형을 막스 베버가 개념화한 것이다. 이념형으로서의 관료제는 전문성에 기초한 과제의 분담 및 명확한 관할영역, 공식화된 위계구조, 명문화된 일반 규칙, 공과 사의 분리, 기술적 자격에 의한 관료의 선발 및 승진체계를 특징으로 하는데, 베버는 이러한 관료제가 사회적 행위를 합리적으로 조직화된 행위로 전환시키는 가장 효율적인 조직구조라고 보았다.

둘째, 과학적 관리론scientific management school은 20세기 초 미국의 산업현장에서 기업경영에 관련된 제반기술을 종합하여 생산현장의 직무를 수행하는 최선의 방법을 테일러가 시간동작 연구, 업무표준화, 조직통제와 감시 등으로 만들어 조직 효율의 극대화를 꾀한 것이다. 과학적 관리론의 내용을 보면 개개의 작업을 가장 간단한 요소동작으로 분해하고 각 요소동작의 형태 · 순서 · 소요시간을 시간과 동작연구time and motion study로 표준화하여 하루의 공정한 작업량, 즉 과업을 설정하고 과업을 기준으로 하는 관리의 과학화를 성취해야 한다는 것이다. 테일러의 이론에 따르면 관리자들은 기업에서 합리적 방법을 기획하고 실행하며 노동자들은 새로운 일의 체계를 수용하고 실행한다는 이분법적 사고에 토대한 것이다. 이를 '구상과 실행의 분리'라고 하며 후에 포드주의Fordism로 계승되었지만 노동자를 기계로 간주한다는 점에서 많은 비판을 받았다.

셋째, 공식적 관리론formal theory of administration은 테일러리즘에 의거하여 작업장 수준에 국한되었던 합리화 문제를 조직 전체 수준으로 확산시켜 과제의 분담, 권위, 규율, 명령, 지시의 계통성, 일반이익에 대한 개인이익의 종속 등 조직 전반에 대한 관리원칙을 제시한 것이다Fayol, 1919. 공식적 관리론은 경영의 측면에서 관리업무의 표준이 되는데 수직적으로 짜여진 권위 · 책임의 위계구조와 수평적으로 분화된 기능으로 구성된다.

넷째, 인간관계론human relations school은 공식적 합리성이 아닌 조직 내 인간관계와 비공식 구조를 강조한다는 점에서 자연적 조직관의 초기 모형이다. 이론이 등장하게 된 배경에는 하버드대학의 메이요 교수가 1927년부터 1932년까지 미국 시카고에 있는 서부전기주식회사 호손 공장실험Western Electronic Company, Hawthorne Plant Experiment을 한 것이 계기가 되었다. 이것은 조직구성원의 감정과 대인관계를 중시하고 욕구 · 동기 · 태도를 중심으로 개인간, 집단간, 개인 · 집단과 조직간에 형성되는 사회적 · 심리적 관계를 중요시한다는 점에서 인간관계론이라고 불렸다. 호손연구는 비공식 규범이나 집단 구성원의 공유가치를 통해 조직행태론을 부흥시켰으며 시대적으로도 미국에서 노조가 증대한 1930~40년대에 경영자들의 관심을 끌기에 충분하였다. 그래서 인간관계론은 학자에 따라 신고전 이론으로 분류되기도 한다.

결국 고전적 조직이론은 조직의 공식적, 합리적 구조에 맞게 조직도를 작성하고, 조직의 합리적 관리를 위해 절약과 능률, 최고관리층에 의한 행정통제에 중점을 두었다. 이러한 고전적 조직이론에 속하는 학파는 테일러가 개척자인 과학적 관리학파가 대표적이지만 이외에도 최고 관리자의 기능으로서 POSDCoRB와 조직의 원리를 제시한 규릭Gulick이 대표적인 행정관리학파이며, 합리적 · 합법적 관료제 이념형을 제시한 베버의 관료제이론 등이 있다.

그러나 고전적 조직이론에는 과학적 관리론 이외에 인간관계론도 존재한다. 인간관계론은 사회적 능률과 규범이 생산성을 결정한다고 본다. 그래서 구성원의 능력은 육체적인 면보다 사회적인 면이 중시된다. 생산성의 수준은 생리적 능력이 아니라 사회적 규범에 의해 정해진다. 게다가 비경제적 요인의 우월성을 강조한다. 이에 따르면 구성원의 동기부여와 만족도의 결정은 비경제적인 보상과 제재가 있어야 한다. 그리고 비공식집단 중심의 사기 형성이 중요하다. 구성원은 개인보다 집단의 구성원으로서 행동하거나 반응을 나타내므로 사기는 이러한 소규모집단에 치중해야 한다.

끝으로 의사소통 · 리더십과 참여의 중요성을 강조한다. 의사소통의 원활화, 민주적 리더십의 발휘, 참여의 확대에 의한 심리적 욕구의 충족은 생산성 향상의 기본이다.

(2) 현대적 조직이론

현대적 조직이론은 기존의 합리적 폐쇄체계로써의 조직관을 현실적합적으로 수정한다. R. Scott의 "Organizations: Rational, Natural, and Open Systems"의 분류를 따라 정리하면 조직론은 다음과 같이 발전했다.

- 1900~1930 : 폐쇄적 · 합리적 · 기계적 효율성 중시
- 1930~1960 : 폐쇄적 · 자연적 · 인간관계론 등장
- 1960~1975 : 개방적 · 합리적 · 상황설계이론의 부각
- 1975년 이후 : 개방적 · 자연적 조직이론에 권력, 정치, 갈등이론이 각각의 관심사별로 분화

① **합리적 조직이론** : 합리적 조직이론을 살펴보자. 의사결정이론organizational decision theory은 허버트 사이먼H. Simon, 1945의 제한된 합리성bounded rationality과 사이어트와 마치Cyert and March의 연합체coalition 이론에서 기원하였다. 이 이론에서는 조직의 의사결정에 대한 인지적 모형이자 조직의 역학관계적 제약을 보게 된다.

반면 상황이론contingency theory에 따르면 보편적으로 적용될 수 있는 조직구조는 없으며 기술이나 시장환경에 따라 다양한 조직구조가 생성된다Lawrence and Lorsch, 1967. 조직에서 권력의 토대는 환경에 의해 야기되는 불확실성에 대한 대응능력이며 상황이론은 모든 상황에 맞는 보편적이고 최선의 조직관리 전략은 없다는 전제에서 출발한다. 따라서 가장 훌륭한 조직화 전략은 결국에 보편적 관리 원칙이 아닌 조직구조와 그것의 환경 간의 적합 여부에 달려 있다는 이론이다. 어느 쪽도 옳지 않고, 어느 쪽도 그르지 않으며, 다만 각각의 상황에 따라 옳고 그르다는 점을 부각하는 것이다.

② **자연적 조직이론** : 자연적 조직이론은 유기체적인 입장에서 조직을 분석한다. 제도화 이론institutional theory은 조직을 외부환경의 영향에 대한 적응적 유기체로 간주하면서 합리성보다 근본적으로 조직 생존의 문제를 더 강조한다Selznick, 1949. 이를 위한 조직의 자기방어기제인 적응적 흡수co-optation는 조직의 정당성과 갈등의 내재화를 상징한다.

반면 조직군 생태론population ecology model은 환경이 그것에 가장 적합한 조직을 선택한다는 가설 하에 개별조직이 아닌 조직군의 다양성과 동형화isomorphism 현상에 집중한다. 그 밖에 자원의존이론resource dependence model은 조직 활동의 많은 부분을 환경으로부터 필요자원을 획득하고 동시에 장애요인이 되는 불확실성 등을 제거하기 위해 조직이 능동적으로 구사한다는 이론이다Aldrich and Pfeffer, 1976.

③ **현상학적 조직이론** : 끝으로 현상학적 조직이론은 조직의 실재성보다 조직행위자들 간의 상호작용이 반복되면서 일어나는 유형화 · 제도화에 관심을 가진다. 조직화이론organizing theory은 구조가 아닌 상호연관된 과정으로서의 조직 측면을 강조한다Weick, 1969. 신제도이론new institutional theory은 조직의 지속에 있어서 기술이나 합리성보다는 제도화된 환경 속에서 조직이 어떻게 자원을 얻고 존속의 정당성을 마련하는지 연구한다. 무정부적 조직이론organized anarchy model은 사이먼과 웨익Simon & Weick의 이론을 발전시켜 조직상황을 일관성 없이 빈약하게 정의된 선호체계로 본다.

조직은 개별 구성요소로는 환원될 수 없는 하나의 유기체이자 시스템이다. 고전이론은 조직이 생산을 위한 하나의 도구이고 이를 과학적으로 관리하는 것만이 중요하다고 생각했으나 이 과정에서 조직구성원의 역할을 간과할 수 없다는 자연적 관점도 대두되었다. 현대이론은 조직이 외부환경에 대해 끊임없이 적응하며 그들이 배태된 상황에 영향을 미치는 요소로 제도와 자원을 강조하는 등 더욱 복잡한 양태로 발전되었다. 따라서 관리자의 역할이 중요하다.

관리란 조직을 존속시키고, 조직의 목적을 효과적으로 달성하기 위하여 조직의 효과성을 증진시키는 것이다. 이를 위해 ① 업무를 계획하고 수행하며, ② 자원을 획득하고, ③ 종사자들에 동기를 부여하고, ④ 외부환경 변화의 요구에 적응하는 일련의 활동을 관리 · 지휘하는 것이다.

4. 조직구조

(1) 라인조직

전통적 조직구조인 라인조직line organization은 일명 군대식 조직으로 업무의 결정과 실행을 담당하는 부서들만 있는 조직형태이다.

라인조직은 과업의 분화라든가 부문화가 진전되지 않은 초보적인 계선조직이다. 그러나 라인조직에서는 조직구성원들 간의 관계가 가족적이며 서로 협동하며 조직에의 사명감과 일체감을 갖고 목표를 달성하기 위해서 몰입한다는 장점이 있다.

보통 라인조직의 목표는 비용절감과 같은 효율성의 제고 및 생산성 향상에 있다. 따라서 라인조직은 명령통일의 원칙, 전문화의 원칙, 통솔범위의 원칙, 권한과 책임의 원칙 등 전통적인 조직원칙이 중요한 조직이다.

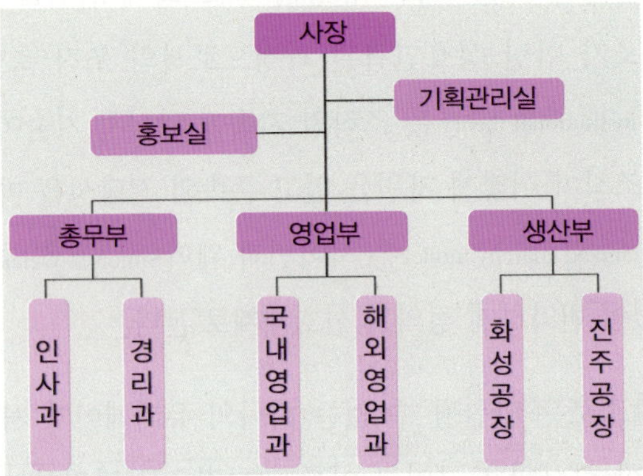

그림 2-1 라인스탭 조직의 한 형태(기업)

(2) 라인스탭 조직

조직이 대규모화되는 초기상황에서 종종 볼 수 있는 라인스탭 조직line staff organization은 경영환경이 안정적이고 확실성이 높을 때 효과적인 조직형태이다. 조직의 규모가 커질수록 기존의 라인기능만으로는 모든 업무수행이 불가능하므로 라인 업무를 지원할 수 있도록 스탭 기능이 분화되어 발달하게 된다.

여기서 라인line은 수직조직을 스탭staff은 수평조직을 의미한다. 수직조직은 상하 명령복종 관계를 가진 조직의 중심적 구조를 이루며 수평조직은 수직조직이 목표달성을 위하여 원활하게 기능하도록 지원, 조성, 촉진하는 역할을 한다. 따라서 스탭이 자문, 조정, 정보수집, 기획, 인사, 회계, 홍보, 연구 등의 기능을 수행하는 구조이다.

(3) 프로젝트 조직

프로젝트 조직project organization은 전통적인 라인스탭 조직의 보완조직이다. 이는 대개 계층제 조직구조에서 나타나는 수평적 통합조정이 용이하지 않은 문제를 해결하기 위해 등장한다. 전문가 조직에서는 상하간의 관계보다는 다양한 전문성을 가지고 있는 동료들 간의 수평적 통합조정이 더욱 중요하기 때문이다.

프로젝트 조직은 관련부서 직원들이 어떤 목적달성을 위해 파견되어 구성되는 임시조직이며 태스크포스task force, TF로도 불린다. TF는 정부에서도 다양한 위원회 형태 또는 사업단의 형태로 운영된다. 프로젝트 조직은 해산을 전제로 하여 임시로 편성된 일시적 조직이며 신규 · 혁신적 · 비일상적인 과제의 해결을 위하여 형성되는 동태적 조직이다. 따라서 TF의 구성원은 목표달성 후에 원래 조직으로 복귀한다. 이러한 이유 때문에 프로젝트 조직은 팀워크에 문제가 생기거나 업무의 지속성이 떨어질 수 있다.

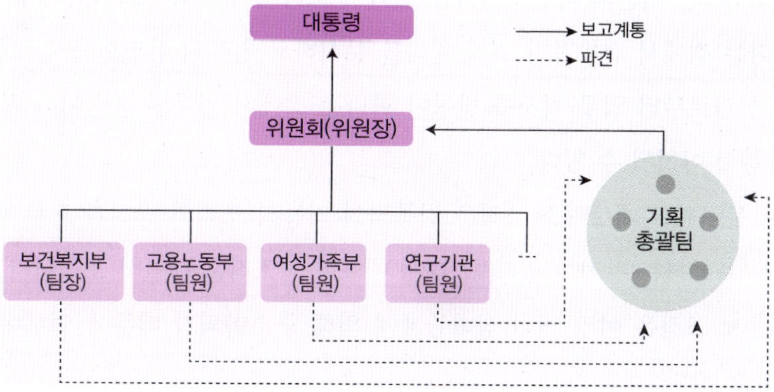

그림 2-2 프로젝트 조직의 한 형태

(4) 매트릭스 조직

과업의 성격에 따라서 프로젝트 조직이 임시조직이 아닌 공식조직으로 전환되기도 하는데 이를 매트릭스 조직matrix organization이라고 부른다. 프로젝트 조직은 시간적으로 임시적이어서 임무가 완수되면 해체된다는 특성이 있는 반면, 매트릭스 조직은 시간적으로 더 영속적이라는 면에서 차이가 난다.

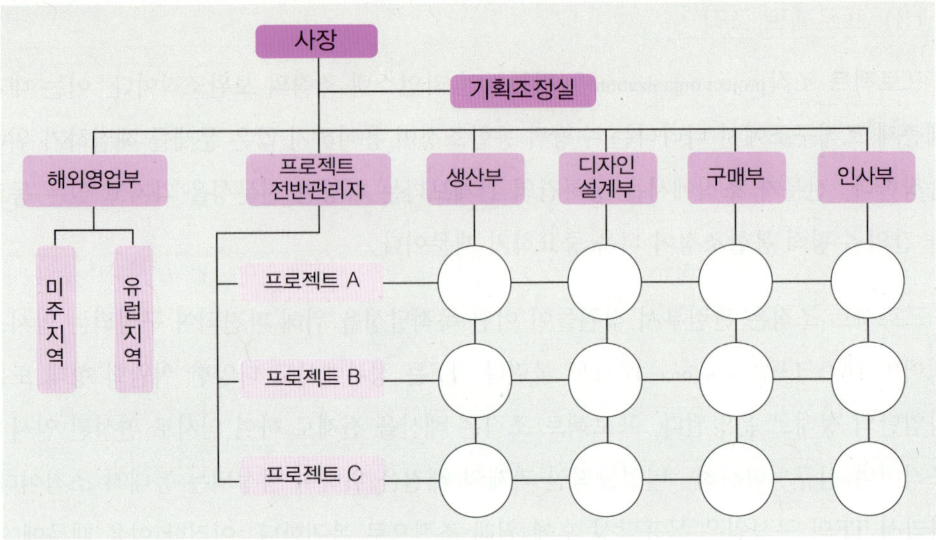

그림 2-3 매트릭스 조직의 한 형태(기업의 경우)

매트릭스 조직은 기존의 라인조직과 프로젝트 조직이 수직적이고 수평적인 격자 구조로 짜여진다는 점에서 전통적인 조직 원리를 무시하고 업무의 유연화를 강조한다. 따라서 복수의 상사로부터 업무 지시를 받아야 한다는 점에서 업무의 혼란이나 직무의 충돌로 인한 갈등이 야기될 수 있다.

그럼에도 불구하고 매트릭스 조직은 전통적인 기능적 조직의 장점과 프로젝트 조직의 장점을 모두 포용하는 강점이 있다. 그래서 매트릭스 조직은 행렬식 조직이라고도 한다. 이러한 계층제 조직은 여러 개의 상하관계에 의해 구조화되기 때문에 업무내용이 달라도 조직구조는 같다.

(5) 공식 조직과 비공식 조직

조직구조는 공식 조직과 비공식 조직으로 구분되기도 한다. 지금까지 살펴본 조직구조는 모두 공식 조직이다. 공식 조직이란 법률 · 규칙이나 직제에 의하여 형성된 인위적 · 제도화된 조직을 말한다. 따라서 공식 조직은 일정한 목표를 달성하기 위하여 인위적으로 만들어진 분업체계이므로 조직의 구성원간의 역할과 권한에 관한 법령이 마련되어 있다. 이에 비해 비공식 조직informal groups이란 구성원 상호간의 인간적 관계나 친근성에 근거하여 자생적으로 형성되는 조직을 말하며 소집단의 성격을 지닌다.

표 2-2 공식 조직과 비공식 조직의 비교

구분	공식 조직	비공식 조직
조직의 생성	• 외면적, 가시적, 인위적, 제도적, 합리적 조직	• 내면적, 불가시적, 자생적, 비제도적, 감정적 조직
목적	• 공적 목적 추구	• 사적 목적 추구
원리	• 능률의 원리가 지배	• 감정의 원리가 지배
질서	• 전체적 질서를 위해 활동(관료제이론)	• 부분적 질서를 위해 활동(자생조직)
성문화 여부	• 합법적 절차에 따른 규범의 작성(성문화)	• 구성원의 상호행위에 의한 규범의 형성(불문화)
관리기법	• 과학적 관리	• 인간관계론
생성의도	• 계층적 조직, 고전적 조직, 관료제 조직	• 자생적 조직
특징	• 영속성, 경직성, 명확성	• 비영속성, 동태성, 불명료성

우리나라의 비공식 조직은 다양한데 동창관계, 지연, 혈연, 학연 등 여러 계기를 통하여 이루어지는 비공식 조직이 실질적으로 공식 조직을 좌우하고 압도하는 경우가 빈번하기 때문이다. 이는 정실주의 patronage system 나 엽관제 spoils system 의 원인이 되기도 한다.

5. 조직관리

기업 business firm 은 이윤 profit 을 추구하고 학술단체 academic institution 는 지식추구 및 보급이 목적이며 보건의료조직 health care organization 은 의료소비자들의 건강욕구 충족이 최우선이다. 그렇다면 조직의 효과성을 향상시키기 위한 조직관리의 방법에는 무엇이 있을까? 크게 다음과 같이 네 가지가 제시될 수 있다.

① 합리적 목표 모형 Rational Goal Model

합리적 목표 모형은 이윤과 생산성에 의하여 조직의 효과성을 측정한다. 관리자의 역할은 생산성을 향상시켜 목표를 달성하기 위해 종사자를 동기화하고, 생산성을 촉진할 수 있는 근무 환경을 유지하는 것이다.

② 인간관계 모형Human Relations Model

인간관계 모형은 인간중심적, 동료적, 역량배양적 조직을 추구한다. 여기서 관리자의 역할은 구성원의 공동적인 노력을 지원하고 의사결정에 구성원의 참여를 유도하며 집단의 문제해결을 용이하게 하기 위하여 갈등을 관리하는 것이다. 경영자들은 쉽게 접근 가능하고, 동정적이며, 정서적 도움을 제공하고, 심정적인 이해를 하는 존재로 설정된다. 그러면 능력이 배양된 근로자들이 조직에 능동적으로 참여하고 헌신적으로 일을 함으로써 그들의 개인적 욕구와 조직의 목표를 모두 달성할 수 있게 되는데 이것이 조직효과성의 구축인 것이다.

③ 내부과정 모형Internal Process Model

내부과정 모형에서 효과적인 조직은 연속성, 안전성, 예측성이 중시된다. 조직의 업무수행과정과 자원의 통제에 집중하며 관리자의 역할은 책임을 규정하고, 업무흐름을 명시하고, 시간계획을 세우고, 공식적인 커뮤니케이션과 의사결정 구조를 유지하고, 물자를 보급하는 등의 조정과 통제 업무를 주로 수행하는 것이다. 관리자는 종사자들이 규칙을 준수하는지, 업무수행 기준을 달성하는지를 감독한다.

④ 개방체계 모형Open Systems Model

개방체계 모형은 1990년대 중반에 조직의 외부환경이 복잡해지고 불확실성이 증가하면서 등장한 모형이다. 조직효과성은 외부환경에의 적응능력과 외부이해관계자external stakeholder들로부터 지원을 획득하는 능력에 의해 평가되는데 적응적 조직, 기업형 조직, 성장지향적 조직, 공격적 조직, 협력적 조직이 그러한 종류들이다.

관리자의 역할은 조직환경의 변화를 모니터링하고, 기회와 위협을 인식하여 대응방법을 구상하며 고객, 자원공급자, 공공기관, 다른 기타관련 조직과 자신이 속한 조직의 포지션과 관계설정 등을 협상한다. 그리고 정치적 기술, 설득력, 권력을 획득하고 사용하는 능력을 충분히 발휘한다.

결국 모든 상황에 적용 가능한 조직 모형의 개발은 불가능하며 상황에 따른 균형감각이 필요하다. 예를 들어 의사결정에 직원의 참여를 중시하는 인간관계 모형이 왜 어떤 상황에서는 잘 적용되는데 다른 상황에서는 왜 적용되지 않는지를 살펴볼 수 있다.

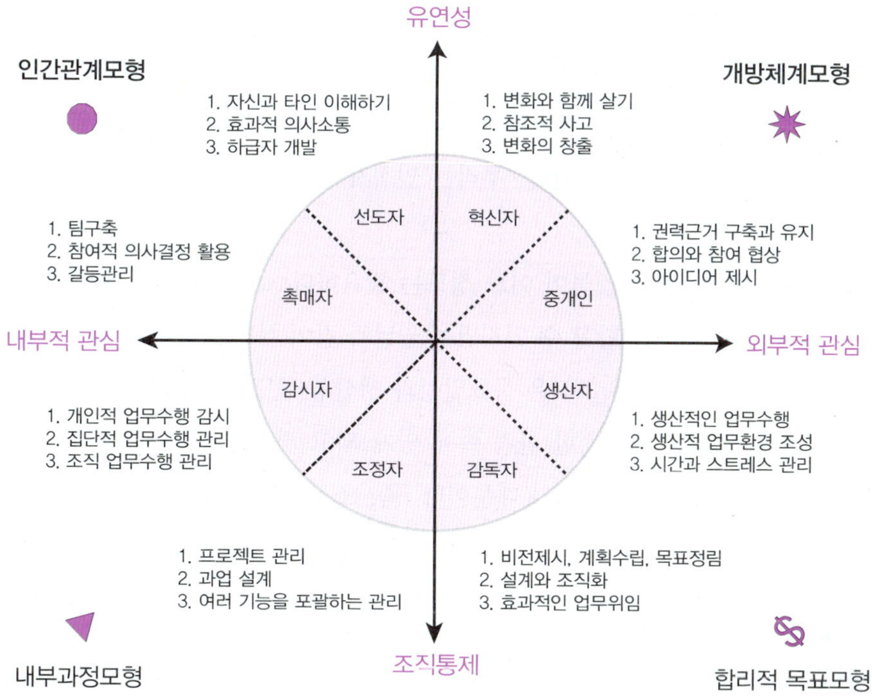

그림 2-4 경쟁가치체계에서 필요한 능력과 리더십의 역할

또한 매우 공식적이고 계층적인 조직구조가 왜 어떤 상황에서는 잘 적용되며, 다른 상황에서는 적합하지 않은지를 살펴볼 수도 있다. 결국 조직의 규모, 재원, 기술, 조직목표, 다양한 산출물, 복잡성, 변화 정도, 조직, 환경의 불확실성 등의 정도에 따라 각각의 경영방식이 조직효과성에 영향을 미치는 정도에 차이가 있다.

따라서 직무과정에서 관리자의 역할은 다음과 같다. 직무과정의 일관성과 안정성은 일반적으로 조직이 단순하고 안정된 환경조건에서 소수품목의 생산품을 만들어 내며 일상화된 기술을 사용할 때 조직의 효과성을 높여 준다. 그런 상황에서 효과성은 통제와 내부에 초점을 둔 경영방식을 통해 얻을 수 있다. 그래서 경영자의 역할은 조정하고 관찰하는 것이다. 직무과정이 새로운 아이디어에 개방적이고, 외부변화에 즉시 반응하며 다양한 생산품을 만들어 내고, 생산품과 기술을 자주 바꾸며, 자원획득을 위하여 경쟁하는 상황에서는 유연하고 외부지향적인 경영방식이 조직효과성 달성에 유리하다.

의사결정은 분산되는 경향이 있고, 위계구조는 단순하고, 정책과 과정은 덜 공식화되어 있다. 경영자의 역할은 조직을 중계하고, 혁신하고, 변화를 관리하는 것이다.

오늘날의 조직경영은 관리자가 다양한 상황에서 적절한 조직이론을 적용하여 균형을 잡는 것이다. 우리는 우리의 조직들이 적응적이고 유연한 동시에 안정적이고 통제할 수 있기를 바란다. 우리는 성장과 자원획득과 외부지원을 원하면서도 동시에 엄격한 정보관리와 공식적 의사소통을 요구한다. 우리는 인적자원을 강조하면서도 또한 계획과 목표설정 역시 강조한다.

어떤 조직에서도 이 모든 것들이 어느 정도는 필요하다Quinn et al, 1966. 관리자의 역할은 특정 상황에서는 아주 적합할 수 있지만 오늘날과 같이 복잡한 상황에서는 이런 경우는 흔치 않다. 그러므로 모든 조직은 목표달성과 생산성, 인간, 내부과정과 혁신에 관심을 가져야 한다. 조직은 불안정한 환경 속에 있게 되고 결과적으로 유연한 내부구조를 갖추고 이에 대응할 수 있어야 하기 때문이다. 즉, 조직내부의 요구와 외부환경의 요구가 연결되어 있다는 점을 고려하여 조직을 설계할 때 통합과 분화 사이의 균형을 모색할 수 있다.

관리란 조직을 존속시키고, 조직의 목적을 효과적으로 달성하기 위하여 업무를 계획하고 수행하며, 자원을 획득하고, 종사자들에 동기를 부여하고, 외부환경 변화의 요구에 적응하는 일련의 활동을 의미한다.

대표적인 보건의료조직인 병원은 국민의 건강욕구를 충족시키기 위해 활동하는 특수한 조직이다. 관리자는 이를 위해 다양한 관점에서 그들이 놓인 외부환경을 적절히 활용하여야 한다. 그리고 관리자는 조직의 목표를 효과적으로 달성하기 위해 조직의 사명과 가치를 결합하고, 목표설정을 분명히 하여야 하며, 직무과정과 구조를 설계해야 한다. 개인과 집단의 목표실현 정도를 평가하기 위한 시스템도 구축해야 한다.

게다가 보건의료 관리자는 조직의 정보시스템이 내부정보는 물론이고 외부정보도 포괄하도록 해야 하며, 인구특성, 시장, 비용, 의료이용, 질에 대한 데이터의 통합도 실시해야 한다. 관리자는 조직이 학습조직이 될 수 있도록 조직문화, 조직과정, 조직구조를 확립하여 지속적으로 낡은 과정과 업무추진 방식을 재검토해야 한다.

표 2-3　조직관리 이론

이론	강조점	기여
관료제론/ 과학적 관리론	명백한 목표, 위계조직, 상세한 규정	필요한 구조 제공
인간관계론	직원의 권한강화	권한강화를 지원하는 문화가 필요함
상황이론	구조는 환경, 업무, 기술 및 상황조건에 달려 있음	유연한 접근, 상황적 요구조건을 충족시키는 노력 필요
자원의존론	필요한 자원을 조달할 수 있는 능력	환자치료과정과 결과에 대한 신뢰할 만한 자료를 제공하여 가치를 보여줌
전략경영론	조직전략, 외부환경 및 내부구조와 역량이 서로 부합되어야 함	질 향상을 조직의 핵심역량에 연결시킬 필요 있음
조직군 생태론	외부환경적 압력이 성공의 일차적 원인	외부환경의 역할 강조; 조직이 환경에 제대로 입지를 구축하지 못하면 질 향상만으로는 충분치 않음
제도이론	정당성을 얻기 위하여 외부규범, 규칙, 요구사항에 동조; 비슷한 제도환경에 있으면 조직은 서로 유사해짐	질 향상사업은 규제와 신임 및 공적 기대를 고려하여야 함

2. 공공보건 행정조직과 운영

1. 공공보건행정의 의의

보건의료는 국민 건강과 직결되는 매우 중요한 분야로서 국가는 보건의료서비스의 원활한 운영과 효율적인 관리를 위하여 행정조직을 구성한다.

보건행정이란 보건의료의 기술적인 측면과 행정의 일반적인 측면의 조화를 통해 국민 건강증진이라는 목표를 달성하는 제과정이라고 할 수 있으며, 보건행정 중에서 공공보건행정이란 공중의 개념을 강조한 보건행정이라고 할 수 있다.

2. 우리나라의 보건행정조직

(1) 보건행정조직의 변천사

① 조선시대

- 전향사典享司 : 의약과 제사
- 전의감典醫監 : 의료행정과 의학 교육
- 내의원內醫院 : 왕실의료 담당
- 혜민서惠民署 : 가난한 백성에 대한 무료치료, 여자들에게 침술 교육
- 활인서活人署 : 도성 내 감염병 환자의 치료

② 갑오경장1894년 이후

- 1894년 내부에 위생국 신설
- 1895년 4월 위생국이 의무과와 위생과로 분과
- 1895년 5월 경찰관제 공포, 위생업무 내부 내의 경찰청 총무국으로 이관
- 1899년 5월 내부 분과별 업무규정 신설
  - 위생과 : 종두, 질병예방, 검역
  - 의무과 : 의사 · 약사 업무, 약품과 매약 관리, 지방의 병 관리
- 1902년 7월 경무청에 임시 위생원 설치
- 1904년 5월 위생청결소청소업무 설립
- 1905년 4월 위생국 폐지, 지방국에 위생과 설립
- 1908년 1월 위생국으로 다시 승격보건과와 의무과
- 1909년 위생국에 시험과 신설
- 일제강점기에는 경찰에 의한 보건위생업무

③ 광복 이후

- 1945년 9월 위생국 설립미군정법령 제1호에 의거
- 1945년 10월 보건후생국으로 명칭 변경미군정법령 제18호에 의거
- 1945년 11월 도청에 보건후생부 설립
- 1946년 3월 중앙에 보건후생부 설립15국 47과
- 1947년 6월 보건후생부 축소6개 국

④ 정부수립 이후

- 1948년 보건후생부는 사회부의 보건국으로 축소
- 1949년 7월 사회부의 보건국이 보건부로 독립
- 1955년 2월 보건부와 사회부가 보건사회부로 통합
- 1963년 8월 보건사회부 내의 노동국 폐지 보건사회부의 외청으로 노동청 으로 독립
- 1980년 1월 환경청을 외청으로 설립
- 1981년 노동청이 노동부로 승격
- 1989년 환경청이 환경처로 승격
- 1991년 보건소법 전면 개정
- 1994년 12월 환경처가 환경부로 승격, 보건사회부는 보건복지부로 개명
- 1995년 보건소법을 지역보건법으로 전면 개정
- 2008년 보건복지부는 보건복지가족부로 개명
- 2010년 보건복지가족부는 다시 보건복지부로 개명

(2) 중앙보건행정조직

보건복지부는 우리나라 보건행정업무의 주관 부처로서 사회부와 보건부가 모태이며, 주된 업무는 보건위생, 방역, 의정, 약정, 생활보호, 사회보장, 아동 · 노인 및 장애인에 관한 업무이다. 보건복지부를 중심으로 그 산하에는 여러 기관들이 있으며 이들 기관들이 중앙보건행정을 맡고 있다.

우리나라 보건행정체계는 보건복지부와 행정자치부로 이원화되어 있어 보건행정활동에 어려움이 있다.

보건기관은 직제상 행정자치부 소속이다. 따라서 보건복지부의 고유 업무가 행정자치부의 일선 행정기관을 통하여 이루어지고 있다. 보건복지부는 보건행정 일선기관에 대한 인사권이나 예산권이 없으며, 중앙보건행정조직으로서 하부기관에 대한 기술적인 지원만 하는 실정이다.

1) 보건복지부 조직도 2018. 2. 현재

4실 6국 2기획관 1협력관, 2지원관, 1심의관, 8정책관, 61과, 1상담센터

보건복지부 조직도(2018. 2. 현재)

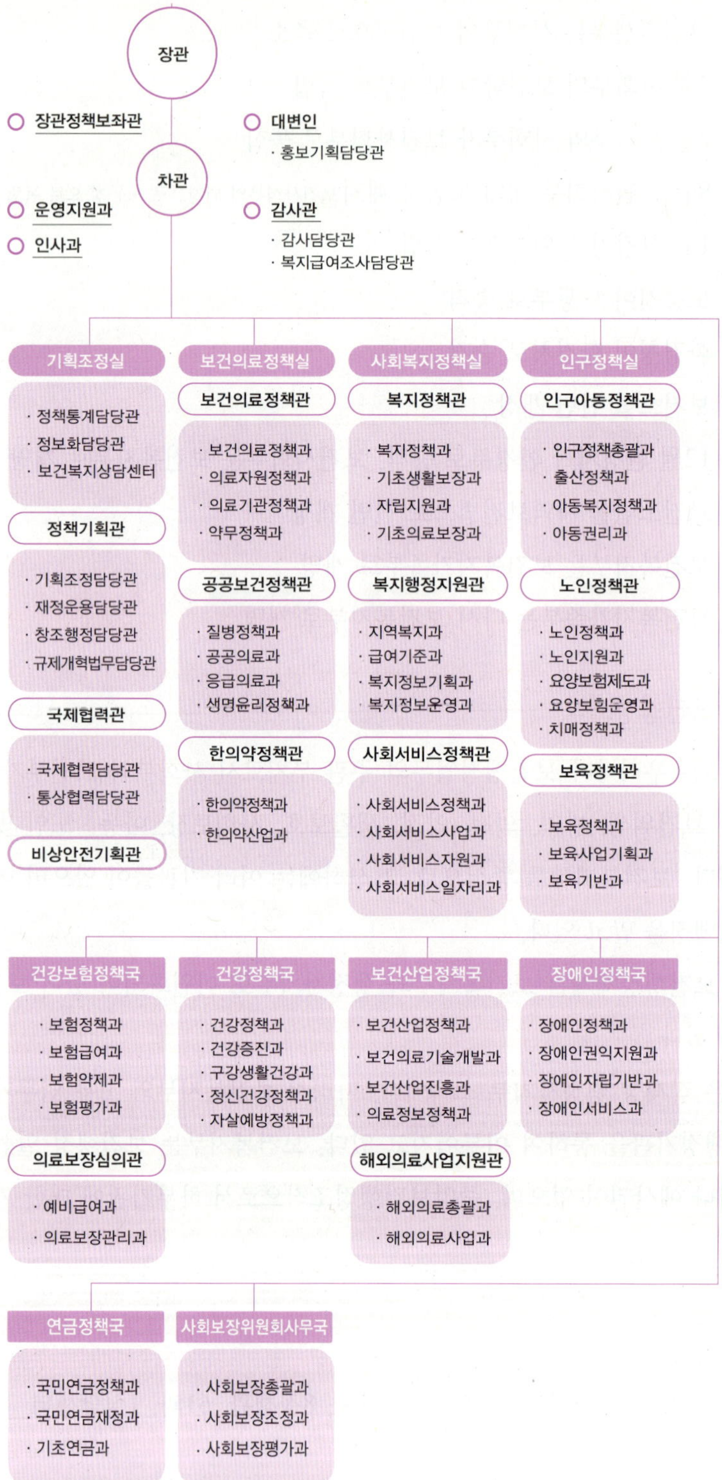
장관
장관정책보좌관
대변인
· 홍보기획담당관
차관
운영지원과
인사과
감사관
· 감사담당관
· 복지급여조사담당관
기획조정실
· 정책통계담당관
· 정보화담당관
· 보건복지상담센터
정책기획관
· 기획조정담당관
· 재정운용담당관
· 창조행정담당관
· 규제개혁법무담당관
국제협력관
· 국제협력담당관
· 통상협력담당관
비상안전기획관
보건의료정책실
보건의료정책관
· 보건의료정책과
· 의료자원정책과
· 의료기관정책과
· 약무정책과
공공보건정책관
· 질병정책과
· 공공의료과
· 응급의료과
· 생명윤리정책과
한의약정책관
· 한의약정책과
· 한의약산업과
사회복지정책실
복지정책관
· 복지정책과
· 기초생활보장과
· 자립지원과
· 기초의료보장과
복지행정지원관
· 지역복지과
· 급여기준과
· 복지정보기획과
· 복지정보운영과
사회서비스정책관
· 사회서비스정책과
· 사회서비스사업과
· 사회서비스자원과
· 사회서비스일자리과
인구정책실
인구아동정책관
· 인구정책총괄과
· 출산정책과
· 아동복지정책과
· 아동권리과
노인정책관
· 노인정책과
· 노인지원과
· 요양보험제도과
· 요양보험운영과
· 치매정책과
보육정책관
· 보육정책과
· 보육사업기획과
· 보육기반과
건강보험정책국
· 보험정책과
· 보험급여과
· 보험약제과
· 보험평가과
의료보장심의관
· 예비급여과
· 의료보장관리과
건강정책국
· 건강정책과
· 건강증진과
· 구강생활건강과
· 정신건강정책과
· 자살예방정책과
보건산업정책국
· 보건산업정책과
· 보건의료기술개발과
· 보건산업진흥과
· 의료정보정책과
해외의료사업지원관
· 해외의료총괄과
· 해외의료사업과
장애인정책국
· 장애인정책과
· 장애인권익지원과
· 장애인자립기반과
· 장애인서비스과
연금정책국
· 국민연금정책과
· 국민연금재정과
· 기초연금과
사회보장위원회사무국
· 사회보장총괄과
· 사회보장조정과
· 사회보장평가과

2) 부서별 업무

① 기획 조정실

1. 보건복지 부문 통계의 종합발전계획의 수립 · 조정 및 이용에 관한 총괄 · 관리
2. 보건복지백서 · 통계연보 등의 발간 및 관리
3. 보건복지정보화 관련 계획 수립, 시스템 구축 · 운영 및 정보화예산에 대한 검토 · 조정
4. 정보통신보안 및 개인정보보호 계획의 수립 · 시행
5. 보건복지콜센터의 운영
6. 행정제도개선계획의 수립 및 부내 변화관리업무의 총괄 · 조정
7. 부내 및 산하기관 성과관리에 관한 사항

   7의2. 부 내 정부3.0 관련 과제 발굴 · 선정, 추진상황 확인 · 점검 및 관리
8. 정부업무평가, 성별영향평가 등 외부평가의 총괄 · 조정
9. 조직진단 및 평가를 통한 조직과 정원의 관리
10. 규제개혁 업무
11. 법령 및 행정규칙 입법 지원
12. 행정심판 및 소송사무 수행
13. 비영리 사단 · 재단 법인업무 총괄
14. 주요 정책현안, 계획 등 정책의제의 종합 및 조정
15. 국회 및 정당과의 협조업무에 대한 총괄 · 조정
16. 주요정책의 중장기 대책 수립 및 보건복지분야에 관한 미래전략 개발
17. 중기재정계획 및 예산의 편성 · 집행 및 결산에 관한 사항
18. 건강증진기금의 편성 · 운용 · 결산 · 징수 및 평가에 관한 사항
19. 재정사업평가 및 정책연구용역사업의 총괄 · 조성
20. 보건복지분야 국제협력 · 남북교류협력 등에 관한 사항
21. 보건복지분야의 통상협력 및 대외협력에 관한 사항
22. 재난 및 국가위기관리 업무
23. 재난 및 비상대비 정부연습
24. 안전관리 · 재난상황 및 위기상황 관리기관과의 연계체계 구축 · 운영

25. 직장예비군 및 민방위대의 편성 및 교육훈련

26. 그 밖에 국가재난 및 비상대비계획에 관련되는 사항

② 보건의료정책실

1. 보건의료정책에 관한 종합계획의 수립 및 조정

2. 보건의료재정의 조달 및 지속가능성에 관한 사항

3. 의료분쟁의 조정에 관한 사항

4. 보건의료인력 수급계획 수립 및 관리에 관한 사항

5. 의료시설 · 장비 등 보건의료자원의 실태조사, 관리 및 수급계획 조정에 관한 사항

6. 의료법령 운영, 의료법인 관리 및 의료자원 지도 · 감독에 관한 사항

7. 의료기관 평가 · 인증 및 신의료기술 평가에 관한 사항

7의2. 한국보건의료연구원 육성 · 지원에 관한 사항

8. 의약품정책에 관한 종합계획의 수립 · 조정 보건복지부 소관으로 한정한다

9. 의약품 · 의료기기의 유통정책 수립 · 조정 보건복지부 소관으로 한정한다

10. 정보통신기술 기반 의료 관련 정책의 수립 · 운영 등에 관한 사

11. 보건의료정보의 표준화 및 활용 등에 관한 제도의 수립 · 운영에 관한 사항

12. 감염 질환 관련 정책에 관한 사항

13. 심혈관 질환, 뇌혈관 질환 등 만성 질환의 관리에 관한 종합계획의 수립 및 조정

14. 기후변화 및 환경 관련 국민 건강대책의 수립 및 조정

15. 희귀 난치성 질환자 및 원폭 피해자의 지원

16. 한센인 피해사건 진상규명 및 피해자 지원 업무

17. 국가 암관리종합계획의 수립, 암 관련 법령의 관리 및 연구개발사업

18. 국립암센터 및 지역암센터의 지원 · 육성

19. 완화의료緩和醫療의 활성화 및 암생존자 재활 지원

20. 국가 암검진사업의 추진과 질 관리 및 암환자 의료비 지원사업의 추진

21. 응급 의료정책의 수립 및 응급 의료기금의 운영

22. 공공 보건의료정책의 수립 · 조정

23. 국립중앙의료원 · 지방의료원 · 적십자병원 및 대한적십자사에 대한 지원 및 관리

23의2. 생명윤리 및 안전에 관한 법령의 제정 · 개정 및 정책의 수립 · 조정

23의3. 연명치료중단 등의 제도화와 관련된 사항

23의4. 인체유래생물자원 종합계획의 수립 · 조정 및 지원

23의5. 생물안전관리 종합계획의 수립 · 시행

23의6. 혈액 · 제대혈臍帶血 · 조혈모세포造血母細胞 정책의 수립 · 조정

23의7. 장기 · 인체조직의 기증 및 이식에 관한 정책의 수립 · 조정

24. 한의약 관련 정책의 수립 · 조정

25. 한의약의 연구 · 개발 및 지원

26. 한의약 인력의 양성 · 지도

27. 한의약공공보건사업의 지원

28. 한약의 유통관리와 한의약산업 진흥정책의 수립 · 조정

③ 사회복지정책실

1. 사회복지 관련 정책의 수립 · 조정
2. 사회복지사업법령에 관한 사항
3. 국민기초생활보장사업 종합계획의 수립 · 조정 및 평가에 관한 사항
4. 국민기초생활보장 수급자의 선정 및 적정관리에 관한 사항
5. 기준 중위소득의 산정 및 급여체계에 관한 사항
6. 노숙인 등 보호사업 계획의 수립
7. 의료급여에 관한 종합계획의 수립 및 운영
8. 의료급여 관련 법령 및 수가 · 급여기준 등에 관한 사항
9. 지역사회복지계획 및 정책의 수립 · 평가 · 지원에 관한 사항
10. 사회복지협의체의 구성 · 운영 및 협력체계 구축에 관한 사항
11. 사회복지전달체계 개편 · 운영을 위한 계획 수립 및 조정에 관한 사항
12. 사회복지 담당공무원 및 복지사무 담당조직의 운영 · 평가 등에 관한 사항
13. 사회보장정보시스템의 구축 · 운영 및 서비스 확대
14. 복지급여의 사업별 선정 · 지원 기준의 조정 및 표준화
15. 취약계층의 권리 구제 등 복지급여 사후관리에 관한 사항
16. 긴급복지지원사업 종합계획의 수립 · 조정 및 평가에 관한 사항
17. 「사회보장급여의 이용 · 제공 및 수급권자 발굴에 관한 법률」 제25조에 따른 대

국민 포털 구축 · 운영 및 서비스 확대

18. 사회서비스 관련 종합계획의 수립 및 유망 사회서비스 분야 · 사업모델 개발
19. 사회서비스 일자리 창출 방안 수립 및 총괄 · 조정
20. 사회서비스 법령 · 품질관리 · 이용권 제도 운영에 관한 사항
21. 지역사회서비스투자사업 계획의 수립 · 시행 및 평가
22. 사회서비스 산업 육성 및 지원
23. 사회복지법인, 사회복지 관련 법인 · 단체, 외국인민간원조단체에 관한 사항
24. 사회복지시설에 대한 총괄 · 평가 및 사회복지관 육성 · 지원
25. 기부 · 자원봉사활동 · 기업의 사회공헌 활성화 등 민간의 인적 · 물적 자원 개발 · 육성에 관한 사항
26. 사회복지공동모금제도의 지원 및 육성에 관한 사항
27. 의사상자 예우 · 지원에 관한 사항
28. 보건복지분야 사회복무제도 운영 및 사회복무요원 교육에 관한 사항
29. 자활지원정책에 관한 종합계획의 수립 · 조정 및 정책 추진에 관한 사항
30. 자활사업 대상자의 선정 · 관리 및 자활지원기관의 지정 · 평가 및 지원에 관한 사항

④ 인구정책실

1. 저출산 · 고령사회기본계획 및 시행계획의 수립 · 평가 · 총괄
2. 저출산 · 고령사회정책 개발 · 분석 · 연구 및 총괄 · 조정
3. 저출산 · 고령사회위원회의 운영 지원
4. 저출산 · 고령화 관련 홍보 · 대외협력 및 민간 활동지원
5. 베이비부머 세대에 관한 종합계획의 수립 및 조정
6. 노후의 소득 · 건강 · 교육 · 주거 · 환경 · 여가 및 문화 등에 관한 정책의 수립 · 조정
7. 인구 관련 정책의 총괄 및 조정

7의2. 여성 · 어린이 건강정책의 종합 및 조정

7의3. 모자보건법령 운영

7의4. 산후조리원의 관리

7의5. 인공임신중절 예방에 관한 사항

8. 아동복지에 관한 종합계획의 수립 · 조정 및 아동정책조정위원회 운영
9. 빈곤아동 맞춤형 통합서비스 제공, 아동발달계좌CDA, 결식아동 지원 등 빈곤 아동 지원에 관한 사항
10. 아동건강관리에 관한 사항
11. 아동권리증진, 아동학대 예방 · 보호 및 아동권리 관련 국제협약에 관한 사항
12. 아동의 안전 및 실종에 관한 종합계획의 수립 · 시행에 관한 사항
13. 입양에 관한 종합계획 수립 · 시행 및 국제협약, 아동의 입양 및 사후관리 등 에 관한 사항
14. 아동양육시설, 지역아동센터, 그룹홈 등 아동복지시설 관리 · 운영에 관한 사항
15. 아동의 가정위탁, 소년소녀가정 등 가정보호에 관한 사항
16. 어린이날, 어린이 주간, 아동 총회 등 아동행사에 관한 사항
17. 아동 관련 법인 및 단체에 관한 사항
18. 노인의 보건복지에 관한 종합계획의 수립 · 조정
19. 노인건강증진, 노인의 안전과 권익 향상에 관한 사항
20. 경로효친사상의 앙양 및 경로우대에 관한 사항
21. 노인일자리 마련 및 자원봉사활동 지원
22. 장사시설의 확충 · 지원 및 제도개선에 관한 사항
23. 국립망향의동산관리원 지도 · 감독에 관한 사항
24. 노인장기요양보험제도의 종합계획 수립 · 조정 및 홍보에 관한 사항
25. 노인장기요양보험의 급여 · 수가 · 지불체계 · 이용지원 및 관리운영기관 지도 · 감독에 관한 사항
26. 노인장기요양보험의 가입자 관리 및 재성운영 · 추계에 관한 사항
27. 노인주거 · 의료 · 재가복지시설 및 공립치매요양병원의 지원 · 육성 · 확충에 관한 사항
28. 장기요양기관 관리 · 감독, 현지조사 및 평가에 관한 사항
29. 사할린 한인동포 지원에 관한 사항

29의2. 고령친화산업 관련 개발 지원 및 종합계획의 수립 · 조정

30. 중앙행정기관 및 지방자치단체의 영유아 정책유아교육정책은 제외한다. 이하 같다의 협의 · 조정 총괄
31. 영유아 정책에 대한 평가 및 제도 개선
32. 보육예산의 편성 및 집행의 관리
33. 보육행정 전산화 및 보육서비스 이용권 제도 운영 · 관리
34. 보육교직원의 양성 및 자격관리
35. 영유아 보육료 · 양육수당 지원 및 가정양육 지원에 관한 사항
36. 영아 · 장애아 · 다문화 가정 영유아 등 취약보육 서비스 등의 지원에 관한 사항
37. 표준보육과정 및 보육프로그램의 개발 · 보급
38. 어린이집의 평가인증
39. 국공립어린이집 등의 확충 및 환경개선
40. 어린이집의 설치 및 인가 기준에 관한 사항
41. 어린이집의 지원 및 지도 · 감독

⑤ 건강보험정책국

1. 건강보험제도의 육성 · 발전 및 재정안정화를 위한 종합계획의 수립 및 조정
2. 건강보험 가입자 관리 및 보험료 부과 · 징수 정책의 수립 · 조정
3. 건강보험급여에 관한 종합계획 수립
4. 건강보험요양급여비용 지불제도 및 계약에 관한 사항
5. 건강보험요양급여비용 및 적용 기준 · 방법에 관한 사항
6. 약제의 건강보험요양급여에 관한 종합계획의 수립
7. 약제에 대한 건강보험요양급여 비용, 적용기준, 방법 및 적정사용에 관한 사항
8. 건강보험요양기관 현지조사 및 행정처분 업무
9. 건강보험요양급여의 적정성 평가 업무
10. 건강보험 관련 급여제한 업무

⑥ 건강정책국

1. 국민건강증진사업에 관한 총괄 및 종합계획의 수립 · 조정
2. 국민 식생활 · 영양 · 비만관리에 관한 사항

2의2. 영양소 섭취기준 및 식생활 지침의 마련 및 시행에 관한 사항
3. 보건소, 보건지소, 보건진료소 관련 제도 수립 및 운영
4. 공중보건의사, 보건진료원, 보건교육사 관련 제도의 수립 및 운영
5. 공중위생 관련 정책의 수립 · 조정 및 산업육성에 관한 사항
6. 구강보건에 관한 종합계획의 수립 · 조정
7. 구강보건 인력 및 치과의료에 관한 사항
8. 흡연예방 및 금연에 대한 계획 수립 및 제도개선에 관한 사항
9. 의료소비자에 대한 건강정보 제공에 관한 사항
10. 맞춤형방문건강관리 및 보건소 건강증진사업에 관한 사항
11. 국가 건강검진사업 추진 및 사후관리
12. 정신보건사업에 관한 계획의 수립 및 관련제도 운영
13. 정신질환 예방 및 정신질환자 치료, 재활, 권익보호 지원
14. 정신보건시설 운영 및 지도 관리
15. 정신보건전문요원 등 인력 양성
16. 알코올 등 중독 치료 · 재활지원 및 마약류중독자의 치료보호 및 실태조사

⑦ 보건산업정책국

1. 보건산업정책에 관한 종합계획의 수립 · 조정 등에 관한 사항
2. 보건의료산업 의료서비스산업, 화장품 · 의약품 · 의료기기 등을 말한다. 이하 이 호에서 같다 의 육성 · 지원 및 기반구축에 관한 사항
3. 보건의료산업 인력개발에 관한 사항
4. 한국보건산업진흥원 등 보건의료산업 관련 기관의 육성 · 지원에 관한 사항
5. 보건의료기술 Health Technology 종합계획 수립 및 조정 등에 관한 사항
6. 보건의료 연구개발 R&D 에 관한 사항
7. 보건의료기술 진흥 신기술인증, 기술이전, 기술료 등 에 관한 사항
8. 연구중심병원 육성 · 지원 및 기반 구축에 관한 사항
9. 오송생명과학단지 발전 종합계획 수립 · 조정 및 지원 · 육성에 관한 사항
10. 보건의료산업의 해외진출 촉진 및 지원에 관한 사항
11. 외국인환자 유치 지원 및 기반 구축에 관한 사항

12. 의료 해외진출 및 외국인환자 유치 지원 종합계획 수립 · 조정에 관한 사항

⑧ 장애인정책국

1. 장애인복지 관련 종합계획 수립에 관한 총괄 · 조정
2. 장애인등록 및 판정에 관한 사항
3. 장애인단체 지원 및 장애인복지 관련 국제협력에 관한 사항
4. 장애예방 및 여성장애인 관련 정책개발 · 지원에 관한 사항
5. 장애인차별금지 관련 법령 및 국제장애인권리협약 등 장애인 권익증진에 관한 사항
6. 장애인 편의시설의 설치 · 관리 및 장애인 복지시설의 지원 · 육성
7. 장애인활동지원제도의 운영에 관한 사항
8. 장애인 자립생활 관련 사업의 지원 및 육성
9. 의료재활 · 발달재활서비스 및 장애아동돌봄에 관한 사항
10. 장애인보조기기의 개발 · 보급
11. 장애수당 등 장애인의 소득보장 및 생활안정 지원에 관한 사항
12. 장애인일자리 창출 및 직업재활에 관한 사항
13. 장애인생산품 판매촉진 및 중증장애인생산품 우선구매에 관한 사항
14. 장애인연금 관련 법령, 장애인연금 재정 및 수급자 관리 등 장애인연금 제도 운영 전반에 관한 사항

⑨ 연금정책국

1. 연금정책 발전방향의 수립 및 국민경제에 미치는 영향 분석
2. 국민연금 관련 법령, 국민연금 재정추계 및 제도 운영에 관한 사항
3. 다층노후소득보장체계 구축에 관한 사항
4. 사회보장협정 및 해외수급자 관리 등 국민연금 관련 국제협력에 관한 사항
5. 국민연금기금 운용지침, 운용계획, 자산배분, 성과평가 및 결산 등 기금 운용 에 관한 사항
6. 국민연금기금의 지배구조 관련 정책의 수립
7. 국민연금 복지사업계획의 수립 및 조정
8. 국민연금 급여 지급 기준, 급여 지급, 수급자 관리, 급여서비스에 관한 사항

9. 국민연금 재심사 청구 등 권리구제에 관한 사항
10. 국민연금과 직역연금의 연계 등에 관한 사항
11. 기초연금 관련 법령, 재정 및 수급자 관리 등 제도 운영에 관한 사항
12. 기초연금의 국비 부담 기준 관리 및 지방비 부담 관련 시 · 도 조례 제정 · 개 정 협의에 관한 사항

⑩ 사회보장위원회사무국

1. 사회보장기본법령에 관한 사항
2. 중장기 사회보장 재정추계 실시 및 공표
3. 사회보장 기본계획의 수립 및 연도별 시행계획 수립 · 시행 · 평가
4. 사회보장통계 작성 · 관리에 관한 사항
5. 신설 · 변경 사회보장제도에 대한 협의 · 조정
6. 사회보장제도의 유사 · 중복 및 누락 방지를 위한 제도개선에 관한 사항
7. 사회보장제도의 평가 및 개선
8. 사회보장제도 정책 분석 및 연구 · 개발
9. 사회보장 관련 외국 제도 · 정책의 조사 및 분석
10. 사회보장제도 교육 및 홍보
11. 사회보장에 관한 주요시책에 대한 심의 · 조정 등 사회보장위원회의 운영 · 지원에 관한 사항
12. 사회보장위원회에 두는 실무위원회 및 분야별 전문위원회의 운영 · 지원에 관한 사항

3) 보건복지부 소속기관

① 질병관리본부

질병관리본부의 기원은 1894년 고종의 칙령으로 실치된 위생국에서 찾을 수 있다. 그 후 1935년 설립된 보건원 양성소를 모태로 하여, 1945년 해방 후 이들 기관은 조선방역연구소, 국립화학연구소 등으로 개칭되었다. 각각 독립기관으로 설립 운영되던 국립방역연구소, 국립화학연구소, 국립보건원, 국립생약시험소가 통합되어 1963년 12월 16일, 국립보건원으로 발족되었다. 현재의 질병관리본부는 국가질병연구관리 기관으로서의

업무를 보다 효율적으로 수행하고자 몇 차례 직제가 개정된 후, 국가 감염병 연구 및 관리와 생명과학연구를 수행하는 중추기관으로 발전하였다. 우리나라 국가 주도하의 근현대적 질병관리 업무는 100여 년에 가까운 역사를 지니고 있으며 현재의 질병관리본부와 그 전신 기관들은 바로 이러한 국가 질병관리 및 의과학 연구 100년사의 핵심에 있다.

질병관리본부 조직도

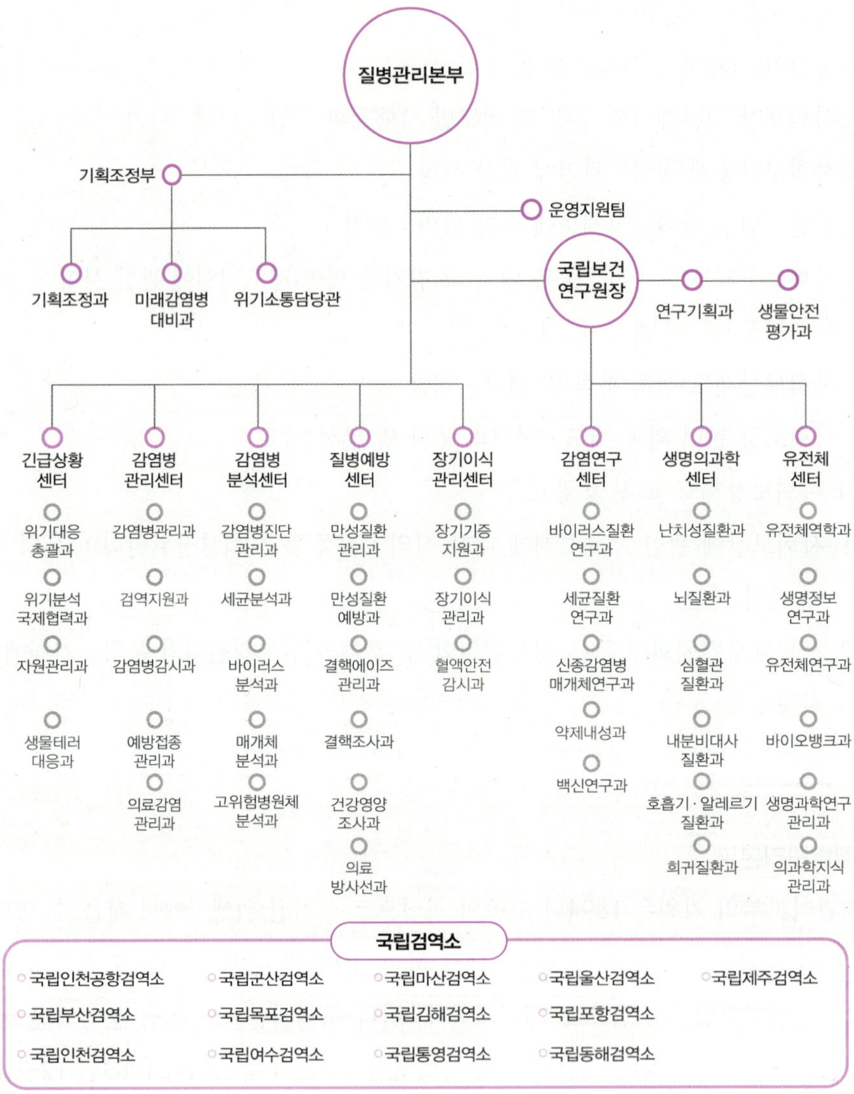

주요 업무

- 감염병 감시 · 대응 및 R &D
- 검역관리
- 결핵 및 에이즈 관리
- 국민건강영양조사
- 만성질환 예방관리
- 생물 안전 및 테러 방지
- 예방접종
- 유전체, 인체자원, 장기기증, 줄기세포 등과 관련된 연구와 관리
- 혈액안전과 희귀질환 관리

② 국립정신건강센터의 주요 업무

진료

- 정신질환의 예방 및 치료
- **외래진료** : 의료급여법 대상자 또는 사회취약계층 등 진료 우선
- **입원치료** : 주간치료소, 병원학교 등 운영
- 응급진료
- 복합질환정신+신체 진료 제공
- 정신질환의 새로운 진료표준 개발
- 건강검진센터 운영
- 전공의 · 전임의 및 의료요원 수련

정신건강사업

- 국가 정신건강정책의 성공적 수행으로 국민 정신건강 향상에 기여
- 정신보건영역 자원들의 유기적 연계 지원
- 정신건강정책 수립과 추진에 대한 과학적 근거 마련
- 정신건강사업의 성과 확산 및 보급
- 정신건강전문인력 양성

정신건강연구

- 국민정신건강 증진에 기여하는 연구 기획
- 정신건강 관련 다학제 전문분야의 연구 과제 지원
- 국가 주도의 정신건강 연구 과제 발굴 및 수행
- 연구결과의 적용 및 보급 위한 연구 성과관리
- 연구인력의 역량강화 지원
- 연구 수행을 통해 국가정신건강증진 정책의 과학적 근거 마련

③ 국립재활원

재활의료의 중추적 역할 수행을 위해 설립되었다.

보건복지부 지정 재활전문 병원으로서 장애를 최소화하고 장애자의 빠른 사회복귀를 돕기 위한 지원프로그램을 운영하는 국가 유일의 중앙재활기관이다.

권역별 재활병원과 지역사회중심재활을 포함한 공공 재활의료서비스체계 구축으로 국내 공공재활의료의 중심역할을 수행한다.

④ 기타 소속 병원

- **국립 나주 · 부곡 · 춘천 · 공주 병원** : 정신질환자의 진료 · 조사 · 연구와 정신과 의료요원의 훈련을 담당하는 정신병원
- **국립 마산 · 목포 병원** : 결핵환자의 진료 · 연구, 결핵전문가 양성을 담당하는 결핵병원
- **국립 소록도 병원** : 한센인의 진료 · 요양 · 복지 및 자활 지원과 한센병 연구

⑤ 기타 소속 기관

- **오송 생명과학단지 지원센터** : 국내 유일의 국가주도형 바이오, 보건의료에 특화된 국가산업단지
- **국립 망향의 동산 관리원** : 국립 망향의 동산은 과거 일본 제국주의의 침략으로 고국을 떠나 망국의 서러움과 갖은 고난 속에서 고향을 그리며 숨진 재일동포를 비롯한 해외동포들의 안식을 위해 세워진 곳이다.
- **국립검역소** : 질병관리본부 조직도 참조

4) 보건복지부의 주요 관련기관

① 국립중앙의료원

국립중앙의료원은 한국전쟁으로 인한 부상자 치료, 민간인 치료, 의료인력 양성을 목적으로, UNKRA 유엔한국재건단의 자금지원, 스칸디나비안 3국 스웨덴, 덴마크, 노르웨이의 의료진 및 장비 지원, 한국정부의 토지 제공으로 1958년 설립되어 2010년 현재의 이름으로 재설립되었다.

주요 기능 및 역할

- 공공보건의료에 관한 임상진료지침의 개발 및 보급
- 노인성질환의 예방 및 관리
- 희귀난치질환 등 국가가 특별히 관리할 필요가 있다고 인정되는 질병에 대한 관리
- 전염병 및 만성질환의 예방과 관리
- 남북의 보건의료 협력과 국제 보건의료 관련 국내외 협력
- 민간 및 공공보건의료기관에 대한 기술 지원
- 진료 및 의학계, 한방진료 및 한의학계 관련 연구
- 전공의의 수련 및 의료인력의 훈련
- 「장기등 이식에 관한 법률」제9조에 따른 장기등 이식에 관한 각종 사업의 지원
- 「응급의료에 관한 법률」제25조에 따른 응급의료에 관한 각종 사업의 지원
- 그 밖에 공공보건의료에 관하여 보건복지부장관이 위탁하는 사업

② 중앙응급의료센터

응급의료 서비스를 보다 신속하고 편리하게 이용할 수 있도록 21세기 선진 응급 의료사업을 추진한다.

주요사업

- 응급의료통계조사
- 응급의료정보망 구축사업
- 응급의료종사자 전문화 교육
- 국내외 재난의료지원
- 재나 · 응급 의료 상황실

- 응급의료기관 평가
- 닥터 헬기
- 기타 관련 사업

③ 기타 관련기관

- **사회복지분야** : 국민건강보험공단, 국민연금공단, 건강심사평가원, 한국보 건복지인력개발원, 사회보장정보원, 한국국제보건의료재단, 한국노인인력개 발원, (재)한국장애인개발원, 대한적십자사, (재)한국보육진흥원, 한국건강 증진개발원, 사회서비스바우처, 두드림
- **보건의료분야** : 국립암센터, 국립보건진흥원, 한국보건의료인국가시험원, 한국의료분쟁조정중재원, 한국보건의료연구원, 한국보건사회연구원, 재의 료기관평가인증원, 각각의 의료진 협회

(3) 지방보건행정조직

지방보건행정조직은 크게 광역지방자치단체인 시 · 도와 기초자치단체인 시 · 군 · 구 조직으로 나눌 수 있다. 이러한 지방조직들은 중앙정부의 보건행정 사업을 전달하는 정도의 업무만 하고 있고 실질적인 보건행정 업무는 지역단위의 보건소에서 하고 있다.

1) 보건소

① 보건소의 정의와 역사

보건소는 보건행정의 합리적인 운영과 국민보건의 향상을 도모하기 위하여 전국의 시 · 군 · 구 단위에 설치된 보건행정기관이다.

19세기 후반까지는 질병의 원인을 과학적으로 파악하지 못했기 때문에 동서양을 막론하고 합리적인 보건사업이 불가능하였다. 19세기 후반부터 감염병의 원인을 파악하려는 시도가 생겨서 이 시기를 전후하여 범세계적인 보건사업이 체계화되기 시작하였다.

그 후 1910년까지는 병원病原 : 병의 근원 미생물학의 황금시대를 맞이했으나, 당시의 보건활동은 여전히 개인 위생의 범주를 벗어나지 못하였다. 그러나 결핵이 만연하고 영아사망률이 높아지자 보건활동의 대상이 개인 단위로부터 가족 단위, 가족 단위로부터 사회집단으로 발전되기 시작하였다.

1877년 영국의 에딘버러Edinburgh에 필립Phillip이 건강상담소를 설립하여 결핵관리와 영유아 건강에 관한 사업을 하였으며, 1890년에는 영아건강상담소가 프랑스 낸시Nancy에 의해 창설되어 최초의 아동보건사업이 시작되었다. 1901년에는 결핵상담소가 칼메트L.C,A. Calmette에 의해 프랑스에 설치되어 환자에 대한 가정방문이 처음으로 실시되었다.

현대적 의미의 보건소에 대한 개념은 1920년 영국의 도오슨 위원회Dawson Committee에서 제창되었다. 그들은 경제적 효율성은 물론이고 일반주민과 의료인이 만족할 만한 조직을 만들어 가난한 사람들을 포함한 일반 지역주민들에게도 예방보건사업과 치료사업을 하도록 하였다.

오늘날 개발도상국에서는 도시와 농촌 보건소의 기능이 달라서, 도시의 보건소는 예방보건사업에 주력하며 농촌의 보건소는 예방보건사업과 진료서비스를 동시에 제공하는 통합보건사업을 하고 있다.

② 우리나라의 보건소

개요

우리나라에서의 보건사업은 광복 이후부터 본격화되었다. 1945년 9월 7일부터 미군정이 실시되자, 당국은 일제하의 좋지 못했던 보건위생 상태를 고려하여 1945년 9월 24일에 미군정법령제1호를 공포하여 종래 경찰국 소속이었던 위생과를 위생국으로 승격시키고, 질병의 치료에만 국한했던 보건사업을 종합적인 차원에서 예방의학사업으로 적극 추진하게 되었다.

1946년 10월에는 모범보건소를 서울 및 각 도에 설치하였는데, 이것이 보건소의 시초라고 할 수 있다. 1949년 7월에는 국립중앙보건소의 직제가 정식으로 공포되고 점차 보건소의 활동이 확산되어 나갔으나, 6 · 25전쟁으로 보건소활동은 일시 중단되기도 하였다. 국립중앙보건소는 환경위생조사 · 보건원의 가정방문 · 자모회 개최 · 우유 조리법 등을 통해 주민의 건강증진과 보건사상의 보급에 힘썼으며, 6 · 25전쟁 중에는 경상남도 도립보건소로 이동하여 부산시의 보건사업에 일익을 담당하기도 했다.

그러나 전후 국가재정이 빈약하여 보건소 사업이 정상궤도에 오르지 못하던 중, 1956년 12월에 〈보건소법〉이 국회에서 통과되고 같은 해 12월 13일 법률 로 공포됨에 따라 전국적인 보건소활동을 위한 기초를 확립하게 되었다. 이어서 1958년 6월에는 〈보건소법시행령〉이 공포되고 같은 해 12월에는 〈보건소법시행규칙〉이 공포되어 보건소운영의 법적 체계가 확립되기에 이르렀다.

1962년 9월에는 〈보건소법〉이 전면 개정되어 서울특별시와 각 시 · 군에 지방보건소가 설치되기에 이르렀는데, 이에 따라 우리나라 보건소가 지방보건행정기관으로 확립되어 보건사업을 관장하는 기관으로 발전하게 되었다.

1988년 지방자치제 실시로 행정적인 모든 체계의 변화와 더불어 보건소법은 1995년 12월 29일 지역보건법으로 전면 개정되어 지역보건 의료계획의 수립 등의 기능을 보강하여 종합적인 지역보건사업을 수행할 수 있는 법적인 근거를 확립하였다.

표 2-4 보건소 · 보건지소 및 보건진료소의 설치기준 및 법적 근거

구분	설치기준	법적 근거
보건소	시 · 군 · 구별로 1개씩 설치(특별히 필요하다고 인정되는 경우에는 추가 설치 · 운영 가능)	지역보건법 제10조, 동법시행령 제8조
보건의료원	병원의 요건(30개 이상의 병상 유지)을 갖춘 보건소	지역보건법 제12조
보건지소	읍 · 면마다 1개씩 설치(특별히 필요하다고 인정되는 경우에는 추가 설치 및 통합지소 설치 · 운영 가능)	지역보건법 제13조 동법시행령 제10조
보건 진료소	인구 500명 이상(도서지역은 300명 이상) 5천 명 미만의 리 · 동 단위의 의료취약지역에 설치, 기준 미만이라도 보건복지부장관의 승인을 필요 시 설치 가능	농어촌 등 보건의료를 위한 특별조치법 제15조 동법 시행규칙 제17조

보건소의 기능 및 업무

- 건강 친화적인 지역사회 여건의 조성
- 지역보건의료정책의 기획, 조사 · 연구 및 평가
  1. 지역보건의료계획 등 보건의료 및 건강증진에 관한 중장기 계획 및 실행계획의 수립 · 시행 및 평가에 관한 사항
  2. 지역사회 건강실태조사 등 보건의료 및 건강증진에 관한 조사 · 연구에 관한 사항
  3. 보건에 관한 실험 또는 검사에 관한 사항

- 보건의료인 및 「보건의료기본법」 제3조제4호에 따른 보건의료기관 등에 대한 지도 · 관 리 · 육성과 국민보건 향상을 위한 지도 · 관리
  1. 의료인 및 의료기관에 대한 지도 등에 관한 사항
  2. 의료기사 · 의무기록사 및 안경사에 대한 지도 등에 관한 사항
  3. 응급의료에 관한 사항
  4. 농어촌 등 보건의료를 위한 특별조치법」에 따른 공중보건의사, 보건진료 전담 공무원 및 보건진료소에 대한 지도 등에 관한 사항
  5. 약사에 관한 사항과 마약 · 향정신성의약품의 관리에 관한 사항
  6. 공중위생 및 식품위생에 관한 사항
- 보건의료 관련기관 · 단체, 학교, 직장 등과의 협력체계 구축
- 지역주민의 건강증진 및 질병예방 · 관리를 위한 다음의 지역보건의료서비스 제공
  1. 국민건강증진 · 구강건강 · 영양관리사업 및 보건교육
  2. 감염병의 예방 및 관리
  3. 모성과 영유아의 건강유지 · 증진
  4. 여성 · 노인 · 장애인 등 보건의료 취약계층의 건강유지 · 증진
  5. 정신건강증진 및 생명존중에 관한 사항
  6. 지역주민에 대한 진료, 건강검진 및 만성질환 등의 질병관리에 관한 사항
  7. 가정 및 사회복지시설 등을 방문하여 행하는 보건의료사업

3. 국제보건행정조직

(1) 세계보건기구WHO, World Health Organization

① 설립 및 목적

국제적으로 잘 알려진 보건 · 건강 행정기구로는 세계보건기구가 대표적이다.

1923년에 설립한 국제연맹League of Nations 산하 보건기구인 국제공공위생사무소Office of International Public Hygiene, 국제연맹보건기구League of Nations Health Organization의 제반 임무를 이어받아서 1946년 7월 22일 국제연합회원국 51개국을 포함한 61개국이 헌장에 서명하고, 1947년 11월 15일 유엔전문기구로 되었으며 1948년 4월 7일 26개국이 헌장에

비준함으로써 정식으로 발족하였다. WHO는 세계 인류가 신체적 · 정신적으로 최고의 건강 수준에 도달하는 것을 목적으로 활동한다. 이를 위해 중앙검역소 업무와 연구자료 제공, 유행성 질병 및 감염병 대책 후원, 회원국의 공중보건 관련 행정 강화와 확장 · 지원 등의 일을 한다.

WHO 헌장에서는 건강은 육체적 · 정신적 · 사회적으로 완전히 행복한 상태를 말하며, 단순히 질병에 관한 것만을 지칭하는 것이 아니라고 정의한다. WHO는 국제보건사업의 지도적 · 조정적 기구의 성격을 띠며, 주요사업은 본부 사무국을 중심으로 한 중앙기술사업과 각 지역 사무국을 중심으로 한 각국에 대한 기술원조로 나누어진다.

헌장에 따라 6개 지역위원회Regional Committee가 구성되어 있으며, 각 지역마다 지역위원회의 집행기구로서 지역사무소Regional Office가 설치되어 있다. 그 6개 지역은 ① 서태평양, ② 동남아시아, ③ 동지중해 ④ 유럽, ⑤ 미주 ⑥ 아프리카 등이다.

그 동안 WHO는 국제보건사업 전반에 걸쳐서 각종 활동을 수행해왔으며 1977년 제30차 총회에서는 '2000년까지 전 인류의 건강달성Health for All by the Year 2000'이라는 목표를 설정하였다.

1981년 제34차 총회에서는 '전 인류의 건강달성을 위한 세계전략Global Strategy for Health for All'을 채택하여, 일차보건의료사업 등의 광범위한 사업을 수행하고 있다.

우리나라는 1949년 8월 17일 65번째 정회원국으로 가입하였으며, 서태평양지역위원회에 소속되어 있다. 한편, 북한은 1973년 5월 19일 세계보건기구에 가입하였는데, 이는 유엔전문기구로서는 최초의 가입이 된다. 동남아시아지역위원회에 소속되어 있다.

② 주요기능

- 국제적인 보건사업의 지휘 및 조정
- 유엔, 전무기관, 정부보건행정기관, 전문가들과의 협력관계 유지
- 요청 시 보건의료서비스 강화를 위한 지원
- 정부 요청 시 필요한 기술 지원
- 유엔 요청 시 특정 집단에 대한 보건의료서비스와 시설의 제공 및 지원
- 역학적, 통계적 서비스를 포함한 행정적 · 기술적 서비스 제공

- 유행병, 풍토병, 기타 질병의 근절을 위한 노력
- 재해 예방을 위한 협력
- 건강증진을 위한 과학자 및 전문가들과의 협력 강화
- 각종 국제 보건문제에 대한 협의, 규제 및 권고안 제안
- 모자보건 및 복지의 증진
- 정신보건의 향상
- 보건분야 연구의 수행 및 촉진
- 보건의료 관련 전문직종 분야의 개선된 교육 · 훈련기준 설정
- 보건의료에 영향을 주는 전문기관과의 협력
- 보건분야의 정보, 상담, 지원 제공
- 보건문제에 대한 공공의견의 취합 · 지원
- 질병, 사망원인, 공중보건사업의 전문용어 설정 및 개정
- 필요한 경우에 진단과정의 표준화
- 식품, 약물, 생물학적 제제에 대한 국제적인 표준화
- 세계보건기구의 목적 달성에 필요한 모든 조치

(2) 유엔아동기금UNICEF : United Nations International Children's Emergency Fund

국적이나 이념, 종교 등과 관계 없이 어린이를 구호하기 위해 설립된 국제연합의 상설 보조기관 가운데 하나이다. 1946년 제2차 세계대전으로 인해 기아와 질병에 지친 아동을 구제하기 위한 긴급원조계획으로 '유엔 국제아동 긴급구호기금'이라는 명칭으로 발족하였다. 1953년 국제연합 상설기관이 되어 현재의 명칭으로 변경되었고 본부는 뉴욕에 있다.

UNICEF는 점차 사업 영역을 넓혀 모든 개발도상국 어린이들을 위하여 긴급구호, 영양, 예방접종, 식수 및 환경개선, 기초교육 등의 사업을 펼쳐왔으며 이에 대한 공로로 1965년 노벨평화상을 수상하였다. 한국은 1950년 3월에 정식으로 가입이후 1993년까지 각종 지원을 받았다. 1988년 집행이사국이 되었으며, 1994년 1월 한국 유니세프 대표사무소가 유니세프 한국위원회로 바뀌어 지원을 하는 국가가 되었다.

(3) 기타 보건 관련 기구

국제노동기구ILO, 식량 및 농업기구FAO, 유엔개발계획UNDP, 유엔인구활동기금UNFPA, 유엔환경계획UNEP 등이 유엔이 설립한 기구이며 보건문제와 관련하여 많은 사업과 지원을 하고 있다.

3. 조직관리자의 자질[2)]

1. 리더십

리더십이란 조직의 목표달성을 위해서 리더가 집단구성원들을 자발적으로 움직이게 만드는 사회적 영향력의 행사과정이며 리더가 조직목표 달성을 위해서 하급자들의 자발적 참여를 추구할 때 발생한다. 즉, 리더십은 커뮤니케이션을 통해 하나 이상의 명시된 목표를 달성하기 위해 어떤 상황속에서 행사되는 대인간의 영향력이며 기대와 상호작용속에서 조직을 유지하는 기반이 된다.

리더십의 본질은 리더가 조직의 목표를 달성하기 위해서 다른 사람들에게 어떻게 영향력을 행사하는가에 있다. 하지만 리더와 집단 구성원간의 영향력 행사가 일방적인 것만은 아니다. 주로 리더가 구성원들에게 영향을 주는 것이 일반적이지만 구성원들도 리더에게 영향력을 행사하고 있다. 구성원들 간에 있어서도 상호 영향력을 주고 받는다. 그러므로 영향력이란 리더와 구성원 및 동료들 사이에서 상호적으로 이루어지고 있다.

리더십과 관련되어서 가장 자주 등장하는 용어가 영향력influence이다. 영향력이란 한 사람이 다른 사람에게 어떤 행위를 하도록 하는 것이나 효과를 가져오는 행위를 말한다. 영향력과 비슷한 말로는 권력power, 권한authority이 있는데, 영향력을 행사하는 데 필요한 잠재력을 권력이라고 하고, 영향력을 행사할 수 있는 권리가 권한이라고 할 수 있다. 즉, 영향력은 권력의 상위개념이며 권력은 권한의 상위개념으로서 각각은 다음과 같이 정의할 수 있다.

---

2) 이 절은 Stephen P. Robbins가 저술한 Organizational Behavior(제11판) 6, 11-14장과 국내 조직행동론 교재들(리더쉽, 갈등관리, 동기부여)에 기초하여 작성되었다.

표 2-5 영향력, 권력, 권한의 비교

구분	개 념
영향력	한 개인(또는 집단)이 다른 개인(또는 집단)의 태도, 가치관, 지각, 행위 등에 변화를 가져오도록 움직일 수 있는 힘의 전체
권 력	한 개인이나 집단을 그들의 의사와 관계없이 내 의지대로 유도하거나 변화시킬 수 있는 능력으로서, 다른 개인이나 집단에 대하여 지배력을 확보하는 것
권 한	한 개인이 조직 내에서 차지하고 있는 위치로 인하여 갖게 되는 공식적인 힘

리더십을 연구하는 많은 학자들은 영향력을 행사하는 근원인 권력에 대해서 관심을 가지고 있었다. 즉, 리더는 어떠한 권력을 가지고 있기 때문에 구성원들에게 영향력을 행사할 수 있는가에 대한 논의이다. 일반적으로 리더는 이러한 권력을 통해서 다른 사람들에게 영향력을 발휘한다.

(1) 권력의 유형

① 합법적 권력Legitimate Power

대표적인 권력의 형태는 합법적 권력이다. 이것은 조직 내 지위와 관련된다. 특별한 경우에 있어서 합법적 권력은 세습되거나 특별한 사회구조에서 부여받기도 하지만 대개 집단에서 대표로 선출되든지 합법적으로 임명되면서 발생한다.

② 보상적 권력Reward Power

보상적 권력이란 리더가 다른 사람이 원하는 보상을 해줄 수 있는 능력과 자원을 가지고 있을 때 발생한다. 기업에서 관리자들이 보상능력급여인상, 승진, 호의적인 업무의 배정이나 책임의 부여, 격려을 가지고 있는 경우도 이러한 보상적 권력에 해당한다. 보상적 권력은 물질적 보상에만 해당되는 것은 아니다. 불만의 소리를 차분하게 경청해 주기만 하더라도 구성원들은 그것을 보상으로 인식하는 경우가 있다. 이러한 경우에도 리더는 보상적 권력을 가지고 있다고 할 수 있다.

③ 전문적 권력Expert Power

많은 리더들은 전문적인 기술이나 지식 또는 독점적 정보를 가지고 있다. 이러한 전문성에 기초한 권력이 전문적 권력이다. 탁월한 능력이나 정보를 가지고 있는 사람은 전문적 권력을 많이 가지고 있으며 이러한 전문적 권력은 다른 권력들과는 달리 조직계층의 상하에 관계없이 발생하기도 한다.

④ 강제적 권력Coercive Power

강제적 권력은 처벌이나 위험을 전제로 한다. 예를 들어서 구성원들을 해고시키거나 원치 않는 부서로 발령을 낸다든지 승진에서 누락시키는 것과 같은 힘을 가지고 있는 경우이다. 실제로 많은 사람들이 강제적 권력을 자주 사용하고 있으며 통제하기도 힘들지만 동시에 여러 가지 문제점들을 유발시키기도 한다.

⑤ 준거적 권력Reference Power

어린아이들은 주로 아버지나 어머니를 모델로 삼아서 성장한다. 실제로 조직사회에서 많은 사람들은 자신보다 뛰어나다고 생각되는 사람을 닮아 가고자 애쓰는데 바로 이런 때에 준거적 권력이 발생한다. 카리스마적인 인물들은 특별한 지도력으로 추종자들의 절대적인 존경을 받고 있다.

⑥ 정보 권력Information Power

정보 권력은 리더가 다른 사람들이 가치가 있다고 생각하는 정보를 남들보다 많이 가지고 있거나 그 정보에 보다 쉽게 접근할 수 있다는 사실에 기반을 둔 권력이다. 물론 정보는 희소성과 중요성을 갖추고 있어야 한다. 예를 들어서 조직의 의사결정과 관련된 정보를 가지고 있는 경우에 정보를 알고 있는 사람은 자신의 정보를 영향력의 원천이 되는 권력으로 사용하는 경우가 종종 있다.

⑦ 연줄 권력Connection Power

연줄 권력은 리더가 조직 내외의 영향력 있는 사람이나 중요한 인물과의 연결, 즉 연줄을 가지고 있다는 사실에 기반을 둔 권력이다. 사람들은 유력한 권력 소유자와의 관계를 가짐으로써 이익을 얻을 수 있기 때문에 연줄 권력이 높은 리더는 다른 사람의 복종을 이끌어 낼 수 있다.

(2) 리더십 특성이론Trait Theory of Leadership

20세기 초에서 1950년대에 이르기까지 리더십 연구는 리더가 갖춰야 하는 특성과 자질을 찾는 데 집중되고 있었다. 이와 같이 '어떠한 리더의 특성이 효과적인가'하는 관점의 연구들을 소위 리더십 특성이론이라고 부른다. 초기 연구자들은 효과적인 리더의 속성을 주로 신체적, 성격적, 사회적인 특성이나 개인 능력 가운데에서 찾고 있었다.

이와 같은 초기 연구들은 리더와 리더가 아닌 사람을 비교하면서, 리더들의 공통적인 특성을 찾아가는 데 주력하였다. 그래서 생산현장의 반장처럼 공식적으로 리더라고 생각되는 사람들과 그렇지 않은 사람이 어떤 차이가 있는지를 비교해 보는 방법을 택하였다. 하지만 여기에서는 중요한 문제가 있었다. 공식적으로 임명된 사람들은 훌륭한 특성이 있기 때문에 리더가 된 경우도 있겠지만 리더가 되었기 때문에 생기는 특성들도 있을 수 있기 때문이다.

이처럼 리더와 일반 사람을 비교하는 방법으로는 특별한 결론을 도출하기는 어렵다. 게다가 초기 특성이론 연구자들은 리더십의 특성요인들과 효과적인 리더십 사이에 인과관계를 발견하지 못하였다. 그러나 1980년대에 들어오면서 리더십을 총체적으로 바라보게 되면서 리더가 갖추고 있어야 할 특성에 대한 관심이 다시 살아나기 시작하였다. 즉, 적절하게 적용된 연구방법과 새로운 접근방법에 의해서 리더의 특성과 리더십의 효과 사이에서 어느 정도의 상관관계를 찾아내게 되었으며, 실제로 저항력이나 성실성, 자신감과 같은 특성은 리더의 성공 가능성을 높일 수 있는 것으로 나타났다.

표 2-6 리더의 특성

구 분	내 용
신체적 특성	활동성, 정력, 외모, 차림새, 키, 몸무게 등
능력 특성	행정능력, 지능, 판단력, 지식, 기술적 능력, 어휘 구사력 등
성격 특성	성취동기, 야망, 적응력, 공격성, 민첩성, 반권위주의적 성격, 지배성향, 자기제어, 열정, 외향성, 독립성, 주도적, 직관력, 성실성, 객관성, 창의성, 일관성, 인내력, 책임감, 자신감, 유머감각, 스트레스 저항력 등
사회적 특성 (대인관계)	협동심, 대인관계 기술, 민감성, 명예나 인기 중시 성향, 사회성, 사회경제적 지위, 재치 등

(3) 리더십 행위이론Behavioral Style Theory of Leadership

20세기 중반을 전후한 시기는 인간의 행동과 관련된 학문분야의 전반에 걸쳐 행동주의와 과학적 방법론의 바람이 거세게 몰아친 시기였으며, 리더십 연구에서도 이러한 행동주의에 영향을 받은 연구들이 주종을 이루게 되었다. 이러한 연구들은 가장 효과적인 리더십 스타일, 즉 모든 상황에서 가장 효과적일 수 있는 리더십, 행위를 밝혀 보려는 시도들이 핵심을 이루고 있다.

① 배려와 구조중심

오하이오 주립대학의 리더십 연구팀은 리더십 스타일을 배려consideration와 구조중심initiating structure이라고 하는 두 가지 차원으로 구분하고 어떠한 스타일이 더 효과적인가를 분석하였다. 배려란 리더가 구성원들에게 보내는 우호적인 행동이나 구성원에 대한 다양한 관심을 의미한다. 구성원들을 지원해 주고 배려해 주는 행동을 취한다든지 구성원의 이해관계를 대변해주고 개방적인 의사소통을 보여주며, 적절하게 구성원들을 인정해 주고 동등하게 대우해 주는 행동을 취하는 것이다.

한편 구조중심은 조직의 공식적 목표를 달성하기 위해서 리더 자신의 역할과 구성원들의 역할을 조직의 구조 속에서 이해하는 것이다. 다시 말해 구성원들을 역할설정, 계획의 수립과 조정, 문제의 해결, 구성원들의 독려, 작업수준의 설정과 표준절차의 준수, 시한의 관리 등에 중점을 두는 리더십 스타일이다. 배려와 구조중심은 서로 독립적인 리더십 스타일처럼 보인다.

즉, 어떤 리더는 배려를 잘하지만 다른 리더는 구조화를 잘하고는 한다. 과연 어떠한 스타일이 조직의 목표달성에 도움이 되는가를 검증하기 위해서 많은 연구가 이루어졌지만 결론에 이르지는 못하였다.

② 과업지향 · 관계지향 · 참여형 리더십

비슷한 시기에 미시간 대학에서는 리더십 스타일을 과업지향, 관계지향, 참여형의 세 가지 유형으로 구분하였다. 성공적인 리더들은 구성원들에게 작업의 계획과 일정표의 작성이나 구성원들의 활동을 조정하고 지원하려고 노력한다. 이러한 리더십 스타일을 과업지향이라고 부른다. 이는 앞서 언급한 오하이오대 연구팀의 구조중심 스타일과 비슷한 개념이다.

다른 리더들은 대인관계를 손상시켜 가면서까지 무리하게 과업을 지향하지 않는다. 그보다 배려적이고 구성원들을 지원해 주고, 감독보다는 구성원 개개인이 달성해야 할 목표와 일반적 지침만을 주면서 실행은 자율에 맡긴다. 이러한 스타일을 참여형 리더십이라고 부르는데 권력을 분권화하고 공유하는 리더십이다.

미시간 대학교의 연구에서는 의사결정과정에 구성원들을 참여시킬 때에 구성원들의 성과가 더욱 높아지고 만족감도 커진다는 결과를 보고하였다.

③ 관리격자이론 Managerial Grid Theory

실제 현장에서 리더십은 서로 다른 스타일들이 섞여 있는 경우가 많다. 바로 이러한 점에 초점을 맞추어서 정리된 이론이 블레이크와 머튼 Blake & Mouton 의 관리격자이론이다. 이는 생산에 대한 관심 concern for production 과 인간에 대한 관심 concern for people 을 양쪽 축으로 놓고 마치 바둑판과 같은 9등급의 격자 格子 에 각자의 리더십 스타일의 정도를 표시한다. 그리고 그림에서와 같이 격자무늬의 중요한 다섯 군데에 무관심형, 과업형, 컨트리클럽형, 중간형, 팀형이라는 이름을 부여한다. 그림 2-5 참조

예를 들어서 컨트리클럽형 1,9형 이라고 한다면 일은 도외시하고 인간관계만을 중시하는 스타일이고 과업형 9,1형 은 일중심적인 스타일을 말한다. 여기에서 가장 바람직한 스타일은 생산과 인간관계를 모두 중시하는 팀형 9,9형 이다. 관리격자이론은 과업이나 인간관계를 모두 중시하여야 한다는 점을 부각시켰고 자신의 스타일의 정도를 실무적으로 분석하는 도구로 사용되었으며 훈련 프로그램으로 한동안 리더십 교육 프로그램의 주류를 이루었다.

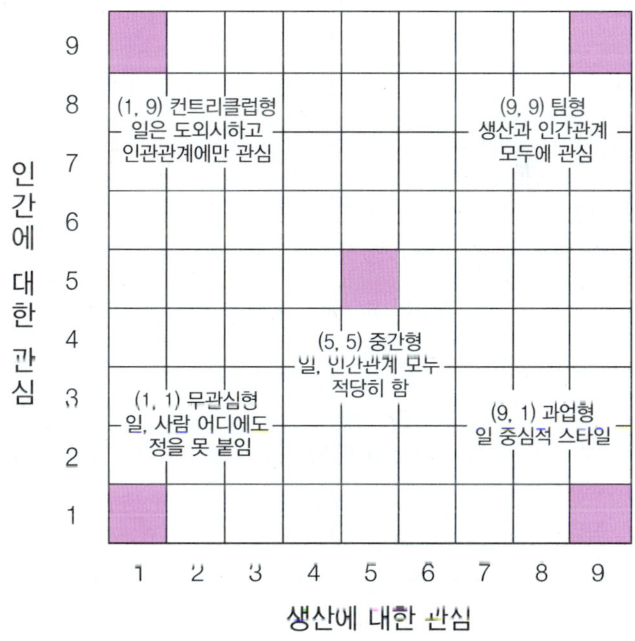

그림 2-5

관리격지이론

(4) 리더십 상황이론Contingency Theory of Leadership

1970년대에 와서 리더십의 특성이나 행위들이 서로 다른 상황의 리더들에 있어서는 다르게 적용된다는 점에 주목하게 되었다. 그래서 많은 연구자들은 주어진 상황 속에서 가장 효과적일 수 있는 특성, 기능, 행위가 무엇인지에 대해서 관심을 기울이기 시작하였다. 이를 상황이론contingency theory이라고 부르는데 이들은 구성원에 대한 리더의 영향력 정도는 주어진 상황에 따라서 다르게 적용된다고 가정하고 있다.

상황이론들은 구조중심 스타일이나 배려중심 스타일 중의 어느 하나가 더 우수하다는 것이 아니라 주어진 상황조건에 따라서 리더십의 효과가 다르게 나타난다고 주장한다. 이 때문에 리더십의 상황에는 어떠한 것이 있는지 그리고 특정 상황에서는 어떤 스타일이 더 효과적인지를 찾아보는 데 주력하였다.

피들러Fiedler의 리더십 상황모델은 상황을 고려한 최초의 리더십이론으로 알려져 있다. 피들러는 리더의 성격특성을 구분하기 위하여, 같이 일하고 싶지 않은 동료 LPC: Least Preferred Co-worker가 누구인가를 조사하는 설문을 만들고 이 결과에 따라서 과업지향적인 리더와 관계지향적인 리더를 구분하였다. 그리고 이러한 리더들이 직면하는 상황을 리더와 구성원간의 관계, 과업의 구조, 직위권력으로 구체화하였다. 다음 표는 이러한 세 가지 상황변수에 대한 정의이다.

표 2-7 리더십의 상황변수

상황변수	정 의
리더-구성원 관계	집단의 구성원들이 리더를 신뢰하고 좋아하며 그의 말을 기꺼이 따르려는 정도. 가장 중요한 상황변수가 된다.
과업구조	① 과업의 요구조건들이 얼마나 명백히 정해져 있는가 하는 것 (목표명료성) ② 어떤 과업을 수행하는 데 사용할 수 있는 과업수행 방법의 수 (목표-경로의 다양성) ③ 과업을 수행하고 나서 그 결과를 알 수 있는 정도 (검증가능성) ④ 과업에 대한 최적의 해답이나 결과가 존재하는 정도 (구체성)
직위권력	리더가 갖고 있는 직위에 집단구성원들을 지도하고 평가하고 상과 벌을 줄 수 있는 권한이 주어진 정도

세 가지 상황변수가 결합되면서 리더십을 발휘하는 상황은 8가지로 분류된다. 예를 들어 리더와 구성원간의 관계는 형성되어 있지만 구성원들에게 주어진 과업이 애매하고 리더가 별로 권력을 장악하지 못한 상황이라면 리더는 관계중심적 리더십을 발휘하는 것이 가장 바람직하다. 반면에 구성원들과의 관계가 별로 좋지 않고 과업의 구조도 애매하며 리더가 권력을 가지지 못한 상황이라고 한다면 과업중심 스타일이 효과적이다.

허쉬와 블랜차드Hersey & Blanchard의 리더십 상황이론은 리더십 수명주기이론으로 불린다. 여기서 리더십 스타일은 과업지향과 관계지향의 두 축으로 구분되며 구성원들의 성숙도에 따라서 네 가지 리더십 상황이 존재한다. 성숙도란 구성원들의 성취지향, 자신의 일에 대한 책임감, 업무와 연관하여 구성원들이 가진 능력과 경험의 결과이다.

결국 성숙도에 따라서 리더가 발휘하여야 할 리더십 스타일은 다르게 적용된다. 즉, 구성원들의 능력과 의지가 낮은 경우에는 관계지향적인 행위보다는 과업지향적인 행위를 보여주는 구체적인 지시와 감독이 필요하다.

반면에 구성원들의 능력은 별로 없지만 의지는 높은 경우나 능력은 있지만 의지가 약한 경우에는 관계지향적인 행위가 더욱 효과적이다. 마지막으로 구성원들의 능력과 의지가 모두 높은 경우에는 결정과 책임을 구성원들에게 위양하는 리더십의 발휘가 효과적이다.

1980년대 이후 리더십 연구는 주목할 만한 변화가 있었다. 첫째, 기존의 특성이론, 행위이론, 상황이론을 총체적으로 고려하면서 리더가 가지고 있는 특성의 의미를 재해석하고 리더의 행동 및 리더십을 발휘하는 상황과 통합하려는 시도가 나타나고 있다.

둘째, 새로운 리더십 개념이 등장하게 되었다. 카리스마 리더십, 변혁적 리더십, 수퍼리더십 등의 신선한 개념들이 새롭게 정의되고 정착되기 시작한 것이다.

셋째, 리더십의 발휘가 리더 중심의 시각에서 벗어나 조직 구성원 개개인까지 확대되면서 셀프리더십이나 임파워먼트 등의 개념이 등장하게 되었다.

표 2-8 변혁적 리더십과 거래적 리더십

구 분	요 인	내 용
변혁적 리더십	카리스마	리더는 바람직한 가치관, 존경심, 자신감들을 구성원들에게 심어줄 수 있어야 하고 비전을 제시할 수 있어야 한다.
	개별적 관심	리더는 구성원들이 개인적 성장을 이룩할 수 있도록 그들의 욕구를 파악하고 알맞은 임무를 부여해야 한다.
	지적자극	리더는 구성원들이 상황을 분석하는 데 있어 기존의 합리적 틀을 뛰어 넘어 보다 창의적인 관점을 개발하도록 격려한다.
	분발고취	구성원의 노력에 대한 칭찬과 감정적으로 기운을 북돋아 준다거나 활기를 불어넣어 준다.
거래적 리더십	상황적 보상	리더는 구성원들에게 무엇을 해야 그들이 원하는 보상을 받을 수 있는지를 알려 준다.
	예외에 의한 관리	리더는 구성원들이 부여받은 임무를 수행하도록 하고 적절한 시기에 적절한 비용으로 목표가 달성될 때까지 간섭하지 않는다. (즉, 예외적 사건이 발생했을 때에만 간섭함)

변혁적 리더십 이론Transformational leadership theory은 이전의 모든 리더십 이론들을 거래적 리더십이라고 비판하면서 출발하였다. 이 때문에 변혁적 리더십의 개념을 정확하게 이해하기 위해서는 먼저 거래적 리더십에 대해 알아야 한다.

거래적 리더십transactional leadership에서 리더의 역할은 구성원들에게 리더가 원하는 결과가 무엇인지를 주지시키고 결과를 달성하면 어떠한 보상이 있는지를 보여주는 것이다. 즉, 리더가 원하는 결과와 구성원들이 원하는 보상이 서로 거래된다. 하지만 변혁적 리더십transformational leadership에서는 리더의 역할과 리더십 발휘의 과정이 전혀 다르게 나타난다.

변혁적 리더들은 구성원들에게 장기적 비전을 제시하고 그 비전을 달성하기 위해서 함께 매진할 것을 호소한다. 이러한 비전을 달성하기 위해서는 구성원 전체의 가치관과 태도가 변화되지 않으면 안 되며 전 구성원의 변혁의지를 통해서만이 미래의 비전을 공유하고 달성할 수 있게 되는 것이다. 특히, 변혁적 리더는 집단의 비전을 설정할 뿐만 아니라, 성취할 수 있다는 자신감을 고취시키고 구성원들의 조직에 대한 몰입을 강조한다.

이와 같이 변혁적 리더들은 자신이 가지고 있는 카리스마적인 특성과 구성원 개개인에 대한 개별적 관심, 구성원에 대한 끊임없는 지적자극과 격려를 통해서 구성원들의 의식과 가치관, 태도의 혁신을 추구한다. 그리고 거래적 리더들이 하는 것과 같이 개인적인 이해관계와 감정에 의존하는 것이 아니라, 분명히 지향하고 있는 가치로서 설득한다.

그렇다면 어떠한 리더가 좋은 리더인지 평가할 필요가 있다. 첫째, 변혁적 리더십과 거래적 리더십을 동시에 잘 발휘하여야 한다. 변혁적 리더십뿐만 아니라 구성원들에게 적절한 목표와 보상을 주는 거래적 리더십을 적절하게 사용할 줄 알아야만 훌륭한 리더가 될 수 있다.

둘째, 변혁적 리더십을 체계적이고 적극적으로 발휘하여야 한다. 먼저 리더는 구성원들이 원하고 있는 욕구를 확대하고 수준을 높여 주어서 상위 비전을 보여주어야 한다. 그리고 구성원들에게 자신감을 심어 주어 성공에 대한 확신을 주어야 한다. 이와 함께 변혁적 리더는 개인적 이해보다는 조직의 이익을 추구하고 조직 분위기 혁신을 주도하여야 한다. 이렇게 해야 구성원 개개인들의 몰입을 이끌어 낼 수 있기 때문이다.

2. 갈등관리

갈등이란 둘 이상의 개인이나 집단 또는 조직 사이에서 일어나는 현상으로 이들 간의 심리적 대립감과 적대적 행동을 내포하는 동태적인 과정이다. 다시 말해, 갈등이란 정책 결정 상황에 직면해서 정책 결정에 관여된 주체들이 정책 대안을 선택 또는 결정하는 데 있어서 제약을 받고 있는 상황이다. 갈등의 개념은 희소 자원의 배분, 목표, 가치, 인식 등의 차이로 인해서 발생하는 개인, 집단, 조직 간에 발생하는 심리, 행동 또는 그 양면에 일어나는 대립적 교호 작용으로 정의할 수 있다.

다양한 행위 주체들 간의 발생하는 갈등 현상은 부정적 측면만이 아닌 긍정적인 측면도 갖는다. 일반적으로 갈등의 기능에 관해서는 학자에 따라 크게 두 가지 시각이 존재해 왔다. 갈등을 바라보는 시각은 갈등의 원인을 파악함에 있어서나 갈등의 효과를 평가함에 있어 매우 중요한 준거점이 된다.

고전적 관점에서 갈등은 바람직하지 못한 것이며 제거되거나 해결되어야 한다. 고전적 관점의 학자들은 갈등이 부정적, 병리학적 상태로서 협동부족, 적대감, 두쟁, 붕괴, 파괴의 특성을 갖는다고 설명하고 있다.

갈등에 대한 연구 대상은 갈등의 원인을 제거하고 개선할 수 있는 합리적 수단을 찾는 것을 주 임무로 하고 있다. 갈등은 예외적이며 병리적인 것으로 받아들이기 때문에 이들은 갈등의 원인을 주로 개인이나 집단의 특성 탓으로 돌리고 있다. 전체 상황을 종합적으로 파악하여 구조적 요소로부터 갈등의 원인을 도출하기 보다는 개인이나 집단의 부적절한 활동 때문에 갈등이 발생한다고 본다.

그 결과 그들은 갈등 당사자들의 동기와 행동을 비합리적인 것으로 파악하며 갈등의 효과에 대한 평가도 부정적이다. 이들의 관점은 갈등이 개인과 집단에게 초래하는 심리적 불안정과 사회적 비용에 주목하고 있다. 폰디 Pondy, 1967는 갈등이 과도한 감정적 긴장에 따른 개인적 비용을 발생시켜 결국 개인에게 자기 파괴적이고, 지속되는 사회 시스템에 있어서는 역기능적인 역할을 수행한다고 설명한다.

그러나 근대적 관점에서는 갈등을 아주 자연스러운 현상으로 보고 갈등은 순기능을 수행하기도 하므로 경우에 따라서 갈등은 일정한 한계 내에서 고무되어야 한다는 입장이다. 갈등을 긍정적 사회 현상으로 인식하는 학자들은 갈등의 원인을 좀 더 구조적이며 사회적인 데서 찾는다. 갈등의 원인들은 전체 상황을 결정하는 구조적 요소들에서 발견되어야 한다고 설명하고 있다. 즉 희소 자원과 권력이 한정된 상황에서 상호 작용을 통한 갈등이 나타나는 것은 한 개인의 특별한 일탈이 아닌 당연한 결과라는 것이다.

위에서 언급한 갈등의 원인을 단순히 갈등 당사자 개인 혹은 집단의 특별한 성격 탓으로 돌리거나 반대로 사회의 구조적 요소 탓으로만 돌리는 것은 갈등의 진정한 원인을 왜곡시킬 우려가 있다. 또한 갈등의 효과를 긍정 혹은 부정과 같이 이분법적으로 파악하는 것 또한 매우 위험하다.

갈등의 원인은 상호 간의 신뢰와 같은 심리적 · 정서적 요소도 있지만 이해관계의 차이와 같은 구조적인 요소도 존재하기 때문에, 어느 하나의 시각만으로 갈등의 원인을 파악하는 것은 미시적이거나 거시적인 측면에서의 갈등 해결책만을 제시하게 될 우려가 있다. 올바른 평가 기준을 설정하고 이에 따라 과학적으로 갈등의 효과를 평가해야만 갈등의 긍정성을 극대화하고 부정성을 최소화할 수 있는 대책 수립이 가능할 것이다. 따라서 올바른 갈등관을 확립하는 것은 갈등의 합리적 관리를 위해서 매우 중요한 의미를 지닌다고 할 수 있다.

(1) 갈등관리의 정의

갈등관리conflict management란 갈등이 긍정적인 효과를 발휘하도록 갈등의 수준을 감소시키거나 증가시키는 행동을 말한다. 갈등에 대한 상호작용론적 견해에서는 갈등이 지나치게 높거나 낮은 경우가 있다는 것을 인정하고 있다. 갈등 수준이 지나치게 낮은 경우에 관리자는 갈등 수준이 높아지도록 순기능적 갈등을 조장할 필요가 있고, 반대로 높은 수준의 갈등은 부정적인 결과를 피하기 위하여 감소시키려는 노력이 필요하게 된다.

갈등관리 전략이 갈등 결과 중 순기능을 제고하는 것이라면 모든 전략이 성과의 영향과 정正적 관계를 가져야 하지만 실제로는 어떤 갈등관리방법을 활용하느냐에 따라 성과는 향상 또는 저하된다. 갈등관리에서 갈등은 어떻게 관리되는가에 따라 결과가 달라질 수 있다. 갈등관리방법으로는 문제해결, 상위목표의 제시, 자원의 증대, 회피, 무마 또는 완화, 타협, 전체적 명령, 인적 변수의 변경, 구조적 변수의 변경, 공동 적의 설정 등이 제시된 바 있으며, 갈등관리방법의 선택은 갈등 원인의 복합성으로 인하여 신중하고 적절하게 이루어져야 한다.

갈등은 사회 시스템과 조직 내의 특정 이익이나 과정과 관련이 있다. 정상적 관계 속에서도 다툼이나 분쟁은 흔하다. 예를 들면 일상생활에서 사람들은 실내 온도라든가 봉급 등과 같은 의견 불일치를 경험하고 있다. 이익 분쟁interest dispute은 자원 사용의 경쟁이나 지켜지지 않은 사회규범, 계약 파기 등에 의해 발생하기도 한다. 상업적인 관계에서는 정당하지 않은 금전적 이익 추구나 계약 위반, 상품이나 서비스의 질에 대한 불만족, 소비자권리 무시 등에서 문제가 발생할 수 있다. 그러나 개개인들은 경제적, 정책적 시스템의 근본적인 본질에 대한 질문 대신, 단지 특정 정책의 이행이나 정부 당국의 공평 여부만을 문제삼곤 한다.

이런 형태의 갈등은 기존의 우세한 사회규범의 적합성이나 가치, 제도 등에 대한 도전을 시도하지 않는다. 기존 시스템 내의 분쟁들은 기존의 규칙과 제도화 과정에 의해서 쉽게 마무리 지어질 수 있다. 그러나 그러한 문제들을 야기하는 원인들은 기존 시스템의 한 부분이며, 그러한 분쟁들은 일상 사회적 · 조직적 관계들의 일부분이다. 갈등관리에서 나타나는 문제점들은 불충분한 지식, 잘못된 인식, 선호의 차이 등에서 시작된다.

직장에서는 조직적 의견이나 지도자의 지침이 오해나 다툼을 해결할 수 있다. 때로는 제3자의 개입에 의한 의사소통이 작업장이나 가정 내 문제점들을 쉽게 해결하기도 한다. 한편 제재, 처벌, 중재재판 등과 같은 다른 처방전이 도입되기도 한다. 결론적으로 문제의 근본 원인이 시스템 내에서 발견될 때 분쟁은 쉽게 관리될 수 있다.

집단적 가치를 강조하는 문화권에서는 회피나 후퇴 등의 우회적인 갈등관리 방법들이 권장된다. 예를 들어 남태평양 섬의 한 부족은 전통적으로 부족의 생존이 가족과 공동체 구성원들의 긴밀한 협조에 달려 있으며, 타인에 대한 적대감의 명백한 표현은 공동체 전체를 위협하는 것으로 받아들이는 문화를 가지고 있다. 그러한 문화권 하에서는 회피 전략의 채택이 불가피하다. 다툼 자체가 가치가 없다고 생각하는 문화에서는 갈등이 무시된다. 따라서 강력한 반대자나 적대적인 환경에 처했을 때 사람들은 문제를 쉽게 제기하지 못한다.

이러한 상황에서는 사람들은 어떤 행동을 취했을 때 지불해야 하는 비용이 그렇지 않았을 때와 비교하여 매우 크다고 인식하거나 그러한 상황은 절대 바뀔 수 없다고 판단하면 희망을 아예 접어 버린다. 그러나 분노나 감정의 억제는 더욱 심각한 관계적 문제로 발전하기 때문에 이러한 회피는 긴장관계를 해결하는 건강한 전략이 아니다.

(2) 갈등관리 전략

갈등관리 전략이란 갈등을 관리하기 위하여 취해지는 제반활동을 말한다. 그러므로 갈등관리 전략에는 갈등을 낮게 하는 전략과 갈등을 높게 하는 전략이 포함된다. 이러한 갈등관리 전략은 한 번 조치를 취했다고 해서 지속되는 것이 아니라, 갈등의 당사자가 변화하고, 갈등문제의 이해가 변화하고, 그에 따른 갈등의 이해가 변화하기 때문에 과정적 차원으로 인식해야 한다. 갈등관리전략은 그 전략을 행사하는 자와 대상이 되는 상대방의 입장에서 주관적 판단의 개입소지가 있기 때문에 실행측과 대상측에서 차이가 존재할 수 있다.

갈등관리의 실제 상황에서는 어떤 한 전략만으로 이루어지는 경우는 없고 하나의 과정으로 이루어진다. 다만 상황에 따라 하나의 전략 적용으로 갈등해결이 되기도 하며 복합적인 전략 적용으로 갈등해결이 이루어지기도 한다. 단일전략의 강조보다는 혼합전략이 효과적이며 성공과 실패의 정의도 관심사와 이슈들에 친숙하고 일관성 있는 산출로

골격이 이루어져야 한다. 이러한 갈등의 관리는 두 가지로 나누어 볼 수 있다. 하나는 갈등이 너무 심해서 이미 역기능적인 역할을 하고 있는 갈등의 문제를 해결해야 하는 관리문제이고 다른 하나는 갈등이 너무 낮아서 갈등을 순기능적 수준까지 성공적으로 자극해야 하는 관리문제이다.

갈등관리 전략은 학자들에 따라 다양하게 전개되고 있으며 그 분류기준도 일정하지 않다. 갈등해결을 위한 주요 학자들의 견해는 다음과 같다.

(3) 마치March와 사이먼Simon의 갈등해결 방안

March와 Simon은 갈등의 해결방법을 논하면서, 조직이 집단간 갈등에 직접 개입하는 방법과 개입하지 않고 집단들에 맡겨버리는 비개입적 방법으로 나누어 고찰하였다.

① **개입적 방법**intervention approach : 조직이 집단간의 갈등에 직접 개입하는 것으로서 무마, 강압, 관심전환을 들고 있다. 무마는 공개적 충돌을 피하고 갈등상대 양측에 공동관심사를 구축하고 그에 따라 보상을 실시하는 것이다. 강압은 갈등 양측에 조직업무를 방해하면 처벌하겠다고 위협함으로써 갈등을 억누르는 방법이다. 관심전환은 집단들의 관심을 갈등에서 다른 쪽으로 돌리게 하는 것이다. 이 세 가지 개입적 방법은 증상처리법으로 불린다.

개입적 방법에는 이외에도 다양한 방법이 있는데, 갈등완화시책은 갈등을 어느 수준이나 범위에 한정시키는 규칙을 만들어 갈등을 봉쇄 또는 완화하는 방법이며 갈등원천제거시책은 갈등원인이 되는 중심인물을 속죄양으로 삼아 제거하는 방법이다. 한편 갈등원인이 조직구조에 있을 때에는 구조를 재편성하여 상호의존성을 줄이거나 공유되는 자원을 줄이거나 과업에 대한 책임을 재정립하거나 조직을 분권화하거나 갈등을 빚는 두 집단을 통합하는 방법을 사용한다.

② **비개입적 방법**non intervention approach : 비개입적 방법은 조직이 집단이 갈등에 개입하지 않고 갈등 당사자간에 맡김으로써 해결을 모색하는 방법이다. 비개입적 방법의 종류로서 문제해결, 설득, 협상과 정략이 있다. 문제해결은 갈등을 유발시키는 문제자체를 제거하려는 것이고 설득은 태도나 목표차이와 같이 규정화되지 않은 갈등에서 상대방과 목표의 차이를 줄이거나 공유하려는 것을 말한다. 협상은 당사자간에 양보와 획득관계로서 서로 교환을 통하여 중간지점을 얻으려는 것이며 정략

은 제삼자의 도움을 얻어 갈등을 해결하려는 비분석적인 방법이다. 비개입적 방법은 갈등자체를 무시하거나 관련집단 스스로 문제를 해결하도록 하면, 문제가 해결될 수 있다는 가정에 기반을 둔 것이다. 사이몬은 개인갈등 → 대인적 갈등 → 집단간 갈등 → 조직간 갈등에 이를수록 비분석적 방법이 사용된다고 했는데, 이는 공동결정의 필요성이 많기 때문이다.

(4) 조하리의 창Johari window

조하리의 창은 자신과 타인에게 투영되는 자기의 모습을 통하여 대인관계에서의 갈등요인을 설명하고, 그 해결방안을 제시하고 있다. 조하리의 창은 네 부분으로 구성되어 있으며 개방영역의 넓이가 가장 넓은 사람이 다른 사람과 갈등을 일으킬 가능성이 가장 적다. 조하리의 창에 의하면 대인관계에서 갈등이 발생하는 것은 숨겨진 자아, 무지의 자아 및 미지의 자아가 차지하는 부분이 크기 때문이다. 대인관계가 원활하지 못하고 갈등이 발생하는 것은 자기에 대해서 모르고 다른 사람도 모르는 부분이 크기 때문이다.

그러므로 자기가 모르고 있는 자아는 타인들로부터 피드백을 받아 이해의 폭을 넓혀 나가고 타인이 모르고 있는 자아는 자기노출을 통하여 개방된 자아를 넓혀 나간다면 대인관계가 원만해질 뿐만 아니라 개인간의 갈등이 발생할 가능성은 점차 줄어들 것이다. 즉 미지, 무지, 숨겨진 영역을 줄이고 개방영역으로 옮길 필요성이 있다.

표 2-9 조하리의 창

구 분	타인에게 알려진 부분	타인에게 알려지지 않은 부분
자신이 알고 있는 부분	1. 개방된 자아(open self)	2. 숨겨진 자아(hidden self)
자신이 모르고 있는 부분	3. 무지의 자아(blind self)	4. 미지의 자아(undiscovered self)

(5) 톰슨Edward Palmer Thompson의 갈등해결행동

톰슨은 갈등을 목표측면과 수단측면으로 나누어 갈등 당사자간에 목표와 수단에 대하여 각각 합의와 미합의로 나누어 갈등해결을 위한 행동방식과 조직구조를 연결하여 설명하였다. 톰슨은 공동결정의 필요성을 전제하고, 공동결정의 필요성이 많을수록 협상,

정치, 타협, 영감과 같은 비분석적 해결 방법을 사용하는 경향이 있고 이 필요성이 적을수록 문제해결, 설득, 계산, 판단과 같은 분석적 해결방법을 사용하는 경향이 있다고 보았다. 톰슨은 권력분산과 권력집중을 기준으로 하여 갈등의 해결방법과 조직구조 사이의 관계를 그림과 같이 표현하였다.

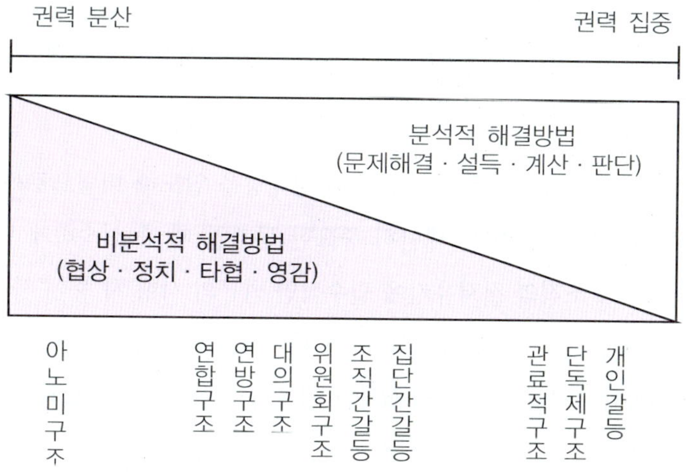

그림 2–6 톰슨의 갈등해결행동과 조직구조

(6) 루블과 토마스Ruble & Thomas의 갈등관리 전략

루블과 토마스는 갈등 당사자들이 갈등을 다루는 2차원 모형을 제시하였다. 여기서 2차원이란 협력성과 독단성의 차원을 말한다. 그들은 관리전략을 경쟁, 회피, 타협, 제휴, 순응의 다섯 가지로 나누었다.

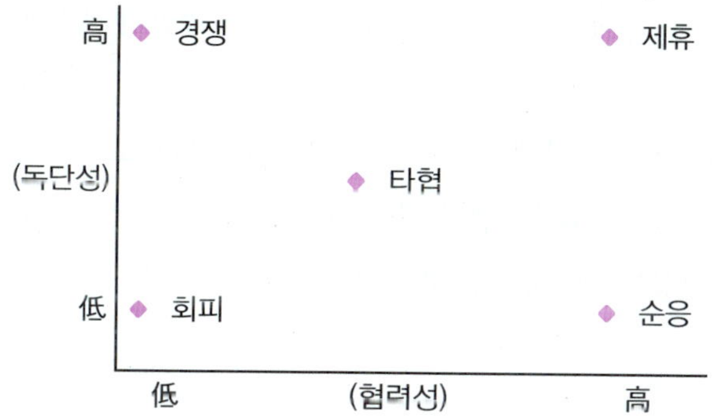

그림 2–7 토마스의 갈등관리전략

협력성이란 일방의 갈등 당사자가 상대방의 관심사를 충족시켜 주는 정도를 말하며 독단성이란 갈등 당사자 일방이 자신의 관심사만을 충족시키려는 시도를 말한다. 이러한 두 가지 차원은 다섯 가지 갈등처리전략들을 만들어 낸다. 이러한 전략 가운데 어느 것을 택하는 것이 좋은가 하는 것은 갈등의 상황요인에 따라 달라진다. 갈등의 상황요인으로서는 결정의 중요성, 갈등 당사자들의 권력, 조직에서의 지위 등을 들 수 있다. 각각의 갈등관리방식에 적절한 상황을 톰슨은 다음과 같이 제시하고 있는데, 각 전략들의 개념과 조치상황을 정리하면 다음과 같다.

경쟁이란 자신의 관심사를 충족시키기 위해 상대방을 압도해 버림으로써 갈등을 처리하는 전략으로 ① 양보할 수 없는 대단히 중요한 문제일 때 ② 신속하게 단호한 결정을 해야 하는 비상 시 ③ 조직의 질서유지에 필수적인 법규의 시행 시 등에 사용한다.

순응은 자신의 관심사는 버려두고 상대방의 관심사를 충족시키는 데 주력하는 전략으로서 ① 상대에게 압도되어 손실을 극소화할 필요가 있을 때 ② 화합과 안정이 특히 중요할 때 ③ 상대자가 잘못을 알게 하여 발전시킬 필요가 있을 때 등에 사용한다.

타협은 양측이 상호희생을 통하여 부분적으로 만족을 득하는 독단적이고 협력적인 전략으로서 가장 보편적인 갈등관리전략이라고 할 수 있다. 타협은 세력이 비슷한 쌍방이 상호 배타적인 목표달성에 종사하게 될 때, 복잡한 문제를 임시변통적으로 해결하려 할 때, 시간에 쫓기어 편법을 강구할 때에 사용한다.

제휴는 양측의 관심사를 모두 만족시키는 가장 이상적인 전략으로서 여러 사람의 견해와 통찰력을 모아야 할 때, 의견을 통합함으로써 관계자들의 협력을 얻을 수 있을 때, 쌍방의 관심사가 모두 고려되어야 할 정도로 중요하여 통합의 해결책을 마련해야 할 때 등에 사용한다.

회피란 양당사자들이 갈등문제를 다루지 않겠다는 전략으로서 의견이나 관심사가 반영될 기회가 없다고 생각할 때, 해결이 되는 것보다 그대로 두는 것이 유리할 때, 상대자의 흥분을 식히고 이성을 회복하도록 할 때 등에 사용한다.

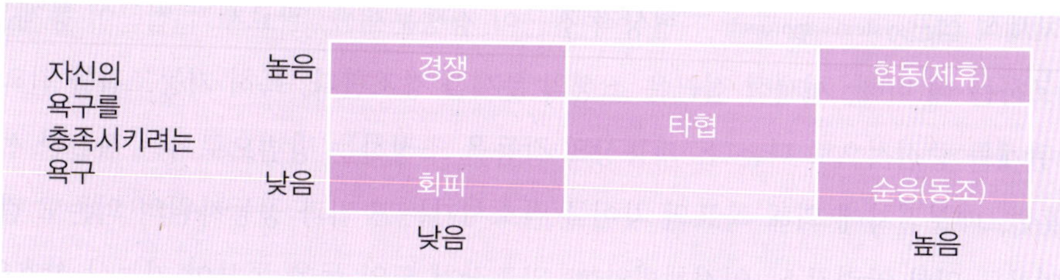

그림 2-8　상대방의 욕구를 만족시키려는 욕구

① **회피**avoiding : 갈등 상황으로부터 벗어나 버리는 것으로 사소한 문제이거나 자신의 욕구충족 기회가 없을 때, 혹은 사람들의 생각을 가다듬게 할 필요가 있을 때 선택

② **순응**accommodating, 동조 : 상대방의 주장을 받아들이는 것으로 자신의 결정이 잘못되었거나 상대방과 화합하고 조직의 안정과 사회적 신뢰를 중요시할 때 발생

③ **타협**compromising : 단정과 협력의 중간수준으로서 극단적인 전략을 피하는 것으로 당사자들이 동등한 권력을 보유하고 시간적 여유가 없을 때 발생

④ **경쟁**competing : 신속한 결단력이 필요한 경우나 인기 없는 조치를 실행할 경우

⑤ **협동**collaboration, 제휴 : 당사자 모두의 만족을 극대화하려는 win-win 전략으로 갈등을 긍정적인 현상으로 받아들이며 조직의 목표가 학습에 있고, 상대에 대한 신뢰가 나타날 경우, 다양한 관점과 정보를 바탕으로 한 통합적인 해결전략이 필요할 때 등에 발생

(7) 폰디Pondy의 갈등관리 전략

폰디는 갈등관리의 접근방법을 조직내의 하위단위들을 기준으로 협상적 접근, 관료제적 접근, 체제적 접근으로 나누어 고찰하고 있다.

① **협상적 접근**bargaining approach : 한정된 자원을 획득하기 위해서나 경쟁하는 이해관계집단의 갈등을 해소하기 위해서 유용한 자원의 양을 증가시키거나 경쟁집단들의 요구를 완화시키는 전략이다.

② **관료제적 접근**bureaucratic approach : 계층적 구조에서 상사가 부하를 통제하려 할 때 부하가 저항함으로써 갈등이 발생한다. 이를 해결하기 위해서는 개인적 통제를 비개인적 관료규칙으로 바꿀 필요가 있다고 하였다.

③ **체제적 접근**systems approach : 협상적 접근이 경쟁문제를, 관료제적 접근이 통제문제를 강조하는 데 비해, 체제적 접근은 조정의 문제를 강조한다. 특히 기능조직들 간의 수평적 관계를 중점적으로 다룬다. 기능상의 갈등을 조정하는 방법으로서는 적절한 선발, 교육훈련, 배분절차에 의해 목표의 차이를 감소시키는 방법과 공동자원의 의존도 감소, 의견일치를 위한 압력감소, 일정계획완화, 완충장치 도입 등을 통하여 기능상 상호의존도를 감소시키는 방법이 있다.

3. 관리자의 갈등관리 방안

(1) 갈등의 자극 전략

갈등의 자극전략이란 조직의 활력, 창의와 쇄신을 위하여 순기능적인 갈등을 적절히 조성하는 전략을 의미한다. 이러한 전략은 조직의 활력, 창의와 쇄신을 위해서 순기능적 갈등을 적절히 조성하여 조직에 이익이 되도록 해야 한다. 순기능적 갈등의 구체적인 조장방안은 다음과 같다.

① **의사전달경로의 변경** : 이는 커뮤니케이션을 이용하여 갈등을 조장하는 방법이다. 관리자는 표준화된 공식적 및 비공식적 의사전달경로를 의식적으로 변경시켜 갈등을 조장할 수 있다. 특정한 의사전달경로에 통상적으로 포함되던 사람을 일부러 제외하거나 본래 포함되지 않았던 사람을 새로 포함시키는 것은 의사전달경로 변경의 한 예이다. 의사전달경로의 변경은 정보의 재분배와 그에 입각한 권력의 재분배를 초래하기 때문에 갈등을 야기할 수 있다.

② **의사전달정보의 조작** : 이는 정보전달을 억제하거나 과다한 정보를 전달함으로써 갈등을 조장하는 방법이다. 정보과다로 인한 혼란은 갈등을 야기하며 조직구성원들의 정체된 행태를 활성화하고 창의성과 자율성을 일깨울 수 있다. 또한 의식적으로 모호한 정보나 위협적인 정보를 전달함으로써 갈등을 직접 야기할 수 있다. 이러한 방법은 모든 의사전달을 무비판적으로 받아들이는 무관심상태를 타파할 수 있다.

③ **이질감의 조성** : 이는 역할갈등이나 지위부조화 등으로 인한 개인의 내면적 갈등을 조성하여 조직상의 갈등을 유도하는 방법이다. 침체된 조직을 흔들어 활기를 띠게 할 수 있는 방법으로, 기존의 조직구성원들과는 가치관, 경험, 배경 등이 다른 사람을 한두 명 투입하는 것이다. 즉 조직 내에 새로운 사람을 투입하여 기존의 구성원들과 이질감을 조

성하여 갈등을 야기하는 것이다. 이를 통해 조직의 침체된 분위기를 깨뜨리고 조직에 새로운 변화와 활력을 일으키도록 할 수 있다.

④ **경쟁유도** : 조직내 단위 부서나 집단들간에 경쟁적인 상황을 조성함으로써 갈등을 일으키는 하는 방법이다. 계선 조직과 참모 조직을 적절히 다루어 갈등을 조장하거나, 조직구성원을 이동시키거나 직위간의 관계를 재설정함으로써 갈등을 조장할 수 있다. 사람의 이동과 직위간 관계의 재설정은 관련된 조직단위와 동질성을 와해시키고 의사결정권을 재분배하여 상호감시기능을 확대시켜 갈등을 야기할 수 있다.

(2) 갈등의 예방 전략

갈등의 예방 전략이란 아직 발생하지는 않았지만, 앞으로 발생할 가능성이 충분한 역기능적 갈등을 미연에 방지하려는 전략이다. 그 구체적인 방법으로는 다음과 같은 것들이 있다.

① **균형된 자세의 유지** : 높은 합법적 지위를 지니고 있는 기능분야의 전문가로서 여러 사람을 평가하는 조정역할을 하는 사람은 작입집단간의 요구에 균형된 자세를 견지할 수 있기 때문에 다른 사람들보다도 훨씬 맡은 바 일을 효과적으로 수행할 수 있다.

② **상호의존성에 입각한 조직 변경** : 갈등은 사람들이 직업적 유사성 대신에 상호작용의 필요에 따라 집단화된다면 상당한 정도 피할 수 있게 된다. 이를 위해서는 조직을 구성하는 일부 요인의 교체나 또는 새로운 요인의 추가, 그리고 기본적인 구조의 개편 등 조직상의 배열을 적극적으로 변동시킴으로써 갈등상황을 제거할 수 있다.

③ **불필요한 경쟁의 회피** : 비용 및 예산통제, 수익극대화, 성과측정 및 성과에 따른 책임 등과 같은 조직상황은 조직성원과 집단들간의 경쟁을 촉진시킨다. 따라서 조직에서는 불필요한 제로섬zero sum 게임을 회피함으로써 갈등발생을 방지할 수 있다.

④ **공동의 적 실정**identifying a common enemy : 갈등상태의 집단들은 공동의 적, 즉 경쟁조직이나 조직내 제3의 집단 등에 대항할 힘을 합치기 위해 그들의 견해 차이를 재빨리 좁힐 수 있다. 이와 같이 외부의 위협이 집단내부의 응집성을 강화시키며 그에 대한 효과적인 내서를 위해 집단간의 차이를 잊게 만든다. 공동의 적을 실정하는 방법이 성공을 거두기 위해서는 자기의 집단이 위협을 피해야 하며 공동노력이 필요하다고 인식해야 한다.

(3) 갈등의 해소 전략

전통적인 갈등관리는 바로 갈등의 해소를 의미하는 것이었기 때문에 갈등을 연구한 문헌에는 갈등해소방법을 처방한 것들이 대단히 많다. 그러나 그 내용을 자세히 검토해 보면 상이성보다 유사성이 더 큼을 알 수 있다. 같은 방법을 다른 말로 표현한 것, 그리고 같은 방법들을 통합해서 설명하거나 세분해서 설명한 것이 많다. 이미 발생한 역기능적 갈등은 해소해야 하는데, 그 구체적인 방법으로는 다음과 같은 것들이 있다.

① **문제 해결**problem solving : 이는 갈등을 일으키고 있는 당사자들이 직접 접촉하여 갈등의 원인을 공동으로 해결하게 하는 방법이다. 목표의 합의는 이루어져 있고, 다만 어떻게 해결책을 강구하느냐 하는 경우로서 당사자들이 협동적인 문제해결능력을 가지고 있을 때 이 방법이 효율적일 수 있으며, 새로운 쇄신적 대안을 창출할 수 있다.

② **상위목표**super ordinate goal**의 설정**: 갈등을 일으키고 있는 당사자들이 공동으로 추구해야 할 상위목표를 설정함으로써 갈등을 완화시킬 수 있다. 상위목표는 갈등상태에 있는 행동주체들이 모두 추구하기를 원하는 것이지만 어느 하나의 행동주체가 단독으로는 성취시킬 수 없는 것이어야 한다. 행동주체들의 개별적인 목적추구에서 빚어지는 갈등은 상위목표가 제시되면 상당히 완화될 수 있을 것이다.

③ **자원의 증대**expansion of resources : 자원의 증대는 희소자원의 획득을 위한 경쟁에서 초래되는 갈등을 해소하는 가장 효과적인 방법이라고 할 수 있다. 희소한 자원에 공동으로 의존하는 행동주체들이 서로 더 많은 자원을 차지하려고 갈등을 일으킬 때 자원을 늘려버리면 어느 당사자도 패자가 되지 않고 모두가 승자가 될 수 있다.

④ **회피**avoidance : 회피는 단기적으로 갈등을 완화할 수 있는 방법이다. 갈등을 야기할 수 있는 의사결정을 보류하거나 갈등상황에 처한 당사자들이 접촉을 피하도록 하는 것이나 갈등행동을 억압하는 것 등이 회피의 방법에 해당한다. 회피는 갈등의 원인 또는 갈등상황을 제거하는 것이 아니므로 근본적인 갈등 해소방법이라고 할 수 없다.

⑤ **완화**smoothing : 완화는 갈등 당사자들의 차이를 호도하고 유사성이나 공동이익을 강조함으로써 갈등을 해소시켜 보려는 방법이다. 완화는 당사자들의 이견이나 상충되는 이익과 같은 차이를 억압하고 유사성과 공동이익을 전면에 부각시키는 기법이므로 회피

방법과 상위목표제시방법을 혼합한 것이라고 볼 수도 있다. 완화는 갈등을 야기하는 당사자들의 차이를 제거하지 않기 때문에 잠정적이고 피상적인 갈등해소방법이다.

⑥ **전제적 명령**authoritative command : 이는 공식적 권한을 가진 상사가 명령에 의해 부하들의 갈등을 해소시키는 방법으로서 갈등 당사자 간의 합의를 전제로 하지 않는다. 당사자는 상사의 결정에 찬성하지 않더라도 정당한 명령에 복종하지 않을 수 없는 것이다. 그러나 이 방법은 원인이 제거되지 않고 단지 갈등행동만을 해소시킬 뿐이다.

⑦ **강압** : 강력한 압력을 가함으로써 갈등을 해소하는 방법이다. 여기에는 강력한 힘을 가진 경쟁자를 이용하거나, 권위를 가진 사람 또는 중재인이나 조정자를 이용한다.

⑧ **갈등 당사자의 태도 개조** : 갈등을 일으키거나 일으킬 가능성이 있는 사람들의 인적 변수를 변화시킴으로써 갈등을 예방 또는 해소시킬 수 있다. 당사자의 태도를 바꾸는 방법은 단기적인 노력으로 사람들의 태도를 바꾸기는 어렵기 때문에 시간과 비용이 많이 드는 방법이다. 태도 변화를 촉진하는 데 쓰이는 주된 수단은 교육훈련이다. 행동과학의 발전과 더불어 개발 · 보급되고 있는 이른바 실험실 훈련의 기법들이 태도 변화 훈련에 많이 쓰이고 있다.

4. 동기부여

조직학에서 연구되는 인간관이론의 주를 이루어 온 것은 동기부여이론이다. 조직 구성원들의 직무동기를 어떻게 관리할 것인가 하는 문제가 주된 관심의 대상이 되어 왔다. 동기부여의 차이는 인간의 행태를 이해하고 예측하는 데 있어서 중요한 고려사항이 된다. 동기부여이론을 연구할 때 동기부여과정의 어떤 부분 혹은 요소에 초점을 두느냐에 따라 다양한 방법으로 연구하고 있다. 인간행태의 본질에 대해 다양한 철학적 성향이 수반되기 때문에 동기부여에 관한 통합된 정의가 발전되어 있지는 않다.

동기부여의 의미를 분명히 이해하기 위해서는 동기motive와 동기부여motivation의 용어를 구별할 필요가 있다. 동기는 인간의 욕구needs, 즉 인간이 경험하는 결핍에서 비롯된 필요 또는 갈망을 의미하는 것이라 할 수 있고, 동기부여는 이 욕구가 어떤 자극에 의해 행동으로 나타나는 과정을 의미한다. 동기가 정태적이라면 동기부여는 동태적인 성질을 담고 있다.

동기부여의 핵심 내용은 욕구needs · 충동drive · 목표goal로 이해될 수 있다. 이들의 관계는 순환과정에 따르며, 이것이 동기부여의 순환과정이다.

첫째, 욕구는 한 마디로 '필요한 것'으로 정의될 수 있다. 항상성의 의미에서 욕구는 생리적 · 심리적 상태의 불균형이 일어났을 때 발생한다. 예를 들어 몸의 세포에 수분이 부족하면 갈증이 생긴다. 심리적 부족을 느낄 때도 생리적 욕구와 마찬가지로 심리적 욕구를 가진다. 욕구는 정태적 상태에 있는 것으로 동태적 성격을 갖는 충동과는 다르다.

둘째, 충동이란 필요한 것을 얻도록 촉진시키는 힘이다. 동기를 주로 내면적 충동이라 하며, 충동과 동기 두 용어는 상호 교체적으로 사용되기도 한다. 그러나 충동은 방향성이 부족하다는 측면에서 목표와는 다르다. 충동은 행동지향적이며 목표달성을 위한 추진력을 제공한다. 이 추진력은 동기부여의 순환과정 중 핵심이 된다.

셋째, 목표는 욕구를 감소시키고 충동을 완화시키는 단계이다. 목표성취는 생리적 · 심리적 형평을 회복시키고 충동을 중지시킨다. 결국 결핍과 필요에 의해 욕구 충동이 일어나 목표성취로 충족되며, 그 후 다시 결핍으로 욕구가 발생하는 순환을 거친다. 그러나 실제 동기부여의 순환과정을 관찰하기는 어렵다.

(1) 동기부여 이론

동기 분류의 기준은 다양하지만 가장 보편적 동기부여 이론은 내용이론content theories과 과정이론process theories으로 분류된다. 동기부여의 실체가 무엇인가를 밝히는 데 중점을 두는 측면과 동기부여의 과정에 초점을 두는 측면에 따라 두 입장이 달라진다.

(2) 내용이론

내용이론은 인간의 동기가 어떻게 부여되는지에 관심을 갖고 욕구와 그 욕구에서 비롯되는 충동, 욕구의 배열, 유인 또는 달성하려는 목표 등을 설명한다. 내용이론이 동기부여의 실체를 밝히려 한 이론이라는 면에서 이를 실체이론이라 부르기도 한다. 내용이론은 개인 행태에 영향을 주는 요인이 무엇인지를 파악하는데 초점을 두며, 어느 특정한 시간의 관점에서 개인을 파악하려고 하기 때문에 정적인 성격을 갖는다.

내용이론의 핵심은 대개 인간의 욕구이다. 즉 인간이 경험하는 욕구의 유형과 관련하여 동기의 성격을 규명하려는 이론들이 내용이론의 주를 이룬다. 따라서 내용 이론을 욕구이론으로 봐도 무방하다. 고전적 욕구이론인 합리적 · 경제적 인간모형, 인간관계론적 욕구이론인 사회적 인간모형, 성장이론의 인간모형 등이 내용이론의 범주에 속한다.

표 2-10 여러 가지 내용이론

Taylor	합리적 · 경제적 인간관
Mayo	사회적 인간관
Schein	복합적 인간관
Maslow	성장이론 : 욕구계층이론(생리, 안전, 소속, 존경, 자아)
Murray	명시적 욕구이론 – 학습된 욕구(방향, 강도, 환경)
Alderfer	생존 · 관계 · 성장(ERG)
Herzberg	욕구충족요인이원론(불만–위생, 만족–동기)
McGregor	X이론(불신), Y이론(신뢰)
Argyris	미성숙인, 성숙인
Likert	착취적 권위, 온정적 권위, 협의적 참여, 참여집단
McClelland	성취동기, 친교, 권력
Mackman, Oldham	직무특성이론(기술다양성, 직무정체성, 직무중요성, 자율성, 환류)

1) 매슬로우Maslow의 욕구단계이론

매슬로우는 임상경험에서 얻은 자료와 여러 유파의 심리학적 연구를 종합하여 동태적 통합이론이라 일컬어지는 욕구단계이론을 발전시켰다. 매슬로우는 인간 행동은 욕구에 의해 동기가 유발되는 것이며, 이러한 인간 욕구는 일련의 단계 내지 계층별로 배열될 수 있다고 보았다. 즉, 인간의 욕구는 최하위단계의 생리적 욕구로부터 안전의 욕구, 소속과 애정의 욕구, 존경의 욕구 및 최상위단계인 자아실현의 욕구에 이르기까지 그 중요성에 따라 계층을 이루고 있다는 것이다. 하위단계의 욕구가 어느 정도 충족되면 다음 단계의 욕구를 추구하게 되는 것이며, 이미 충족된 욕구는 인간 행동을 유발하는 요인으로서의 기능을 상실한다는 것이다.

매슬로우에 의하면 인간의 욕구는 가장 기본적인 생리적 욕구부터 최고 수준인 자기실현 욕구까지 계층으로 되어 있으며, 각 계층의 범주에는 많은 종류의 욕구가 포함된다.

① **생리적 욕구** : 생리적 욕구는 모든 욕구에 대해 가장 우선하는 비학습된 인간 본래의 욕구이다. 의 · 식 · 주와 관련된 원초적 욕구가 이에 해당한다. 생리적 욕구는 자기보존을 위한 욕구이다. 직무상황에서 보면 의 · 식 · 주 해결을 가능하게 하는 기본임금, 안락한 사무실과 작업장, 좋은 식당과 휴게실, 좋은 직장 주위환경 등에 대한 욕구가 해당된다.

② **안전 욕구** : 생리적 욕구가 충족되고 나면 그 다음 단계의 욕구인 안전 욕구가 동기화된다. 안전욕구는 인간행태를 지배하는 욕구로서 위험과 사고로부터 자신을 보호하여 안정을 얻으려는 욕구이며, 육체적인 것과 경제적인 것의 두 가지 유형이 있다. 직무상황에서 보면 안전한 작업장시설, 부가급부, 신분보장, 선임순위의 인정 등에 대한 욕구가 이에 해당된다.

③ **소속 욕구** : 세번째 단계인 소속 욕구는 사회적 교제를 통하여 소속감을 느끼고 우정을 나누고 싶어 하는 욕구를 말한다. 인간은 소속감과 사랑의 욕구를 위협받을 때 정신 건강에 영향을 받으며 빈번한 결근, 낮은 생산성, 낮은 직무만족, 정서장애, 높은 스트레스를 초래하게 되어 조직목적을 좌절시키는 방향으로 처신하게 된다. 애정적 욕구는 성적 욕구와는 구별되며 사회적 욕구라고 불리기도 한다.

④ **긍지 · 존경 욕구** : 네번째 단계는 긍지와 존경욕구이다. 인간은 긍지를 가지고 다른 사람들로부터 존경을 받으려 하는 욕구를 가지고 있다. 스스로 자긍심을 가지려 하는 욕구와 다른 사람들이 자기를 존경해 주기 바라는 욕구가 긍지와 존경욕구에 포함된다. 긍지와 존경에 대한 욕구의 충족은 사람에게 자신감을 주고, 이 세상이 자기를 필요로 하며, 자기가 강하고 유능한 사람이라는 느낌을 갖게 한다. 한편 이 욕구의 충족은 실력을 바탕으로 한 온당한 기초 위에서 이루어져야 더욱 건강한 것이 될 수 있다.

⑤ **자기실현 욕구** : 마지막 단계인 자기실현 욕구는 자아발전을 위해 자신의 잠재력과 재능을 극대화하려는 욕구로서 각자의 역할과 관련되어 있다. 자기실현 욕구에 충만한 사람은 문제해결능력과 자발성이 증가되며, 창의적이고 개혁적인 방법을 이용할 수 있고, 사생활에 대한 욕구도 증가된다.

욕구단계이론에는 몇 가지 강점이 있다. 우선 상위욕구의 중요성을 강조한다. 기존에는 보수, 승진, 근무시간 같은 하위의 동기부여요인만을 중시했으나 매슬로우에 의해 자율성, 책임, 도전 같은 상위 동기부여요인의 중요성이 인식되었다. 다음으로 개인 간의 격차를 시사한다. 관리자들이 부하를 관리할 때 동기부여를 제대로 하려면 사람마다 격차가 있다는 것을 염두에 두어야 한다. 그러나 욕구단계이론에는 비판도 많다.

실제로 욕구의 단계나 그 순서가 확실하지 않기 때문이다. 하위욕구가 충족되었을 때 상위 욕구가 발로될 것이라고 하였지만 상위욕구가 충족되지 않을 때 하위 욕구가 발로되는 욕구의 퇴행 현상은 간과되었다. 또한 한 단계의 욕구충족이 자동적으로 다음 단계의 욕구를 동기부여요인으로 만드는 것이 아니다. 충족되지 않은 욕구가 반드시 중요한 동기부여요인이 되지는 않는다. 마지막으로 인간의 욕구 계층이 항상 고정되어 있는 것은 아니며, 우선순위가 개인별로 바뀔 수도 있다는 점이다.

2) 앨더퍼C. P. Alderfer의 ERG이론

앨더퍼의 ERG 이론은 허즈버그Herzberg의 이론과 마찬가지로 매슬로우의 욕구계층의 이념을 근거로 발전된 것이며, 개인욕구를 실증연구에 부합되게 수정한 것이다. 매슬로우의 욕구단계설을 수정한 것으로 생존 욕구, 대인관계유지 욕구, 성장 욕구의 3 단계 욕구로 나누었다. 앨더퍼는 세 가지 욕구를 상위 욕구와 하위 욕구로 구분하였으나 욕구의 단계를 내세우지는 않았다. 상위욕구와 하위 욕구가 모두 동기부여요인으로 작용할 수 있다고 보았다. 이른바 좌절 · 퇴행적 접근법이다. 이론의 특징을 살펴보면 다음과 같다.

생존 욕구는 배고픔 · 목마름 · 주거 등과 같은 생리적이고 물질적인 욕구들이며, 조직에서는 보수, 부가급부, 안전한 직무수행을 위한 물리적 환경 등에 대한 욕구가 이 범주에 속한다. 즉 매슬로우 이론의 생리적 욕구와 안전 욕구의 일부가 이에 해당한다. 관계욕구는 타인과의 인간관계에 관련된 욕구이며, 이런 욕구를 가진 사람들은 사회 환경이 자기에게 어떻게 관련되어 있는가에 주된 관심을 둔다

매슬로우 이론의 안전 욕구 일부, 애정적 욕구, 그리고 긍지와 존경 욕구의 일부가 이에 해당한다. 마지막으로 성장 욕구는 창조적 업무 노력이나 개인적 성장 노력과 관련된 욕구이며, 욕구의 충족은 개인능력을 충분히 활용하도록 요구하는 업무와 새로운 능력개발을 요구하는 업무에서 이룩된다. 매슬로우 이론의 자기실현 욕구와 존경 욕구의 일부가 이에 해당한다. 이상의 욕구에 대해서 앨더퍼는 중요한 가설을 제시하고 있다.

앨더퍼의 이론은 매슬로우의 이론처럼 생존 욕구에서 관계 욕구 · 성장 욕구로 계층적으로 향상된다고 하였지만, 다음과 같은 차이점 때문에 보다 현실적이고 실효성 있다.

첫째, 욕구단계이론에서는 한 단계의 욕구충족이 다음 단계의 욕구갈망을 진행시키는 데 비하여만족, 진행 접근방법, ERG 이론에서는 한 단계의 욕구충족이 다음 단계의 욕구갈망을 진행시킬 뿐만 아니라 욕구가 충족되지 못하고 좌절될 경우에도 후퇴하여 이전단계 욕구의 갈망을 진행시킨다좌절, 후퇴 접근방법. 둘째, 욕구단계이론과는 달리 ERG 이론은 하나 이상의 욕구가 같은 시점에서 동시에 충동될 수 있다는 점을 밝히고 있다. 그러나 이론의 한계로는 개인차를 고려하지 못하였다는 점이 지적된다.

3) 맥그레거McGregor의 X 이론과 Y 이론

맥그레거의 X 이론은 통제중심의 전통적 이론이고 Y 이론은 조직목표와 개인목표의 조화를 꾀하는 이론이다. 그는 전통적 관리체제를 정당화시켜 주는 인간관을 X 이론Theory X으로 규정짓는다. X 이론에서는 인간은 본래 일하기를 싫어하며 가능하면 일을 하지 않는다. 아울러 대개 인간은 야망이 없고 책임을 회피하며 행동할 바를 다른 사람이 시시해 주기를 바란다. 뿐만 아니라 인간은 안전을 원하고 변화에는 저항적이다. 게다가 인간은 자기중심적으로 타고 났으며 조직의 요구에는 무관심하다는 가정을 한다.

맥그레거는 인간본질에 관한 X 이론은 그릇된 것이라고 비판하면서, X 이론에 입각하여 지시 · 통제위주의 관리전략을 펴는 경우에 상위욕구의 충족을 원하는 현대인에게 동기부여를 하지 못할 것이라고 주장하였다.

반면 맥그레거의 Y 이론은 인간의 성장 측면에 착안한 새로운 관리체제를 뒷받침해 주는 인간관이다. X 이론이 매슬로우가 말한 욕구단계 중 하위욕구에 치중되어 있는 반면, 이를 대체하는 새로운 Y 이론은 비교적 상위욕구를 중요시한다. Y 이론에서는 인간은 본성적으로 일을 즐기며, 정신적 · 육체적 노력을 일에 바치는 것은 놀이나 휴식처럼 자연스러운 것이라고 본다. 아울러 인간은 조직 목표의 달성을 위해 자기규제를 할 수 있으며, 조건만 갖추어지면 창의적으로 일에 임할 수 있다고 주장한다. 게다가 자기실현욕구나 존경욕구의 충족에 의하여 일할 동기를 얻게 되며,

이러한 욕구의 충족이 가장 중요한 보상이 된다. 마지막으로 인간은 여건만 적절하면 책임을 받아들일 뿐만 아니라 책임지기를 바란다고 가정한다. 따라서 Y 이론에서 요구

되는 관리전략은 인간의 잠재력이 적극 발휘될 수 있는 여건을 조성하는 것이다. 즉, 조직성원을 면밀히 감시하고 통제하는 것이 아니라 조직성원이 스스로의 노력을 조직의 성공에 지향시킴으로써 그들 자신의 목적을 가장 잘 달성할 수 있는 조건을 형성하는 것이다. 개인의 목표와 조직의 목표를 통합시키는 방법이 이용된다.

그러나 맥그레거는 X 이론을 비판하면서 Y 이론을 처방적으로 제시하고 있지만, 비판도 제기된다. 이 이론은 욕구 · 관리체계 모두를 양극화하는 우를 범했다고 비판받고 있으며 욕구의 복합적 발로와 상대적 충족, 관리지향의 복잡성을 간과하고 무리하게 단순화 · 양극화했다는 지적을 받는다.

Y 이론은 조직사회의 실제에서 적용되기 어려운 이상적 · 비현실적 내용을 담고 있다는 비판을 받기도 한다. Y 이론적 가정에 의하면 사회적 애정 욕구, 존경욕구, 자아실현의 욕구가 인간의 행동요인이며 인간은 성숙된 상태이다. Y 이론을 수용하는 관리자는 조직성원은 성숙된 인간이라는 입장에서 인간성을 존중하고 인간의 자율성과 자아발전에 바탕을 둔 관리를 한다. 맥그레거는 X 이론의 적용이 '당근과 채찍'에 의한 통제에 의존하고 있는 데 반하여 Y 이론은 자율에 입각한 조정이라는 점을 강조한다.

4) 허즈버그Herzberg의 욕구충족요인 이원론

허즈버그의 욕구충족요인 이원론에 따르면 인간은 한편으로 동물적 · 본능적 측면을 가지고 있어서 환경에서 오는 고통으로부터 회피하려는 성향이 있으며, 다른 한편으로는 고도의 정신적 측면을 가지고 있어서 성장을 추구하려는 성향을 가지고 있다고 한다. 허즈버그는 불만과 만족은 별개의 차원에 있으며 불만을 야기하는 요인과 만족을 주는 요인은 서로 다르다는 것을 강조한다.

동시에 불만요인의 제거는 소극적이며 단기적인 효과를 갖는 데 비하여, 만족요인의 충족은 적극적 · 장기적인 효과를 가진다는 점을 강조하였다. 뿐만 아니라 동기요인 또는 만족요인은 직무상의 성취, 직무성취에 대한 인정, 보람 있는 직무내용, 책임, 성장 또는 발전 등이다. 이러한 요인들은 직무행태에 지속적인 영향을 미친다. 동기요인은 직무와 사람 사이 관계에 관한 것으로 더 나은 지무수행을 위한 동기부여의 요인이 된다.

위생요인 또는 불만요인은 조직의 정책과 행정, 감독, 보수, 동료 및 상사와의 대인관계, 작업조건 등이다. 이러한 요인들은 직무수행 상황, 환경과 사람 사이의 관계에 관한 것으로 이를 개선하면 불만을 줄이는 데 도움이 된다. 그러나 이것이 직무행태에 미치는 영향은 동기요인의 경우보다 단기적이다.

매슬로우의 욕구계층 가운데 생리적 욕구 · 안전욕구 · 애정적 욕구 등이 이른바 위생요인의 범주에 해당된다고 할 수 있으며 긍지와 존경욕구, 자기실현욕구는 동기요인의 범주에 속한다고 할 수 있다. 허즈버그는 동기요인에 관계되는 인간적 욕구를 충족시키기 위해서는 조직 속에서 수평적 및 수직적으로 능력발휘의 기회를 더 많이 주고 일에 대한 책임과 자유를 확대시켜 자기통제를 할 수 있게 직무충실화가 이루어져야 한다고 주장하고 있다.

허즈버그에 따르면 동기요인과 위생요인으로 이원화되어 조직생활에서 만족을 주는 요소와 불만을 주는 요소는 서로 다르다. 위생요인불만요인에는 물리적 요인, 환경적 여건직무 외재적 성격, 동기부여의 필요조건, 회사의 정책 · 관리, 감독, 작업조건, 개인상호 간의 관계, 임금, 보수, 승진, 지위 등이 해당된다. 반면 동기요인만족요인에는 정신적 · 심리적 요인직무 내재적 성격, 동기부여의 충분조건, 책임감, 성장과 발전, 자아실현, 성취감, 인정감, 도전감 등이 해당된다.

욕구충족이론에 따르면 직무에 대한 만족감을 주는 요인과 직무에 대한 불만감을 주는 요인은 서로 명백히 구별되는 별개의 것이다. 불만요인의 제거는 단순히 불만을 없애는 소극적이고 단기적인 효과만 있으며, 동기를 유발시켜 사기를 높이기 위해서는 만족요인의 개선이 필요하다고 본다. 직원들은 자기실현을 할 수 있는 심리적 성장기회가 주어질 때 직무에 대해 만족한다.

반면에 위생요인은 그것이 충족되지 않을 경우는 조직구성원에게 불만족을 주지만 그것이 충족되더라도 조직구성원의 직무수행 동기를 유발시키지는 않는다. 즉, 불만요인을 성취하더라도 동기부여는 되지 않으며 생산성도 증대되지 않는다. 따라서 동기요인의 성취만이 생산성을 직접 향상시켜 주는 충분조건이 된다.

만족의 반대는 불만족이 아니라 만족이 없는 상태이며 불만족의 반대는 만족이 아니라 불만족이 없는 상태이다. 수평적인 직무확장은 불만요인을 제거해 주지만 수직적 확장 · 권한 · 위임 · 책임성과 자율성 보장을 의미하는 직무충실은 만족요인을 제고시켜 조직의 생산성에 기여한다.

표 2-11 욕구충족요인 이원론

위생요인(불만관련 요인)	동기요인(만족관련 요인)
사람과 직무 상황 또는 환경의 관계	사람과 사람이 하는 일 사이의 관계
① 조직의 정책과 행정 ② 감독 ③ 보수, 지위, 안전 등 ④ 대인관계 ⑤ 작업조건	① 보람 있는 직무(직무내용 자체) ② 직무상의 성취 ③ 직무 성취에 대한 인정(인정감) ④ 책임 ⑤ 성장(승진) 또는 발전

(3) 과정이론

과정이론은 어떤 과정을 통해 어떻게 동기가 부여되는가를 설명하는 이론이다. 과정이론은 동기부여 요인들이 교호작용하여 행동을 야기하는 과정을 설명한다. 내용이론들은 조직성원의 동기부여를 가능케 하는 직무관계요인들의 이해를 용이하게 하지만, 조직목표를 성취함에 있어서 왜 특별한 유형의 행태를 선택하는가에 대해 설명하지 못한다. 이러한 선택의 측면을 이해하기 위해서는 과정이론을 살펴보아야 한다.

과정이론은 인간의 욕구와 그에 대한 자극유인 등 동기부여의 기초 요인의 내용보다는 동기부여의 과정에 중점을 둔다는 점에서 내용이론과는 다르다. 그러나 양자는 밀접한 관련성을 가지며, 내용이론이 과정이론에 기초를 제공하고 있는 점은 간과할 수 없다.

1) 브룸Vroom의 선호-기대이론

기대이론은 욕구충족이 곧 동기부여라는 단순 논리에서 탈피하여 욕구충족과 동기부여 사이에 '기대'라는 인간의 지각변수를 첨가시킨 현대적 동기부여 이론이다.

기대이론은 욕구충족만족감과 직무수행의 관계에 있어서 직접적인 인과관계를 갖기 어렵다고 보고 욕구충족과 동기유발 사이에 인간만이 지니고 있는 어떤 주관적 평가과정이 개재되어 있다고 본다. 지각과정을 통해 동기 유발에 대한 개인 고유의 기대를 형성한다는 것이다.

브룸Vroom이 제시한 모형의 기본가설을 단순한 형태로 표현하면 다음과 같다. 직무를 수행하려는 동기힘는 개인이 미래의 결과들에 대해 갖고 있는 기대와 이 결과들 각각에 부여하는 가치유인가를 곱한 값의 총계와 함수관계를 이룬다는 것이다. 즉, 동기부여는 기대감E, 수단성I, 유인가V 곱의 함수라는 것이다.

표 2-12 여러 가지 과정이론

공평이론	Adams의 형평성이론 : 준거인물
기대이론	① Vroom의 선호-기대이론 : 동기=(유인가, 수단성, 기대) ② Porter와 Lawler의 업적-만족이론 ③ Georgopoulos의 통로-목표이론 ④ Atkinson의 기대이론
학습이론	① 행태주의 학습이론(Pavlov-고전적 조건화, Skinner-조작적 조건화) ② 인지학습이론 : Tolman ③ 사회학습이론 : Bandura
목표이론	Locke의 목표설정이론 : 난이도, 구체성

기대는 행동-결과의 연합으로 정의될 수 있다. 즉 기대는 어떤 행동을 하면 어떤 특정한 결과를 초래할 것이라고 개인이 믿고 있는 정도를 말한다. 행동에 대한 보상의 가능성에 관련된 신념이라고 할 수 있다.

이론적으로 기대치는 수학적 확률에 의해 0~1의 값을 갖게 되는데, 특정한 행동에 의해 어떤 결과가 일어날 것이라고 믿을 수 없는 경우에 0의 값을 가지며, 어떠한 행동에 의해서 일정한 결과가 일어날 것이 확신할 때 1의 값을 갖게 된다. 대개의 경우 기대치는 이 두 극단치의 사이에 놓이게 된다. 최근에는 이 기대라는 개념이 두 개의 하위개념으로 나뉘어 설명되고 있다.

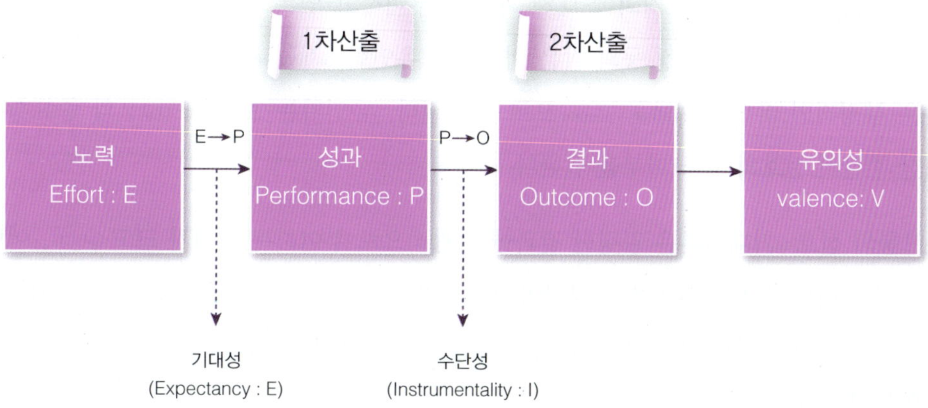

그림 2-9 기대치와 수단성

일정한 행동이 바라는 결과를 낳을 것이라는 일반적 기대는 다음과 같이 구성된다.

첫째, 노력이 성과의 원인이 될 것인지에 대한 사람들의 기대로서 노력 → 성과기대 effort → performance expectancy, E → P와 둘째, 성과가 결과의 원인이 될 것인지에 대한 사람들의 기대로서 성과 → 결과기대 performance → outcome expectancy, P → O로 구분된다. E → P 기대는 노력을 통해서 바라는 성과 수준에 도달할 수 있으리라는 신념을 말한다. E → P 기대치가 높은 경우를 예로 들면 판매원이 방문하는 가정의 수를 늘리게 되면 판매량이 바라는 만큼 증가되리라고 보는 경우를 들 수 있다.

끝으로 P → O 기대는 특정한 수준의 직무성과가 어떤 결과를 가져오리라는 신념 또는 예기를 말한다. P → O 기대치가 높은 경우를 예로 들면 판매원이 생각하기에 판매량이 일정한 수준으로 증가되면 승진 또는 보너스의 가능성이 높아진다고 보는 경우이다.

이 두 가지의 기대치는 각각 관련될 확률이 전혀 없다고 지각하는 0의 값에서부터 확실할 때의 1의 값에 이르기까지 그 사이의 어떤 값을 지닌다. 두 가지 형태의 기대치들을 곱하는 방식으로 조합하게 되면 전체기대치가 계산된다. 수단성instrumentality은 성과 1차 산출가 바람직한 보상2차 산출물을 가져다 줄 것이라고 믿는 주관적인 정도를 말한다예: 높은 근무성적(1차 산출물)이 자신이 승진(2차 산출물)하는 데 주요 수단이 된다고 판단하는 것; −1~+1 사이의 값이 존재.

유인가valence는 특정한 결과에 대해 개인이 부여하고 있는 가치 또는 선호도를 말한다. 이는 보상 · 승진 · 인정 등과 같은 적극적인 유인력positive valence과 압력과 제재 등과 같은 부정적인 유인력negative valence으로 구분된다. 유인가는 보상2차 산출물의 중요성에 대한 주관적 선호의 강도 여부를 말한다-n~+n.

브룸의 선호-기대이론은 일정한 결과에 주관적으로 부여하는 가치가 크고유인가, 어떤 행동이 그러한 결과를 가져올 개연성이 높다고 믿을 때기대 그 행동을 할 동기부여는 커진다고 설명한다. 결과의 가치 혹은 결과발생의 개연성 어느 하나만으로는 행동의 동기부여를 발생시키지 못한다.

어느 한쪽이라도 수학적으로 0이 되면 동기는 0이 될 수밖에 없다. 예컨대 어떤 사람이 승진하는 것에 큰 가치를 부여하더라도 그 자신의 높은 생산성이 승진을 가져올 가능성이 없다고 믿는다면, 그는 보다 많이 생산하려는 동기를 얻지 못할 것이다.

그런가 하면 승진이 자기 자신의 생산성에 달려 있다고 믿더라도 그 사람이 승진할 의향을 가지고 있지 않다면유인가 無, 생산성 제고의 동기는 역시 생겨나지 않을 것이다. 그러나 이 이론은 측정이 복잡하고 주요 구성요소의 조작적 정의에 일관성이 부족하여 시간의 변화에 따른 동적 모형으로는 한계가 있다는 지적을 받는다.

그럼에도 브룸의 이론은 노력-성과의 연계와 성과-보상의 연계 가능성을 나타낼 수 있는 장점이 있으며, 어떻게 동기부여가 작용하는가를 이해하기 위한 준거틀을 제공하고 있고, 관리자들에게 부하들의 행위 방향을 설명해 준다는 점에서 매우 유용한 이론으로 평가되고 있다.

[핵심문제 정리]

1. 공식적 합리성보다 조직 내 비공식 구조를 강조하는 자연적 조직관의 초기 모형은?

인간관계론은 공식적 합리성보다 조직 내 비공식 구조를 강조하는 자연적 조직관의 초기 모형이다.

2. 환경은 그것에 가장 적합한 조직을 선택한다는 가설 하에 조직 무리의 동형화 현상에 집중한 이론은?

조직군 생태론은 환경이 그것에 가장 적합한 조직을 선택한다는 가설 하에 조직 무리의 동형화 현상에 집중한 이론으로 현대적 조직이론에서 자연적 조직이론의 한 종류이다.

3. 일명 군대식 조직으로 업무의 결정과 실행을 담당하는 부서들만 있는 조직형태는?

라인조직은 일명 군대식 조직으로 업무의 결정과 실행을 담당하는 부서들만 있는 조직형태이다.

4. 조직의 효과성을 관리하는 모형 중에서 이윤과 생산성에 가장 중점을 두는 것은?

합리적 목표 모형은 조직의 효과성을 관리하는 모형 중에서 이윤과 생산성에 가장 중점을 둔다.

5. 리더십은 타고나는 것이라고 보는 이론은?

특성이론은 리더십은 타고나는 것이라고 보며 행위이론은 리더십도 훈련을 통해 길러질 수 있다고 본다. 반면 상황이론은 리더가 처한 상황에 따라 리더십이 다르게 나타날 수 있다고 본다. 관리격자이론은 행위이론의 한 종류이며 피들러의 이론은 상황이론의 한 종류이다.

Chapter 02.

보건의료자원의 관리

학습 목표

- 보건의료인력의 종류와 수급현황에 대해 인지한다.
- 보건의료시설의 종류와 전망에 대해 연구한다.
- 보건의료장비 및 물자에 대해 인지한다.

1. 보건의료인력

우리나라의 보건의료인력은 보건복지부 장관의 면허를 받은 의사, 치과의사, 한의사, 조산사 및 간호사 등 의료인뿐만 아니라 약사법에 의한 약사와 한약사, 의료기사 등에 관한 법률에 의한 의료기사임상병리사, 방사선사, 물리치료사, 작업치료사, 치과기공사, 치과위생사와 의무기록사 및 안경사, 응급의료에 관한 법률에 의한 응급구조사, 의료법에 근거한 간호조무사 등이 포함된다. 하지만 실제적인 보건의료서비스를 제공하는 데 핵심요원이 의료인이라는 점에는 이견이 없다.

의사를 비롯한 보건의료관계 인력 양성에는 장기간의 준비기간과 많은 투자를 필요로 하기 때문에 그 수급 대책은 장기적인 목표 아래 수립되어야 하며, 또한 전체적인 보건의료 계획 내에서 이루어져야 한다.

2. 주요 보건의료인력 수급 현황 및 전망

보건의료인력은 국민의 건강과 생명을 다루는 특수한 직업인이므로 국가가 법으로 그 자격을 엄격하게 규정하고 면허 또는 자격 소지자가 아니면 보건의료 관련 행위를 할 수 없도록 규제하고 있다.

우리나라는 그 동안의 경제성장과 더불어 국민소득과 교육수준 및 생활수준이 향상됨에 따라 국민의 건강에 대한 관심 고조, 인구의 지속적인 증가와 평균수명 연장으로 인한 고령인구의 증가, 1989년 7월 1일부터 시행한 전국민의료보험 실시 등으로 인해 의료수요가 계속 증가하고 있다.

그 동안 정부의 보건의료인력 정책은 수요에 대응하는 적정인력을 양성하는 양적 관리에 치중해 왔으나, 앞으로는 의료인력의 질적 수준 제고 및 효율적인 활용방안에 중점을 두고 추진되어야 한다. 보건의료관계인력에 대한 양성기관 종류 및 입학정원은 아래와 같다.

표 2-13 보건의료관계 인력의 양성기관 및 2015년 입학정원

대학	학교 수(개)	정 원(명)
의과대학	41	3,058
치과대학	11	750
한의과대학	12	750
약학대학	35	1,700
간호대학(간호전문대학 포함)	203	19,183

표 2-14 연도별 주요 보건의료인력 면허등록 상황

(단위 : 명)

연도	의사	한의사	치과 의사	약사	조산 사	간호사	간호 조무사	의료 기사	의무 기록사	안경 사	응급 1급	응급 2급
1990	42,554	5,792	9,619	37,118	7,643	89,032	143,760	44,841	2,123	10,260	-	-
1991	45,496	6,120	10,137	38,396	7,862	95,335	143,760	49,482	2,486	11,627	-	-
1992	48,390	6,839	11,285	39,564	8,012	101,140	152,966	53,980	3,061	12,018	-	-
1993	1,518	7,569	12,180	40,779	8,150	107,883	162,047	56,680	3,564	12,682	-	-
1994	54,406	8,179	12,939	42,037	8,262	114,320	177,252	61,448	4,270	13,819	-	-
1995	57,188	8,714	13,681	43,269	8,352	120,415	188,714	65,961	4,681	14,671	-	146
1996	59,379	9,299	14,371	44,577	8,447	127,145	195,289	69,751	5,349	15,946	346	507
1997	62,609	9,289	15,383	45,820	8,516	133,920	207,484	75,512	6,142	16,995	934	1,024
1998	66,431	9,914	16,126	46,998	8,590	141,094	218,718	81,529	6,811	18,220	1,504	1,482
1999	68,204	10,706	16,878	47,425	8,662	151,326	231,280	87,829	7,399	19,305	2,279	2,013
2000	71,045	11,481	17,748	49,538	8,733	160,301	242,262	94,432	7,645	20,168	3,032	2,429
2001	73,826	12,084	18,580	50,773	8,807	170,852	254,622	101,858	8,151	21,308	3,738	2,976
2002	78,162	13,549	19,600	53,124	8,881	181,786	272,101	109,049	8,818	22,564	4,329	3,514
2003	78,559	13,564	19,788	52,399	8,714	191,254	304,024	116,172	9,277	23,615	4,890	4,003
2004	81,914	14,348	20,727	53,537	8,628	202,012	321,152	124,638	10,140	24,652	4,999	4,410
2005	85,284	15,200	21,566	54,845	8,657	213,647	340,375	134,373	10,825	26,001	5,528	4,935
2006	88,776	16,016	22,367	56,234	8,685	224,142	362,020	144,052	11,429	27,417	6,043	5,372
2007	91,393	16,661	23,114	57,285	8,587	235,682	382,722	154,172	12,448	28,712	6,589	5,815
2008	96,013	17,473	23,912	58,363	8,565	246,838	406,366	164,913	13,630	30,237	7,132	6,413
2009	98,360	18,333	24,627	59,717	8,603	258,566	438,176	176,003	13,630	30,237	7,980	7,144
2010	101,569	19,097	25,425	61,114	8,614	270,393	470,954	187,417	15,390	33,334	8,720	7,690
2011	104,332	19,846	26,087	62,245	8,562	282,656	508,113	199,538	16,453	34,791	9,616	8,239
2012	107,221	20,600	26,791	63,647	8,528	295,254	539,962	212,069	17,689	35,934	10,577	8,789
2013	109,500	21,287	27,396	63,292	8,422	307,797	571,736	225,912	18,821	37,225	11,594	9,831
2014	112,407	22,007	28,123	63,150	8,382	323,041	601,941	240,496	20,663	38,482	12,742	11,182
2015	115,976	23,178	28,942	65,510	8,387	338,629	619,322	255,364	21,679	39,914	13,956	12,747

자료 : 보건복지부 면허관리시스템 등록 현황(사망자 제외), 시 · 도 자료 취합(간호조무사), 2016

표 2-15　국가별 보건의료인력 비교

지표 연도별		인구 1,000명 당 활동의료인 수			
		의사	간호사	치과의사	약 사
한국 1)	'01	1.4	3.2	0.31	-
	'02	1.5	3.4	0.33	-
	'03	1.6	3.5	0.34	0.61
	'04	1.6	3.8	0.36	0.61
	'05	1.6	3.9	0.37	0.63
	'06	1.7	4.0	0.38	0.64
	'07	1.7	4.2	0.39	0.63
	'08	1.8	4.3	0.40	0.64
	'09	1.9	4.4	0.41	0.64
	'10	2.0	4.7	0.43	0.66
	'11	2.0	4.7	0.43	0.68
	'12	2.1	4.8	0.44	0.65
	'13	2.1	5.2		
주요 선진국	일 본	2.3('12)	10.04('11)	0.77('10)	1.54('11)
	미 국	2.6('13)	10.60('07)	0.60('08)	0.87('10)
	스웨덴	4.0('12)	10.80('06)	0.80('09)	0.76('10)
	독 일	4.1('13)	11.37('11)	0.80('11)	0.62('11)
	프랑스	3.1('13)	7.70('07)	0.64('12)	1.05('11)
	영 국	2.8('13)	8.57('11)	0.54('12)	0.66('11)
	핀란드	3.0('13)	10.32('11)	0.79('10)	1.11('10)
OECD 평균('13)		3.2	9.1	0.64('10)	0.76('10)

주 : 1) 한국은 의사의 경우 한의사 포함. 간호사의 경우 간호조무사 포함
자료 :「건강보험심사평가원 월별 요양기관현황」,「OECD Health at a Glance 2014」

1. 의사

우리나라의 의료인력 수급정책은 1970년대 중반까지 의료시장에 자율적으로 맡겨두었으나 1970년대 후반부터는 경제성장 위주의 개발전략 정책에서 사회복지를 병행하는 정책으로 방향을 전환함에 따라, 1977년 제4차 경제개발5개년계획부터 의료인력 수급문제를 정책 과제로 다루게 되었다. 1977년에는 의과대학 입학정원이 14교에 1,380명이었으나, 1978년 이후 의료보험 실시에 따른 의료수요 증가에 대처하기 위하여 의사인

력 공급을 확대한 결과 2006년 이후로는 41개교에 3,058명 수준을 유지하고 있다. 한편 이공계 활성화 등을 위한 제도로 2005년부터 의학전문대학원 제도를 도입하여, 당시 41개 의과대학 중 일부 대학이 의학전문대학원을 신설하였으나, 현재에는 공중보건의 공급 감소 및 이공계 인재들의 의학계로 이탈 등으로 2013년부터 다시 의과대학으로 전환하는 추세이다2019학년도 기준 의학전문대학원 잔류 5개교.

2015년도 말 의사 면허자 수는 115,976명이고, 인구 천 명당 활동 의사 수한의사 포함는 2.2명으로 아직은 OECD 평균 3.2명에 비해 상대적으로 다소 부족한 실정이나 의사인력에 대한 수요는 노인요양보험제도 실시 등 보건의료정책 및 국민의료이용 형태의 변화에 따라 많은 영향을 받게 될 것이므로 이러한 요인들을 감안하여 의사인력의 적정 공급 수준을 유지할 계획이다. 아울러 의사인력의 양적 관리와 함께 의사국가시험 및 면허제도 개선 등을 통한 의사인력의 질적 수준 제고 및 의사인력의 효율적 활용방안을 중점적으로 강구할 예정이다.

표 2-16 취업형태별 의사 수(한의사 제외)

(2015.12.31 기준)

구 분	계	종합병원	병 원	의 원	보건기관
취업자 수 (구성비)	95,076명 (100.0%)	40,120명 (42.2%)	15,361명 (16.1%)	37,361명 (39.4%)	2,157명 (2.3%)

2. 전문의

전문의는 의사면허를 가진 자로서 「의료법」 제77조 및 「전문의의 수련 및 자격인정 등에 관한 규정」에 의거하여 보건복지부장관이 지정하는 수련병원기관에서 인턴 1년가정의학과 제외과 레지던트 4년가정의학과, 결핵과, 예방의학과 3년의 수련과정을 이수한 자로서 대한의사협회에서 시행하는 해당 전문의 자격시험에 합격한 후 보건복지부장관으로부터 전문의 자격을 인정받은 자이다.

2015년도 말 전문의 자격등록자는 26개 전문과목에 88,749명사망자 제외으로 전체 의사의 76.5%에 이르고 있다. 이와 같이 전문의가 전체 의사에서 차지하는 비율이 점차 높아지고 전문의의 개업이 보편화됨에 따라 의료자원의 낭비 및 국민의료비의 급증 등 의료자원의 효율적인 활용이라는 측면에서 많은 문제점이 제기되고 있다.

표 2-17 연도별 전문의 현황

(단위 : 명, %)

구 분	2002	2003	2004	2005	2006	2007	2008	2009	2010	2011	2012	2013	2014	2015
의사 수	78,162	78,559	81,914	85,284	88,776	91,393	95,013	98,360	101,569	104,332	107,221	109,500	112,407	115,976
전문의 수	52,700	54,870	57,506	59,385	62,189	64,079	66,937	70,347	73,489	76,379	79,508	82,160	85,262	88,749
비 율	67.4	69.8	70.2	69.6	70.0	70.1	70.4	71.5	72.4	73.2	74.2	75.0	75.9	76.5

3. 치과의사

2015년도 말 현재 치과의사 수는 28,942명이다. 인구대비 치과의사 수는 선진국 수준 주요 선진국의 인구 천 명당 활동 치과의사 수는 0.64명 정도이나, 우리나라의 경우는 0.44명임 에는 못 미치고 있으며, 의사 직종과 마찬가지로 지역적인 불균형의 문제가 발생하고 있어 중·장기적인 인력추계 및 수급계획이 필요한 시점이다. 다만, 향후 치과의사의 공급은 국민소득 증가 등으로 인한 치과의료 수요증가 요인, 치과 전문의제도 도입 등 인력수급 변동요인이나 실제 치과의료 시장의 상황 등을 전반적으로 감안하여 적정수준의 인력이 공급될 수 있도록 신축성 있게 대처해 나갈 계획이다.

치과의사 전문의 제도는 치과진료의 분야별 전문화를 통하여 치의학발전에 기여하고 의료서비스의 질 향상과 국민의 진료선택권 등 치과의료 이용의 편익을 증진하기 위해 10개 전문과목 구강악안면외과, 치과보철과, 치과교정과, 소아치과, 치주과, 치과보존과, 구강내과, 구강악안면방사선과, 구강병리과, 예방치과 등 에 대해 실시하고 있다.

4. 한의사

우리나라의 한의사 수는 2015년도 말 현재 23,178명으로, 의사·치과의사와 마찬가지로 대학교육을 통해서 배출되고 있는 우리나라의 고유 의사 인력이다. 한의과대학은 1979년도에 3개 대학에서 2015년 말 현재 11개 대학 및 1개 한의학전문대학원에 입학정원 750명으로 증가되었다. 또한 2007년 당시 대통령공약사항으로 한·양방 협진과

한의학의 과학화 · 세계화를 위해 국립부산대학에 한의학전문대학원을 설립하였다. 한의사 인력은 의사인력과의 관계 등 그 특성상 적정인력을 정하기가 어려울 뿐 아니라 건강보험 적용범위가 제한되어 있어 수급 추계를 위한 기초자료가 극히 미흡하여 의료이용량의 변화를 예측하기가 매우 어려운 실정이다. 한의사 인력의 수급은 앞으로 한약사의 증가, 한방의약분업 등 관련 정책의 변화로 인한 수급변동요인을 고려하고, 한방의료수요에 대한 기초자료의 확보가 가능한 시점에서 전반적으로 재검토할 계획이다.

한의사 전문의는 한방의료의 분야별 전문화를 통하여 한의학의 발전을 이룩하기 위하여 질병별 치료영역을 특화하였다. 이를 위해 1999년 12월 15일 '한의사전문의의 수련 및 자격인정 등에 관한 규정'을 제정 · 공포하였으며, 같은 해 규정에 대한 시행규칙을 제정 · 공포하였다. 현재 한방내과, 한방부인과, 한방소아과, 한방신경정신과, 침구과, 한방안 · 이비인후과 · 피부과, 한방재활의학과 및 사상체질과 등 8개 전문과목이 설치되어 있다.

5. 간호관계 인력

간호관계 인력은 조산사, 간호사, 간호조무사로 나눌 수 있다. 조산사가 되고자 하는 자는 간호사 면허를 가지고 보건복지부장관이 인정하는 의료기관에서 1년 동안 조산의 수습과정을 마친 자 또는 보건복지부장관이 인정하는 외국 조산사의 면허를 받은 자로서 조산사 국가시험에 합격한 후 보건복지부장관의 면허를 받아야 하며, 2015년 말 현재 조산사는 8,387명이 등록되어 있다.

간호사는 상병자 또는 해산부의 요양상의 간호 또는 진료의 보조 및 대통령령이 정하는 보건활동에 종사함을 임무로 하고 있으며, 2015년도 말 현재 우리나라 간호사는 338,629명이다. 인구 천 명당 활동 간호사간호조무사 포함는 5.2명으로 OECD 국가 평균 9.8명에 비하면 부족한 실정이다. 2013년 기준, OECD Health Data, 2015

간호사는 의료기관의 수요에 따라 활동자 수가 결정되며, 현재 활동자 수는 158,247명'15.12월 말 건강보험심사평가원 등록 기준으로 면허자의 46.7%정도가 의료기관에 고용되어 있는 것으로 나타나고 있으나, 실제 의료기관에서 근무하고 있는 인력은 이보다 많을 것으로 판단된다. 학교, 연구소 등 의료기관 이외의 기관에 취업하고 있는 간호인력 등을 감안하면 실제 간호사 직종의 취업률은 이보다 높을 것으로 판단하고 있다.

하지만 의료기관 간호사 부족현상 등을 고려할 때, 경력단절 유휴 간호인력을 활용하는 방안을 모색할 필요가 있다. 이를 위해 보건복지부는 2015년부터 간호인력 취업지원 사업을 실시하고 있다. 간호사 중 특정분야에 교육과 훈련을 받고 실무경력을 쌓은 자에 대해서 2000년부터 전문간호사 자격제도를 운영하고 있다.

전문간호사제도는 국민의 의료서비스 기대수준의 상승에 부응하면서, 해당 분야에 보다 비용 효과적이고 전문적인 간호서비스 제공을 목적으로 하는데, 노인, 응급, 산업 등 13개 분야로 확대되고, 실무경력 및 자격시험 시행 등 자격기준이 강화되었다.

간호조무사는 특성화고등학교, 간호조무사양성소국 · 공립병원 내 설치, 간호학원, 평생교육시설에서 양성이 가능한 간호보조인력으로, 간호업무의 보조와 환자진료의 보조에 관한 업무를 수행하는 것을 그 임무로 하고 있으며, 의료기관, 특히 의원급 의료기관 및 만성기병상요양병원, 정신병원에서도 간호사 대신 간호조무사를 충당할 수 있어 향후 의료현장에서의 간호조무사 인력수요는 증가할 것으로 보인다.

의료법 개정으로2015.12.29. 간호인력의 체계적 업무 수행을 위해 간호사와 간호조무사의 업무를 구체화하였다. 또한 간호조무사의 엄격한 질관리를 위해 자격인정을 시 · 도지사에서 보건복지부장관으로 변경하고, 간호조무사 훈련교육기관에 대한 지정평가 인증제도, 보수교육, 자격신고제 등 제도개선의 근거를 마련하여, 전 국민들에게 양질의 보편적인 보건의료서비스를 제공할 수 있도록 하였다. 보건복지부는 의료법 하위법령 개정을 통해 제도개선사항을 구체화하여 2017.1.1.부터 시행하고 있다.

우리나라는 미국 등 다른 선진국들이 RN registered nurse, LPN licensed practical nurse, NA nursing aids로 세 종류의 간호인력체계를 갖는 것과는 달리 간호사와 간호조무사라는 두 종류의 인력체계로 구성됨에 따라 여러 문제가 야기되어 왔다Jung, 2014. 의원급에는 거의 대부분 간호조무사만 근무하여 간호인력이 공간적으로 분리되고, 그에 따라 업무가 중첩되고 직무 갈등이 생기는 등, 두 집단 간의 갈등이 심화되었다. 이에 따라 인력체계를 개편하고 전문화를 꾀하는 방안을 모색 중이다.

6. 의료기사 등

의료기사 등에 관한 법률에서는 의사 · 치과의사의 지도하에 진료 또는 이화학적 검사에 종사하는 자를 의료기사로, 의무에 관한 기록을 주된 업무로 하는 자를 의무기록사로, 시력보정용 안경의 조제 및 판매를 주된 업무로 하는 자를 안경사로 각각 규정하고 있으며, 의료기사의 종류에는 임상병리사, 방사선사, 물리치료사, 작업치료사, 치과기공사 및 치과위생사가 있다.

의료기사 인력의 향후 수급추계 연구 결과, 노인인구 및 요양병원 증가로 인해 물리치료사 등 의료기사 중 일부 직종은 현장에서의 수요가 끊임없이 늘어날 전망이어서, 앞으로도 유망한 직종으로 예상되고 있다.

우리나라는 그동안 경제성장과 더불어 국민소득과 교육수준 및 생활수준이 향상됨에 따라 국민의 건강에 대한 관심 고조, 인구의 지속적인 증가와 평균수명 연장으로 인한 노령인구의 증가, 그리고 1989년 7월 1일부터 시행한 전국민의료보험 실시로 의료수요가 계속 증가하고 있다. 날로 증가하는 보건의료수요에 대응하는 적정 서비스 공급과 이를 위한 의료 인력의 확충은 국민복지차원의 필수불가결한 요소이다. 면허를 받은 의료인력의 현재 취업상황정보 부재, 자질 향상을 위한 보수교육의 낮은 이수율 등 보건의료인의 면허관리체계가 부실하여, 2009년 7월부터 면허자의 사후관리체계 마련을 위해 정부, 의료계, 학계 등에서 참여하는 협의체를 구성 · 운영하였다.

그 결과 의료법령 개정을 통해 의료인이 2012년 4월부터 3년을 주기로 보수교육 이수후의 실태와 취업상황 등을 신고하는 면허신고제도가 시행되었다. 동 제도 시행 후 1년간 일괄신고'12.4.29~'13.4.28를 실시하였으며, 향후 신규면허취득자는 면허발급일로부터, 면허신고자는 면허신고일로부터 매 3년마다 신고하는 정기 신고체계로 전환되었다. 의료기사 직종 등은 2014년 11월부터 시행되어 일괄신고 접수하였으며'15.1.6~'15.11.22, 면허신고제를 통해 보건의료인의 실태를 파악하고 보수교육을 강화해 나갈 계획이다.

그 동안 정부의 보건의료인력정책은 수요에 대응하는 적정인력을 양성하는 양적 관리에 치중해 왔으나, 앞으로는 의료인력의 질적 수준 제고 및 효율적인 활용방안에도 역점을 두고자 한다.

표 2-18 2015년 의료인 면허신고 현황

면허종류	면허보유자1)	의료기관 근무자2)	신고건수	신고율	
				면허 보유자 대비	의료기관 근무자 대비
계	456,989	297,118	356,711	72,5%	105,5%
의사	106,670	95,076	97,557	91,5%	102,6%
치과의사	26,669	23,540	24,942	93,5%	106,0%
한의사	20,460	19,246	19,489	95,3%	101,3%
간호사	294,750	158,247	213,892	72,6%	135,2%
조산사	8,440	1,009	831	9,8%	82,4%

주 : 1) 면허 보유자 : 2012.4.28 이전 면허 발급자 수(일괄신고 대상자), 사망자는 제외(보건복지부)
2) 의료기관 근무자 : 건강보험 요양기관 상근 및 등록 인력(건강보험심사평가원, 2016)

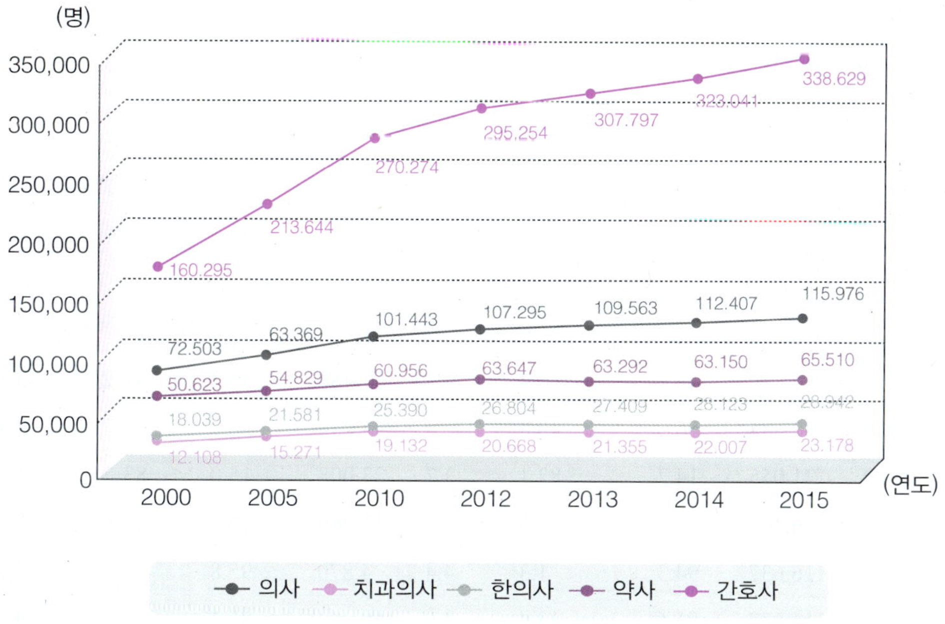

그림 2-10 의료 인력의 변화 추이

2015년 면허 의사 수는 2014년보다 3.2% 증가한 115,976명이며, 치과의사는 2.9% 증가한 28,942명, 한의사는 5.3% 증가한 23,178명, 약사는 3.7% 감소한 65,510명, 간호사는 4.8% 증가한 338,629명이다.

표 2-19 의료 인력의 증감 현황

(단위 : 명, %)

구 분	2000	2005	2010	2012	2013	2014	2015(증감율)
의 사	72,503	85,369	101,443	107,295	109,563	112,407	115,976(3.2)
치과의사	18,039	21,581	25,390	26,804	27,409	28,123	28,942(2.9)
한 의 사	12,108	15,271	19,132	20,668	21,355	22,007	23,178(5.3)
약 사	50,623	54,829	60,956	63,647	63,292	63,150	65,510(3.7)
간 호 사	160,295	213,644	270,274	295,254	307,797	323,041	338,629(4.8)

주) ( )는 전년대비 증감률
자료 : 보건복지부 의료지원정책과, 「면허관리시스템」.

2015년 병원, 의원 · 조산원, 보건소 등에 종사하는 종사인력은 2010년보다 약 25.5% 증가한 557,488명이며, 이중 55.3%는 병원, 41.2%는 의원 · 조산원, 3.6%는 보건소 등에 종사하고 있다.

표 2-20 의료 인력의 종사 현황

(단위 : 명, %)

구 분	2010년				2015년			
	종사자수	구성비			종사자수	구성비		
		병원	의원 · 조산원	보건소		병원	의원 · 조산원	보건소
합 계	444,379	49.1	46.4	4.5	557,488	55.3	41.2	3.6
의 사	82,384	56.3	40.8	2.9	94,233	58.9	8.7	2.4
치과의사	21,055	14.2	82.1	3.7	23,008	15.0	83.3	1.7
한 의 사	16,307	12.5	80.9	6.6	18,969	16.8	78.0	5.2
약 사	116,637	94.3	1.3	4.4	4,870	95.8	1.0	3.2
간 호 사	116,637	81.6	13.4	5.0	159,252	86.1	9.8	4.0
기 타	204,126	33.3	61.9	4.8	257,156	40.5	55.8	3.7

주) 보건소는 보건소 및 보건지소, 보건진료소 포함. 기타는 의료기사, 간호조무사 등임.
자료 : 보건복지부 의료지원정책과, 건강정책과, 건강보험심사평가원「요양기관 현황보고」

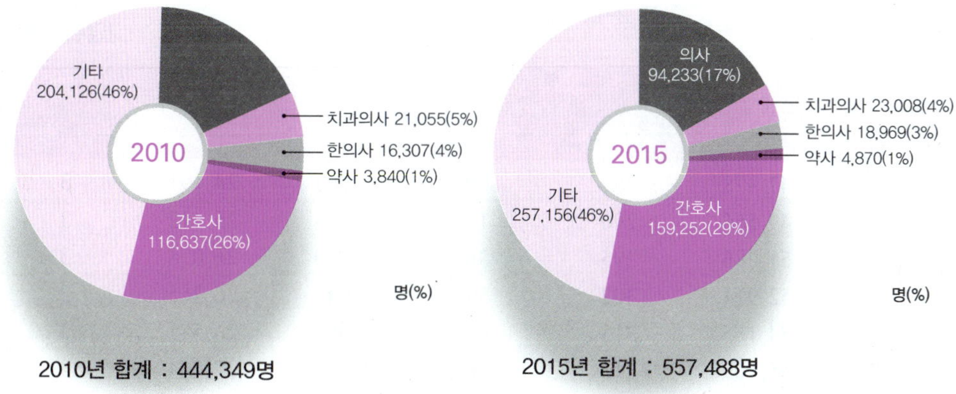

그림 2-11 의료 인력의 증감

3. 보건의료시설

보건의료시설이란 보건의료서비스가 제공되는 장소를 말하는 것으로, 근거법으로는 의료법, 약사법, 지역보건법, 농어촌등보건의료를위한특별조치법 등이 있다.

① **병원** : 종합병원, 병원, 치과병원, 한방병원, 요양병원 의료법

② **의원** : 의원, 치과의원, 한의원 의료법

③ **보건소** 지역보건법, **보건지소** 지역보건법, **보건진료소** 농어촌등보건의료를위한특별조치법

④ **조산원** 의료법

⑤ **약국** 약사법

우리나라에서 보건의료시설은 의료기관을 중심으로 그 수가 지속적으로 증가하였다. 다음 쪽에서 이에 대해 자세히 다루었다.

표 2-21 보건의료시설의 증감 현황

(단위 : 개소)

구 분	계	병 · 의원				특
		종합병원	요양병원	일반병원	의 원	결 핵
2004	47,378	282	92	763	24,491	3
2005	49,566	290	177	794	25,412	3
2006	51,286	295	363	850	26,078	3
2007	52,914	302	593	945	26,265	3
2008	54,165	313	690	1,604	26,581	3
2009	55,769	312	762	1,129	27,104	3
2010	56,244	312	849	1,154	27,334	3
2011	58,496	319	975	1,245	27,909	3
2012	59,519	323	1,087	1,327	28,762	3
2013	60,899	324	1,228	1,331	28,816	3
2014	63,675	321	1,304	1,436	30,689	3

병원(일반병원, 요양병원, 결핵 · 한센 · 정신병원 등의 특수병원 포함), 의원(산업체의 부속의원 포함)

보건의료시설 이용 측면에서 볼 때 외래환자는 1차 의료기관에서, 입원 및 수술이 필요한 환자는 가장 경쟁력 있는 3차 의료기관에서 담당하는 것이 효율적이지만 우리나라의 경우 의료기관의 기능 중복으로 인해 협력보다는 무분별한 경쟁으로 의료자원의 과다 · 중복투자, 지역별 불균형 등 자원이용의 비효율성을 초래하고 있다.

우리나라 급성기 병상 수는 OECD 주요 국가들과 비교해 볼 때 많은 편이다. 근래 우리나라에서 지속적으로 제기되고 있는 문제점의 하나가 급성기병상의 과잉공급과 장기요양병상의 부족이다. 대부분의 OECD 회원국에서는 급성기 의료병상 수가 감소하는 추세지만, 우리나라는 2005년4.6 병상, 인구 1000명당에 비해 2010년5.5 병상 병상 수가 오히려 증가하였는데, 급성기병상의 증가는 공급과잉으로 이어지고 이는 유휴병상의 증가로 이어져 결국 보건의료자원의 낭비, 불필요한 입원 권유 등 부작용이 따르게 된다.

따라서 급성기병상의 대폭축소, 인구고령화 및 만성질환의 증가로 인한 장기요양병상의 꾸준한 증가가 요구되기 때문에 급성기병상의 요양병상으로의 대폭 전환 등 적절한 대책이 정부차원에서 체계적으로 진행되어, 2008년 요양병원의 병상 수가 76,970개이었던 것이 2015년에는 228,765개로 증가하였다.

표 2-22 병원 · 의원의 병상 수 변화추이

(단위 : 개소)

구 분	계	병 · 의원				특
		종합병원	요양병원	일반병원	의 원	결 핵
2004	353,289	117,323	10,445	86,897	91,702	1,373
2005	379,751	120,728	25,501	90,467	93,972	1,373
2006	410,581	124,090	43,336	98,228	95,224	1,373
2007	450,119	125,840	66,727	112,392	96,292	1,373
2008	478,645	128,673	76,970	122,654	97,842	1,355
2009	498,302	130,601	89,503	130,788	91,762	1,345
2010	523,357	132,961	112,827	130,670	88,204	1,318
2011	564,572	137,728	135,294	145,525	86,577	1,318
2012	598,844	138,850	161,054	155,020	81,869	1,286
2013	633,087	141,425	192,659	155,861	79,641	1,128
2014	668,470	144,982	213,986	163,574	76,138	943
2015	665,920	147,445	228,765	149,630	72,671	932

2010년 우리나라의 인구 1,000명당 급성기 의료병상 수는 5.5병상으로 OECD 회원국 평균 3.4병상에 비해 2.1병상이 더 많다. 2010년 OECD 회원국 중에서 급성기 의료병상 수가 가장 많은 나라는 일본이 8.1병상으로 가장 많고, 우리나라, 독일5.7, 오스트리아5.6, 체코5.0 등이 높은 반면, 멕시코1.6, 캐나다1.7, 칠레1.8, 핀란드1.8 등은 매우 낮은 병상 수를 보이고 있다OECD Health Data, 2012.

급성기 의료병상 수는 병원에서 보건의료서비스를 제공하는데 이용할 수 있는 자원의 척도가 된다. 빠르게 증가하는 급성기 의료병상 수는 현행 보건의료체계하에서 병실 병상 수에 대한 적절한 수용계획이 필요하다는 것을 의미한다.

지역별 의료기관수 및 병상 수를 살펴보면 우리나라의 경우 그 분포가 매우 불균등하다는 것을 알 수 있다. 의료기관수는 서울 등 시부지역에 전체 의료기관의 91%가 있으며, 병상 수는 전체의 88%를 차지하고 있다. 그에 반해 군부지역은 의료기관 및 병상 수는 각각 9%, 12%에 불과하다. 게다가 병상 수의 90%를 민간부문이 차지하고 있다.

이와 같은 의료자원의 편중은 도농 간의 의료격차를 심화시키고 보건의료 부문에서 공공부문의 역할을 축소시키고 있다. 그 동안 정부에서는 전국민건강보험 실시와 더불어 의료시설의 확충을 위한 공공차관자금지원, 재정융자알선 등을 통하여 의료취약지의 부족한 의료시설을 크게 확충했으나 아직도 일부지역은 병상이 부족한 실정이고 의료서비스의 수준도 도시지역에 비해 상대적으로 낮은 실정이다.

표 2-23 나라별 급성기 의료병상 수

(단위 : 병상 수/인구 1,000명)

국가	2005	2010	국가	2005	2010
호주	3.5	3.4 (2008)	한국	4.6	5.5
오스트리아	5.8	5.5	룩셈부르크	4.5	4.2
벨기에	4.4	4.1	멕시코	1.7	1.6
캐나다	2.8	1.7 (2009)	네덜란드	2.9	3.0
칠레	–	1.8	뉴질랜드	–	2.0 (2011)
체코	5.3	4.9	노르웨이	2.9	2.4
덴마크	3.2	2.9	폴란드	4.7	4.4
에스토니아	3.8	3.5	포르투칼	2.9	2.8
핀란드	2.2	1.8	슬로바키아	5.0	4.7
프랑스	3.7	3.5	슬로베니아	3.9	3.7
독일	5.9	5.7	스페인	2.6	2.5
그리스	3.9	4.1 (2009)	스웨덴	2.2	2.0
헝가리	5.5	4.1	스위스	3.7	3.1
아이슬란드	–	–	터키	2.1	2.4
아일랜드	2.8	2.3	영국	2.9	2.4
이스라엘	2.1	1.9	미국	2.7	2.6 (2009)
이탈리아	3.3	2.8	평균(31개국)[a]	3.7	3.5
일본	8.2	8.1	최근평균(33개국)[b]		3.4

a) 평균은 2005, 2010년에 가용한 OECD 국가의 최신 자료임(칠레, 아이슬란드, 뉴질랜드 제외)
b) 최근 평균은 OECD 국가의 이용 가능한 가장 최근 자료임(아이슬란드 제외)
자료 : OECD Health Data 2012

물론 각 나라의 보건의료제도에 따른 특성이 달라 일반적인 해석에 주의를 요할 필요는 있지만 우리나라가 공공병상이 적은 것은 두말할 필요가 없다. 민간위주의 공급행태가 이루어지면 소비가 있는 도시지역에 개원하게 되고 예방보다는 값비싼 치료위주의 의료서비스 공급, 비급여 진료의 증가 등 궁극적으로는 의료소비자의 부담증가 및 국민의료비 증가를 가져올 가능성이 높아진다. 또한 공공의료기관이라 하더라도 의료기관의 소관부처가 다른 경우가 많아 효율적인 공공보건의료체계를 추진하기가 어려운 실정이다.

4. 보건의료장비 및 물자

의료장비 및 물자란 질병의 예방, 진단, 치료 및 재활에 필요한 장비 및 공급물이다. 이는 전 세계적으로 사용되는 수많은 의약품, 질병의 치료와 진단에 사용되는 붕대, 시약, 방사선필름과 같은 의료 물자, 그리고 다양한 병을 진단하고 치료하기 위하여 개발되고 있고 점점 정밀해져 가는 의료장비들을 말한다. 또한 의료장비뿐만 아니라 수송·냉장·화학분석 등에 필요한 장비와 안경·보청기·의수족 등 보철기구도 포함된다. 예방·진단·치료·재활에 사용되는 의료장비 및 물자는 매우 다양하다.

새로운 의료기술은 진단과 치료의 발전을 가져오지만 국민의료비를 증가시키기도 한다. 다음에 나오는 도표는 CT 컴퓨터 단층촬영: computerized tomography 스캐너와 MRI 자기공명영상: magnetic resonance imaging 장비의 가용성과 이용에 관한 통계를 제시하고 있다. CT와 MRI 검사는 의사가 다양한 질병을 진단하는 데 도움이 된다. 전통적인 방사선 촬영술 및 CT검사와는 달리, MRI 검사는 환자를 전리방사선에 노출시키지 않는다.

지난 20년 동안 대부분의 OECD 국가에서 CT 스캐너와 MRI 장비의 가용성이 급속히 증가하였다. 1인당 MRI 장비와 CT 스캐너 대수가 월등히 가장 많은 국가는 일본이며, 그 뒤를 미국MRI 장비과 호주CT 스캐너가 잇는다. 그리스, 아이슬란드, 이탈리아, 한국, 스위스에서도 1인당 MRI 장비 및 CT 스캐너 대수가 OECD 평균보다 훨씬 많다. 인구 당 MRI 장비와 CT 스캐너 대수가 가장 적은 국가는 멕시코, 헝가리, 이스라엘, 영국이다.

1인당 CT 스캐너와 MRI 장비의 이상적인 대수와 관련한 일반적 지침이나 기준값은 없다. 그러나 장비 대수가 너무 적을 경우 지리적 접근성이나 대기시간 측면에서 문제가 될 수 있다. 그러나 장비의 대수가 너무 많을 경우 환자에게 돌아가는 편익은 별로 없이 비싼 진단장비의 과용을 조래할 수 있다.

CT 스캐너와 MRI 장비의 이용에 대한 자료는 일본을 제외한 일부 국가에서만 수집할 수 있었다. 조사 대상 국가가 제한적이라는 점을 감안하고 살펴보면, 1인당 MRI 검사가 가장 많은 국가는 터키와 미국이고, 프랑스, 룩셈부르크, 벨기에가 그 뒤를 잇는다. 미국에서 MRI 검사의 절대 수는 2000년에서 2013년 사이에 2배 이상 증가하였다.

터키의 경우는 증가 속도가 더 빨라서 2008년에서 2013년 사이에 2.5배가 증가하였다. 터키에서 MRI 검사가 건강상 여러 문제가 있는 환자들에게 조직적으로 처방되면서 과용되고 있다는 증거도 있다. 1인당 CT 검사 수는 미국이 가장 높고, 룩셈부르크, 프랑스, 그리스 순으로 그 뒤를 잇는다. 그러나 그리스에서 CT 검사 수가 2008년에서 2012년 사이에 40% 이상 감소하였고 MRI 검사 수도 약 30% 감소하였다.

CT 스캐너와 MRI 장비의 사용은 국가 간 격차뿐 아니라 국가 내 격차도 크다. 예를 들어, 벨기에의 경우 2010년 MRI 및 CT 검사를 가장 많이 한 지역과 가장 적게 한 지역 사이에 거의 2배 차이가 있었다. 영국의 경우, MRI와 CT를 이용한 진단검사 활용률이 대체로 낮은 편이지만 지역별 격차가 커서 2010/2011년 MRI 및 CT 검사율이 가장 높은 일차의료 조합과 가장 낮은 일차의료조합 간 격차가 거의 2배로 나타났다. 캐나다에서도 지난 10년 간 모든 지역에서 MRI와 CT 검사가 크게 증가하였지만, 지역 간의 격차가 계속 크게 나타나고 있다.

일부 OECD 국가에서는 MRI와 CT 검사에 대한 좀 더 합리적인 이용을 장려하기 위해 진료지침을 마련하였다. 영국의 국립보건 임상연구원NICE 에서는 MRI 및 CT 검사의 적절한 이용에 관한 지침서를 발간하였다NICE, 2012 . 미국에서는 "현명한 선택Choosing Wisely" 캠페인이 전문의료인단체의 주도로 2012년에 시작되었고, 불필요한 진단검사 및 시술을 줄이기 위해 의사와 환자를 위한 분명한 지침을 마련하였다. 예를 들면, 구체적 적응증indications 없이 급성 요통이 있는 환자에게 MRI, CT, X-ray 촬영과 같은 영상검사를 하지 않을 것을 권고한다Choosing Wisely, 2015 .

2014년 캐나다에서도 "현명한 선택"과 비슷한 캠페인을 시작하였고 또한 일부 다른 OECD 국가에서도 진단 검사 및 시술의 보다 적절한 사용을 권장하는 확실한 지침과 권고사항을 마련하였다. 이 캠페인이 MRI와 CT 검사의 과용을 줄이는 데 어느 정도 성공하였는지 판단하기는 아직 이르다.

MRI 장비 대수, 2013년(또는 가장 최근 연도)

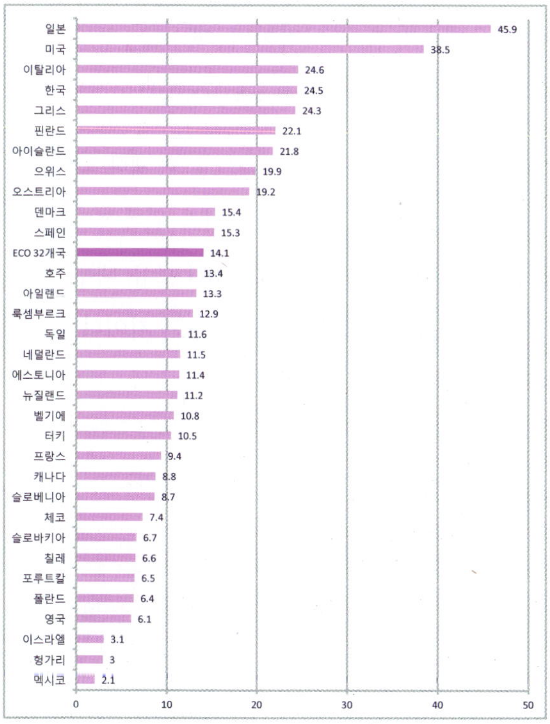

1. 병원 외부 장비를 포함하지 않았다.
2. 공적 지불보상(public reimbursement) 대상 장비만 포함하였다.

CT 스캐너 대수, 2013년(또는 가장 최근 연도)

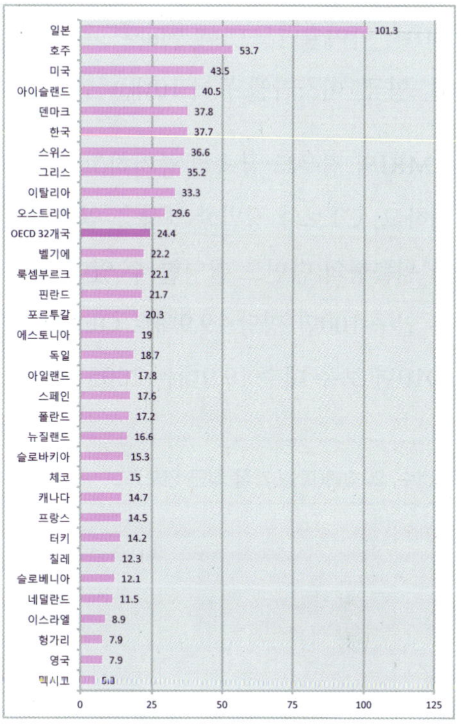

3. 인구 100만 명당 기준
출처: OECD Health Statistics 2015, http://dx.doi.org/10.1787/health-data-en.

그림 2-12　MRI, CT 장비 대수

우리나라에서 중점을 두는 의료장비와 물자에 대한 문제는, 최근 국민의료수요의 증가 및 고급화된 의료수요로 인한 고가의료장비의 무분별한 도입과 의약분업 이후 관심의 대상이 되고 있는 의약품에 대한 수입, 유통, 가격, 품질 관리 등의 문제라고 할 수 있겠다. 여기에서는 고가의료장비 중 CT와 MRI에 대해서만 기술하고자 한다.

최근 들어 진단방사선장비의 설치가 확대되고 있는데, 특히 고가의료장비CT, MRI 등 등에 대한 수입이 빠른 속도로 확대 보급되고 있다. 최근의 의료환경 변화에 따라 무분별하게 수입되어 운영 중인 방사선 검사장비는 외국과 비교해 볼 때 매우 많은 실정이다.

우선 CT의 보유현황을 보면, 2010년 우리나라의 CT 스캐너 보유 대수는 인구 100만 명당 35.3대로 OECD 평균 보유 대수 23.3대보다 많은 수치이다. 2010년 보유 대수 35.3대는 2005년의 32.3대보다 3대가 증가한 수치이다.

OECD 회원국 중에서는 일본이 97.3대2008년로 가장 높았고, 호주42.8대, 미국40.7대, 2011년, 아이슬란드37.7대, 2010년, 우리나라 등이 보유대수가 많은 국가이며, 멕시코, 헝가리, 영국, 이스라엘 등이 10대 미만으로 가장 적은 국가들이다OECD Health Data, 2012.

MRI의 경우도 급속히 증가하고 있다. MRI는 X선처럼 방사선이 아니므로 인체에 무해하고, CT보다 정밀한 영상을 얻을 수 있으며, 가로로 자른 단면뿐만 아니라 원통형이나 원뿔형의 단면도 촬영할 수 있어 널리 사용된다. 2010년 우리나라의 MRI 보유 대수는 인구 100만 명당 19.9대로 OECD 평균 보유 대수 12.5대보다 7.4대 많은 수치이다. 2010년 보유 대수 19.9대는 2005년의 12.1대보다 7.8대나 증가한 수치이다.

MRI 검사 건수, 2013년(또는 가장 최근 연도)

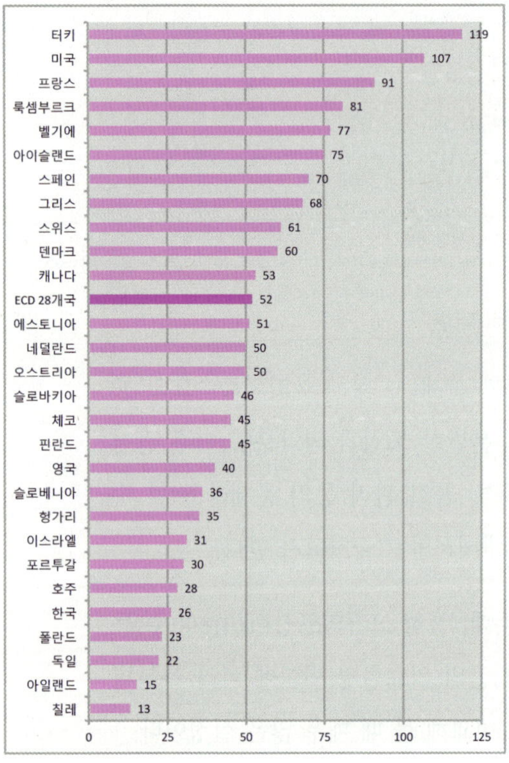

CT 검사 건수, 2013년(또는 가장 최근 연도)

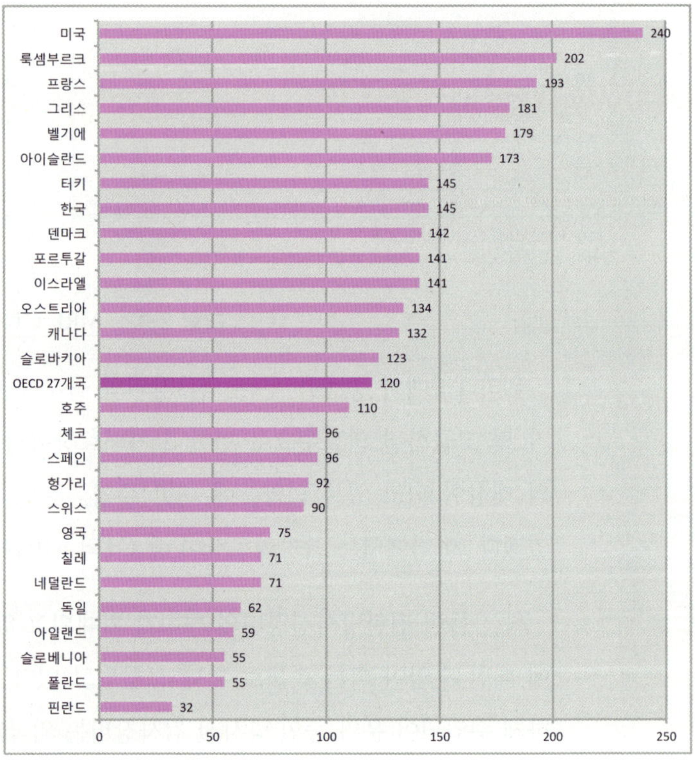

1. 병원 외부 검사 건수를 포함하지 않았다(아일랜드의 경우 민간병원에서의 검사도 포함시키지 않음.)
2. 공공병원 환자에 대한 검사 건수를 포함하지 않았다.
3. 민간 재원으로 지불하는 검사 건수를 포함하지 않았다.
4. 인구 100만 명당 기준

출처: OECD Health Statistics 2015, http://dx.doi.org/10.1787/health-data-en.

그림 2-13 MRI, CT 검사 건수 그래프

OECD 회원국 중에서는 일본2008년이 43.1대로 가장 많이 보유하고 있으며, 미국, 그리스, 이탈리아 등이 높게 나타났으며, 멕시코, 이스라엘, 헝가리 등은 적게 보유한 국가로 나타났다OECD Health Data, 2012. 최신 의료기술인 CT와 MRI의 확산은 OECD 회원 국가의 의료비 증가의 주요 요인 중 하나이며, 특히 CT보다 더 새로운 기술인 MRI의 수가 1990년 이후 급속도로 증가하였다.

이러한 CT나 MRI를 피상적인 인구당 보유대수로 살펴보기보다는 그 나라의 경제수준GDP 등을 고려해야 한다. 우리나라의 경우 상대적으로 국민경제수준이 낮은데도 불구하고 고가의료장비의 보유대수가 지나치게 많아 더 심각하다는 것을 알 수 있다. 왜냐하면 무분별한 고가의료장비의 도입은 필요 이상의 고가검사를 증가시킬 위험이 있고, 이는 곧 국민의료비의 상승으로 이어지기 때문이다.

게다가 보건복지부는 2005년 1월 1일부터 암, 뇌혈관계질환, 종양, 간질, 치매, 뇌염증성질환, 척수염 등에 대해 MRI 검사 시 건강보험을 적용하였으며 2010년 10월부터는 MRI 보험적용 부위를 척추, 관절에까지 적용하고 있어 이의 확대는 불가피하게 증가할 전망이다.

물론 일각에서는 이러한 고가의료장비의 도입이 우리나라 의료전달체계의 왜곡으로 인한 것이라고 지적한다. 현재 우리나라에서는 의원이 병원과, 병원이 종합병원과 경쟁하는 구도이고, 수도권에서는 의원이 종합병원과 경쟁하는 양상도 나타나고 있다. 이에 따라 의원급 의료기관에서 고가의료장비를 어쩔 수 없이 구입하는 경우도 생기는 것이 사실이다. 따라서 과잉진료를 막기 위해 정부의 적절한 규제가 시급하다.

[핵심문제 정리]

1. 의사, 약사, 한의사, 치과의사, 의무기록사 중에서 우리나라가 OECD 평균보다 매우 부족한 것은?

의사이다. 그러나 의사의 공급을 늘려야 하는가에 대해서는 전문가들 간에 이견이 있다.

2. 국민의료비 증가와 가장 관련이 깊은 보건의료장비에는 어떤 것이 있는가?

지난 20년 동안 대부분의 OECD 국가에서 CT 스캐너와 MRI 장비의 가용성이 급격히 증가하였다. 특히 우리나라는 국민 1인당 CT와 MRI의 대수가 너무 많아서 비싼 진단장비의 과용에 따른 국민의료비 증가의 우려가 있는 것으로 보고되었다.

3. 간호조무사를 배출하는 기관을 나열하라.

우리나라에서는 간호학원, 특성화고교, 평생교육시설, 간호조무사양성소 등에서 간호조무사를 양성하고 있으나 아직까지는 간호조무사를 전문대학이나 대학교와 같은 고등교육기관에서 배출하지 않고 있다.

Chapter 03.

보건의료 재정

학습 목표

- 보건재정의 개념에 대해서 인지한다.
- 보건예산과정에 대해서 이해한다.
- 우리나라 보건재정에 대해서 알아본다.
- 우리나라 보건복지부 소관의 기금에 대해서 알아본다.

1. 재정관리의 개념

1. 재정과 예산

(1) 재정의 의의

정부의 재원조달 및 지출활동, 즉 중앙정부 · 지방정부 및 공공단체가 공공욕구를 충족시키기 위하여 필요한 자원을 조달 · 관리 · 사용하는 경제활동을 재정public finance 혹은 재정활동이라고 한다. 재정을 관리하는 재정관리란 조직이 목표를 달성하기 위해 필요한 재정자원을 합리적 · 계획적으로 동원 · 배분하고 효율적으로 사용 · 관리하는 과정이라고 볼 수 있다.

정부도 가계나 민간 기업처럼 수입활동과 지출활동을 하지만 근본적인 차이가 있다.

가계는 노동 등 생산요소의 공급으로, 그리고 기업은 생산한 물품이나 용역의 판매로 수입을 얻지만, 정부는 조세라는 강제적인 방법으로 수입의 대부분을 조달한다.

또한 가계는 가족의 교육, 건강, 여가활동 등 생활수준을 높이기 위하여, 그리고 기업은 이윤을 극대화한다는 비교적 뚜렷한 목표를 가지고 지출을 하지만, 국가는 국가전체의 방위, 치안, 경제성장이나 복지 향상 등 복합적인 목표를 동시에 달성하여야 하며, 의사결정 과정도 의회의 동의를 받아야 하는 등 복잡하다.

재정은 국민의 세금으로 수입을 마련하고 그 지출은 국민들에게 영향을 미치게 되므로 조세의 신설이나 변경은 물론이고 예산 · 결산에 대해 국회의 의결이나 승인을 받도록 하는 등 엄격히 통제받고 있다. 그 중에서 보건의료재정은 국가의 물적 자원을 효율적으로 관리하여 보건의료에 이용하는 것으로 외부 환경과 밀접히 연관되어 있다.

재정은 자원의 배분 · 조정, 소득의 재분배 및 경제 안정화라는 3가지 기능을 한다.

자원의 효율적인 배분은 시장경제에 의하여 대부분 수행되지만 공공재의 공급은 시장경제에 맡길 경우 효율적인 배분이 이루어지지 않는다. 따라서 정부가 자원 배분에 개입하여 시장기능을 보완하게 된다. 그리고 시장에서 이루어진 소득분배 과정에서 노동능력이나 소득원이 취약한 계층에 대해서는 재정이 관여하여 소득재분배 기능을 한다. 또한 정부는 거시경제의 운영에 있어 금융이나 외환정책 등과 함께 중요한 수단의 하나로서 재정을 활용하게 된다.

(2) 예산의 의의

정부 예산이란 정부가 일정기간보통 1년 동안 징수할 수입과 공공서비스에 지출할 경비 내역 및 규모에 대한 계획이다. 예산은 매우 복잡한 과정을 거친다. 예산 편성 과정에서 조직의 부서 간 또는 구성원 간에 권력적 상호작용에 따른 치열한 갈등을 거치기 때문에 예산을 '타협의 산물' 혹은 '투쟁의 산물' 등으로 표현하기도 한다.

예산은 '정해진 기간' 동안의 활동에 관련된 것으로 회계연도 기간에 한해서만 효력이 있다. 이를 '회계연도 독립의 원칙'이라고 하며, 우리나라는 회계연도가 매년 1월 1일부터 12월 31일까지이다.

2. 예산의 기능

(1) 통제기능

예산은 행정부에 대한 입법부의회의 민주적 통제수단이다. 예산 심의를 통해 정부조직을 효율적으로 관리할 수 있다. 예산제도가 통제중심에서 관리 · 기획중심으로 전환되고 있지만 입법부에 의한 재정통제기능은 여전히 국가 운영에서 중요한 역할을 하고 있다. 예산의 수립과 집행은 엄격한 절차와 승인, 그리고 결산감사 등의 복잡한 과정을 거쳐 진행된다. 사전에 계획된 목적에 부합되도록 예산이 집행되어야 하기 때문에 예산 자체가 조직을 강력하게 통제하는 기능을 한다.

(2) 관리기능

예산은 항상 한정되어 있다. 따라서 조직은 계획된 목표를 가장 효과적으로 달성하기 위하여 노력하여야 한다. 즉 최소한의 예산으로 목표를 달성하기 위하여 체계적으로 조직을 관리해야 한다. 중앙의 예산기관우리나라의 경우 기획재정부은 각 부처의 예산을 검토 · 평가하면서 기획과 예산을 조정하며 관리적 기능을 수행한다.

(3) 기획기능

체계가 있는 조직은 장단기 계획을 수립하여 집행한다. 이러한 계획의 수립과 집행에는 반드시 예산이 수반되어야 한다. 예산은 기획에 생명을 불어 넣는 기능을 한다. 예산이 수반되지 않는 기획은 사상누각에 불과하다.

(4) 정치적 기능

예산편성을 맡고 있는 행정부는 여러 사회집단의 이해를 조정하여 예산에 반영하려 하고 입법부는 예산심의를 통하여 행정부의 예산을 심의 · 검토하여 국민의 요구를 반영하려 한다. 이 같은 과정을 통하여 자원의 배분이 이루어지는데 이를 정치적 기능이라고 하며, 현대국가에서 특히 강조되는 기능이다.

(5) 경제적 기능

경제적 기능으로는 경제안정화 기능, 경제성장 촉진 기능, 소득재분배 기능과 자원배분 기능이 있다.

경제안정화 기능은 적절한 정책을 통하여 경제의 안정과 발전을 도모하는 것으로, 특히 선진국에서 주요한 정책이다. 경제성장 촉진 기능은 개발도상국가의 경제성장을 위한 자본형성기능을 말한다. 소득재분배 기능은 소득세 등에 누진율을 적용하여 고소득자에게 세금을 누진하여 부과하거나, 생활무능력자에게 보조금을 지급하는 것이다. 자원배분 기능은 목표 달성을 극대화하기 위하여 합리적으로 자원을 배분하는 것을 말한다.

3. 예산의 원칙

예산의 원칙이란 예산의 편성 · 심의 · 집행 · 결산 및 회계검사 등 예산의 전 과정에서 준수되어야 하는 원칙이라고 할 수 있으며, 특히 예산의 편성이나 집행과정에서 준수해야 하는 원칙을 의미한다.

예산의 원칙은 전통적 원칙에서 현대적 원칙으로 변화하고 있다.

전통적 원칙은 입법부 우위의 예산원칙으로 행정부의 재량권 통제를 지향하는 원칙이며, 현대적 원칙은 행정부 우위의 원칙으로 행정부의 책임과 신축적 운영이 강조되는 관리 · 계획 지향적 예산원칙이다.

(1) 전통적 예산 원칙

① 공개 원칙

예산은 편성뿐만 아니라 심의 · 집행 · 회계 등 모든 것이 국민과 관련자에게 공개되어야 한다는 원칙이다. 인정된 기밀 예산은 예외이지만, 예산이 공개되어야 예산의 투명성이 확보되고, 국민의 알 권리가 보장되며, 예산 집행자의 독단이나 전횡을 막을 수 있다.

② 사전승인 원칙

특별한 경우를 제외하고, 예산은 집행되기 전에 입법부의 의결을 반드시 거쳐야 한다는 원칙이다. 참고로, 정부예산의 경우에 예비비의 설치는 사전승인이 필요하지만, 예비비의 지출은 사전승인이 필요 없다. 그러나 차기 국회의 사후 승인을 얻어야 한다.

Check point

• **예비비** 豫備費

예비비는 예산의 신축성을 유지하기 위한 장치로, 예산회계법 제21조는 '예측할 수 없는 예산 외의 지출 또는 예산초과지출에 충당하기 위하여 정부는 예비비로서 상당하다고 인정되는 금액을 세입세출예산에 계상할 수 있다.'라고 규정하고 있다. 즉 지출항목 중에서 예측이 불가능한 예산 외의 지출 또는 회계연도의 모든 지출예산보다 필요한 경비가 증가할 때를 대비하여, 이를 충당하기 위해 용도를 결정하지 않고 미리 예산에 계상하는 항목이다.

예산 설정을 위해서는 국회의 의결이 필요하며, 만약 지출이 발생했을 경우는 국회로부터 사후 승인을 받아야 한다. 예비비는 기획재정부장관이 관리하고 각 중앙관서의 장은 예비비의 사용을 필요로 할 경우에는 그 이유와 금액과 추산의 기초를 명백히 한 명세서를 작성하여 기획재정부장관에게 제출하여야 한다. 다만, 대규모 자연재해의 신속한 복구를 위하여 필요한 때에는 피해상황보고를 기초로 긴급재해구호 및 복구에 소요되는 금액을 예비비로 신청할 수 있다. 그리고 각 중앙관서의 장은 예비비로 사용한 금액의 명세서를 작성하여 기획재정부장관에게 제출해야 하고 기획재정부장관은 그 명세서에 의하여 예비비로 사용한 금액의 총괄표를 작성하여 국무회의의 심의를 거쳐 대통령의 승인을 얻어야 한다.

이것은 다시 국회의 승인을 얻어야 하는데 이를 '예비비 지출승인'이라 한다. 예비비 지출승인은 경비의 지출 후에 이루어지는 절차이므로 성격상 지출 내용을 변경할 수 없으나 국회가 이를 승인함으로써 정부의 재정 행위에 대한 정치적 책임을 해제시켜 준다는 의미가 있다. 또 국회는 심의 과정에서 문제점을 지적하고 방향을 제시함으로써 향후년도 예산운용에 반영할 수 있는 간접효과를 얻을 수 있다.

③ 한정성 원칙

예산은 명확한 한계를 지녀야 한다는 원칙이다. 예산은 이용移用이나 전용轉用을 제외하고 본래의 목적 이외에 사용되어서는 안 되며, 계상된 금액 이상 지출되지 않아야 한다. 또한 예산은 회계연도 독립의 원칙에 따라 이월移越이나 계속비繼續費를 제외하고 회계연도를 경과하여 집행되어서는 안 된다.

Check point

• 예산의 이용(移用)과 전용(轉用)

예산의 각 항목은 성질에 따라 장(章) · 관(款) · 항(項) · 세항(細項) 및 목(目)으로 구분한다. 예산의 이용이란 장 · 관 · 항 간의 상호융통을 의미한다. 기관별, 장, 관, 항에 관한 예산은 국회의 의결대상이기 때문에 입법과목이라고 하며, 항을 세분한 세항과 목에 관한 예산은 행정부의 재량에 맡겨져 있어서 행정과목이라고 한다.

예산의 이용은 입법과목이기 때문에 원칙적으로 허용되지 않지만 예산으로 국회의 의결을 얻은 경우에는 기획재정부장관의 승인을 얻어 이용하거나 기획재정부장관이 위임하는 범위 내에서 자체적으로 이용할 수 있다. 이용의 범위는 인건비, 공공요금, 기관운영비, 국공채원리금상환 등에 국한된다(윤영진, 2008)

예산의 전용이란 행정과목인 세항 · 목 간의 상호융통을 말하며 기획재정부장관의 승인이 필요하다.

• 예산의 이월(移越)

세출예산 중에서 당해 회계연도에 지출을 다하지 못하고 남은 것을 다음 연도로 넘겨서 다음 회계연도의 예산으로 사용하는 것을 말한다. 회계연도의 구분은 회계상 편의에 의해 인위적으로 정한 것이므로 지나치게 원칙만을 고집하게 되면, 특정한 사업에 관하여 예산의 뒷받침이 일시적이나마 정지되므로 오히려 사업계획의 효과적 집행이 어려워질 뿐만 아니라, 예산집행기관에 대하여 예산을 회계연도 내에 모두 사용하도록 재촉하게 되며, 회계연도 말에 예산을 전액 써버려 낭비하는 결과를 초래하게 된다.

예산의 이월에는 명시이월(明示移越)과 사고이월(事故移越)의 두 가지가 있다. 명시이월은 세출예산 중 성질상 그 연도 내에 모두 지출할 가능성이 없을 경우에 미리 국회의 승인을 얻어 다음 회계연도에 지출할 수 있도록 하는 제도이며, 사고이월은 그 연도 내에 지출원인 행위를 하고 불가피한 사유로 인하여 지출하지 못한 경비와 지출원인행위를 하지 아니한 부대(附帶)경비의 금액에 한하여 다음 연도에 이월하여 사용할 수 있게 하는 제도이다. 이월 제도는 회계연도독립의 원칙에 대한 예외로서, 인위적인 회계연도의 구분과 예산의 융통성 있는 집행이라는 이율배반적인 요청에 대한 조화의 산물이라고 말할 수 있다.

• 계속비(繼續費)

여러 해에 걸친 사업의 경비를 미리 일괄하여 국회의 의결을 얻고, 이를 변경할 경우 외에는 다시 의결을 얻을 필요가 없는 경비이다. 계속비는 회계연도 독립의 원칙에서 제외되는 비용이다.

대규모의 토목공사와 같이 몇 년간 계속되는 사업 등은 일단 착수된 후에 중도에서 국회의 의결을 얻지 못함으로써 중단되는 일이 일어나지 않도록 하기 위하여, 계속비라는 항목으로 총경비(總經費)와 각 연도마다 지출할 금액을 미리 정하여 국회의 의결을 얻어야 한다(헌법 55조).

계속비의 연한은 5년 이내이다. 다만, 필요하다고 인정할 때는 국회의 의결을 거쳐 다시 그 연한을 연장할 수 있다(국가재정법 23조).

④ 완정성 원칙

'예산총계주의 원칙' 또는 '예산포괄성의 원칙'이라고도 하며, 모든 세입과 세출은 예산에 계상되어야 한다는 원칙이다. 이 원칙은 특정경비의 은폐 또는 누락을 방지하며 국회나 국민의 재정에 대한 감독을 용이하게 하는 데 목적이 있다.

⑤ 단일성 원칙

예산은 쉽게 이해할 수 있도록 모든 재정 활동을 포괄하는 단일 예산으로 편성되어야 한다는 원칙이다. 이 원칙에 따르면, 예산은 본예산인 일반회계예산으로만 구성되어야 한다. 이 원칙의 예외로는 추가경정예산, 특별회계, 기금이 있다.

⑥ 정확성 원칙

정부는 국민들에게 필요 이상의 돈을 거두어서는 안 되며 계획대로 정확히 지출해야 한다는 원칙이다. 엄밀성의 원칙이라고도 한다.

⑦ 통일성 원칙

특정 세입과 또 다른 특정 세출을 연계해서는 안 된다는 원칙이다. 다시 말해서 정부수입이 일단 국고에 귀속된 다음에 모든 지출이 이루어져야 한다는 의미로 '국고통일의 원칙'을 반영하는 것이다. 예외로는 목적세, 특별회계예산, 기금 등이 있다.

목적세는 용도가 지정된 조세로 국세로는 교육세 · 교통세 · 농어촌특별세가 있으며, 지방세로는 공동시설세 · 도시계획서 · 사업소세 · 지역개발세 · 지방교육세 등이 있다.

⑧ 명료성 원칙

예산은 모든 국민이 쉽게 이해할 수 있도록 수입 · 지출의 추계가 명료해야 하며, 수입과 지출에 대한 내용이 합리적으로 분류되어야 한다는 원칙이다. 예산이 너무 개괄적이거나 세분화되어 있으면 국민들이 내용을 파악하기 힘들기 때문이다.

(1) 현대적 예산 원칙

① 행정부 책임 원칙

행정부는 국회의 의도를 충분히 반영하여 예산을 집행할 책임이 있다는 원칙이다. 이는 행정부가 스스로 책임을 지는 것을 의미하며 재량에는 반드시 책임이 따른다는 논리에서 나온 것이며, 현대적 예산 원칙의 핵심이라고 할 수 있다.

② 행정부 사업계획 원칙

입법부의 통제보다는 행정부의 국가운영에 대한 사업계획이 우선되어야 한다는 원칙이다. 예산은 행정부가 국민의 기대에 부응하는 사업을 계획 · 실행하는 수단이라는 것이다.

③ 행정부 재량 원칙

행정부는 합법성보다는 효과성에 치중한 예산운영을 할 필요가 있다는 원칙이다.

4. 예산의 종류

(1) 일반회계 · 특별회계, 기금 회계형태에 따른 분류

① 일반회계

강제적 수입원인 조세수입을 주요 재원으로 하여 일반적인 정부활동에 관한 총수입과 총지출을 망라하여 편성한 예산이다. 일반회계는 국가의 기본적이고 중요한 경비를 계상하고 있으며, 흔히 말하는 예산이란 일반회계예산을 말한다.

일반회계예산은 국가의 고유기능을 수행하기 위하여 필요한 예산으로, 그 세입은 조세수입을 재원으로 하고 그 밖에 과태료 등 세외수입과 이월금移越金이나 차입금 등이 포함된다.

② 특별회계

특정한 수입을 재원으로 하여 특정한 목적을 위하여 지출이 이루어지는 회계예산이다. 특별회계예산은 국가에서 특정한 사업을 하고자 할 때, 특정한 자금을 보유하고 운영하려고 할 때, 그리고 특정한 세입으로 특정한 세출에 충당하는 것이 예산 운영에 능률성이 있을 것으로 확실시 되는 경우에 설치된다.

특별회계는 법률에 의거하여 설치되며 국회의 심의를 받으며, 이를 설치한 소관부처가 관리하며, 예산 단일성 원칙에서 제외된다.

③ 기금

기금의 설치는 법률로서 정한다. 일반회계나 특별회계와는 달리, 기금은 예산외off budget로 운영될 수 있다. 기금을 예산외로 운영하는 이유는 특정분야의 사업에 지속적이고 안정적인 자금이 필요하거나 사업추진에 탄력적인 집행이 필요한 경우에 제약이 많은 예산보다 기금이 설치 · 운영이 편리하기 때문이다윤영진, 2008.

기금이 예산과 다른 점은, 예산은 회계연도 내의 세입이 그 해에 모두 지출되는 반면, 기금은 회계연도 내에 자금이 남으면, 다음 회계연도에도 계속 적립해 간다는 점이다. 또한 기금은 특정 수입과 지출의 연계가 강하며, 운영에서 자율성과 탄력성이 강하다. 보건복지부의 소관 기금으로는 국민연금기금, 국민건강증진기금, 응급의료기금 등이 있다.

(2) 본예산 · 수정예산 · 추가경정예산 예산의 성립 시기에 따른 분류

① 본 예산

당초예산이라고도 하며 정상 절차를 거쳐 확정된 최초의 예산이다. 원칙적으로 모든 예산의 집행은 본예산에 의하여 이루어져야 한다. 그러나 예산이 성립된 후에 불가피한 사유에 의하여 수정이 필요한 경우를 대비하여 생겨난 예산이 수정예산과 추가경정예산이다.

② 수정예산

예산안이 국회에 제출된 이후에 본예산이 통과되기 이전에 부득이한 사유로 인하여 그 내용의 일부를 변경하고자 할 경우에는 국무회의의 심의를 거쳐 대통령의 승인을 얻어 그 안案을 국회에 제출하여 확정된 예산이다. 수정예산은 제출 시 첨부서류 전부 또는 일부를 생략할 수 있다. 단, 수정예산은 예산금액의 총액을 증가하지 못한다.

③ 추가경정예산

정부가 집행하고 있는 예산에 대하여 다시 변경한 예산. 즉, 예산안이 국회를 통과하여 확정된 후에 생긴 사유로 인하여 이미 성립된 예산에 변경을 가할 필요가 있을 때 다시 추가 편성하여 성립된 예산이다. 추가경정예산은 예산이 국회를 통과하여 성립된 후에 그 내용을 변경하는 것이라는 점에서 예산안이 국회에서 의결되기 전에 그 내용을 변경하는 수정예산과 구별된다.

한편, 추가경정예산은 본예산과 별도로 성립된 것이지만 본예산의 항목이나 금액을 고친 것에 불과하므로 본예산과 통산統算하여 집행하게 된다. 정부가 추가경정예산안을 국회에 제출할 때는 국가재정법이 정하는 첨부서류의 전부 또는 일부를 생략할 수 있다. 일본에서는 이것을 보정예산補正豫算이라고 하고, 미국에서는 추가세출예산supplemental appropriations이라고 부르며, 프랑스에서는 수정세출예산Loi de finances rectificative이라고 한다.

(3) 잠정예산·가예산·준예산 예산 불성립 시의 분류

입법부의 예산심의를 통과하지 못하면 예산은 사용할 수 없다. 새로운 회계연도가 시작되었는데도 예산을 집행하지 못하면 국가운영은 마비된다. 이러한 사태를 방지하기 위하여 운영하는 예산이다.

영국 · 미국 · 캐나다 · 일본은 잠정예산, 프랑스 · 우리나라 1공화국은 가예산, 독일과 현재 우리나라는 준예산 제도를 택하고 있다.

① 잠정예산暫定豫算

회계연도 개시 전일까지 예산이 의회에서 의결되지 않는 경우 일정기간 동안 정부가 잠정적으로 사용할 수 있는 예산이다. 잠정예산은 새로운 회계연도가 시작되는 날로부터 최초 수개월분의 일정한 금액의 예산을 정부가 집행할 수 있게 허락하는 제도이다. 특히 영국의 경우에는 회계연도가 시작되기 전에 본예산이 의회를 통과하는 일이 거의 없으므로 잠정예산을 활용하는 것이 일반화되어 있다.

② 가예산假豫算

회계연도가 개시될 때까지 부득이한 사유로 예산안이 의회에서 의결되지 못하였을 경우 예산이 확정될 때까지 단기간에 걸쳐 잠정적으로 사용할 수 있는 예산이다. 가예산과 비슷한 것으로는 준예산과 잠정예산이 있다. 그러나 가예산은 의회의 의결이 있어야 한다는 점에서 준예산과 그 성격이 다르고, 잠정예산과는 매우 비슷하다.

그러나 '1개월분의 예산'이라는 제한이 있다는 점에서 제한이 없는 잠정예산이나 준예산과는 구별된다. 가예산은 현재 우리나라에서는 사용하지 않고 있으나 과거 제1공화국 시대 1948년~1960년에서 채택한 바 있다.

③ 준예산準豫算

예산안이 새로운 회계연도가 개시될 때까지 국회에서 의결되지 못한 경우에 일정한 경비를 전년도 예산에 준準하여 지출할 수 있도록 한 제도이다. 우리나라에서는 현재 준예산 제도만을 인정하고 있는데, 이러한 제도는 국회의 의결 없이 예산을 집행할 수 있다는 점에서 예산사전의결豫算事前議決의 원칙에 예외적인 것이다. 우리나라 헌법 제54조에는 다음과 같이 규정되어 있다.

새로운 회계연도가 개시될 때까지 예산안이 의결되지 못한 때에는 정부는 국회에서 예산안이 의결될 때까지 다음의 목적을 위한 경비는 전년도 예산에 준하여 집행할 수 있다. ① 헌법이나 법률에 의하여 설치된 기관 또는 시설의 유지 · 운영 ② 법률상 지출의무의 이행 ③ 이미 예산으로 승인된 사업의 계속

2. 보건예산과정

예산과정이란 예산이 성립되고 집행되는 법률적 절차를 말한다. 예산과정은 일반적으로 예산의 편성, 예산의 심의 및 의결, 예산의 집행, 결산 및 회계검사의 네 과정으로 이루어진다. 예산은 공공자금이므로 법률이 정하는 일정한 절차와 과정을 거쳐 성립되고 집행되는데, 이러한 과정을 예산과정이라고 한다.

예산은 해마다 한 번씩 주기적으로 편성되고 결정되기 때문에 예산과정 기간이라고 하면 흔히 1년간으로 생각하기 쉬우나 실제로는 이보다 기간이 훨씬 길다. 왜냐하면 예산 과정은 예산안을 준비하는 기간부터 시작되고 결산과 회계검사의 기간까지 포함되기 때문이다. 즉 예산과정은 1년이 아니라 그보다 훨씬 긴 2~3년이 될 수도 있다.

① 예산의 편성 ⇒ ② 예산의 심의 · 의결 ⇒ ③ 예산의 집행 ⇒ ④ 결산 및 회계검사
행정부 입법부 행정부 입법부감사원

Check point

- **회계연도** 會計年度, fiscal year

예산의 세입과 세출을 구분하고 정리하기 위한 기간, 즉 예산의 단위 기간을 말한다. 현재 거의 모든 나라가 1년을 회계연도로 하고 있지만 그 시기는 나라에 따라 차이를 나타내고 있다. 우리나라의 <국가재정법> 제2조는 정부와 지방자치단체의 회계연도를 매년 1월 1일에 시작해서 동년 12월 31일에 종료하도록 규정하고 있다. 국가나 지방자치단체의 재정 활동은 사실상 계속적인 것이지만, 예산 및 결산의 제도를 통해 효율적인 통제와 관리 · 계획의 기능을 수행하기 위해 어느 일정 기간을 구분하여 수지를 명확히 할 필요가 있다.

이러한 필요성에서 예산의 유효기간을 제도화한 것이 회계연도이며, 모든 재정적 활동은 이 회계연도를 기준으로 하여 이루어진다. 보통 1년을 1기(期)로 하여 이를 '1회계연도'라고 한다. 그러나 개시일은 나라에 따라 다르며 그 호칭도 회계연도가 시작되는 역년(曆年, calendar year)으로 연도(2018 회계연도)를 부르는 경우와 끝나는 역년을 부르는 경우가 있다. 우리나라를 비롯하여 프랑스 · 독일 · 중국 · 네덜란드 등 많은 나라에서는 회계연도 개시일을 매년 1월 1일로 정하고 있다. 그러나 미국은 10월 1일, 일본 · 영국 · 캐나다 등은 4월 1일, 이란은 3월 21일 등과 같이 나라마다 회계연도 개시일이 다른 경우도 있다.

1. 예산과정의 의의

예산과정은 정부의 활동에 사용할 경비를 구체적으로 책정하고 이를 의회로부터 승인을 받고 집행하며 회계검사를 받는 일련의 절차임은 틀림없다. 그러나 예산과정이 갖는 의미는 이러한 형식적 절차에만 국한되는 것은 아니다. 예산과정은 국가의 재정정책이라고 하는 보다 큰 테두리 안에서 이루어지는 것이며, 국민납세자을 비롯하여 행정부 · 입법부 및 정당이나 이익단체 등의 요구를 반영하는 과정이다. 뿐만 아니라 예산과정은 행정수단과 각 행정기관 상호간의 책임, 그리고 국민과 입법부에 대한 행정부의 책임을 분명히 나타내는 데 그 의의가 있다.

2. 예산과정의 단계

우리나라 정부의 예산과정은 헌법과 국가재정법 · 정부기업예산법 · 공공기관의운영에 관한법률에 주로 규정되어 있다.

예산과정은 예산의 편성, 예산의 심의, 예산의 집행, 회계검사 및 결산의 4단계로 크게 구분하는 것이 일반적이다.

(1) 예산편성

정부가 1년 동안 활동을 하는 데 쓰이게 되는 경비를 미리 계산하여 그 안案을 마련하는 것을 예산편성budget preparation이라고 한다. 예산편성은 오늘날 대부분의 나라에서는 그 권한과 책임을 행정부에 맡기고 있는데, 이를 일컬어 '행정부 예산제도'라고 한다. 예산의 편성과정은 일반적으로 중앙예산기관으로부터 예산 편성지침이 각 부처중앙관서에 시달됨으로써 시작된다.

우리나라의 현행 예산편성과정은 각 중앙관서장이 기획재정부장관에게 중기사업계획서를 제출하고 기획재정부장관이 예산안 편성지침을 각 중앙관서장에게 통보매년 4월 30일까지함으로써 시작된다. 각 중앙관서장이 예산요구서를 작성해 기획재정부장관에게 제출6월 30일까지하면 이를 상정해서 정부예산안을 편성하고 국무회의의 심의를 거쳐 대통령의 승인을 얻음으로써 예산편성의 과정은 일단락된다.

① 중기사업계획서 제출 ⇒ ② 예산안 편성지침 통보 ⇒ ③ 예산요구서 작성 · 제출 → ④ 예산안 사정국무회의 · 대통령 승인 ⇒ ⑤ 국회 제출 ⇒ ⑥ 국무회의 · 대통령 승인

(2) 예산의 심의

예산안이 행정부로부터 입법부에 제출되면 입법부는 심의를 하게 된다. 입법부가 예산안을 심의한다는 것은 국민이 낸 세금을 행정부가 어디에 무엇을 위해 쓰려고 하는지를 심사하는 과정이므로 국민의 대표기관인 입법부로서는 당연한 책무이다. 예산심의에는 여러 가지 방식이 있는데 그것은 그 나라의 통치구조와 깊은 관련이 있다. 미국과 같이 대통령제를 택하고 있는 나라에서는 비교적 엄격한 권력분립주의에 입각하여 예산심의가 다소 엄격하고 진지하게 이루어진다. 그러나 영국과 같이 의원내각제를 택하고 있는 나라에서는 행정부의 각료들이 대체로 집권정당의 간부들로 구성되는 데다 예산심의를 위한 의회의 위원회가 없기 때문에 예산심의는 비교적 간결하고 정부의 예산안 그대로 통과되는 것이 보통이다.

① 대통령의 본회의 시정연설 ⇒ ② 상임위원회 예비심사 ⇒ ③ 예산결산특별위원회 종합심사 ⇒ ④ 본회의 의결

(3) 예산의 집행

예산안이 입법부에서 심의를 거쳐 의결되면 예산으로 확정된다. 확정된 예산은 중앙예산기관이 각 부처의 요구와 자금계획에 따라 각 부처에 나누어 주는데 이를 '예산의 배정'이라고 한다. 그리고 예산을 배정받은 부처는 이를 다시 그 산하의 각 행정기관에 나누어 주게 되는데 이것을 '예산의 재배정'이라고 한다.

각 부처는 원칙적으로 배정된 예산의 범위 내에서 정부활동에 필요한 금액을 사용하여야 한다. 그러나 예산의 집행 과정에서 당초 정해진 대로 이행할 수 없는 경우도 생겨날 수 있다. 이럴 경우 행정부로 하여금 신축성 있는 예산집행을 할 수 있는 길을 터주기 위해 예외적으로 몇 가지 방안을 마련해 두고 있다.

① 예산의 배정 ⇒ ② 예산의 재배정 ⇒ ③ 지출 원인 행위 ⇒ ④ 지출

(4) 결산과 회계검사

예산과정에서 마지막 단계는 결산과 회계검사이다. 결산이란 예산의 집행이 끝난 후에 세입예산의 모든 수입과 세출예산의 모든 지출을 계산하여 수치로서 나타내는 것을 말한다. 그런데 결산은 미국의 경우처럼 제도적으로 두지 않는 나라도 있는가 하면, 결산 제도를 두고 있으나 결산에 대한 검사 보고를 의회에서 소홀히 다루는 나라도 있다. 그러나 회계검사만은 거의 모든 나라에서 이루어지고 있다.

회계검사란 행정부가 예산을 정당하게 집행하였는지의 여부를 확인 · 검증하는 것을 말한다. 따라서 회계검사는 정부의 수입 · 지출의 합법성과 정당성을 유지하는 데 기여할 수 있다. 회계검사는 그 목적과 기능에서 행정부로부터 독립된 지위에 있는 기관으로 하여금 하게 하는 것이 일반적이다. 우리나라의 경우에는 감사원이 회계검사를 담당하고 있다.

3. 우리나라의 보건재정

1. 개요

우리나라도 복지국가를 지향하면서 사회복지 · 보건 분야에 많은 예산을 투입하고 있다. 2018년도 보건복지부 예산 및 기금의 총지출 규모는 2017년도57.7조원에 비해 9.5%5.5조원 증가한 63.2조원으로 확정되었다. 이는 정부 총지출429조의 14.7%를 차지한다. 또한 보건복지부는 여러 종류의 기금을 운용하며 국민 복지에 기여하고 있다.

2. 보건복지부 소관의 기금

보건복지부 소관의 기금에는 국민연금법에 근거한 국민연금기금, 국민건강증진법에 의한 국민건강증진기금과 응급의료에 관한 법률에 의거한 응급의료기금이 있다.

(1) 국민연금기금

가입자가 퇴직 등으로 소득원을 잃을 경우 일정한 소득을 보장하는 제도로 1988년 1월 1일부터 실시됐다. 연금은 18세 이상 국민이 일정기간 동안 가입하여 만 65세부터 혜택을 받는 것이 기본이며, 대표적인 연금급여 종류에는 노령연금 · 장애연금 · 유족연금 · 반환일시금 등 4가지가 있다.

연금제도는 사회보험의 한 방법으로서 국민들이 일상생활을 하는 중에 노령에 달했거나 또는 불구 · 폐질 · 사망 등의 예기하지 않은 위험발생으로 인하여 소득이 상실되거나 중단된 때를 대비한 장기소득보장책의 하나의 수단이다.

① 국민연금의 특징

소득의 상실 내지 상당한 소득저하의 경우에 장기간에 걸쳐 생활위험상의 보호를 받게 되며, 급부는 개개인의 필요도에 대응하는 것이 아니고 미리 정해놓은 기준에 따르며, 사후적 구빈책이 아니고 보험기술에 기초를 둔 사전적 방빈책防貧策이며, 대체로 보험가입이 강제적이고 보험방식에 따라 재원을 조달하며 자산조사를 수반하지 않는 점 등이다.

우리나라의 연금제도에는 국민연금 · 공무원연금 · 군인연금 · 사립학교교직원연금 등이 있다.

이 제도의 주요 내용은 다음과 같다.

첫째, 적용대상은 18세 이상 60세 미만의 국내거주 국민으로 하되, 「공무원연금법」·「군인연금법」·「사립학교교직원 연금법」 및 「별정우체국법」 등 다른 법률에 의하여 연금 적용을 받고 있는 자는 제외한다. 그러나 외국인의 경우에도 국민연금의 적용을 받는 사업장에 종사하는 경우에는 본인의 희망에 따라 적용될 수 있다.

둘째, 가입자는 사업장가입자 · 지역가입자 및 임의계속가입자로 구분하며 상시 1인 이상의 근로자를 사용하고 있는 사업장 근로자는 당연히 가입하여야 하나 농어업인 · 자영자 등은 본인의 희망에 따라 가입할 수 있다.

셋째, 보험료율은 부담자의 부담능력을 고려하여 제도 시행 초에는 낮게 출발하되 연차적으로 상향조정하도록 하고 있다. 즉, 1988년부터 1992년까지는 소득월액의 3%, 1993년부터 1997년까지는 6%, 1998년부터는 9%로 하고 있다. 부담방법은 사업장가입자의 경우, 근로자 본인과 사용자가 균등부담하고 지역가입자와 임의계속가입자는 가입자 본인이 전액부담하게 된다.

넷째, 급여의 종류는 노령연금 · 장애연금 · 유족연금 및 반환일시금의 4종류로 구분된다. 그 중 노령연금은 가입기간 · 연령 · 소득의 유무 등에 따라 완전노령연금 · 감액노령연금 · 조기노령연금 · 재직자노령연금 및 특례노령연금으로 세분된다. 급여의 수준은 노령연금을 기준으로 할 때 일반적으로 가입자자격상실 당시의 보수 또는 소득월액의 약 40%를 매월의 연금으로 지급받게 된다.

다섯째, 이러한 제도의 관리 · 운영은 국민연금관리공단이라는 특수법인에 의하여 시행되며, 국민연금관리공단은 가입자의 기록을 유지 · 관리하고 보험료를 징수하며 제급여를 지급하는 업무 이외에 가입자나 연금수급권자에 대한 각종 복지증진사업도 병행하게 된다.

1999년 4월 1일부터 국민연금의 가입대상자의 범위를 도시지역거주자까지 확대하면서 전 국민의 노후생활 보장기반을 마련하고, 연금급여 수준 및 수급연령을 조정함과 아울러 5년마다 국민연금의 재정수지를 계산할 수 있도록 하는 재정계산제도를 도입, 그 결과를 국민연금의 제도개선에 반영할 수 있도록 하였다.

이러한 국민연금제도는 도시화와 핵가족화 경향 등으로 전통적인 가족제도가 깨어지고 임금근로자 등이 고용기간 중 노후생활에 대비할 만큼 자발저축이 어려운 현실을 감안할 때 향후 노인복지문제해결에 상당한 도움을 줄 것이고, 급속한 산업화에 따라 언제 발생할지도 모르는 불의의 재해발생 위험에도 효과적으로 대처하는 수단이 될 수 있을 것이다.

② 국민연금기금의 운용 방향

국민연금 관리 · 운영의 주체는 보건복지부장관이나, 업무의 일부를 국민연금공단에 위탁하여 운영하고 있다.

기금 운영의 원칙은 다음과 같다.

- **수익성** : 연금기금에 주어진 허용범위 내에서 수익을 극대화하는 것이다.
- **안정성** : 연금기금이 장래급여에 대한 책임준비금으로서 장기적 안정성이 보장되도록 운용하는 것이다.
- **공공성** : 장기적 안정성을 해치지 않는 범위 내에서 공공 · 복지 부문에 투자하는 것이다.

(2) 국민건강증진기금

국민건강증진사업의 원활한 추진을 위해 필요한 재원을 확보 · 지원하기 위한 목적으로 1995년 제정된 국민건강증진법에 따라 설치된 기금이다. 이 기금은 사전 예방적 건강관리 및 질병의 조기발견 · 관리를 위한 사업을 추진하고 건강생활을 실천할 수 있는 여건을 조성함으로써 국민의 건강증진을 도모함을 목표로 한다.

① 국민건강증진기금의 운용 방향

- 건강증진을 위한 사전 예방적 건강투자 확대
- 금연 · 절주 · 비만 · 영양개선 등 건강에 유익한 개인 생활습관을 갖도록 건강생활 실천 사업에 투자 확대
- 영유아, 청소년, 중장년, 노인 등 각 생애주기 특성에 맞는 건강검진 및 질병예방 프로그램 개발 지원사업과 주요 만성질환에 대한 국가 관리체계 구축 · 운영
- 노인 · 암환자 · 희귀난치성질환자 등 저소득 취약계층에 대한 의료비 지원

- 보건소 등 공공보건사업 추진체계를 강화하고 R&D사업 및 공공보건 의료시설 건립비 지원 등 보건의료분야 인프라 확충
- 국민건강보험재정 안정을 위한 건강보험급여비 지원

② 국민건강증진기금의 사용 범위

- 금연교육 및 광고, 흡연피해 예방 및 흡연피해자 지원 등 국민건강관리사업
- 건강생활의 지원사업
- 보건교육 및 그 자료의 개발
- 보건통계의 작성 · 보급과 보건의료관련 조사 · 연구 및 개발에 관한 사업
- 질병의 예방 · 검진 · 관리 및 암의 치료를 위한 사업
- 국민영양관리사업
- 구강건강관리사업
- 시 · 도지사 및 시장 · 군수 · 구청장이 행하는 건강증진사업
- 공공보건의료 및 건강증진을 위한 시설 · 장비의 확충
- 기금의 관리 · 운용에 필요한 경비
- 그 밖에 국민건강증진사업에 소요되는 경비로서 대통령령이 정하는 사업

(3) 응급의료기금

응급의료를 효율적으로 수행하기 위하여 조성되는 기금이다.

① 응급의료기금의 조성

- 「국민건강보험법」에 따른 요양기관의 업무정지를 갈음하여 보건복지부장관이 요양기관으로부터 과징금으로 징수하는 금액 중 「국민건강보험법」에 따라 지원하는 금액
- 응급의료와 관련되는 기관 및 단체의 출연금 및 기부금
- 정부의 출연금
- 그 밖에 기금을 운용하여 생기는 수익금

② 응급의료기금의 사용

- 응급환자의 진료비 중 제22조에 따른 미수금의 대지급代支給
- 응급의료기관등의 육성 · 발전과 의료기관의 응급환자 진료를 위한 시설 등의 설치에 필요한 자금의 융자 또는 지원
- 응급의료 제공체계의 원활한 운영을 위한 보조사업
- 대통령령으로 정하는 재해 등이 발생하였을 때의 의료 지원
- 구조 및 응급처치 요령 등 응급의료에 관한 교육 · 홍보 사업
- 응급의료의 원활한 제공을 위한 자동심장충격기 등 응급장비의 구비 지원
- 응급의료를 위한 조사 · 연구 사업
- 기본계획 및 지역응급의료시행계획의 시행 지원

[핵심문제 정리]

1. 재정관리란 무엇인가?

조직이 목표를 달성하기 위해 필요한 재정자원을 합리적 · 계획적으로 동원 · 배분하고 효율적으로 사용 · 관리하는 과정

2. 예산의 기능을 나열하라.

통제기능, 관리기능, 기획기능, 정치적 기능, 경제적 기능

3. 전통적 예산원칙과 현대적 예산원칙의 차이점은 무엇인가?

전통적 원칙은 입법부 우위의 예산원칙으로 행정부의 재량권 통제를 지향하는 원칙이며, 현대적 원칙은 행정부 우위의 원칙으로 행정부의 책임과 신축적 운영이 강조되는 관리 · 계획 지향적 예산원칙이다.

4. 보건복지부 소관의 기금에는 무엇이 있는가?

국민연금기금, 국민건강기금, 응급의료기금

PARTⅢ 보건정책 및 기획

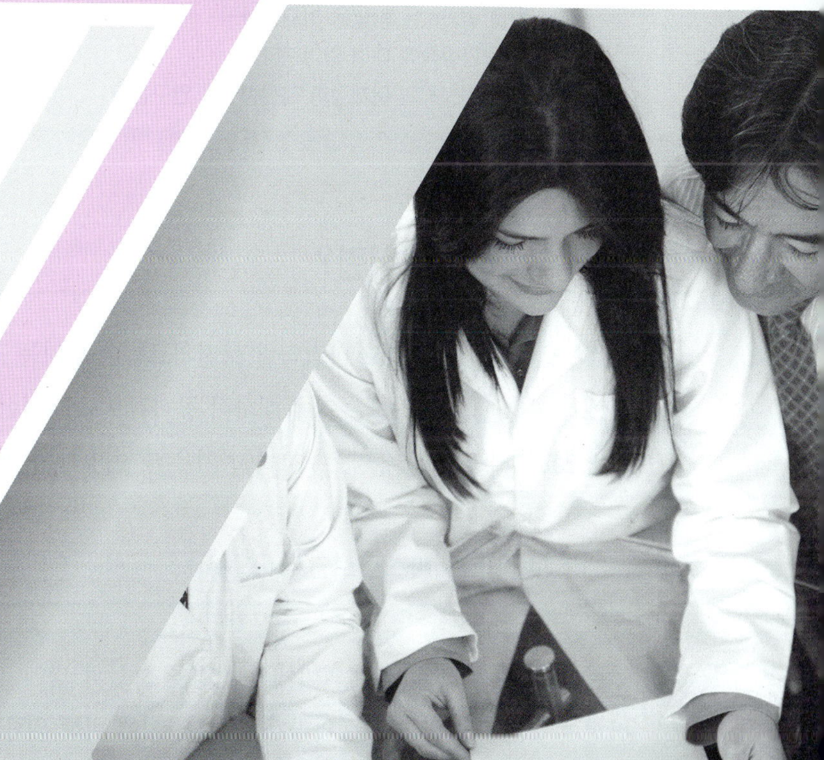

Chapter 01.

보건정책론

학습 목표

- 보건정책결정 과정을 인지한다.
- 보건정책을 평가하는 방법을 이해한다.
- 우리나라 보건정책에 대해 알아본다.
- 우리나라 보건정책의 문제점과 개선방향을 연구한다.

1. 보건정책이란?

보건정책이란 올바르고 바람직한 보건의료를 이루려는 정책 목표를 중심으로 이를 달성하기 위해 필요한 정책수단에 대하여 공식적으로 결정한 기본방침으로서, 보건의료는 질병으로부터 건강을 유지 · 보호하고 치유 및 예방하는 제반행위를 의미한다.

보건의료서비스 = 보건서비스health care service + 의료서비스medical care service

보건의료서비스는 넓은 의미에서 건강을 보살펴 병에 걸리지 아니하도록 건강관리를 잘하여 질병을 예방한다는 의미가 강하다. 이에 비해 의료서비스는 보다 좁은 의미로 질병을 다스리는 수단으로서의 치유 의미가 강하다.

뱀브라Bambra, 2005에 의하면 '보건의료의 정치적 성격political nature of health'을 이해하는 것이 건강증진 정책 수립을 더욱 효율적으로 하는 데 도움이 된다고 한다. 즉, 정치는 건강과 관련된 정책 결정에 있어서 중요한 요소로써 보건의료정책이 건강이라는 목표를 성공적으로 달성하기 위해 이해가 필요한 주제라고 하였다.

넓은 의미의 보건정책은 인구집단의 건강 상태를 증진, 육성시키는 것을 목표로 정부나 단체들의 활동으로 정의할 수 있다. 보건정책은 또한 보건의료체계의 기구, 조직, 서비스, 재정조달에 영향을 주는 행동의 과정을 포함하고 있다(이상영, 2012).

1. 보건정책의 정의

① 광의적 의미에서의 보건정책은 인구집단의 건강상태를 증진하거나 유지하는 것을 목표로 하는 정부나 기타 단체들의 활동이며, 협의적 의미로는 진단, 치료, 간호, 진료를 관리하는 것이라 할 수 있다(강신, 2010).

② 정부를 중심으로 한 보건정책 문제해결을 위한 목적 있는 행동방책, 목표와 가치의 실제를 포함하여 제안된 계획을 적극적이고 주도적인 과정을 통하여 정부기관에 의해 행하여지는 미래지향 전략적인 행동지침이라 할 수 있다.

③ 정부가 중심이 되어 바람직한 사회 상태를 이룩하려는 보건정책으로 목표와 필요한 정책수단에 대하여 권위있는 정부기관이 공식적으로 결정할 기본방침이다(정정길, 1989).

④ 보건의료인이 행동하도록 허용 또는 기대하는 행동 범위에 대한 정부국가의 공식적인 태도를 계획한 표현으로, 조직화된 노력을 통하여 국민의 건강회복과 유지증진을 도모하려는 국가 · 사회의 목적 달성에 귀결될 수 있도록 하는 데 허용되는 활동의 윤곽이라고 할 수 있다.

2. 보건정책결정

1. 보건정책결정의 개념

보건정책의 의의를 살펴보면, 보건정책이나 사업계획 집행결과가 의도된 정책목표를 실현하였는가를 분석하는 것이며, 보건정책의 목적은 합리적 결정에 최선이 되는 정보를 제공하여 새로운 관점에서 보건정책을 파악할 수 있도록 하는 것이라고 할 수 있다. 즉, 보건정책결정이란 정부기관에 의한 미래에 대한 활동지침으로 최선의 방법으로 공익을 공식적으로 추구하려는 복잡하고 동태적인 과정이라고 할 수 있다.

이를 위한 보건정책결정의 특징은 ① 정책결정의 주체가 정부기관, ② 결정과정에 정치권력이 개입, ③ 국민전체의 공익을 우선적으로 하는 공공성, ④ 미래에 대한 정부의 활동지침이라고 할 수 있다(김형렬, 2000).

2. 보건정책결정 과정

보건정책결정의 과정은 정부기관의 주도적인 행동 및 지침에 의거하여 다음과 같은 과정을 거친다.

문제의 인지 → 정보의 수집 및 분석 → 대안의 작성 및 평가 → 대안의 선택 → 환류

3. 보건정책결정 이론모형

① **합리모형**Rational model

국민보건 향상을 위한 이성과 합리성에 입각하여 보건정책을 결정한다는 이론으로 정책결정자가 합리적인 정책을 결정한다고 할 때 따라야 할 논리나 절차를 밝히는 이상적 · 규범적 모형이다.

② **만족모형**satisficing model

보건정책 결정 시 합리모형이 갖고 있는 문제점들을 보완하여 실질적 의사결정에 도움이 될 수 있는 의사결정 모형으로 최적의 대안보다는 국민보건 측면에서 대부분의 국민이 만족할 수준에서 대안을 탐색한다.

③ **점증모형**incremental model

현 보건정책에 약간의 가감을 줌으로써 기존의 보건정책을 중심으로 조금씩 변화하여 정책대안들이 초래할 결과에 대해 예측하지 않고, 대안의 최종 결정 시 구체적 정책들을 비교해 목표를 성취시킬 수 있다고 판단되는 보건정책 모형

④ **혼합모형**mixed-scanning model

행동적 사회에 적합한 모형으로 합리모형과 점증모형의 절충형 모형

⑤ 최적모형optimal model

보건정책의 계량적 분석보다는 질적 분석과 합리성과 초합리성에 근거하여 경제적 합리성을 도출하는 모형

3. 보건정책의 평가

1. 보건정책평가의 의의

보건정책이나 사업계획의 집행결과가 의도된 정책목표를 실현하였는지, 처음 의도하던 보건정책 문제의 해결에 기여하였는지, 이로 인하여 어떤 파급효과 및 내부 부차적 효과를 가져왔는지 등을 체계적으로 탐색 · 조사 · 분석하려는 활동을 의미한다(한달선, 2012).

2. 보건성책평가의 목적

보건정책이 국민의 보건증진 및 개선에 어느 정도 대응하고 있으며, 합리적 정책결정에 도움이 되는 정보를 제공하고, 정보의 분석을 통해 정책의 수정 · 보완과 자원의 재배분을 가능케 한다. 정책 · 사업계획을 집행하는 보건행정인이 평가를 통하여 자기활동을 새로운 관점에서 파악할 수 있게 하는 데 있다(오영호, 2013).

3. 보건정책평가의 유형

보건정책평가의 유형은 크게 과정평가와 총괄평가로 구분한다.

- 과정평가 : 집행과정을 평가대상으로 하고 집행계획, 집행절차, 집행활동을 검토하며 정책집행과정에서 제기되는 문제점을 분석하여 보다 바람직한 집행전략과 집행방법을 모색하기 위해 행하여지는 평가
- 총괄평가 : 보건정책이 집행된 후에 그 정책이 의도했던 효과를 성취하였는가를 판단하는 활동

4. 보건정책평가 기준

① 효과성 ② 능률성 ③ 대응성 ④ 형평성 ⑤ 적절성 ⑥ 국민의 만족도가 있다.

4. 보건의료정책과정에서의 형평성

보건정책의 형성과 집행에는 다른 분야 정책과는 다르게 전문가의 역할이 두드러지고 이들의 이해관계가 주로 반영되는데, 다른 분야와 달리 보건 분야에서는 전문가들의 계획에 일반인들이 참여하기에는 어려운 부분이 존재하기 때문이다. 어떤 계획에서 대안의 선택은 가치체계에 기초를 두고 있고, 계획에서 지향하여야 할 가치의 선택이야말로 가장 중요한 정치적 결정이다.

따라서 어떤 정책문제에 대한 대안의 모색이 사회적으로 명확한 동의를 얻기 어렵고, 동시에 가치체계의 차이에 따른 개인과 집단 간의 갈등이 일어날 소지가 많다고 할 수 있다. 또한 이러한 특성과 아울러 환경적 측면에서는 대부분의 보건정책이 비교적 우호적인 정책 환경favorite political climate 속에 있다는 것도 특성으로 제기된다. 즉, 대부분의 사람들은 보건의료나 의학의 효용을 믿기 때문에 본인의 조세부담이 늘지 않는 범위 안에서는 보건 분야에 자원을 투입하는 것에 대해 지지를 표명하는 것이 보통이다.

5. 우리나라의 보건정책

1. 보건의료정책의 변화

(1) 혼란기(1945년~1960년대 초) : 보건의료 태동기

① 보건의료 상황은 출생률과 사망률이 높으며, 평균수명은 낮고, 일반국민들의 의료접근도 등이 낮은 시기였다.

② 1945년 9월 미군정법령 제1호를 공포함으로써 예방보건사업 중심의 보건사업이 시작되었다.

③ 1958년 6월 대통령령 제 1378호로 시행령을 공포함으로써 보건소의 법적 근거가 마련되었다.

④ 1962년 보건소법이 전면 개정되었다.

(2) 인구 및 가족계획사업의 시기(1960년대)

제 3공화국의 등장 : 경제 정책을 뒷받침할 수 있는 인구 및 가족계획정책 중심으로 정부의 보건의료사업체계인 보건소망과 민간단체인 대한가족계획협회 등이 체계화되었다.

(3) 통합보건사업의 시기(1970년대)

공공부문을 통한 개별사업들을 통합한 보건 사업으로 가족계획사업과 모자보건사업, 결핵관리사업 등이 실시되었다.

(4) 보건정책의 각광기(1970년대 후반 이후)

① 1977년 : 의료급여(보호)사업과 건강보험사업이 보건정책의 핵심으로 등장

② 1980년대 : 1차 보건의료사업 실시

③ 1989년 : 전 국민 건강보험 실시

(5) 보건정책의 성숙기(1990년대 이후)

보건정책 및 제도의 체계화를 통해 국민보건의 질적 향상에 주력하던 단계로 국민건강보험제도의 개편 실시, 의약분업정책이 시행되었다.

(6) 보건정책의 정착 및 변화기(2000년대 이후)

① 2000년 초반 : 공공보건의료 기반 구축 단계

② 2005~2012년 : 공공보건의료 확충 단계

③ 2013년~현재 : 공공보건의료의 기능 재정립 단계

6. 우리나라 보건정책의 현황 및 여건변화

1. 보건의료정책의 현황

① 국민 건강수준의 향상

② 보건의료체계가 민간우위로 치료가 중심이 됨.

③ 보건의료자원 분포의 심한 불균형 상태

④ 보건산업 경쟁력의 부족

⑤ 높은 건강보험 본인부담률과 재정의 불안정

⑥ 보건의료 여건변화에 따른 대응 필요(보건복지부, 2012; 한국보건사회연구원, 2012)

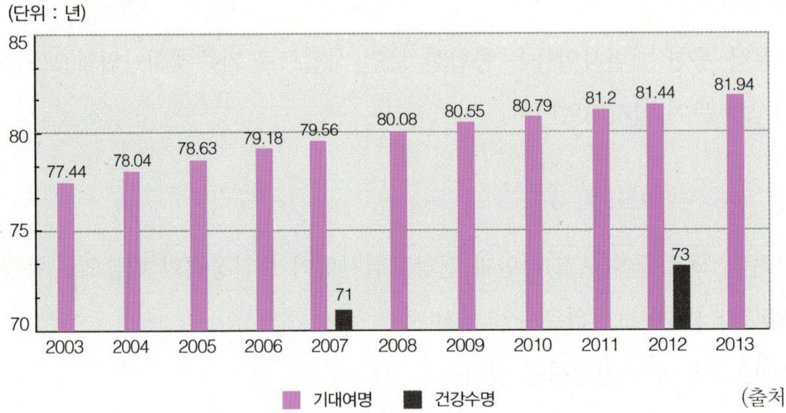

(출처 : 통계청)

그림 3-1 평균수명(0세의 기대여명) 및 건강수명 추이

2. 우리나라 보건정책의 방향 및 문제점

(1) 보건정책의 방향

모든 국민이 계층이나 경제적 능력에 구애됨이 없이 적정수준의 보건의료서비스를 보장 받고 건강한 삶을 영위할 수 있도록 함으로써 모든 국민의 건강권이 보장되는 '건강공동체'의 구현이 목표이다. 이를 위하여 보건의료기술 개발지원과 보건의료산업 육성에 의하여 보건산업의 경쟁력을 강화할 필요가 있으며, 보건의료서비스의 보장성을 강화하고 질적 수준을 제고하기 위하여 건강보험을 포함한 보건의료 전반의 재정확충이 필요하다.

(2) 보건정책의 문제점

나라마다 각종 비상사태에 대비하기 위한 기본수단으로 독자적인 공공보건의료체계를 가동하고 있지만, 우리나라의 경우 다음과 같은 문제가 있다.

① 인구수와 지역면적 등 기본사항을 고려한 공공보건의료체계의 확충 및 연계망이 미흡

② 국가차원에서 독자적으로 전국을 포괄할 수 있는 안전망이 갖추어지지 못한 상태

③ 공공보건의료의 공급이 취약하고, 공공보건의료기관으로서의 역할과 기능이 미흡

④ 국민의료비의 급격한 상승과 사회취약계층 및 재난 · 재해 등의 응급상황에서 국민이 필요로 하는 보건의료서비스를 적절히 제공하지 못하는 상태(보건의료미래위원회, 2011).

• 보건정책의 목표설정 및 전략수립 미흡

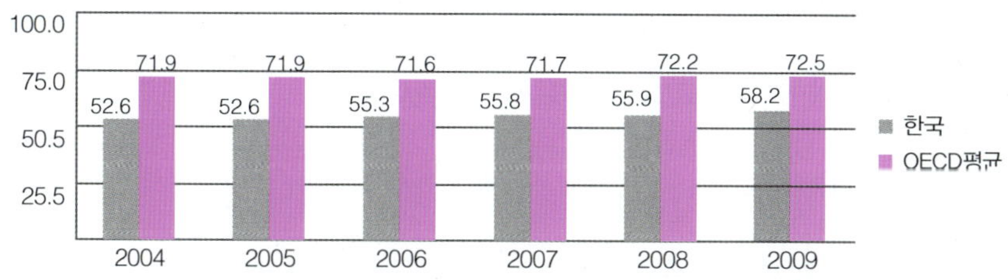

그림 3-2 우리나라와 OECD국가의 보건의료비 중 공공재원 비율

출처: IMF(2010). Government finance statistics yearbook.

• 국민의료비의 증가와 건강보험재정 위협

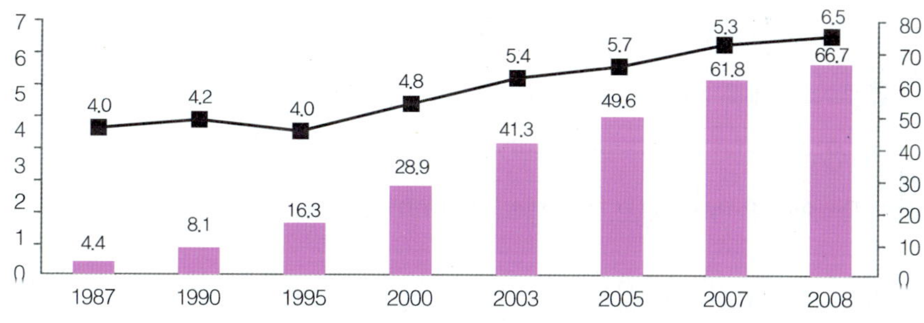

그림 3-3 국민의료비와 GDP에서 국민의료비의 비중

출처: 오영호(2013). 우리나라 공공보건의료의 정책방향과 과제

• 의료사각지대의 증가로 건강 및 의료이용의 불평등 심화

3. 우리나라 보건정책의 개선방향

(1) 정부의 역할 확대 및 유기적 연계 협력 강화

노령화와 만성질환의 급속한 증가, 의료비의 급격한 상승으로 인한 의료비의 부담 등에 대처하기 위하여 건강증진사업의 효과적 확산과 만성질환의 예방과 관리를 위한 지역단위별 건강관리를 위한 역량 강화가 시급하다.

따라서 첫 번째, 지역수준에서 통합적인 건강관리 체계를 도입하기 위해서는 중앙 수준에서 건강관련 정책의 유기적 연계 운영의 권장과 추진, 사업 시행의 일관성 확보가 견지되어야 할 것이다(이명숙, 2012). 두 번째, 보건소가 복지기관 이용자의 건강관리 지원을 강화하여 지역의 건강관리 중심 기관으로 역할을 하도록 지역보건 당국자로서 지역 건강관리 역량이 강화되어야 할 것이다(보건복지부, 2012).

(2) 공공과 민간의 원활한 협조체계 구축과 전달체계의 개선

효율적인 의료공급체계를 구축하는 것은 의료접근성의 향상과 의료자원의 효율적 이용, 그리고 양질의 의료제공을 통한 국민의 의료서비스 만족도를 제고할 뿐만 아니라, 적정한 국민의료비를 유지하기 위한 중요한 수단이라는 점에서 보건정책의 핵심이라 할 수 있다.

(3) 글로벌 헬스케어 활성화

보건의료분야의 제품 및 서비스 시장수요는 선진국의 고령화가 심화되고 신흥국에서 수십억명의 신규 의료수요자가 발생하면서 의료산업의 첨단화와 함께 대중의료가 병행하여 확대되는 양상을 보일 것으로 전망되고 있다(강향숙, 2015; 한국건강증진개발원).

의료서비스 기관의 진출 방식으로는 합작경영, 지분참여를 통한 새로운 의료기관 설립, 기존의 의료기관에 지분참여 등 다양한 방식을 활용하고, 보험상품 개발과 현지 병원들과의 네트워크 구축을 통한 고객범위 확대 등이 민간차원에서 해외진출 활성화를 위해 검토해야 한다.

2016년 우리나라 보건의료정책의 방향

1. 보건복지부의 중요 보건정책

2016년도 보건복지부는 국민이 체감하는 국민의 행복과 맞춤형 복지확산을 위해 소득계층, 생애주기별 맞춤형 복지를 정착시키는 것을 목표로 삼고 3가지의 주요과제(맞춤형 복지제도 내실화, 복지 사각지대 적극해소, 읍 · 면 · 동 중심 복지전달체계 구축)를 선정하였다.

맞춤형 복지제도 내실화를 확충하기 위해 기초생활보장을 강화하며 4대 중증(암, 심장, 뇌혈관, 희귀난치 질환)질환에서의 건강보험 적용을 확대하고 선택 진료비 · 일반병상 확보 의무 · 포괄간호 서비스를 적용하여 그동안 비급여였던 항목의 본인부담을 감소시키기 위해 시행해왔던 것을 강화할 계획이다.

복지사각지대 적극 해소는 다각적 복지 홍보, 인적 네트워크를 적극 활용하여 사각지대 발굴 · 신고를 활성화하여 사각지대를 적극적으로 해소하며 취약계층의 필수서비스를 지속적으로 확충하여 위기아동, 청소년, 저소득아동, 장애인, 독거노인, 학대아동, 다문화가정 자녀, 한부모 가정 등의 맞춤형 복지지원을 확대하고 지역사회 인적안전망을 구축하려는 계획이다. 이를 위하여 사회보장정보시스템의 활용과 사회보장위원회 심의를 통해 복지재정관리를 강화하려는 세부계획을 설정하였다.

2. 국민건강증진종합계획(Health plan 2020)

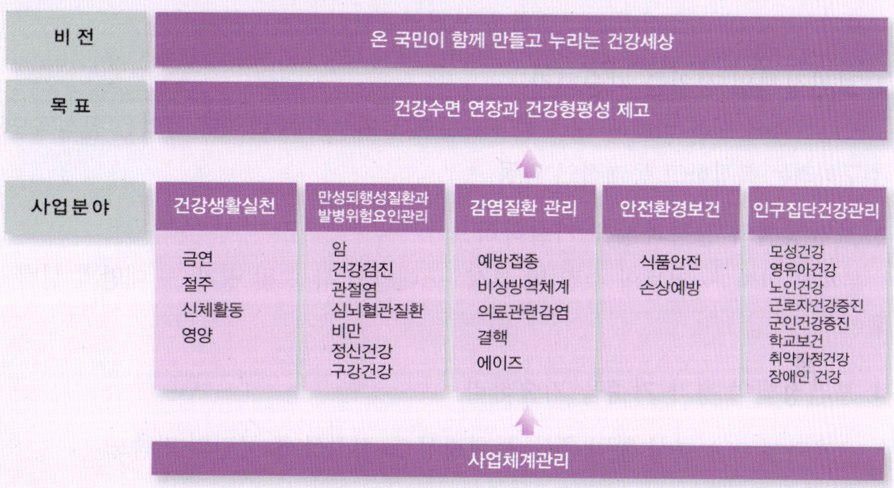

그림 3-4 우리나라의 보건의료체계(출처 : 보건복지부)

(1) 국민건강증진종합계획(Health plan 2020)의 기본 틀

Health plan 2020의 비전은 '온 국민이 함께 만들고 누리는 건강세상'이며, 목표는 '건강수명 연장과 건강형평성 제고'이다.

(2) 국민건강증진종합계획(Health plan 2020)의 분야

① 건강생활실천 분야

생활습관이 만성퇴행성 질환의 발병 및 경과와 밀접한 연관이 있으므로 만성질환과 관련성이 높은 금연, 절주, 신체활동 및 영양 등 4개의 중점과제를 개발하였다.

② 예방중심의 상병관리 분야

현재 유병률이 높은 질환이나 조기사망의 원인을, 예방관리를 통하여 유병률을 낮추고 조기사망을 낮출 수 있는 예방중심의 상병관리를 꾀함. 분야는 주요 만성퇴행성 질환과 발병위험 요인관리, 감염질환 관리 등이 있다.

③ 안전환경 등 보건관리 분야 : 사회적 · 물리적 환경관리 분야로서 식품정책, 건강영양평가, 교통사고 등 손상예방 관련 중점과제가 포함되어 있다.

④ 인구집단별 건강관리 분야 : 인구대상별 건강증진 정책목표와 사업개발을 위하여 인구집단 건강관리분과를 구성하였다. 생애주기별 구분(영유아, 모성, 노인 등) 또는 비교적 공통적 건강문제를 갖고 있으며 접근성이 용이한 대상 집단(근로자, 학생 등)을 포함시켰다.

⑤ 사업체계관리 분야 : 다양한 건강증진사업의 추진을 위한 수단을 정비하고, 효과적으로 관리하기 위하여 설립하였다.

[핵심문제 정리]

1. 보건의료서비스는 어떤 서비스의 결합인가?

보건서비스와 의료서비스의 결합을 보건의료서비스라고 한다.

2. 보건정책의 정의를 기술하라.

정부기관에 의한 미래에 대한 활동지침으로 최선의 방법으로 공익을 공식적으로 추구하려는 복잡하고 동태적인 과정

3. 보건정책의 결정과정을 기술하라.

문제의 인지 → 정보의 수집 및 분석 → 대안의 작성 및 평가 → 대안의 선택 → 환류

4. 보건정책의 평가 기준을 기술하라.

① 효과성 ② 능률성 ③ 대응성 ④ 형평성 ⑤ 적절성 ⑥ 국민의 만족도

5. 우리나라 보건정책 중 전 국민 건강보험이 실시 된 해는 어느 시기에 들어가는가?

1970년대 후반 이후 보건정책의 각광기

6. 우리나라 보건정책 현황 및 여건변화를 설명하라.

국민 건강수준의 향상, 보건의료체계가 민간우위 및 치료중심, 보건의료자원 분포의 심한 불균형 상태, 보건산업 경쟁력의 부족, 높은 건강보험 본인부담률과 재정의 불안정, 보건의료여건변화에 따른 대응의 필요성

Chapter 02.

보건기획론

학습 목표

- 보건기획의 필요성에 대해서 이해한다.
- 보건기획의 종류에 대해서 파악한다.
- 보건기획의 과정을 익히고 합리적인 보건기획을 탐구한다.
- 보건기획의 성공을 위한 요건에 대해서 인지한다.

1. 보건기획

1. 보건기획의 정의

보건기획과 보건의료기획을 동일한 개념으로 본다면, 보건기획은 현재와 미래에 사용 가능한 자원을 적절하고 효율적으로 사용하여 미래의 명확한 목표를 달성하기 위한 체계적이고 현실화된 방법이다. 세계보건기구WHO는 보건기획이란 현대적인 지식과 경험에 의하여 국가자원의 범위 내에서 국민의 보건의료 수요를 충족시키기 위해 보건사업의 정연한 개발과 사려깊고 지적인 설명을 하는 것을 의미한다고 하였다.

2. 보건기획의 필요성

① 자원의 부족 : 의료인 · 의료요원 등의 인적자원과 시설 · 장비 등의 물적 자원, 그리고 예산은 항상 넉넉하지 못하며, 쉽게 개선되지 못할 것이다. 따라서 넉넉하지 못한 자원을 여러 기관이나 분야에 어떻게 배분 · 활용해야 하는지를 결정하기 위해서는 미래에 대한 정확한 예측과 우선순위 결정이 필요하다.

② **균형잡힌 자원 성장을 유도** : 경제 사회가 발전함에 따라 보건의료 자원이 풍족해 보이지만, 자원의 편중으로 인한 불균형이 심각한 실정이다. 이를 위하여 부족한 병원시설을 건립하기 위해 많은 투자와 부족한 의료인 충원계획이 지속적으로 현재와 미래를 고려하여 기획되어야 한다.

③ **사업수행 방향의 조정 및 평가** : 보건사업을 수행함에 있어 사업의 목표를 달성하기 위하여 사업의 전체 체계를 원래 사업수행계획에 입각하여 진행되도록 해야 한다.

④ **이해대립의 조정 및 결정** : 보건사업은 서로 다른 이해관계가 타 사업에 비하여 많은 분야이다. 따라서 사업수행 시 목표를 달성하기 위한 방법이나 접근방법은 상이할 수 있으며, 이것을 조정하고 결정하기 위해서는 사업목표와 사업수행계획이 분명히 정의되어야 한다.

⑤ **기획의 필요성 부각** : 정부나 상급병원 및 보건기관에서 보건기획의 필요성을 알리고 현실적으로 실행될 수 있도록 해야 한다(배상수, 2008).

2. 보건기획의 분류

1. 보건기획의 종류

보건기획은 크게 활동기획과 배분기획으로 구분할 수 있다. 활동기획active planning은 계획된 활동을 실행하기 위해 모니터할 수 있는 시간표와 계획표를 수립하는 것과 관련된 기획을 말하며, 배분기획allocative planning은 어떻게 자원이 활용되어야 하는가에 대한 의사결정을 하는 것이다(최재규, 1999).

표 3-1 활동기획과 배분기획

활동기획(active planning)	배분기획(allocative planning)
계획된 활동을 실행하기 위해 모니터할 수 있는 시간표와 계획표를 수립하는 것과 관련됨.	어떻게 자원이 활용되어야 하는가에 대한 의사결정

2. 보건기획 모형

(1) 포괄적 합리주의 모형(연속적 순환곡선)

① 조직의 특정 목표를 달성하기 위해 사용되는 방법을 결정하기 위해 시도되는 명시적 활동에 따른 기획

② 실제에서는 시간순서에 따른 순환곡선이 아니라 많은 부분적인 곡선이 확립되어 다양한 활동들이 병렬적으로 진행

③ 실제 생활에서 이러한 포괄적이고 복잡한 과정을 수행하기 어려움.

(2) 혼합주사 모형

① 여러 대안의 선택을 요구함.

② 여러 대안의 우선순위 판단에 주관적인 판단을 포함함.

③ 서로 다른 그룹의 갈등유발 가능

④ 이해관계자에 대한 분석과 정치적 할당이 필요

(3) 점진주의 모형

① 혼란지속상태의 과정이지만 정해진 목표를 향해 점진주의적 방식으로 향해 가는 일련의 분해단계

② 기획과정 자체에 내재된 정치적 측면 인정

③ 서로 다른 가치를 가진 집단의 갈등하는 합리성에 따라 진행

3. 보건기획의 목적과 과정

1. 보건기획의 목적

보건기획의 목적은 ① 보건사업을 위한 조직의 개선, ② 보건분야 신규사업의 개발촉진과 기존사업의 강화 및 활용 추진, ③ 보건사업의 질적 향상, ④ 정부와 민간기관간의 사업 중복 제거와 보건사업의 지역간 배분 개선, ⑤ 신규사업의 우선순위 결정, ⑥ 보건

인력의 효율적 이용과 훈련시설의 확충, ⑦ 보건의료 요구와 이에 관련된 문제파악, ⑧ 지역사회 발전을 위한 종합적 계획 등이라 할 수 있다.

2. 보건기획의 과정

목표의 설정 → 현황 분석 및 문제점 파악 → 대안의 제시와 선택 → 우선순위 결정 → 수행 → 평가 → 환류

(1) 목표 설정

목표 설정은 기획에서 가장 중요한 단계이다. 목표의 설정은 합리적이고 실현 가능하도록 수립하여야 한다. 또한, 목표는 상황에 따라 반응을 달리하는 동적인 요소를 포함해야 한다. 따라서 전체적인 목표를 달성하기 위한 전략목표와 세부적인 정책목표와 사업목표가 구체화되어야 한다(문상식, 2015).

(2) 현황 분석 및 문제점 파악

현황 분석은 궁극적인 목적이라고 할 수 있는 보건문제의 발견 및 원인 분석이라 할 수 있다. 현황 분석과정에서 관심을 기울여야 할 대표적인 대상은 크게 인구, 건강상태, 환경요인과 보건의료자원을 들 수 있다.

(3) 대안의 제시와 선택

대안alternatives이란 관계되는 여러 사람들이 제시한 가능한 안을 말한다. 대안은 시행이 가능하고 합리적이어야 한다. 이를 위하여 각각의 대안에 관하여 시행가능 여부, 기대효과, 효율성, 현실성, 합리성 등을 충분히 분석 · 검토한 후에 대안을 선택하게 된다. 따라서 최소의 자원으로 최대의 효과를 가져 올 수 있어야 한다.

보건의료 분야의 효과는 측정불가능한 것이 많기 때문에 경제적 타당성을 주장하기가 어려운 점이 있으므로 타당성 검토나 효과분석 시에 가능한 한 합리적이고 계량적으로 제시된 분석 결과에 의해 대안을 검토하여야 한다.

(4) 우선순위 결정

일반적으로 보건의료 분야에서 사용할 수 있는 자원은 한정되어 있기 때문에 무엇을, 또는 어떤 사업을 먼저 할 것인가의 선택기준 중 하나는 정책결정자가 각 사업에 얼마만한 가치를 부여하느냐에 달려 있다.

우선순위 결정방법에는 다음과 같은 방식이 있다(배상수, 2015).

① **단순방식**simple method : 개인에게 설문지를 통해 얻은 결과에 인위적인 가중치weight를 주어 우선순위를 결정

② **명목그룹모형**nominal group planning model : 집단이나 구성원의 의견과 가치를 체계적으로 분석하여 그룹이 중시하는 각 문제를 기술적 보건학적으로 결정

③ **기준가중방법**criteria weighting method : 사회경제학적 측면에 비추어 가중치를 주고, 이것에 의해 정해진 중요도에 따라 우선순위를 결정하는 과 문제의 규모 및 심각성 결정

④ **핸론의 방법**Hanlon's method : 서비스의 효과를 고려하여 기본 우선순위율과 종합 우선순위를 결정한 후 우선순위를 결정

(5) 수행

수행 단계는 실제로 보건관리의 주요 관심사항이 되며, 효과적인 수행과 성공적 완수를 위해서는 사업에 착수하기 전에 업무수행을 위한 전략이 마련되어야 한다. 업무수행계획에 따라 필요한 기술 및 행정인력에 대한 교육을 시행하고, 실제 업무집행을 관리하기 위한 기획, 조직, 감독, 지휘, 조정 및 예산집행 등을 한다.

(6) 평가

사업평가란 사업의 가치여부를 판단하는 과정이다. 업무량effort분석으로 프로그램에 투입된 활동activity의 양을 조사하고, 과정process분석으로 사업의 기진이나 과정을 규명한다. 또 영향력impact 분석과 적합도adequacy 분석은 실제 지역사회 요구에 대한 사업의 기여도나 이용도를 결정하는 데 유용한 기준으로 사용할 수 있다.

4. 보건기획의 성공요건

1. 합리적인 기획절차

(1) 상황분석

① 인구특성 : 인구학적 정보, 인구의 절대 규모/분포, 생정통계출생률, 사망률, 출산율, 인구의 유입과 유출, 인구증가율, 인종, 종교적 · 교육적 · 문화적 특성, 교육 및 학력 수준, 집단의 문화적 · 종교적 특성을 분석(전기홍, 2002)

② 지역특성과 하부조직 : 지리적 · 지형적 상황－강, 산맥, 기후변화－은 하부조직의 보건의료서비스 제공방식에 영향을 미칠 수 있으며, 사회경제적 상황과 공공/민간 부문 조직특성 및 구조 등을 분석

③ 정책과 정치적 환경 : 보건의료분야를 포괄하는 국가정책, 광범위한 전략의 개발, 보건정책 현황, 정치적 환경을 분석(최재규, 1999)

(2) 우선순위 정하기

① 인지된 필요 : 지역사회 인지 필요와 보건사업가 인지 필요

② 우선순위

- 1단계 : 국가단위 핵심정보에 대한 거시적 현황분석
- 2단계 : 국가단위기획단 논의 및 지침도출
- 3단계 : 지역단위 현황분석 및 우선순위 개발
- 4단계 : 취합 검토

③ 대안평가

여러 대안들의 효과 검토와 투입 자원, 효율성 검토, 적용가능성, 장벽의 검토

④ 내용설계와 예산기획

⑤ 실행과 모니터링

⑥ 평가 및 환류

2. 바람직한 기획의 요건

(1) 개방적이고 투명한 과정으로서의 기획

(2) 기술적 혹은 정치적 활동으로서의 기획

[핵심문제 정리]

1. 세계보건기구에서는 보건기획을 무엇이라고 정의하고 있는가?

현대적인 지식과 경험에 의하여 국가 자원의 범위 내에서 국민의 보건의료 수요를 충족시키기 위해 보건사업의 정연한 개발과 사려깊고 지적인 설명을 하는 것

2. 보건기획의 필요성을 서술하라.

자원의 부족, 자원의 균형 있는 성장 유도, 사업수행 방향의 조정 및 평가 필요, 이해대립의 조정 및 결정

3. 보건기획의 종류는 무엇인가?

활동기획 active planning, 배분기획 allocative planning

4. 보건기획의 모형을 기술하라.

포괄적 합리주의 모형, 혼합주사 모형, 점진주의 모형

5. 보건기획의 과정을 기술하라.

목표의 설정 → 현황 분석 및 문제점 파악 → 대안의 제시와 선택 → 우선순위 결정 → 수행 → 평가 → 환류

6. 핸론의 우선순위 결정방법은 무엇인가?

서비스의 효과를 고려하여 기본 우선순위율과 종합 우선 순위를 결정한 후에 우선순위를 결정

Chapter 03.

보건의료사업

학습 목표

- 보건의료사업의 종류에 대해서 학습한다.
- 역학의 중요성에 대해서 알아본다.
- 인구와 보건사업과의 연관성을 파악하고 보건통계의 필요성에 대해서 학습한다.
- 건강증진사업의 필요성과 전략에 대해서 알아본다.

1. 역학 및 질환관리

1. 역학

(1) 개념과 의의

과거에는 감염병학이라고도 했던 역학疫學, epidemiology은 인간 집단 내에서 일어나는 유행병의 원인을 규명하는 학문이다. 즉 역학은 인구집단의 질병에 관한 학문이며, 구체적으로는 인구집단에서 질병의 분포 양상과 이 분포 양상을 결정하는 원인을 연구하는 학문이라고 할 수 있다. 또한 역학은 인간에게 발생하는 질병은 우연에 의해 결정되는 것이 아니라 필연적인 이유가 있다는 전제 하에서 발전해 왔다.

오늘날 역학의 대상은 개인이 아닌 인구집단을 대상으로 하며, 사람뿐만 아니라 동물과 식물 집단에서도 활용된다. 결론적으로 역학이란 인간 및 동물 집단을 대상으로 건강상의 현상現象 및 이상의 실태를 숙주host, 병인casual agent, 환경environment의 3가지 요인과 관련지어서 질병이 일어난 원인을 규명하여 건강 증진과 질병의 예방을 꾀하는 학문이라고 정의할 수 있다.

역학은 '인구집단'에 중점을 두고 있으며 이는 임상의학이나 실험연구 등과 역학의 주요한 차이점 중 하나이다. 역학은 감염병이나 감염증의 원인탐색 및 예방을 목적으로 하는 학문이며 질병의 치료를 목적으로 하는 학문은 아니다.

역학 epidemiology 의 어원은 그리스어의 epi upon, ~에 관하여 + demos people, 사람 + ology science, 학문, 과학 에서 유래된 것이다. 즉 종래에는 감염성의 유행병에 관한 학문이었다. 그러나 면역학, 공중보건학과 세균학의 발달로 감염성 질환은 점차 감소되어 가는 반면에, 인구집단에서 비감염성이면서도 다수 발생하는 질병이 증가하면서 역학은 시초의 개념과는 달리 오늘날에는 감염성이 없어도 다발성 질환이면 이 용어를 사용하게 되었다. 예를 들면, 암이나 뇌졸중 등의 역학, 교통사고의 역학 등으로 사용되고 있다.

역학조사는 일정한 시기 동안에 사람들 사이에서 발생하는 질병의 특별한 현상의 빈도와 분포에 대한 조사를 말한다. 대개 이것은 발생률 incidence rate, 일정시기 안의 새로운 사건 수 과 분포율 prevalence, 일반적으로 특별한 문제점을 지닌 사람들의 총수 로 표현된다. 역학에서 일반적으로 쓰는 다른 용어로는 현시점 분포율 point prevalence, 어떤 시점에서 측정된 사건 수, 기간 분포율 period prevalence, 정해진 기간 사이에서 발생하는 모든 사건, 질병위험률 morbidity risk, 개인이 평생 동안 특별한 병에 걸릴 위험률 이 있다. 이처럼 역학은 집단으로 일어나는 현상의 인과관계에 관하여 검토하는 학문이라고도 할 수 있다.

왜냐하면 역학은 질병이나 그 밖의 현상의 분포를 성별 · 연령 · 직업 · 영양상태 등의 인간의 특성이나 지리적인 장소, 그리고 시간 · 일 · 월 · 연 등 때에 따라 구분하여, 어떠한 요인이 관여하고 있어서 그 결과를 가져왔는가를 논리적으로 탐구하는 학문이기 때문이다. 고전적 의미로는 유행병, 즉 감염성질환 전파의 조건 등을 대상으로 하는 의학 醫學, medicine 의 한 분야로만 정의되어 왔던 것이 사실이다. 하지만 오늘날에는 '사회병리학 社會病理學, social pathology'의 의미로 사용되어 집단에서의 질병 전반을 연구하므로 인간사회를 대상으로 하는 생태학이라고 할 수 있다.

(2) 역학의 기본 요인

질병 disease 이란 우리 신체의 전체 또는 일부가 일차적 또는 계속적으로 장애를 일으켜서 정상적인 기능을 할 수 없는 상태를 의미한다. 흔히 질환이라고도 하며 감염성 질환과 비감염성 질환으로 나뉜다.

감염성 질환은 바이러스, 세균, 곰팡이, 기생충과 같이 질병을 일으키는 병원체가 있는 질환을 의미하며, 비감염성질환은 고혈압이나 당뇨와 같이 병원체가 없이 일어나는 질환이다.

이러한 질병이 발생하기까지 여러 가지 다양한 요인들이 관여하는데, 크게 병인causal agents, 숙주host, 환경environment으로 나뉜다. 이 3가지 요인들은 역학의 기본 요인이며 일정한 상호관계를 가지고 있다. 3가지 요인들이 평형을 유지하면 건강한 상태이지만, 평형이 무너지게 되면 질병이 발생하거나 건강이 악화된다.

1) 병인Causal agents

① **영양소적 요인** : 영양소적 요인으로는 탄수화물, 단백질, 지방, 비타민, 수분 등을 들 수 있으며 이러한 영양소의 결핍 또는 과잉이 병인으로 작용하게 된다. 발생할 수 있는 질병은 영양결핍증이나 비만증, 당뇨병, 심장병 등이 있다.

② **생물학적 요인** : 질병, 특히 감염병의 병원체로서 생물학적 요인은 매우 중요하며 큰 비중을 차지한다. 박테리아, 바이러스, 리케차, 원생동물Protozoa, 기생충, 곰팡이 등 살아있는 미생물들이 생물학적 요인에 속한다.

③ **물리적 요인** : 기계적인 힘에 의한 외상, 열에 의한 화상이나 동상, 기압의 변화에 의한 고산병이나 잠함병, 방사선에 의한 암이나 백혈병, 그리고 소음, 진동, 전기, 광선, 충격 등 각종 사고에 의한 질환 등을 의미한다.

④ **화학적 요인** : 화학물질은 대부분은 독성물질이다. 직접 피부나 점막을 상하게 하는 강산, 강알칼리, 일산화탄소, 청산가스, 독가스 등과 같은 유독가스 등이 화학적 요인이며 이는 기도를 통해 몸속으로 들어가 뇌, 혈액, 폐 등 장기에 여러 가지 장애를 유발한다.

⑤ **정신적 요인** : 정신적 불안정, 스트레스 등 정신적 요인은 신경성 두통, 기능성 소화불량, 정신질환, 고혈압, 위궤양 등 거의 모든 신체적 질병의 원인과 관계가 있다.

⑥ **사회 환경적 요인** : 환경오염에 의한 공해와 산업재해에 의한 직업병, 식품에 의한 중독증, 의료행위의 부작용으로 일어나는 외인성 질환, 폐기물에 의한 중독, 사회적 스트레스가 원인인 신경정신질환 등이 있다.

2) 숙주Host

같은 조건이라도 숙주의 상태에 따라 질병 발생 양상은 다르다. 특히 성장과 발육과정은 생활환경, 생물학적 요인 등에 의하여 개인차가 심하게 나타난다. 질병도 이와 마찬가지로 숙주에 따라 질병에 대한 면역력 또는 감수성이 각각 다르게 나타난다.

① **연령 및 성** : 연령 및 성 등 사람의 본질적인 특성이 질병 발생에 영향을 미친다. 즉 연령이나 성별에 따라 발생하는 질병은 차이가 있으며 나이가 어리거나 많을수록, 여자보다는 남자에게서 더 많은 질병이 발생한다.

② **신체적 특성** : 신체적 특성은 숙주의 해부학적 구조와 생리적인 차이를 의미한다. 그 예로 사춘기나 임신 중에 결핵의 이환율이 높게 나타나는 것과 영양상태 등을 들 수 있다.

③ **정신적 특성** : 숙주가 가지고 있는 스트레스로 인해 질병이 발생하는 경우이다. 소아마비나 결핵은 스트레스가 주 원인이다. 이 경우 스트레스가 증가하면 마비 증상이 심화되거나 결핵이 활동성으로 진전되는 등 질병이 유발된다.

3) 환경Environment

환경은 숙주 주위의 모든 유·무형의 것을 의미한다. 환경에 따라 병원체와 숙주도 깊은 관계가 있으며 환경요인은 병인뿐만 아니라 숙주에도 영향을 미칠 수 있다. 환경요인으로는 물리적 환경, 생물학적 환경, 사회경제적인 환경이 포함되며 주로 질병 발생에 간접적으로 영향을 미치는 경우가 많다.

① **물리적 환경**Physical environment : 지형, 지질, 기후, 지세, 주거 등 인간의 생활 주변의 모든 무생물학적 환경이 물리적 환경이다.

② **생물학적 환경**Biological environment : 생물학적 환경이란 질병의 전파, 발생과 관계가 있는 인간 주위의 모든 동·식물을 의미한다. 동·식물은 서로 상호작용하여 인간에게 영향을 미치는데, 예를 들면 동물은 감염병의 병원체 및 기생충의 증식 장소가 되고 식물의 꽃가루, 깃털 등은 인간에게 피부염을 일으키기도 한다.

③ **사회경제적 환경**Socioeconomic environment : 인구 밀도와 분포, 교육 정도, 사회적 관습, 형태, 정치 문화적 배경, 경제 수준 등 사회경제적 환경 요인은 질병 발생에 많은 영향을 미치고 있다. 또한 이러한 요인들은 질병 치료에 대한 영향력도 크다.

(3) 역학의 발전

스페인인의 멕시코 정복을 가능하게 했던 천연두에서부터 중세 유럽을 휩쓸었던 흑사병, 20세기 후반에 나타난 에이즈에 이르기까지 인류의 역사는 곧 질병의 역사라고 할 수 있다. 중국문명의 발달, 로마 제국의 멸망, 르네상스의 기원, 아메리카 대륙 정복, 산업혁명 등 인류사를 장식했던 굵직한 사건들은 어떤 식으로든 감염병과 인간의 상호작용과 관련있다. 역학이라는 용어가 고유한 영역을 가지고 의학계에서 본격적으로 사용되기 시작한 것은 런던역학회LSE: London Epidemiological Society가 결성되었던 1850년 이후부터이다.

당대의 저명한 의사들로 구성된 런던역학회는 당시 영국 런던에서 크게 유행하였던 콜레라의 원인을 파악하기 위하여 결성되었으나 다른 유행병에 대해서도 권위 있는 연구결과를 발표하기도 하였다.

어떤 면에서 역학은 의학만큼이나 역사가 깊다고도 볼 수 있다. 서양의학의 아버지라고 불리는 히포크라테스Hippocrates, BC 460~BC 377는 이미 B.C. 5세기에 인간 질병의 발전에 개인의 내적 환경과 외적 환경이 관련될 것이라는 점을 처음으로 제시한 바 있다. 즉 최초의 역학적 사고는 히포크라테스의 미아즈마miasma, 나쁜 공기설, 즉 감염병은 오염된 공기에 의해 일정 지역에 발생한다는 이론이었다.

Check point

미아즈마설

"의학을 정확하게 연구하고자 하는 사람들은 다음과 같은 절차를 밟아야 한다. 우선 계절을 고려하여야 하고, 이들이 어떤 효과를 나타내는지를 분석하여야 한다. 그리고 더운 바람인지, 찬바람인지, 그 지역 전체에 유사한 바람이 부는지 아니면 각 지역마다 다른지를 파악하여야 한다. 동일한 개념으로 새로운 지역에 처음 도착하게 되면, 그 지역에 바람이 어떻게 부는지, 해는 어디에서 뜨는지를 관찰하여야 하는데, 왜냐하면 이들의 특성에 따라 건강에 주는 영향이 다르기 때문이다.

또한 주민들이 섭취하는 물에도 관심을 가져야 하는데 물이 부드러운지 아니면 뻣뻣한지, 너무 짜서 음식 조리에 잘 맞지 않는지 등도 고려하여야 한다. 그리고 토양의 성질이 수분이 부족하고 헐벗었는지 아니면 수분이 충분하며 산림으로 가득한지, 분지에 속하는지 아니면 높은 고도에 위치하는지를 파악하여야 한다. 또한 주민들이 어떠한 행태를 보이는지를 파악하여야 하는데, 과음과 과식을 즐기는지, 운동과 노동을 즐기는지, 아니면 게으른지 등을 살펴야 한다."

감염병이 인류의 주된 질병이었던 과거에는 이를 예방하고 관리하는 목적으로 역학이 발전되었기 때문에 1930년대까지 역학의 내용과 대상은 거의 전부가 감염병이었다. 이런 변화과정을 거쳐서 21세기인 현재까지 역학은 계속 발전해 오고 있다. 그러나 오늘날에는 인류의 질병 양상이 변천함에 따라 역학의 대상도 급성 감염병에서 만성 감염병 및 비감염성 질환 등 모든 대상으로 확대되었다. 따라서 현대에는 질병뿐만 아니라 사회적 병리현상까지도 그 대상으로 삼기도 하며, 생리적 상태 또는 건강 자체를 대상으로 삼기도 한다. 그래서 오늘날 역학은 '인간집단에서 발생하는 질병 또는 생리적 상태의 빈도와 분포, 그리고 그러한 분포를 결정짓는 요인들에 관하여 연구하는 의과학醫科學, medical science의 한 분야'로 정의된다.

한편 제2차 세계대전 이후에는 역학연구의 원리와 방법에 대한 발전이 그 이전과는 비교가 안 될 정도로 빠르고 그리고 체계적으로 이루어졌다. 가장 두드러진 발전은 자료를 수집하고 분석하는 기법과 연구 디자인 분야이다. 이로 인하여 만성 질환의 위험요인들을 평가하는 것이 매우 수월해졌다는 점이다. 한 예로, 오랜 기간을 기다릴 필요 없이 질병에 걸린 환자들을 한 군으로 정하고, 질병에 이환되지 않은 건강한 사람들을 또 다른 한 군으로 성한 후, 이들에게서 과거 질병력과 개인 건강습관에 관한 정보를 얻는 방법이 있다. 이러한 방법은 환자-대조군 연구로 불리는 것으로 시간경과를 역으로 관찰함으로써 관련된 폭로의 효과를 신속하게 평가하는 방법이다.

Check point

환자-대조군 연구 case-control study

질병이 있는 환자군과 질병이 없는 대조군을 선정한 후 질병의 원인 또는 위험 요인으로 의심되는 요인이 과거에 노출된 분율을 구하여 비교함으로써 질병 유무와 여구하고자 하는 요인의 상관관계를 교차비odds ratio로 제시하는 연구

(4) 주요 특성 및 연구영역

1) 주요 특성

질병에 대한 역학적 활동은 대상 인구의 질병 및 질병 관련 요인들의 분포 자료를 통해 질병과 요인 간의 인과 관계 혹은 질병발생의 원인을 찾아내는 일이다. 궁극적으로는 여기서 얻게 된 결과를 질병 예방 활동에 적용하려는 데 목적이 있다.

그밖에도 역학적인 지식과 방법은 임상 분야의 연구에 많은 기여를 하고 있으며 각종 임상 연구 실험을 설계하는 데도 크게 활용되고 있다. 또한 실제 환자를 대상으로 하는 치료제 및 수술효과를 측정하는 임상시험clinical trial, 진단 방법의 민감도 및 특이도의 측정, 각종 생물학적인 변이의 분포, 그리고 정상인과 비정상인의 구분 등 많은 분야에서 활용되어 왔으며, 이러한 분야를 특히 임상역학臨床疫學, clinical epidemiology이라고 부르기도 한다.

2) 연구영역

역학은 독자적 방법을 연구하는 이론역학理論疫學, theoretical epidimiology에 의거하여 사람이나 동물의 집단에게 발생하는 건강 및 질병의 발생, 분포를 기술하는 기술역학記述疫學, descriptive epidemiology을 통해 발생 원인을 해석한다. 이러한 분석역학分析疫瘧, analytical epidemiology의 결과를 실험역학實驗疫學, experimental epidemiology을 통해 질병의 발생을 예측하여 궁극적으로는 합리적 예방대책을 세우는 것을 목적으로 한다고 할 수 있다.

역학이 탐구하는 영역은 다음과 같다. ① 발생 원인이 알려진 질병의 기원 조사 ② 알려지지 않은 질병 조사 및 관리 ③ 질병의 자연사에 대한 정보 획득 ④ 질병예방 프로그램 계획 및 감시 ⑤ 질병으로 인한 경제적 영향평가 및 질병관리 프로그램 결정을 위한 경제적 손익 분석 이처럼 역학의 연구영역은 광범위한 부분에 걸쳐 있다. 따라서 그 연구 경계도 보건학保健學, public health, 영양학營養學, nutrition, 의학, 통계학統計學, statistics, 간호학看護學, the science of nursing 등 여러 분야와 함께 한다의약학, 형설출판사.

(5) 역학의 역할

1) 질병 발생원인 규명의 역할

역학의 가장 중요한 역할은 질병의 발병 또는 유행의 원인을 찾아내는 원인 규명 이다. 질병은 물리적 · 생물학적 환경 등 다양한 요인들에 의해서 발생할 수 있다.

이러한 요인에는 인구집단을 둘러싸고 있는 인구학적 특성, 유전적 요인, 문화, 정치, 경제구조, 생활환경 등이 있으며, 질병 발생 시 집단을 둘러싼 다양한 요인을 파악하는 것이 중요하다. 이를 통해 질병 발생의 원인과 양상을 규명할 수 있으며 질병발생 위험 또한 줄일 수 있다.

2) 질병의 자연사에 관한 기술적 역할

어떠한 질병이든 의학적 치료 이전의 자연 상태에서 감수성이 있는 기간, 증상이 나타나기 전 기간, 증상이 나타난 기간, 후유증의 남는 기간, 그리고 마지막으로 사망에 이르는 기간까지를 질병의 자연사natural history of disease라고 하며 이 기간에 일어나는 모든 현상에 대한 관찰과 기술이 필요하다.

인구집단을 대상으로 질병의 발생, 특징, 분포 등에 대한 사실 그대로의 정보를 수집 · 기록해야 하며 이를 통해 질병의 원인, 경로, 예방방법 등을 찾는 것이 역학 연구의 역할이다. 또한 질병의 자연사 기술을 통하여 임상의들에게 진단 기준을 제공할 뿐만 아니라 2차 질환을 예방할 수 있는 논리적 근거를 제공하는 역할을 한다.

3) 질병 발생과 유행의 감시 역할

감시surveillance란 일정 시스템의 상태나 사람의 행동, 변화 등을 지속적으로 관찰하는 하는 것을 의미한다. 이와 같은 의미로 역학은 질병의 발생 및 전파를 막기 위해 특정 집단의 질병 발생 여부를 관찰하는 역할을 한다. 또한 질병 발생 시 질병의 유행상황, 나타나는 증상, 치료 방법 등을 관찰하여 신속하게 발생 원인을 차단하고 질병의 진전을 막아주는 역할을 한다.

4) 임상분야에 활용하는 역할

역학과 임상의학은 밀접한 연관성이 있으며 역학의 다양한 특징들이 임상에서 질병 진단, 처치, 예후 및 환자에 대한 충고 등에 이용되어 왔다. 또한 역학적인 원리와 방법은 임상의 치료약제 및 수술효과의 측정, 다양한 생물학적 변이의 분포, 정상 수치 설정 등에 많은 기여를 해왔다.

5) 연구 전략개발의 역할

의학이나 보건학 등 다른 분야와는 달리, 역학은 인간의 건강에는 직접적인 영향을 미치지 않으나, 질병이나 특정 요인이 건강에 미치는 영향을 명확히 증명해 주는 역할을 한다. 그 밖에도 질병이나 특정 요인의 인과관계를 규명하기 위한 여러 가지 과학적인 방법을 개발하는 데 많은 영향을 미치고 있다.

6) 보건사업 평가

지속적인 조정과 감시를 통해 얻어지는 역학 자료들은 보건사업의 계획, 진행, 종료 후 평가자료로서 많이 활용되고 있다. 역학 자료를 기반으로 한 보건사업에 역학자들의 참여 또한 증가하고 있는 추세이다.

2. 질환관리

질병, 병, 질환 등의 용어는 일반적으로는 구별 없이 혼용된다. 그러나 특정 상황에서는 다음과 같이 분류하여 사용할 수 있다.

질병disease은 생물학적 차원의 개념으로 병리학 혹은 생리학의 관점에서 생체내의 구조적, 기능적 변화가 의학적으로 정의될 수 있는 상태를 의미하며, 질환illness은 개인적, 사회심리적 차원의 개념으로 환자의 개인적인 질병 경험을 의미하며, 몇 개의 서로 다른 질병들이 동일한 질환을 야기할 수도 있다. 한편 병sickness은 질병을 가진 개인이 나타내는 사회적 기능이상으로 정의할 수 있다.

이와 같이 질병이란 넓은 의미에서는 극도의 고통을 비롯해 스트레스, 사회적인 문제, 신체기관의 기능 장애와 죽음까지를 포괄한다. 물론 질병이란 꼭 개인에 한정되는 것이 아니어서 사회적으로 큰 맥락에서 이해되기도 한다. 질병의 종류에는 약 30,000가지 정도가 있다고 한다.

앞서 언급하였듯이 질병은 크게 감염성 질환과 비감염성 질환으로 구분한다.

(1) 감염성 질환

감염성 질환은 바이러스, 세균, 곰팡이, 기생충 등의 병원체가 체내에 침입하여 발생하는 질병으로, 결핵, 독감과 같이 다른 사람에게 감염되는 것을 말한다. 단, 병원체의 침입이 무조건 감염성 질병을 발생시킨다고 보기는 어려운데, 이는 인체가 병원체에 대한 저항력을 가지며 질병 억제 작용을 하기 때문이다. 하지만 열이나 설사 등과 같은 형태로 임상 증상이 명백하게 나타난 질환을 감염성 질환, 즉 감염병이라고 한다.

병원체에 의한 주된 감염경로에는 직접 병소에 닿는다든가, 환자의 침 · 가래의 비말을 흡입비말감염하여 감염되는 직접감염과 병원미생물로 오염된 식품, 음료수, 공기먼지, 토양 또는 쥐 · 곤충 · 진드기 등 절지동물을 매개로 감염되는 간접감염이 있다. 병원체의 체내 침입구로는 호흡기, 소화관, 비뇨기, 생식기, 피부주로 상처 등이 있다.

1) 감염병의 현황

감염병의 발생 빈도는 20세기에 들어서 현저히 감소하였다. 이는 경제성장에 의한 재원 확보, 생물학이나 생화학 등의 발전에 의한 치료기술의 발달과 환경 및 위생의 개선에 의해서이다. 발생 빈도의 감소와 함께 사망자 수도 급속히 감소하였다. 영유아가 감염되기 쉬운 폐렴 · 결핵 · 장염 · 디프테리아와 같은 병균에 대한 통제 수단이 확보되면서 사망자 수가 급감하게 되었다.

그러나 최근 들어 지구온난화, 식품이나 원자재의 국제적 교류 급증, 그리고 인간의 생활습관의 변화 등으로 예기치 못한 감염병이 발생할 가능성이 높아지고 있다. 이러한 감염병에는 에이즈, 약제 내성 결핵균, 조류인플루엔자 등이 있다. 우리나라는 2004년에 국립보건원을 질병관리본부로 확대 · 개편하여 여러 상황에 대처하고 있다. 우리나라의 법정 감염병 및 감시체계 등을 살펴보자.

2) 감염병의 법률적 정의

감염병이란 제1군감염병, 제2군감염병, 제3군감염병, 제4군감염병, 제5군감염병, 지정감염병, 세계보건기구 감시대상 감염병, 생물테러감염병, 성매개감염병, 인수人獸공통감염병 및 의료관련감염병을 말한다.

[용어 정리]

* **제1군감염병**(6종) : 마시는 물 또는 식품을 매개로 발생하고 집단 발생의 우려가 커서 발생 또는 유행 즉시 방역대책을 수립하여야 하는 감염병
  - 콜레라
  - 장티푸스
  - 파라티푸스
  - 세균성 이질
  - 장출혈성 대장균감염증
  - A형간염
* **제2군감염병**(12종) : 예방접종을 통하여 예방 및 관리가 가능하여 국가예방접종사업의 대상이 되는 감염병

• 디프테리아 • 백일해百日咳 • 파상풍破傷風 • 홍역紅疫
• 유행성 이하선염流行性耳下腺炎 • 풍진風疹 • 폴리오 • B형간염
• 일본뇌염 • 수두水痘 • b형헤모필루스인플루엔자 • 폐렴구균

* **제3군감염병**(22종) : 간헐적으로 유행할 가능성이 있어 계속 그 발생을 감시하고 방역 대책의 수립이 필요한 감염병
  • 말라리아 • 결핵結核 • 한센병 • 성홍열猩紅熱
  • 수막구균성 수막염髓膜球菌性髓膜炎 • 레지오넬라증 • 비브리오패혈증
  • 발진티푸스 • 발진열發疹熱 • 쯔쯔가무시증 • 렙토스피라증
  • 브루셀라증 • 탄저炭疽 • 공수병恐水病 • 신증후군출혈열腎症候群出血熱
  • 인플루엔자 • 후천성 면역결핍증AIDS • 매독梅毒
  • 크로이츠펠트-야콥병CJD 및 변종크로이츠펠트-야콥병vCJD • C형간염
  • 반코마이신내성 황색포도알균VRSA 감염증
  • 카바페넴내성장 내세균속균종CRE 감염증

* **제4군감염병**(19종) : 국내에서 새롭게 발생하였거나 발생할 우려가 있는 감염병 또는 국내 유입이 우려되는 해외 유행 감염병. 다만, 갑작스러운 국내 유입 또는 유행이 예견되어 긴급히 예방 · 관리가 필요하여 보건복지부장관이 지정하는 감염병을 포함
  • 페스트 • 황열 • 뎅기열 • 바이러스성 출혈열
  • 두창 • 보툴리눔독소증 • 중증 급성호흡기 증후군SARS
  • 동물인플루엔자 인체감염증 • 신종인플루엔자 • 야토병 • 큐열Q熱
  • 웨스트나일열 • 신종감염병증후군 • 라임병 • 진드기매개뇌염
  • 유비저類鼻疽 • 치쿤구니야열 • 중증열성 혈소판감소증후군SFTS
  • 중동 호흡기 증후군MERS

* **제5군감염병**(6종) : 기생충에 감염되어 발생하는 감염병으로서 정기적인 조사를 통한 감시가 필요하여 보건복지부령으로 정하는 감염병. 다만, 갑작스러운 국내 유입 또는 유행이 예견되어 긴급히 예방 · 관리가 필요하여 보건복지부장관이 지정하는 감염병을 포함
  • 회충증 • 편충증 • 요충증 • 간흡충증 • 폐흡충증 • 장흡충증

* **지정감염병**(14종) : 제1군감염병부터 제5군감염병까지의 감염병 외에 유행 여부를 조사하기 위하여 감시활동이 필요하여 보건복지부장관이 지정하는 감염병
  - 수족구병 • 임질 • 클라미디아 감염증 • 연성하감
  - 성기단순포진 • 첨규콘딜롬 • 반코마이신내성 장알균VRE 감염증
  - 메티실린내성 황색포도알균MRSA 감염증 • 다제내성 녹농균MRPA 감염증
  - 다제내성 아시네토박터바우마니균MRAB 감염증 • 장관감염증
  - 급성호흡기감염증 • 해외유입기생충감염증 • 엔테로바이러스 감염증

* **세계보건기구 감시대상 감염병**(9종) : 세계보건기구가 국제공중보건의 비상사태에 대비하기 위하여 감시대상으로 정한 질환으로서 보건복지부장관이 고시하는 감염병
  - 두창 • 폴리오 • 신종인플루엔자 • 중증급성 호흡기증후군SARS
  - 콜레라 • 폐렴형 페스트 • 황열 • 바이러스성 출혈열
  - 웨스트나일열

* **생물테러감염병**(8종) : 고의 또는 테러 등을 목적으로 이용된 병원체에 의하여 발생된 감염병 중 보건복지부장관이 고시하는 감염병
  - 탄저 • 보툴리눔독소증 • 페스트 • 마버그열
  - 에볼라열 • 라싸열 • 두창 • 야토병

* **성매개감염병**(7종) : 성 접촉을 통하여 전파되는 감염병 중 보건복지부장관이 고시하는 감염병
  - 매독 • 임질 • 클라미디아 • 연성하감 • 성기단순포진
  - 첨규콘딜롬 • 사람유두종바이러스 감염증

* **인수공통감염병**(10종) : 동물과 사람 간에 서로 전파되는 병원체에 의하여 발생되는 감염병 중 보건복지부장관이 고시하는 감염병
  - 장출혈성 대장균감염증 • 성기단순포진 • 일본뇌염 • 브루셀라증
  - 탄저 • 공수병 • 동물인플루엔자 인체감염증
  - 중증급성 호흡기증후군SARS • 변종크로이츠펠트-야콥병vCJD
  - 큐열 • 결핵

* **의료관련감염병**(6종) : 환자나 임산부 등이 의료행위를 적용받는 과정에서 발생한 감염병으로서 감시활동이 필요하여 보건복지부장관이 고시하는 감염병
  - 반코마이신내성 황색포도알균VRSA 감염증
  - 반코마이신내성 장알균VRE 감염증
  - 메티실린내성 황색포도알균MRSA 감염증
  - 다제내성 녹농균MRPA 감염증
  - 다제내성 아시네토박터바우마니균MRAB 감염증
  - 카바페넴내성 장내세균속균종CRE 감염증

* **감염병환자** : 감염병병원체가 인체에 침입하여 증상을 나타내는 사람으로서 진단 기준에 따른 의사 또는 한의사의 진단이나 보건복지부령으로 정하는 기관의 실험실 검사를 통하여 확인된 사람

* **감염병의사환자** : 감염병병원체가 인체에 침입한 것으로 의심이 되나 감염병환자로 확인되기 전 단계에 있는 사람

* **병원체보유자** : 임상적인 증상은 없으나 감염병병원체를 보유하고 있는 사람

* **감시** : 감염병 발생과 관련된 자료 및 매개체에 대한 자료를 체계적이고 지속적으로 수집, 분석 및 해석하고 그 결과를 제때에 필요한 사람에게 배포하여 감염병 예방 및 관리에 사용하도록 하는 일체의 과정

* **역학조사** : 감염병환자, 감염병의사환자 또는 병원체보유자이하 "감염병환자등"가 발생한 경우 감염병의 차단과 확산 방지 등을 위하여 감염병환자등의 발생 규모를 파악하고 감염원을 추적하는 등의 활동과 감염병 예방접종 후 이상반응 사례가 발생한 경우 그 원인을 규명하기 위하여 하는 활동

* **예방접종 후 이상반응** : 예방접종 후 그 접종으로 인하여 발생할 수 있는 모든 증상 또는 질병으로서 해당 예방접종과 시간적 관련성이 있는 것

* **고위험병원체** : 생물테러의 목적으로 이용되거나 사고 등에 의하여 외부에 유출될 경우 국민 건강에 심각한 위험을 초래할 수 있는 감염병병원체로서 보건복지부령으로 정하는 것

*관리대상 해외 신종감염병 : 기존 감염병의 변이 및 변종 또는 기존에 알려지지 아니한 새로운 병원체에 의해 발생하여 국제적으로 보건문제를 야기하고 국내 유입에 대비하여야 하는 감염병으로서 보건복지부장관이 지정하는 것

3) 감염병 관리 책임과 권리

① 국가 및 지방자치단체의 책임

• 국가 및 지방자치단체는 감염병환자 등의 인간으로서의 존엄과 가치를 존중하고 그 기본적 권리를 보호하며, 법률에 따라 취업 제한 등의 불이익을 주어서는 아니 된다.

• 국가 및 지방자치단체는 감염병의 예방 및 관리를 위하여 다음 각 호의 사업을 수행하여야 한다.

- 감염병의 예방 및 방역대책
- 감염병환자 등의 진료 및 보호
- 감염병 예방을 위한 예방접종계획의 수립 및 시행
- 감염병에 관한 교육 및 홍보
- 감염병에 관한 정보의 수집 · 분석 및 제공
- 감염병에 관한 조사 · 연구
- 감염병병원체 검사 · 보존 · 관리 및 약제내성 감시藥劑耐性 監視
- 감염병 예방을 위한 전문인력의 양성
- 감염병 관리정보 교류 등을 위한 국제협력
- 감염병의 치료 및 예방을 위한 약품 등의 비축
- 감염병 관리사업의 평가
- 기후변화, 저출산 · 고령화 등 인구변동 요인에 따른 감염병 발생조사 · 연구 및 예방대책 수립
- 한센병의 예방 및 진료 업무를 수행하는 법인 또는 단체에 대한 지원
- 감염병 예방 및 관리를 위한 정보시스템의 구축 및 운영
- 해외 신종감염병의 국내 유입에 대비한 계획 준비, 교육 및 훈련
- 해외 신종감염병 발생 동향의 지속적 파악, 위험성 평가 및 관리대상 해외 신종감염병의 지정

– 관리대상 해외 신종감염병에 대한 병원체 등 정보 수집, 특성 분석, 연구를 통 한 예방과 대응체계 마련, 보고서 발간 및 지침매뉴얼을 포함 고시

• 국가 · 지방자치단체교육감을 포함는 감염병의 효율적 치료 및 확산방지를 위하여 질병의 정보, 발생 및 전파 상황을 공유하고 상호 협력하여야 한다.

• 국가 및 지방자치단체는 「의료법」에 따른 의료기관 및 의료인단체와 감염병의 발생 감시 · 예방을 위하여 관련 정보를 공유하여야 한다.

② 의료인 등의 책무와 권리

• 「의료법」에 따른 의료인 및 의료기관의 장 등은 감염병 환자의 진료에 관한 정보를 제공받을 권리가 있고, 감염병 환자의 진단 및 치료 등으로 인하여 발생한 피해에 대하여 보상받을 수 있다.

• 「의료법」에 따른 의료인 및 의료기관의 장 등은 감염병 환자의 진단 · 관리 · 치료 등에 최선을 다하여야 하며, 보건복지부장관 또는 지방자치단체의 장의 행정명령에 적극 협조하여야 한다.

• 「의료법」에 따른 의료인 및 의료기관의 장 등은 국가와 지방자치단체가 수행하는 감염병의 발생 감시와 예방 · 관리 및 역학조사 업무에 적극 협조하여야 한다.

③ 국민의 권리와 의무

• 국민은 감염병으로 격리 및 치료 등을 받은 경우 이로 인한 피해를 보상받을 수 있다.

• 국민은 감염병 발생 상황, 감염병 예방 및 관리 등에 관한 정보와 대응방법을 알 권리가 있고, 국가와 지방자치단체는 신속하게 정보를 공개하여야 한다.

• 국민은 의료기관에서 이 법에 따른 감염병에 대한 진단 및 치료를 받을 권리가 있고, 국가와 지방자치단체는 이에 소요되는 비용을 부담하여야 한다.

• 국민은 치료 및 격리조치 등 국가와 지방자치단체의 감염병 예방 및 관리를 위한 활동에 적극 협조하여야 한다.

4) 감염병 예방 및 관리·사업계획

• 보건복지부장관은 감염병의 예방 및 관리에 관한 기본계획이하 "기본계획"을 5년마다 수립 · 시행하여야 한다.

• 기본계획에는 다음 각 호의 사항이 포함되어야 한다.
  – 감염병 예방 · 관리의 기본목표 및 추진방향
  – 주요 감염병의 예방 · 관리에 관한 사업계획 및 추진방법
  – 감염병 전문인력의 양성 방안
  – 「의료법」 제3조제2항 각 호에 따른 의료기관 종별 감염병 위기대응역량의 강화 방안
  – 감염병 통계 및 정보의 관리 방안
  – 감염병 관련 정보의 의료기관 간 공유 방안
  – 그 밖에 감염병의 예방 및 관리에 필요한 사항

① 감염병병원

• 국가는 감염병의 연구 · 예방, 전문가 양성 및 교육, 환자의 진료 및 치료 등 을 위한 시설, 인력 및 연구능력을 갖춘 감염병전문병원 또는 감염병연구병원을 설립하거나 지정하여 운영한다.
• 국가는 감염병환자의 진료 및 치료 등을 위하여 권역별로 36병상 이상의 병상음압병상 및 격리병상을 포함한다을 갖춘 감염병전문병원을 설립하거 나 지정하여 운영한다.
• 국가는 예산의 범위에서 제1항 및 제2항에 따른 감염병전문병원 또는 감염병연구병원을 설립하거나 지정하여 운영하는 데 필요한 예산을 지원할 수 있다.
• 제1항 및 제2항에 따른 감염병전문병원 또는 감염병연구병원을 설립하거나 지정하여 운영하는 데 필요한 절차, 방법, 지원내용 등의 사항은 대통령령으로 정한다.

② 내성균 관리대책

• 보건복지부장관은 내성균 발생 예방 및 확산 방지 등을 위하여 감염병관리 위원회의 심의를 거쳐 내성균 관리대책을 5년마다 수립 · 추진하여야 한다.
• 내성균 관리대책에는 정책목표 및 방향, 진료환경 개선 등 내성균 확산 방지를 위한 사항 및 감시체계 강화에 관한 사항, 그 밖에 내성균 관리대책에 필요하다고 인정되는 사항이 포함되어야 한다.
• 내성균 관리대책의 수립 절차 등에 관하여 필요한 사항은 대통령령으로 정한다.

③ 감염병관리위원회

• 감염병의 예방 및 관리에 관한 주요 시책을 심의하기 위하여 보건복지부에 감염병 관리위원회이하 "위원회"를 둔다.

• 위원회는 다음 각 호의 사항을 심의한다.

– 기본계획의 수립

– 감염병 관련 의료 제공

– 감염병에 관한 조사 및 연구

– 감염병의 예방 · 관리 등에 관한 지식 보급 및 감염병환자등의 인권 증진

– 해부명령에 관한 사항

– 예방접종의 실시기준과 방법에 관한 사항

– 감염병 위기관리대책의 수립 및 시행

– 예방 · 치료 의약품 및 장비 등의 사전 비축, 장기 구매 및 생산에 관한 사 항

– 의약품 공급의 우선순위 등 분배기준, 그 밖에 필요한 사항의 결정

– 예방접종 등으로 인한 피해에 대한 국가보상에 관한 사항

– 내성균 관리대책에 관한 사항

– 그 밖에 감염병의 예방 및 관리에 관한 사항으로서 위원장이 위원회의 회의에 부치는 사항

5) 신고와 보고

① 의사 등의 신고

• 의사나 한의사는 다음 각 호의 어느 하나에 해당하는 사실표본감시 대상이 되는 감염병으로 인한 경우는 제외이 있으면 소속 의료기관의 장에게 보고하여야 하고, 해당 환자와 그 동거인에게 보건복지부장관이 정하는 감염 방지 방법 등을 지도하여야 한다. 다만, 의료기관에 소속되지 아니한 의사 또는 한의사는 그 사실을 관할 보건소장에게 신고하여야 한다.

– 감염병환자 등을 진단하거나 그 사체를 검안檢案한 경우

– 예방접종 후 이상반응자를 진단하거나 그 사체를 검안한 경우

– 감염병환자 등이 제1군감염병부터 제4군감염병까지에 해당하는 감염병으로 사

망한 경우

- 감염병병원체 확인기관의 소속 직원은 실험실 검사 등을 통하여 감염병환자 등을 발견한 경우 그 사실을 감염병병원체 확인기관의 장에게 보고하여야 한다.
- 보고를 받은 의료기관의 장 및 감염병병원체 확인기관의 장은 제1군감염병부터 제4군감염병까지의 경우에는 지체 없이, 제5군감염병 및 지정감염병의 경우에는 7일 이내에 보건복지부장관 또는 관할 보건소장에게 신고하여야 한다.
- 육군, 해군, 공군 또는 국방부 직할 부대에 소속된 군의관은 제1항 각 호의 어느 하나에 해당하는 사실(표본감시 대상이 되는 감염병으로 인한 경우는 제외)이 있으면 소속 부대장에게 보고하여야 하고, 보고를 받은 소속 부대장은 관할 보건소장에게 지체 없이 신고하여야 한다.
- 감염병 표본감시기관은 표본감시 대상이 되는 감염병으로 인하여 제1항제1호 또는 제3호에 해당하는 사실이 있으면 보건복지부령으로 정하는 바에 따라 보건복지부장관 또는 관할 보건소장에게 신고하여야 한다.
- 감염병환자등의 진단 기준, 신고의 방법 및 절차 등에 관하여 필요한 사항은 보건복지부령으로 정한다.

② 그 밖의 신고의무자

- 다음 각 호의 어느 하나에 해당하는 사람은 제1군감염병 감염병환자등 또는 제1군감염병이나 그 의사증(擬似症)으로 인한 사망자가 있을 경우와 제2군감염병부터 제4군감염병까지에 해당하는 감염병 중 홍역이나 결핵이 발생한 경우에는 의사나 한의사의 진단이나 검안을 요구하거나 해당 주소지를 관할하는 보건소장에게 신고하여야 한다.
  - 일반가정에서는 세대를 같이하는 세대주. 다만, 세대주가 부재 중인 경우에는 그 세대원
  - 학교, 병원, 관공서, 회사, 공연장, 예배장소, 선박 · 항공기 · 열차 등 운송수단, 각종 사무소 · 사업소, 음식점, 숙박업소 또는 그 밖에 여러 사람이 모이는 약국, 사회복지시설, 산후조리원, 목욕장업소, 이용업소, 미용업소의 관리인, 경영자 또는 대표자

• 제1항에 따른 신고의무자가 아니더라도 감염병환자 등 또는 감염병으로 인한 사망자로 의심되는 사람을 발견하면 보건소장에게 알려야 한다.
• 제1항에 따른 신고의 방법과 기간 및 제2항에 따른 통보의 방법과 절차 등에 관하여 필요한 사항은 보건복지부령으로 정한다.

③ 보건소장 등의 보고

• 신고를 받은 보건소장은 그 내용을 관할 특별자치도지사 또는 시장 · 군수 · 구청장에게 보고하여야 하며, 보고를 받은 특별자치도지사 또는 시장 · 군수 · 구청장은 이를 보건복지부장관 및 시 · 도지사에게 각각 보고하여야 한다.
• 보고의 방법 및 절차 등에 관하여 필요한 사항은 보건복지부령으로 정한다.

④ 인수공통감염병의 통보

• 「가축전염병예방법」에 따라 신고를 받은 특별자치도지사 · 시장 · 구청장 · 읍장 또는 면장은 가축전염병 중 다음 각 호의 어느 하나에 해당하는 감염병의 경우에는 즉시 질병관리본부장에게 통보하여야 한다.
  – 탄저
  – 고병원성 조류인플루엔자
  – 광견병
  – 동물인플루엔자
• 통보를 받은 질병관리본부장은 감염병의 예방 및 확산 방지를 위하여 이 법에 따른 적절한 조치를 취하여야 한다.
• 신고 또는 통보를 받은 행정기관의 장은 신고자의 요청이 있는 때에는 신고자의 신원을 외부에 공개하여서는 아니 된다.
• 통보의 방법 및 절차 등에 관하여 필요한 사항은 보건복지부령으로 정한다.

⑤ 감염병환자 등의 파악 및 관리

보건소장은 관할구역에 거주하는 감염병환자등에 관하여 신고를 받았을 때에는 보건복지부령으로 정하는 바에 따라 기록하고 그 명부 전자문서를 포함한다 를 관리하여야 한다. 보건소장은 감염병환자 등의 명부를 작성하고 이를 3년간 보관하여야 하며, 예방접종 후 이상반응자의 명부를 작성하고 이를 10년간 보관하여야 한다.

6) 감염병 감시 및 역학조사

① 감염병 표본감시 등

- 보건복지부장관은 감염병 발생의 의과학적인 감시를 위하여 질병의 특성과 지역을 고려하여 「보건의료기본법」에 따른 보건의료기관이나 그 밖의 기관 또는 단체를 감염병 표본감시기관으로 지정할 수 있다.
- 보건복지부장관, 시 · 도지사 또는 시장 · 군수 · 구청장은 지정받은 감염병 표본감시기관이하 "표본감시기관"의 장에게 감염병의 표본감시와 관련하여 필요한 자료의 제출을 요구하거나 감염병의 예방 · 관리에 필요한 협조를 요청할 수 있으며 표본감시기관은 특별한 사유가 없으면 이에 따라야 한다.
- 보건복지부장관, 시 · 도지사 또는 시장 · 군수 · 구청장은 수집한 정보 중 국민 건강에 관한 중요한 정보를 관련 기관 · 단체 · 시설 또는 국민들에게 제공하여야 한다.
- 보건복지부장관, 시 · 도지사 또는 시장 · 군수 · 구청장은 표본감시활동에 필요한 경비를 표본감시기관에 지원할 수 있다.
- 보건복지부장관은 표본감시기관이 감염병의 발생 감시 업무를 게을리하는 등 보건복지부령으로 정하는 사유에 해당하는 경우 그 지정을 취소할 수 있다.
- 표본감시의 대상이 되는 감염병과 표본감시기관의 지정 및 지정취소의 사유 등에 관하여 필요한 사항은 보건복지부령으로 정한다.
- 질병관리본부장은 감염병이 발생하거나 유행할 가능성이 있어 관련 정보를 확보할 긴급한 필요가 있다고 인정하는 경우 「공공기관의 운영에 관한 법률」에 따른 공공기관 중 대통령령으로 정하는 공공기관의 장에게 정보 제공을 요구할 수 있으며 정보 제공을 요구받은 기관의 장은 정당한 사유가 없는 한 이에 따라야 한다.

이에 따라서 제공되는 정보의 내용, 절차 및 정보의 취급에 필요한 사항은 대통령령으로 정한다.

보건복지부장관 및 시 · 도지사는 감염병의 관리 및 감염 실태와 내성균 실태를 파악하기 위하여 실태조사를 실시할 수 있다.

② 역학조사

질병관리본부장, 시 · 도지사 또는 시장 · 군수 · 구청장은 감염병이 발생하여 유행할 우려가 있다고 인정하면 지체 없이 역학조사를 하여야 하고, 그 결과에 관한 정보를 필요한 범위에서 해당 의료기관에 제공하여야 한다. 다만, 지역확산 방지 등을 위하여 필요한 경우 다른 의료기관에 제공하여야 한다.

③ 건강진단

성매개감염병의 예방을 위하여 종사자의 건강진단이 필요한 직업에 종사하는 자와 성매개감염병에 감염되어 그 전염을 매개할 상당한 우려가 있다고 시장 · 군수 · 구청장이 인정한 자는 성매개감염병에 관한 건강진단을 받아야 한다.

④ 해부명령과 시신의 장사방법

질병관리본부장은 국민 건강에 중대한 위협을 미칠 우려가 있는 감염병으로 사망한 것으로 의심이 되어 시체를 해부解剖하지 아니하고는 감염병 여부의 진단과 사망의 원인 규명을 할 수 없다고 인정하면 그 시체의 해부를 명할 수 있다.

또한 보건복지부장관은 감염병환자등이 사망한 경우사망 후 감염병병원체를 보유하였던 것으로 확인된 사람을 포함 감염병의 차단과 확산 방지 등을 위하여 필요한 범위에서 그 시신의 장사방법 등을 제한할 수 있다.

7) 고위험병원체

감염병환자, 식품, 동식물, 그 밖의 환경 등으로부터 고위험병원체를 분리하거나 이미 분리된 고위험병원체를 이동하려는 자는 지체 없이 고위험병원체의 명칭, 분리된 검체명, 분리 일시 또는 이동계획을 보건복지부장관에게 신고하여야 한다.

또한 감염병의 진단 및 학술 연구 등을 목적으로 고위험병원체를 국내로 반입하려는 자는 보건복지부장관의 허가를 받아야 하며, 고위험병원체를 검사, 보존, 관리 및 이동하려는 자는 그 검사, 보존, 관리 및 이동에 필요한 시설이하 "고위험병원체 취급시설"을 설치 · 운영하여야 한다.

표 3-1 감염병 신고 현황(2007~2016년도)

(단위 : 신고건)

	감염병명	2007	2008	2009	2010	2011	2012	2013	2014	2015	2016
1군	콜레라	7	5	0	8	3	0	3	0	0	4
	장티푸스	223	188	168	133	148	129	156	251	121	121
	파라티푸스	45	44	36	55	56	58	54	37	44	56
	세균성이질	131	209	180	228	171	90	294	110	88	113
	장출혈성대장균감염증	41	58	62	56	71	58	61	111	71	104
	A형간염	–	–	–	–	5,521	1,197	867	1,307	1,804	4,679
2군	백일해	14	9	66	27	97	230	36	88	205	129
	파상풍	8	16	17	14	19	17	22	23	22	24
	홍역	194	2	17	114	42	3	107	442	7	18
	유행성이하선염	4,557	4,542	6,399	6,094	6,137	7,492	17,024	25,286	23,448	17,057
	풍진	35	30	36	43	53	28	18	11	11	11
	B형간염	–	–	–	–	1,428	2,753	3,387	4,115	3,666	359
	일본뇌염	7	6	6	26	3	20	14	26	40	28
	수두	20,284	22,849	25,197	24,400	36,249	27,763	37,361	44,450	46,330	54,060
	폐렴구균	–	–	–	–	–	–	–	36	228	441
3군	말라리아	2,227	1,052	1,345	1,772	826	542	445	638	699	673
	성홍열	146	151	127	106	406	968	3,678	5,809	7,002	11,911
	수막구균성수막염	4	1	3	12	7	4	6	5	6	6
	레지오넬라증	19	21	24	30	28	25	21	30	45	128
	비브리오패혈증	59	49	24	73	51	64	56	61	37	56
	발진열	61	87	29	54	23	41	19	9	15	18
	쯔쯔가무시증	6,022	6,057	4,995	5,671	5,151	8,604	10,365	8,130	9,513	11,105
	렙토스피라증	208	100	62	66	49	28	50	58	104	117
	브루셀라증	101	58	24	31	19	17	16	8	5	4
	공수병	0	0	0	0	0	0	0	0	0	0
	신증후군출혈열	450	375	334	473	370	364	527	344	384	575
	매독	–	–	–	–	965	787	798	1,015	1,006	1,569
	크로이츠펠트-야콥병(CJD)	–			–	29	45	34	65	33	42
	결핵	34,710	34,157	35,845	36,305	39,557	39,545	36,089	34,869	32,181	30,892
	한센병	12	7	5	6	7	5	7	6	2	4
4군	뎅기열	97	51	59	125	72	149	252	165	255	313
	보툴리눔독소증	0	0	0	0	0	0	0	1	0	0
	큐열	12	19	14	13	8	10	11	8	27	81

(계속)

	감염병명	2007	2008	2009	2010	2011	2012	2013	2014	2015	2016
4군	웨스트나일열	-	-	-	-	0	1	0	0	0	0
	신종감염병증후군	0	0	706,911	56,850	0	0	0	0	0	0
	라임병	-	-	-	-	2	3	11	13	9	27
	유비저	-	-	-	-	1	0	2	2	4	4
	치쿤구니야열	-	-	-	-	0	0	2	1	2	10
	중증열성혈소판감소증후군	–	–	–	–	-	-	36	55	79	165
	중동호흡기증후군(MERS)	-	-	-	-	-	-	-	-	185	0
	지카바이러스감염증	-	-	-	-	-	-	-	-	-	16

※ 환자발생이 없는 경우 : 신고 · 보고 대상이 아닌 경우(법정감염병으로 지정되기 이전)(A형간염, B형간염, 매독, 크로이츠펠트-야콥병, 웨스트나 일열은 「감염병의 예방 및 관리에 관한 법률」전면 개정시행(2010.12.30.)에 따라 표본감시체계에서 전수감시체계로 변경)

※ 2009–2010년 신종감염병증후군은 인플루엔자 A(H1N1)pdm09로 2010년 통계는 9월 30일까지 신고 · 보고된 자료임

※ 중증열성 혈소판감소증후군은 2013년, 폐렴구균은 2014년, 중동호흡기증후군은 2015년, 지카바이러스감염증은 2016년 신규지정된 감염병

※ 제2군 B형간염은 감염병의 진단기준 고시 개정(2016.1.7.)에 따라 급성B형간염에 한해 신고토록 변경

질병관리본부, 2016 질병관리백서(2017. 12)

8) 예방접종

① 정기예방접종

특별자치도지사 또는 시장 · 군수 · 구청장은 다음 질병에 대하여 관할 보건소를 통하여 정기예방접종을 실시하여야 한다.

- 디프테리아 • 폴리오 • 백일해 • 홍역 • 파상풍 • 결핵
- B형간염 • 유행성 이하선염 • 풍진 • 수두 • 일본뇌염
- B형헤모필루스인플루엔자 • 폐렴구균 • 인플루엔자
- 그 밖에 보건복지부장관이 예방을 위하여 필요하다고 인정하여 지정하는 감염병 장티푸스, 신증후군출혈, A형간염, 사람유두종바이러스 감염증

② 임시예방접종

특별자치도지사 또는 시장 · 군수 · 구청장은 다음 각 호의 어느 하나에 해당하면 관할 보건소를 통하여 임시예방접종을 하여야 한다.

- 보건복지부장관이 감염병 예방을 위하여 특별자치도지사 또는 시장 · 군수 · 구청장에게 예방접종을 실시할 것을 요청한 경우
- 특별자치도지사 또는 시장 · 군수 · 구청장이 감염병 예방을 위하여 예방접종이 필요하다고 인정하는 경우

③ 예방접종종합관리시스템의 구축 · 운영 등

보건복지부장관은 예방접종업무에 필요한 각종 자료 또는 정보의 효율적 처리와 기록 · 관리업무의 전산화를 위하여 예방접종통합관리시스템 이하 "통합관리시스템"을 구축 · 운영하여야 하며 이를 위해 다음의 자료를 수집 · 관리 · 보유할 수 있으며, 관련 기관 및 단체에 필요한 자료의 제공을 요청할 수 있다. 이 경우 자료의 제공을 요청받은 기관 및 단체는 정당한 사유가 없으면 이에 따라야 한다.

- 예방접종 대상자의 인적사항
- 예방접종을 받은 사람의 이름, 접종명, 접종일시 등 예방접종 실시 내역
- 예방접종 위탁 의료기관 개설 정보, 예방접종 피해보상 신청 내용 등 그 밖에 예방접종업무를 하는 데에 필요한 자료

보건복지부장관은 통합관리시스템을 활용하여 예방접종 대상 아동 부모에게 자녀의 예방접종 내역을 제공하거나 예방접종증명서 발급을 지원할 수 있다. 이 경우 예방접종 내역 제공 또는 예방접종증명서 발급의 적정성을 확인하기 위하여 법원행정처장에게 등록전산정보자료를 요청할 수 있으며, 법원행정처장은 정당한 사유가 없으면 이에 따라야 한다.

보건소장 및 예방접종업무를 위탁받은 의료기관의 장은 이 법에 따른 예방접종을 하면 통합관리시스템에 이를 입력하여야 하며, 통합관리시스템은 예방접종업무와 관련된 다음의 정보시스템과 전자적으로 연계하여 활용할 수 있다.

- 교육정보시스템
- 유아교육정보시스템
- 통합전자민원창구 등 그 밖에 보건복지부령으로 정하는 정보시스템

9) 감염 전파의 차단 조치

① 감염병 위기관리대책의 수립 · 시행

- 보건복지부장관은 감염병의 확산 또는 해외 신종감염병의 국내 유입으로 인한 재난상황에 대처하기 위하여 위원회의 심의를 거쳐 감염병 위기관리대책을 수립 · 시행하여야 한다.
- 감염병 위기관리대책에는 다음 사항이 포함되어야 한다.

- 재난상황 발생 및 해외 신종감염병 유입에 대한 대응체계 및 기관별 역할
- 재난 및 위기상황의 판단, 위기경보 결정 및 관리체계
- 감염병위기 시 동원하여야 할 의료인 등 전문인력, 시설, 의료기관의 명부 작성
- 의료용품의 비축방안 및 조달방안
- 재난 및 위기상황별 국민행동요령, 동원 대상 인력, 시설, 기관에 대한 교육 및 도상연습 등 실제 상황대비 훈련
- 그 밖에 재난상황 및 위기상황 극복을 위하여 필요하다고 보건복지부장관이 인정하는 사항

• 보건복지부장관은 감염병 위기관리대책에 따른 정기적인 훈련을 실시하여야 한다.

② 감염병 위기 시 정보공개 및 시 · 도별 관리 대책

보건복지부장관은 국민의 건강에 위해가 되는 감염병 확산 시 감염병 환자의 이동경로, 이동수단, 진료의료기관 및 접촉자 현황 등 국민들이 감염병 예방을 위하여 알아야 하는 정보를 신속히 공개하여야 한다. 다만, 공개된 사항 중 사실과 다르거나 의견이 있는 당사자는 보건복지부장관에게 이의신청을 할 수 있다.

보건복지부장관은 수립한 감염병 위기관리대책을 시 · 도지사에게 알려야 하며 시 · 도지사는 통보된 감염병 위기관리대책에 따라 특별시 · 광역시 · 도 · 특별자치도이하 "시 · 도"별 감염병 위기관리대책을 수립 · 시행하여야 한다.

③ 감염병관리기관의 지정 및 입소 등

시 · 도지사 또는 시장 · 군수 · 구청장은 보건복지부령으로 정하는 바에 따라 「의료법」에 따른 의료기관을 감염병관리기관으로 지정할 수 있으며, 지정받은 의료기관이하 "감염병관리기관"의 장은 감염병을 예방하고 감염병환자등을 진료하는 시설이하 "감염병관리시설"을 설치하여야 한다. 이 경우 보건복지부령으로 정하는 일정규모 이상의 감염병관리기관에는 감염병의 전파를 막기 위하여 전실前室 및 음압시설陰壓施設 등을 갖춘 1인 병실을 보건복지부령으로 정하는 기준에 따라 설치하여야 한다. 감염병관리기관이 아닌 의료기관이 감염병관리시설을 설치 · 운영하려면 보건복지부령으로 정하는 바에 따라 특별자치도지사 또는 시장 · 군수 · 구청장에게 신고하여야 한다.

시 · 도지사 또는 시장 · 군수 · 구청장은 감염병관리시설의 설치 및 운영에 드는 비용

을 감염병관리기관에 지원하여야 하며, 감염병 발생 등 긴급상황 발생 시 감염병관리기관에 진료개시 등 필요한 사항을 지시할 수 있다.

한편, 보건복지부장관, 시 · 도지사 또는 시장 · 군수 · 구청장은 감염병환자가 대량으로 발생하거나 지정된 감염병관리기관만으로 감염병환자등을 모두 수용하기 어려운 경우에는 지정된 감염병관리기관이 아닌 의료기관을 일정 기간 동안 감염병관리기관으로 지정하거나 격리소 · 요양소 또는 진료소를 설치 · 운영할 수 있다.

이러한 감염병관리기관은 정당한 사유 없이 감염병환자등의 입소入所를 거부할 수 없다.

④ 생물테러감염병 등에 대비한 의약품 · 장비의 비축 및 분배기준

보건복지부장관은 생물테러감염병 및 그 밖의 감염병의 대유행이 우려되면 위원회의 심의를 거쳐 예방 · 치료 의약품 및 장비 등의 품목을 정하여 미리 비축하거나 장기 구매를 위한 계약을 미리 할 수 있으며 「약사법」 제31조에도 불구하고 예방 · 치료 의약품을 정하여 의약품 제조업자에게 생산하게 할 수 있으며, 예방 · 치료 의약품의 효과와 이상반응에 관하여 조사하고, 이상반응 사례가 발생하면 역학조사를 하여야 한다. 또한 생물테러감염병이나 그 밖의 감염병의 대유행에 대비하여 비축하거나 생산한 의약품 공급의 우선순위 등 분배기준, 그 밖에 필요한 사항을 위원회의 심의를 거쳐 정할 수 있다.

⑤ 감염병환자 등의 관리

감염병 중 특히 전파 위험이 높은 감염병으로서 보건복지부장관이 고시한 감염병에 걸린 감염병환자등은 감염병관리기관에서 입원치료를 받아야 한다. 보건복지부장관, 시 · 도지사 또는 시장 · 군수 · 구청장은 감염병관리기관의 병상病床이 포화상태에 이르러 감염병환자등을 수용하기 어려운 경우에는 감염병관리기관이 아닌 다른 의료기관에서 입원치료하게 할 수 있으며 입원치료 대상자가 아닌 사람이나 감염병환자등과 접촉하여 감염병이 감염되거나 전파될 우려가 있는 사람에 대해서는 자가自家 또는 감염병관리시설에서 치료하게 할 수 있다.

한편, 사업주는 근로자가 입원 또는 격리되는 경우 그 입원 또는 격리기간 동안 유급휴가를 줄 수 있으며 국가로부터 유급휴가를 위한 비용을 지원 받을 때에는 유급휴가를 주어야 한다.

또한 교도소장은 수감자로서 감염병에 감염된 자에게 감염병의 전파를 차단하기 위한 조치와 적절한 의료를 제공하여야 한다.

⑥ 감염병에 관한 강제처분

보건복지부장관, 시 · 도지사 또는 시장 · 군수 · 구청장은 해당 공무원으로 하여금 다음에 해당하는 감염병환자등이 있다고 인정되는 주거시설, 선박 · 항공기 · 열차 등 운송수단 또는 그 밖의 장소에 들어가 필요한 조사나 진찰을 하게 할 수 있으며, 그 진찰 결과 감염병환자 등으로 인정될 때에는 동행하여 치료받게 하거나 입원시킬 수 있다.

- 제1군감염병
- 제2군감염병 중 디프테리아, 홍역 및 폴리오
- 제3군감염병 중 결핵, 성홍열 및 수막구균성수막염
- 제4군감염병 중 보건복지부장관이 정하는 감염병
- 세계보건기구 감시대상 감염병
- 생물테러감염병

⑦ 감염병환자의 업무 일시 중지

감염병환자 등은 보건복지부령으로 정하는 바에 따라 업무의 성질상 일반인과 접촉하는 일이 많은 직업에 종사할 수 없고, 누구든지 감염병환자등을 그러한 직업에 고용할 수 없다.

또한 성매개감염병에 관한 건강진단을 받아야 할 자가 건강진단을 받지 아니한 때에는 그러한 건강진단이 필요한 직업에 종사할 수 없으며, 해당 영업을 영위하는 자는 건강진단을 받지 아니한 자를 그 영업에 종사하게 하여서는 아니 된다.

⑧ 건강진단, 예방접종 및 방역

보건복지부장관, 시 · 도지사 또는 시장 · 군수 · 구청장은 다음에 해당하는 사람에게 건강진단을 받거나 감염병 예방에 필요한 예방접종을 받게 하는 등의 조치를 할 수 있다.

- 감염병환자 등의 가족 또는 그 동거인
- 감염병 발생지역에 거주하는 사람 또는 그 지역에 출입하는 사람으로서 감염병에 감염되었을 것으로 의심되는 사람

• 감염병환자 등과 접촉하여 감염병에 감염되었을 것으로 의심되는 사람

또한 보건복지부장관, 시 · 도지사 또는 시장 · 군수 · 구청장은 감염병이 유행하면 감염병 전파를 막기 위하여 다음 각 호에 해당하는 모든 조치를 하거나 그에 필요한 일부 조치를 하여야 한다.

• 감염병환자 등이 있는 장소나 감염병병원체에 오염되었다고 인정되는 장소에 대하여 일시적 폐쇄, 일반 공중의 출입금지, 해당 장소 내 이동제한, 그 밖에 통행차단을 위하여 필요한 조치
• 의료기관에 대한 업무 정지
• 감염병병원체에 감염되었다고 의심되는 사람을 적당한 장소에 일정한 기간 입원 또는 격리시키는 것
• 감염병병원체에 오염되었거나 오염되었다고 의심되는 물건을 사용 · 접수 · 이동하거나 버리는 행위 또는 해당 물건의 세척을 금지하거나 태우거나 폐기처분하는 것
• 감염병병원체에 오염된 장소에 대한 소독이나 그 밖에 필요한 조치를 명하는 것
• 일정한 장소에서 세탁하는 것을 막거나 오물을 일정한 장소에서 처리하도록 명하는 것

10) 예방 조치

① 감염병의 예방 조치

보건복지부장관, 시 · 도지사 또는 시장 · 군수 · 구청장은 감염병을 예방하기 위하여 다음에 해당하는 모든 조치를 하거나 그에 필요한 일부 조치를 하여야 한다.

• 관할 지역에 대한 교통의 전부 또는 일부를 차단하는 것
• 흥행, 집회, 제례 또는 그 밖의 여러 사람의 집합을 제한하거나 금지하는 것
• 건강진단, 시체 검안 또는 해부를 실시하는 것
• 감염병 전파의 위험성이 있는 음식물의 판매 · 수령을 금지하거나 그 음식물이 폐기니 그 밖에 필요한 처분을 명하는 것
• 인수공통감염병 예방을 위하여 살처분殺處分에 참여한 사람 또는 인수공통감염병에 드러난 사람 등에 대한 예방조치를 명하는 것

- 감염병 전파의 매개가 되는 물건의 소지 · 이동을 제한 · 금지하거나 그 물건에 대하여 폐기, 소각 또는 그 밖에 필요한 처분을 명하는 것
- 선박 · 항공기 · 열차 등 운송 수단, 사업장 또는 그 밖에 여러 사람이 모이는 장소에 의사를 배치하거나 감염병 예방에 필요한 시설의 설치를 명하는 것
- 공중위생에 관계있는 시설 또는 장소에 대한 소독이나 그 밖에 필요한 조치를 명하거나 상수도 · 하수도 · 우물 · 쓰레기장 · 화장실의 신설 · 개조 · 변경 · 폐지 또는 사용을 금지하는 것
- 쥐, 위생해충 또는 그 밖의 감염병 매개동물의 구제驅除 또는 구제시설의 설치를 명하는 것
- 일정한 장소에서의 어로漁撈 · 수영 또는 일정한 우물의 사용을 제한하거나 금지하는 것
- 감염병 매개의 중간 숙주가 되는 동물류의 포획 또는 생식을 금지하는 것
- 감염병 유행기간 중 의료인 · 의료업자 및 그 밖에 필요한 의료관계요원을 동원하는 것
- 감염병병원체에 오염된 건물에 내한 소독이나 그 밖에 필요한 조치를 명하는 것
- 감염병병원체에 감염되었다고 의심되는 자를 적당한 장소에 일정한 기간 입원 또는 격리시키는 것

② 소독

특별자치도지사 또는 시장 · 군수 · 구청장은 감염병을 예방하기 위하여 청소나 소독을 실시하거나 쥐, 위생해충 등의 구제조치 이하 "소독"를 하여야 하며, 공동주택, 숙박업소 등 여러 사람이 거주하거나 이용하는 시설을 관리 · 운영하는 자는 감염병 예방에 필요한 소독을 소독업의 신고를 한 자에게 받아야 한다. 다만, 주택관리업자가 소독장비를 갖추었을 때에는 그가 관리하는 공동주택은 직접 소독할 수 있다.

소독업자는 보건복지부령으로 정하는 기준과 방법에 따라 소독하여야 하며 그 소독에 관한 사항을 기록 · 보존하여야 한다.

11) 방역관, 역학조사관, 검역위원 및 예방위원 등

① 방역관

보건복지부장관 및 시 · 도지사는 감염병 예방 및 방역에 관한 업무를 담당하는 방역관을 소속 공무원 중에서 임명한다. 다만, 시 · 도지사는 감염병 예방 및 방역에 관한 업무를 처리하기 위하여 필요한 경우 시 · 군 · 구에도 방역관을 배치할 수 있다.

방역관은 감염병의 국내 유입 또는 유행이 예견되어 긴급한 대처가 필요한 경우 통행의 제한 및 주민의 대피, 감염병의 매개가 되는 음식물 · 물건 등의 폐기 · 소각, 의료인 등 감염병 관리인력에 대한 임무부여 및 방역물자의 배치 등 감염병 발생지역의 현장에 대한 조치권한을 가진다.

감염병 발생지역을 관할하는 경찰관서 및 소방관서의 장, 보건소의 장 등 관계 공무원 및 그 지역 내의 법인 · 단체 · 개인은 정당한 사유가 없으면 방역관의 조치에 협조하여야 한다.

② 역학조사관

감염병 역학조사에 관한 사무를 처리하기 위하여 보건복지부 소속 공무원으로 30명 이상, 시 · 도 소속 공무원으로 각각 2명 이상의 역학조사관을 둔다. 다만, 시 · 도지사는 역학조사에 관한 사무를 처리하기 위하여 필요한 경우 시 · 군 · 구에도 역학조사관을 둘 수 있다.

역학조사관은 감염병의 확산이 예견되는 긴급한 상황으로서 즉시 조치를 취하지 아니하면 감염병이 확산되어 공중위생에 심각한 위해를 가할 것으로 우려되는 경우 일시적으로 감염병 유행에 대한 방역 조치를 할 수 있다.

경찰관서 및 소방관서의 장, 보건소의 장 등 관계 공무원은 정당한 사유가 없으면 역학조사관의 조치에 협조하여야 한다.

보건복지부장관 또는 시 · 도지사는 감염병의 유입 또는 유행이 우려되거나 이미 발생한 경우 기간을 정하여 의료인에게 감염병관리기관으로 지정된 의료기관, 감염병전문병원 또는 감염병연구병원에서 방역업무에 종사하도록 명할 수 있으며, 역학조사인력이 부족한 경우 기간을 정하여 역학조사관으로 임명하여 역학조사에 관한 직무를 수행하게 할 수 있다. 임명한 방역관 또는 역학조사관은 임기제공무원으로 임용된 것으로 본다.

③ 검역위원

시 · 도지사는 감염병을 예방하기 위하여 필요하면 검역위원을 두고 검역에 관한 사무를 담당하게 하며, 특별히 필요하면 운송수단 등을 검역하게 할 수 있다.

검역위원은 사무나 검역을 수행하기 위하여 운송수단 등에 무상으로 승선하거나 승차할 수 있다.

④ 예방위원

특별자치도지사 또는 시장 · 군수 · 구청장은 감염병이 유행하거나 유행할 우려가 있으면 특별자치도 또는 시 · 군 · 구자치구에 감염병 예방 사무를 담당하는 예방위원을 둘 수 있으며 예방위원은 무보수로 한다. 다만, 특별자치도 또는 시 · 군 · 구의 인구 2만 명당 1명의 비율로 유급위원을 둘 수 있다.

⑤ 한국건강관리협회

제5군감염병에 관한 조사 · 연구 등 제5군감염병의 예방사업을 수행하기 위하여 한국건강관리협회를 둔다.

12) 감염병 관련 경비

① 특별자치도 · 시 · 군 · 구가 부담할 경비

- 한센병의 예방 및 진료 업무를 수행하는 법인 또는 단체에 대한 지원 경비의 일부
- 예방접종에 드는 경비
- 의료기관이 예방접종을 하는 데 드는 경비의 전부 또는 일부
- 특별자치도지사 또는 시장 · 군수 · 구청장이 지정한 감염병관리기관의 감염병관리시설의 설치 · 운영에 드는 경비
- 특별자치도지사 또는 시장 · 군수 · 구청장이 설치한 격리소 · 요양소 또는 진료소 및 같은 조에 따라 지정된 감염병관리기관의 감염병관리시설 설치 · 운영에 드는 경비
- 교통 차단 또는 입원으로 인하여 생업이 어려운 사람에 대한 「국민기초생활 보장법」에 따른 최저보장수준 지원
- 특별자치도 · 시 · 군 · 구에서 실시하는 소독이나 그 밖의 조치에 드는 경비
- 특별자치도지사 또는 시장 · 군수 · 구청장이 의사를 배치하거나 의료인 · 의료업

자 · 의료관계요원 등을 동원하는 데 드는 수당 · 치료비 또는 조제료

- 식수 공급에 드는 경비
- 예방위원의 배치에 드는 경비
- 그 밖에 이 법에 따라 특별자치도 · 시 · 군 · 구가 실시하는 감염병 예방 사무에 필요한 경비

② 시 · 도가 부담할 경비

- 한센병의 예방 및 진료 업무를 수행하는 법인 또는 단체에 대한 지원 경비의 일부
- 시 · 도지사가 지정한 감염병관리기관의 감염병관리시설의 설치 · 운영에 드는 경비
- 시 · 도지사가 설치한 격리소 · 요양소 또는 진료소 및 지정된 감염병관리기관의 감염병관리시설 설치 · 운영에 드는 경비
- 내국인 감염병환자 등의 입원치료, 조사, 진찰 등에 드는 경비
- 건강진단, 예방접종 등에 드는 경비
- 교통 차단으로 생업이 어려운 자에 대한 「국민기초생활 보장법」에 따른 최저보장수준 지원
- 시 · 도지사가 의료인 · 의료업자 · 의료관계요원 등을 동원하는 데 드는 수당 · 치료비 또는 조제료
- 식수 공급에 드는 경비
- 시 · 도지사가 의료인 등을 방역업무에 종사하게 하는 데 드는 수당 등 경비
- 검역위원의 배치에 드는 경비
- 그 밖에 이 법에 따라 시 · 도가 실시하는 감염병 예방 사무에 필요한 경비

시 · 도특별자치도는 제외는 시 · 군 · 구가 부담하는 금액의 2/3를 보조하여야 한다.

③ 국고 부담 경비

- 감염병환자 등의 진료 및 보호에 드는 경비
- 감염병 교육 및 홍보를 위한 경비
- 감염병 예방을 위한 전문인력의 양성에 드는 경비
- 표본감시활동에 드는 경비
- 교육 · 훈련에 드는 경비

- 해부에 필요한 시체의 운송과 해부 후 처리에 드는 경비
- 시신의 장사를 치르는 데 드는 경비
- 예방접종약품의 생산 및 연구 등에 드는 경비
- 격리소 · 요양소 또는 진료소 및 지정된 감염병관리기관의 감염병관리시설 설치 · 운영에 드는 경비
- 위원회의 심의를 거친 품목의 비축 또는 장기구매를 위한 계약에 드는 경비
- 외국인 감염병환자등의 입원치료, 조사, 진찰 등에 드는 경비
- 국가가 의료인 · 의료업자 · 의료관계요원 등을 동원하는 데 드는 수당 · 치료비 또는 조제료
- 국가가 의료인 등을 방역업무에 종사하게 하는 데 드는 수당 등 경비
- 예방접종 등으로 인한 피해보상을 위한 경비

국가가 보조할 경비는 다음과 같다.

- 한센병의 예방 및 진료 업무를 수행하는 법인 또는 단체에 대한 지원 경비의 일부
- 시 · 도가 부담할 경비의 2분의 1 이상

④ 본인경비 징수와 손실보상

특별자치도지사 또는 시장 · 군수 · 구청장은 입원치료비 외에 본인의 지병이나 본인에게 새로 발병한 질환 등으로 입원, 진찰, 검사 및 치료 등에 드는 경비를 본인이나 그 보호자로부터 징수할 수 있다.

보건복지부장관, 시 · 도지사 및 시장 · 군수 · 구청장은 다음의 어느 하나에 해당하는 손실을 입은 자에게 손실보상심의위원회의 심의 · 의결에 따라 그 손실을 보상하여야 한다.

- 감염병관리기관의 지정 또는 격리소 등의 설치 · 운영으로 발생한 손실
- 감염병환자, 감염병의사환자 등을 진료한 의료기관의 손실
- 의료기관의 폐쇄 또는 업무 정지 등으로 의료기관에 발생한 손실
- 감염병 방역 · 예방 · 소독 등에 따른 조치로 인하여 발생한 손실
- 감염병환자등이 발생 · 경유하거나 보건복지부장관, 시 · 도지사 또는 시장 · 군수 · 구청장이 그 사실을 공개하여 발생한 요양기관의 손실로서 손실보상심의위원회가 심의 · 의결하는 손실

⑤ 재정적 지원과 생활 지원

보건복지부장관, 시 · 도지사 및 시장 · 군수 · 구청장은 이 법에 따른 감염병의 발생 감시, 예방 · 관리 및 역학조사업무에 조력한 의료인 또는 의료기관 개설자에 대하여 예산의 범위에서 재정적 지원을 할 수 있으며, 입원 또는 격리된 사람에 대하여 예산의 범위에서 치료비, 생활지원 및 그 밖의 재정적 지원을 할 수 있다.

시 · 도지사 및 시장 · 군수 · 구청장은 의료인이 입원 또는 격리조치, 감염병의 발생 감시, 예방 · 관리 및 역학조사업무에 조력 등으로 자녀에 대한 돌봄 공백이 발생한 경우 아이돌봄서비스를 제공하는 등 필요한 조치를 하여야 한다.

⑥ 예방접종 등에 따른 피해의 국가보상

국가는 예방접종을 받은 사람 또는 생산된 예방 · 치료 의약품을 투여 받은 사람이 그 예방접종 또는 예방 · 치료 의약품으로 인하여 질병에 걸리거나 장애인이 되거나 사망하였을 때에는 대통령령으로 정하는 기준과 절차에 따라 다음과 같이 보상을 하여야 한다.

- **질병으로 진료를 받은 사람** : 진료비 전액 및 정액 간병비
- **장애인이 된 사람** : 일시보상금
- **사망한 사람** : 유족에 대한 일시보상금 및 장제비

보상받을 수 있는 질병, 장애 또는 사망은 예방접종약품의 이상이나 예방접종 행위자 및 예방 · 치료 의약품 투여자 등의 과실 유무에 관계없이 해당 예방접종 또는 예방 · 치료 의약품을 투여 받은 것으로 인하여 발생한 피해로서 보건복지부장관이 인정하는 경우로 한다.

보건복지부장관은 보상청구가 있은 날부터 120일 이내에 질병, 장애 또는 사망에 해당하는지를 결정하여야 한다. 이 경우 미리 위원회의 의견을 들어야 한다.

13) 기타 사항

보건복지부장관, 시 · 도지사 또는 시장 · 군수 · 구청장은 감염병관리기관의 장 등에게 감염병관리시설, 격리소 · 요양소 또는 진료소의 설치 및 운영에 관한 자료의 제공을 요청할 수 있으며, 소속 공무원으로 하여금 해당 시설에 출입하여 관계 서류나 시설 · 장비 등을 검사하게 하거나 관계인에게 질문을 하게 할 수 있다

출입 · 검사를 행하는 공무원은 그 권한을 표시하는 증표를 지니고 이를 관계인에게 제시하여야 한다.

(2) 비감염성 질환

만성질환, 만성퇴행성 질환, 성인병, 인조병man made disease, 생활습관병 등으로도 불리는 비감염성 질환은 감염성을 가지지는 않으며, 고혈압이나 당뇨와 같이 병원체 없이 발생하는 질병이다. 대부분이 환경, 유전, 생활습관 등의 복합적인 요인에 의해 발생한다. 비감염성 질환은 '불명확한 원인, 유전적 소인 및생활양식과 관련된 환경요인 등 여러 가지 복합적 요인에 의해 발생되며. 장기간의 잠재기와 이환기간을 거쳐 완전치유는 어렵고 결국 기능장애나 불능으로 진행되는 퇴행성질환군을 총괄한다.' 라고 정의될 수 있다김정순, 2001.

만성질환은 3개월 이상 지속되는 질환으로 백신이나 약으로 쉽게 치유되지 않는 질환을 의미한다. 이러한 만성질환은 나이가 듦에 따라 발생하기도 하지만, 과도한 흡연과 음주, 영양불균형, 운동을 전혀 하지 않는 등의 잘못된 생활습관에 의해 발생할 가능성도 높다.

1) 개요

만성질환 발생의 원인으로는 유전, 흡연, 운동, 나쁜 식습관, 지속적인 스트레스와 같은 생활 속의 변인, 환경오염과 같은 환경적인 원인, 신체의 생리적 기전의 변화 등이 복합적으로 얽혀 있다. 과거에는 감염성 질환에 의한 사망이 주를 이루었으나, 의학기술의 발달과 예방접종, 그리고 감염병 방역체제의 발전 등으로 감염성 질환에 의한 사망은 급격히 줄어들었으나, 최근에는 심장병 · 암 · 뇌졸중과 같은 만성질환이 현대인의 주요 사망 원인이 되고 있다.

2) 만성질환의 특징

만성질환은 한 마디로 정의하기는 쉽지 않으나 최소 3개월 이상 지속되는 병적인 상태로서 다음과 같은 특징을 지니고 있다.

① 일단 발생하면 3개월 이상 오랜 기간의 경과를 취한다. ② 호전과 악화를 반복하며 결국 점점 나빠지는 방향으로 진행된다. 악화가 거듭될 때마다 병리적 변화는 커지고, 생리적 상태로의 복귀는 적어지며 결국은 기능장애와 불능으로 진행되며 완치는 어렵다. ③ 퇴행성이란 어휘가 의미하듯이 대부분의 만성 질환은 연령이 증가함에 따라 증가한다. ④ 이 질환군에 속하는 대부분의 질환은 감염성 병원체가 알려진 백혈병 등 몇몇 질환군을 제외하면 그 원인이 명확하게 밝혀진 것은 드물다. 심각한 만성 질환은 병 자체의 적응을 넘어 사람들의 생활에 위기를 초래한다. 예를 들어 재정적인 어려움을 유발할 수 있으며, 환자들이 자신을 보는 방식을 바꾸게 하며, 가족과 친구 관계에 영향을 미칠 수 있다.

무엇보다도 만성 질환의 주요 영향은 사람들의 자기 지각을 변화시킨다. 암과 같은 병의 진단은 사람들의 생활을 변화시키고, 자신의 질병의 의미를 이해하는 과정을 거쳐나간다. 그리고 그것을 자신의 삶과 지각에 통합시킨다. 부정적인 정서는 만성 질환에서 흔히 나타난다. 따라서 건강 심리학사들은 만성 질환자의 정서 관리를 강조하는 개입 방안을 만들어 왔다. 여기에는 만성 질환자가 처방된 치료법을 잘 따르고 건강보호 제공자와의 관계를 지속시키도록 돕는 것이 포함된다Brannon & Feist, 2000 .

3) 만성질환의 위험요인

만성질환의 원인은 정확히 알려지지는 않았지만, 만성병과 관련된 요인들은 많이 밝혀지고 있다. 위험요인에는 많은 것들이 있는데 하나의 만성질환에 여러 요인들이 복합적으로 작용하고 있다.

만성질환이 증가하는 이유로는 평균수명의 증가, 생활양식의 변화, 건강위해요소의 증가와 진단기술의 발전 등을 들 수 있다.

진단기술의 발전은 획기적인 치료기술로 발전하여 감염성 질환 치료의 길을 터놓았으나 원인이 불명확한 만성질환에는 아직까지 명확한 해답을 내놓지 못하고 있다.

특히 만성질환 중에서 심·뇌혈관질환은 장기간에 걸쳐 장애를 가져올 뿐만 아니라 사망률이 높아 국가에 경제적으로도 부담이 되고 있다. 그러나 이러한 질환은 주요 위험요인을 제거·감소시켜 예방할 수 있으므로 국가적으로도 중요한 정책 대상이 된다.

4) 만성질환 관리의 중요성

① 주요 사망원인이 됨

만성질환의 유병률과 사망률이 높아지며 현대인의 주요 사망원인이 되고 있다.

② 국민의료비가 증가

만성질환은 이환된 후에는 완치가 어렵고 거의 평생을 관리하여야 한다. 이는 환자의 고통은 물론이고 의료비의 증가를 가져와 개인이나 가족에게 경제적 어려움을 주게 되며, 더 나아가 국가의료비 부담을 가져온다.

5) 만성질환 사업

만성병으로 인한 의료비나 노동인구의 조기사망 등은 국가에 사회 · 경제적 손실을 끼친다. 따라서 건강수명을 연장하고 경제적 부담을 줄이기 위해서는 적극적인 정책으로 만성질환을 예방하고 합병증을 줄이는 것이 중요하다. 과학적 근거에 기반한 질병관리 정책을 위해서는 건강위험요인과 만성질환에 대한 지속적이고 체계적인 감시체계를 구축하는 것이 중요하다.

2. 보건교육사업

1. 보건교육의 의의

(1) 보건교육의 개념과 중요성

개인과 집단을 대상으로 건강에 관계되는 여러 가지 문제에 대한 지식이나 태도를 향상시켜 보다 건강한 생활을 영위하도록 하는 것이 보건교육이다.

미국의 보건교육 용어 제정 위원회에서는 보건교육을 '개인 또는 집단의 건강에 관여하는 지식, 태도 및 행위에 영향을 미칠 목적으로 학습 경험을 베풀어 주는 과정'이라고 정의하고 있고, 미네소타 대학의 그로트Grout는 '건강에 관한 지식을 교육 과정을 통해서 개인 또는 집단의 건강한 행동 양상으로 바꾸어 놓는 것을 말한다.'라고 규정하고 있다.

이와 같이 현재의 보건교육은 종래의 교육처럼 교사와 학생과의 관계에서 진행되는 것이 아니며, 대개의 경우 협력자, 원조자, 조언자, 조정자 등의 형식을 취하여 상대가 자신의 요구를 충족시키도록 해 줌으로써 그 목적을 달성할 수 있다. 따라서 보건교육은 인간의 건강에 관련되는 모든 생활 속, 그 현장에서 이루어지는 것이다. 가정, 직장, 학교, 그 밖의 지역 사회 등 어디에서든지 보건교육이 이루어질 수 있으며 또 이루어져야 한다.

보건교육은 질병을 예방하고 질병 발생 시에 대처할 수 있는 능력을 함양함에 그 목적이 있다. WHO는 보건교육은 '건강의 의미를 구현하기 위하여 스스로 할 일을 수행할 수 있는 능력을 돕는 것으로, 건강한 생활은 지역사회의 가장 귀중한 재산이며 이를 통해 보건사업 발전을 이룩하고 활용하는 데 있다.'라고 그 목적을 설명하였다. 교육을 통해 얻게 된 보건지식은 명령이나 지시에 의해 행해지는 보건 관련 행동보다 효과적이며 자발적이다. 보건 관련 지식 부족으로 야기되는 보건문제를 위해 보건교육이 필요하다.

(2) 우리나라의 보건교육

우리나라에 공중보건에 대한 개념이 도입된 시점은 해방 이후이지만 보건교육에 대한 인식은 사실상 전무하였으며, 보건교육의 중요성이 인식되기 시작한 것은 보건사회부 방역국防疫局 내에 보건교육위원회가 설치된 1958년부터이다. 이 위원회가 생김으로써 이 분야에 대한 관심이 차차 높아지고 1959년에는 USOM United States Operations Mission : 미국 해외원조기관의 보건교육 전문가가 배치되어 보건사회부의 보건교육을 지원하게 되었다.

공보 활동을 하고 보건교육전문가 양성에 박차를 가하게 된 것도 이때부터이다. 서울대학교와 연세대학교에 보건대학원이 설립되어 보건전문가 양성이 시작되기도 하였다. 그러나 2000년대 들어서 경제발전과 더불어 보건에 대한 인식이 대중에게도 급격히 확산되어 전국에서 보건대학과 보건전문대학원이 설립되었고 일반적인 보건교육사업이 활성화되기 시작하였다.

표 3-2 주요 국가건강감시체계 현황

규모	통계명	대상	작성 내용	통계생산방법	최초작성
국가 단위	국민건강영양조사	전 연령	보건영역 전반 (검진, 건강설문, 영양)	표본조사, 직접조사	1998년
	청소년건강행태 온라인조사	중고등학생	건강행태	표본조사, 직접조사	2005년
	퇴원환자조사	전체퇴원자	의료기관, 환자, 질병 및 치료 정보	표본조사, 의무기록조사	2005년
		손상퇴원자	손상 유형, 기전		
		심뇌혈관질환 퇴원자	내원 정보 및 심뇌혈관질환 위험요인		
		만성호흡기질환 퇴원자	내원 정보 및 만성호흡기질환 위험요인		
	급성심장정지조사	전 연령	심장정지 발생 및 생존	전수조사, 의무기록조사	2008년
지역 단위	지역사회건강조사	19세 이상	이환, 건강행태	표본조사, 직접조사	2008년

질병관리본부, 2016 질병관리백서(2017. 12)

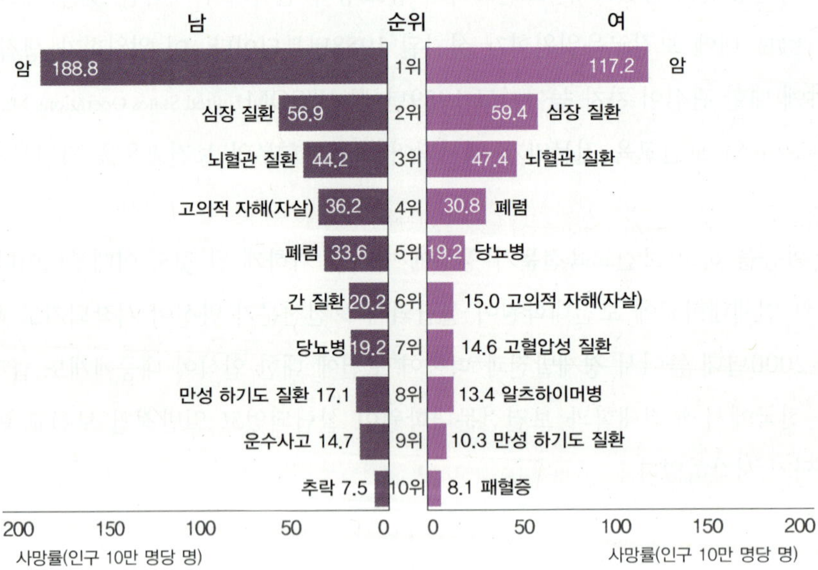

통계청, 2016 사망원인통계(2017. 09)

그림 3-5 성별 사망원인과 순위

표 3-3 사망원인 순위 추이

(단위 : 인구 10만 명 당 명, 명, %)

순위	2006년		2015년		2016년					
	사망원인	사망율	사망원인	사망율	사망원인	사망자수	구성비	사망율	06' 순위대비	15' 순위대비
1	악성신생물	134.0	악성신생물	150.8	악성신생물	78,197	27.8	153.0	-	-
2	뇌혈관질환	61.3	심장질환	55.6	뇌혈관질환	29,735	10.6	58.2	↑+1	-
3	심장질환	41.1	뇌혈관질환	48.0	심장질환	23,415	8.3	45.8	↓-1	-
4	당뇨병	23.7	폐렴	28.9	당뇨병	16,476	5.9	32.2	↑+6	-
5	고의적자해(자살)	21.8	고의적자해(자살)	26.5	고의적자해(자살)	13,092	4.7	25.6	-	-
6	운수사고	15.9	당뇨병	20.7	운수사고	9,807	3.5	19.2	↓-2	-
7	간 질환	15.5	만성하기도질환	14.8	간 질환	6,992	2.5	13.7	↑+1	-
8	만성하기도질환	14.4	간 질환	13.4	만성하기도질환	6,798	2.4	13.3	↓-1	-
9	고혈압성질환	9.4	운수사고	10.9	고혈압성질환	5,416	1.9	10.6	-	↑+1
10	폐렴	9.3	고혈압성질환	9.9	폐렴	5,150	1.8	10.1	↓-4	↓-1

통계청, 2016 사망원인통계(2017. 09)

표 3-4 약성신생물(암)의 성별 사망율 추이

(단위 : 인구 10만 명 당 명, %)

		약성 신생물 (암)	식도암	위암	대장암	간암	췌장암	폐암	유방암	자궁암	전립선암	뇌암	백혈병
남녀 전체	2006년	134.0	3.0	21.9	12.8	22.3	7.0	28.7	3.3	2.5	2.1	2.3	2.9
	2015년	150.8	3.0	16.7	16.4	22.2	10.7	34.1	4.6	2.7	3.3	2.5	3.4
	2016년	153.0	3.0	16.2	16.5	21.5	11.0	35.1	4.8	2.5	3.4	2.6	3.6
	15년 대비 증감	2.1	−0.0	−0.6	0.0	−0.7	0.3	1.0	0.2	−0.2	0.1	0.1	0.2
	15년 대비 증감률	1.4	−0.8	−3.4	0.3	−3.0	2.9	2.9	4.7	−5.7	2.3	4.5	6.8
남	2006년	170.7	5.5	28.8	14.0	33.6	7.7	42.6	0.1	−	4.1	2.4	3.4
	2015년	187.3	5.5	21.6	18.6	32.9	11.4	49.8	0.1	−	6.7	2.6	3.9
	2016년	188.8	5.4	20.8	18.4	31.5	11.4	52.2	0.1	−	6.8	2.8	4.0
	15년 대비 증감	1.6	−0.1	−0.8	−0.2	−1.4	−0.1	2.4	-0.0	−	0.2	0.2	0.1
	15년 대비 증감률	0.8	−1.8	−3.7	−1.2	−4.3	−0.5	4.8	-0.3	−	2.4	6.5	1.9
여	2006년	97.1	0.5	15.0	11.5	10.8	6.4	14.7	6.6	5.1	−	2.2	2.3
	2015년	114.4	0.5	11.8	14.3	11.5	9.9	18.5	9.2	5.4	−	2.3	2.8
	2016년	117.2	0.6	11.5	14.6	11.6	10.6	18.1	9.6	5.1	−	2.4	3.2
	15년 대비 증감	2.8	0.1	−0.3	0.3	0.1	0.7	−0.4	0.4	-0.3	−	0.1	0.4
	15년 대비 증감률	2.4	11.1	−2.8	2.3	0.6	6.8	−2.1	4.7	-5.7	−	2.2	13.5
사망률 성비 (남/녀)	2006년	1.76	10.75	1.91	1.21	3.10	1.21	2.90	0.01	−	−	1.12	1.47
	2015년	1.64	10.79	1.83	1.30	2.87	1.15	2.69	0.01	−	−	1.14	1.40
	2016년	1.61	9.53	1.81	1.25	2.73	1.07	2.88	0.01	−	−	1.19	1.26

통계청, 2016 사망원인통계(2017. 09)

표 3-5 OECD 국가의 연령표준화 사망률

(단위 : OECD 표준인구 10만 명 당 명)

국가별	연도	전체	악성 신생물 (암)	폐암	당뇨병	뇌혈관 질환	폐렴	운수 사고	자살
대한민국	2016	654.3	165.2	38.6	22.7	56.1	43.4	10.0	24.6
	2015	673.0	168.4	38.7	25.6	61.7	41.2	11.1	25.8
	2014	681.8	175.0	40.8	26.7	64.9	35.9	11.6	26.6
	2013	712.0	178.9	41.6	28.9	71.6	34.8	12.6	28.7
	2012	753.8	183.3	42.5	32.3	76.5	35.4	13.9	29.1
일본	2014	583.2	176.6	34.4	6.3	50.8	50.0	3.7	17.6
스페인	2014	648.6	185.8	38.7	15.2	43.3	13.1	4.2	7.6
호주	2014	654.0	187.3	35.6	18.7	45.5	10.9	6.0	12.2
스위스	2013	667.4	175.9	33.8	13.3	37.2	12.5	3.8	12.2
프랑스	2013	670.1	196.3	40.6	13.2	36.1	13.0	4.8	14.3
룩셈부르크	2014	674.7	199.9	46.3	17.2	40.9	12.0	5.0	11.8
이스라엘	2014	683.1	178.8	32.2	39.5	39.2	16.7	4.4	5.5
캐나다	2012	683.4	207.3	55.2	19.5	36.4	14.4	7.4	10.9
아이슬란드	2015	699.9	194.4	38.1	7.6	49.6	17.4	4.8	12.3
이탈리아	2012	708.9	205.4	41.1	24.3	67.2	10.1	6.6	6.3
노르웨이	2014	718.1	198.2	39.7	10.9	47.4	21.5	3.7	10.5
뉴질랜드	2012	727.0	209.9	38.8	19.4	63.5	16.3	9.7	12.5
스웨덴	2015	727.9	184.7	29.9	16.2	48.1	15.4	3.1	11.7
오스트리아	2014	735.8	197.2	38.1	28.9	45.4	6.4	5.0	13.9
벨기에	2014	745.6	199.4	49.1	10.8	46.8	22.9	6.2	16.1
그리스	2014	747.1	199.0	49.8	10.9	89.2	6.7	9.1	4.7
네덜란드	2015	759.6	223.6	52.2	14.6	49.8	17.5	3.8	10.5
핀란드	2014	761.0	172.3	30.7	7.3	63.3	2.6	5.6	14.1
독일	2014	773.3	200.9	41.0	19.7	47.9	14.5	4.3	10.8

(계속)

국가별	연도	전체	악성 신생물 (암)	폐암	당뇨병	뇌혈관 질환	폐렴	운수 사고	자살
영국	2013	776.4	221.9	48.7	7.9	53.2	38.1	2.8	7.5
포르투갈	2014	778.3	196.9	29.9	30.8	85.4	40.7	7.1	10.0
슬로베니아	2015	791.8	243.3	46.7	12.9	77.8	26.8	7.0	18.1
아일랜드	2013	792.2	227.0	47.4	15.9	54.7	28.1	4.0	10.9
덴마크	2014	794.3	233.4	55.9	20.0	51.2	24.3	3.6	10.6
칠레	2014	800.1	193.9	23.6	34.2	71.1	36.4	12.3	10.4
미국	2014	821.9	187.8	49.8	24.2	41.5	15.7	12.0	13.5
터키	2013	898.4	166.1	48.0	42.1	100.8	18.2	10.3	2.6
멕시코	2014	952.8	114.6	10.9	148.3	57.8	31.3	15.7	5.5
폴란드	2014	955.4	234.0	55.6	17.2	79.6	31.8	9.8	14.8
체코	2015	966.0	220.5	41.5	32.5	85.7	23.8	7.6	12.3
에스토니아	2014	975.7	237.0	44.1	9.4	58.3	16.0	6.9	17.5
슬로바키아	2014	1054.2	258.6	39.9	17.9	110.8	34.1	7.7	9.7
헝가리	2015	1127.8	281.6	72.6	22.5	114.8	7.2	7.6	19.4
라트비아	2014	1163.3	240.7	37.8	20.5	196.6	14.6	11.9	18.1

*자료: OECD.STAT, Health Status Data(2017. 9. 추출), 우리나라 최근자료는 OECD 표준인구로 계산한 수치임.)
통계청, 2016 사망원인통계(2017. 09)

2. 보건교육의 대상과 방법

(1) 교육 대상과 방법

1) 대상을 중심으로

보건의료 교육은 개인을 대상으로 하는 교육과 집단을 대상으로 하는 교육으로 나눌 수 있다. 개인 대상 교육은 개인적 접촉을 통한 교육 방법을 말하는 것으로, 의사가 진찰할 때에 환자나 그 가족에게 질병이나 요양에 관하여 지도를 해 준다든가 보건 간호사가 가정방문 때나 건강 관련 상담 때에 개인적 지도를 하는 것이다.

이 방법은 가장 효과가 있고 필요한 것이지만 많은 인원과 시간이 소요된다.

집단 대상 교육은 한꺼번에 많은 인원을 상대로 하는 교육으로 여기에는 다음과 같은 방법이 있다.

- **강연회 · 영화회** : 일방적으로 강연자의 의사를 전달하는 방법이다.
- **집단 토론** group discussion : 10~20인으로 구성되며 각자의 의견을 발표할 수 있고 사회자는 전체의 의견을 종합한다.
- **심포지엄** symposium : 어떤 문제에 관하여 몇 사람이 강연하는 형식이다.
- **버즈 세션** buzz session : 집회 참가자가 많을 경우에 전체를 몇 개의 분단으로 나누어서 토의시키고 다시 전체 회합에서 종합하는 분단 토의법이다.
- **패널 토론** panel discussion : 몇 사람의 전문가가 청중 앞 단상에서 자유롭게 토의한다.

2) 매체를 중심으로

이 방법에는 여러 가지 시청각 교재가 활용된다. 영화, 비디오, 슬라이드 slide, 전시, 팸플릿 pamphlet, 리플릿 leaflet, 포스터 poster, 녹음기, 벽보 등을 비롯하여 신문, 라디오, TV 등이 많이 이용된다. 이 방법은 넓은 지역의 대중을 상대로 조직적이고 계속적인 작용을 함으로써 보건교육 효과를 통하여 강력한 여론 형성을 하는 데 목적을 둔다.

3) 과정을 중심으로

보건교육은 하나의 사회적 과정으로 생각할 수 있으며 일반적으로 지도교육 instruction and education, 조정 調整, 조직 組織 의 3단계의 과정으로 나눌 수 있다. 이러한 과정은 인간관계와 사회관계를 연결하고 집합시켜 준다. 지역사회에서 어떤 건강문제를 해결할 것을 요구할 때에 이것을 충족시키려면 이와 관계있는 단체, 기관, 사람 등의 사회적 자원의 유기적인 조직화 없이는 불가능하다. 이와 같이 보건교육은 지역사회의 다른 여러 가지 실천 행동과 결부되어서 지역사회 조직활동 community organization 의 형식을 취하게 된다.

지역사회 조직활동은 일정한 지역사회에서의 문제를 해결하기 위한 사회적 요구와 사회적 자원과의 조직적인 적응 과정이라고 할 수 있다. 즉 공동 목적을 위하여 여러 집단이 장기간 계속적으로 조직적 활동을 하는 것을 의미한다.

이러한 활동은 보건 문제에 대해서만이 아니라, 복지나 교육, 경제 등 지역사회 전체의 발전community development의 일환으로서 성장하는 것이며, 이러한 지역사회 발전이 없이는 지역사회 주민의 생활에 깊게 파고 들어가지 못한다. 이러한 양상은 현재 전 세계적인 경향이며 이러한 조직 활동은 우리나라에서도 활발하게 진행되고 있다. 이러한 과정은 단일 계획으로부터 시작되어 사업과 조직이 충실해짐에 따라 다른 계획으로 확대되는 것이 일반적이다.

4) 학생을 중심으로

교과 과정에 의한 보건교육을 의미한다. 교육 내용으로는 개인위생 및 가정에서의 건강 보호와 증진에 관한 것, 질병 발생의 역학적疫學的 요인과 예방의학적 요인에 관한 것, 건강에 관여하는 사회학적 요인에 관한 것 등이 있으며 다양하게 급변하는 시대조류에 맞추어 교육 분야도 다양화되고 심화되고 있다.

학생에 대한 보건 교육은 보건 교육 시간에만 국한되어서는 안 되며, 또한 관련 학과와의 협동이 이루어질 때 성과를 낼 수 있으며, 반복적으로 교육이 진행될 때 학습효과를 볼 수 있다. 특히 대학에시는 학교보건, 국민영양, 국토보건, 산업보건, 국민후생, 인구문제, 보건통계, 정신보건, 사회보장, 공중보건 시설 등에 관한 전반적이고 심도 있는 교육이 실시되어야 한다.

5) 지역주민을 중심으로

지역주민에 대한 보건교육을 위해서는 행정부와 보건 · 사회단체의 협력이 반드시 필요하다.

세계보건기구WHO는 지역사회 보건교육의 계획과 추진에 관하여 다음과 같은 12개 항목을 권장하고 있다.

① 보건 교육 계획은 전체 보건 사업의 일부분으로 이루어져야 한다.

② 대상 지역사회나 대상 주민에 대한 예비 조사가 필요하다. 주민의 희망, 자원의 파악 등이 중요하다.

③ 대상 주민의 문화적 배경, 즉 신앙 · 전통 · 행동 · 규범 · 미신 등에 관한 조사가 필요하다.

④ 지역주민의 대표와 함께 계획을 수립함으로써 자신들의 일이라는 느낌과 확신을 갖게 해야 한다.

⑤ 지역사회의 인적 · 물적 자원을 조사하여 지역주민이 기여할 부문을 파악한다.

⑥ 지역주민의 실정에 맞는 보건교육을 한다.

⑦ 실제로 보건교육을 실시하기 전에 대상보다 작은 범위에서 연습을 해 본다.

⑧ 보건교육 관계 직원과 그 밖의 보건 관계 직원 사이에 팀워크가 이루어져야 한다.

⑨ 보건에 관련된 모든 직원이 교육 방법 매체의 사용법을 충분히 습득해야 한다.

⑩ 보건교육 전문가의 지도를 받아야 한다.

⑪ 필요한 경비는 재정 사정을 감안하여 우선순위를 정하여 쓰도록 한다.

⑫ 보건교육 후에는 반드시 평가를 해야 한다.

(2) 환자를 중심으로

환자에게 올바른 보건 지식을 전달하는 것은 의료인의 책임인 동시에 효과적인 보건교육을 실시할 수 있는 가장 좋은 기회이기도 하다. 이러한 기회를 이용하여 환자에 대한 보건교육은 다음과 같은 점에 중점을 두어야 한다.

① 질병에 대하여 잘못 인식하고 있거나 혼동하고 있는 경우에는 이를 바로잡아 준다.

② 질병예방과 건강 증진에 필요한 건전한 지식을 환자에게 전달한다.

③ 사회적 · 경제적 요인이 질병의 발생이나 그 경과에 영향을 준다는 사실을 이해시킨다.

④ 의사, 간호사를 비롯하여 그 밖의 의료기관이나 종사자들이 어떤 역할을 하고 있는가를 명확하게 알려 준다.

Check point

몽골에 보건교육 싹 틔우는 한국 남자들

올바른 생활습관을 익혀 병에 걸리지 않도록 하는 보건교육은 현대교육에서 꼭 필요하지만 자연환경이 척박한 몽골에서는 아직 생소한 분야입니다. 그런데 몽골 어린이들의 보건교육을 책임지겠다고 나선 당찬 한국 남자들이 있어서 화제입니다. (중략)

게시일 : 2016. 1. 29. YTN.

3. 보건교육의 평가

(1) 평가의 의의와 목적

보건교육의 평가는 교육활동 자체가 대상자들에게 적합한 것이었는지, 그리고 교육이 그들에게 얼마나 영향을 미쳤으며, 보건에 관하여 그들의 태도가 얼마나 변화하였는가를 측정하는 것이다. 이를 위해서는 세부계획을 수립하고 실적에 기초하여 평가하여야 하며, 평가는 교육의 시작, 중간, 종료 시점에서 수시로 진행되어야 한다. 이러한 수시 평가가 이루어질 때, 교육의 내용이 적합한지를 알 수 있으며 대상자들의 요구 사항을 파악할 수 있으며 교육에 대한 효과를 점검할 수 있게 된다.

(2) 평가의 유형

1) 진단평가

교육시작 전에 교육생들을 대상으로 교육생의 지식 정도를 측정하거나, 교육계획 수립 시에 교육할 내용을 알아보기 위한 목적으로 실시된다.

2) 형성평가

교수 · 학습이 진행되는 과정에서 교육생들의 교육에 대한 진전을 점검하고 필요한 경우 교과 과정이나 수업 방법을 개선시키기 위해 실시한다. 즉, 교수 · 학습 과정 중에 가르치고 배우는 내용을 학습자들이 얼마나 잘 이해하고 있는지를 수시로 점검하고, 학습자들의 수업 능력, 태도, 학습 방법 등을 확인함으로써 교육 과정이나 수업 방법을 개선하고 교재의 적절성을 확인할 수 있다.

3) 종합평가

교육이 끝난 후에 교육이 목표에 도달했는지를 평가하기 위하여 실시된다. 평가에는 소요된 경비뿐만 아니라, 교육내용의 적합성, 대상자들의 학습태도, 교육자의 강의 내용 등도 포함된다.

3. 지역사회보건사업

1. 개요

지역사회보건은 의료전달체계에서는 1차보건의료에 해당한다. 즉 지역사회보건은 국가의 보건체계에서 가장 중요한 부문이며 국가 보건정책의 핵심이라고 할 수 있다.

경제 발전과 더불어 과학기술의 발달은 의료기술의 발전을 가져와서 과거에는 불치병이라고 불리던 수많은 질병의 치료가 가능하게 되었다. 그러나 이러한 의료기술의 발전이나 치료약의 개발은 일부 부유한 계층에게만 그 혜택이 돌아가고 경제력이 부족한 일반 서민에게는 다가가기 어려웠던 것이 사실이다.

이러한 현실을 직시한 WHO, UNICEF와 같은 세계의 보건 관련 단체들은 모든 인류가 건강을 누릴 수 있는 방법을 모색하였고 이 작업은 현재도 진행 중이다.

이들의 활동은 1978년에 알마아타 선언을 채택하여 1차보건의료를 통해 전 인류가 건강을 누리자고 하였다. 세계 보건 단체들은 1차보건의료, 즉 지역사회보건의료의 중요성을 일찌감치 파악하여 관련 정책을 집행하기를 권장하였다.

(1) 1차보건의료와 우리나라의 현황

지역사회주민과 그 가족이 저비용으로 이용할 수 있는 보건의료로서, 난순한 1차진료

primary medical care만을 의미하는 것이 아니라 개인, 가족 및 지역사회주민을 위한 건강증진, 예방, 치료 및 재활 등의 서비스가 통합된 기능으로, 제도적으로는 주민들이 보건의료체계에 처음으로 접하는 관문이 되며, 기술적으로는 예방과 치료가 통합된 포괄적 보건의료comprehensive health care를 의미한다.

우리나라 의사 인력은 미국의 전문의제도가 도입된 이래 갈수록 세분화되었고, 각 전문의들의 개원으로 일반의들의 개원은 점점 감소하는 추세를 보이고 있다. 1995년에는 전체 의사 중 65.3%가 전문의였지만, 전공의와 기초 의학에 종사하는 의사, 은퇴한 의사 등을 제외하고 활동적으로 진료할 수 있는 능력을 가진 의사 가운데는 95%가 전문의이다. 1차의료에 필요한 양질의 일반의는 절대 부족한 반면, 다른 단과 전문의들은 공급과잉상태이다.

이러한 전문의 배출 원인 중에는 병원 중심의 의료와 질병 중심의 의료, 그리고 의사 중심의 의료라는 의료의 왜곡현상과 각 병원을 경영하기 위한 전공의제도 때문에 각 단과 전문의들이 무계획적으로 배출되기 때문이다. 따라서 이들 각 단과 전문의들이 개원하여 일반의 역할을 수행함으로써 의료전달체계상 1차의료의 위치는 상실되었고, 고비용 저효율의 의료에 국가와 국민들이 시달리고 있다.

가격논리보다는 가정의학 전문의들에 의한 질 높은 1차의료가 적정하게 공급되어야만 국민들이 받아들일 수 있는 진정한 1차진료가 정립된다. 병원의 크기가 의원급이기만 하면 그 의원에 속한 모든 의사들이 1차진료를 할 수 있다는 1차진료의 조건과 범위는 질 높은 1차진료서비스의 정립에 걸림돌이 되고 있다.

지속적 · 포괄적 진료와 가족 중심적 진료는 1차진료의 기본이다. 1차진료서비스의 목적은, 세분화한 각 전문 의학 분야에서 지나치게 질병에 편중된 의학을 자제하고, 세포와 장기에 발생하는 질병의 진단과 치료를 위하여 기계와 시설에 의존하는 비인간적인 경향을 지양하여, 건강 중심의 인간적인 의학으로 방향을 잡고 지속적 · 포괄적 의료를 가족 중심으로 제공하자는 데 있다.

우리나라의 의학은 광복 이후부터 미국의 영향을 많이 받아서 미국의 전문의 수련제도를 도입하였다. 배출된 전문의들은 개인적인 의료 행위에 치중하여 의료의 분배가 형평성을 잃었으며, 의사들이 전문화되면서 특정 지역 편중과 의학 지식 및 정보의 독점, 개인화가 심해지고 개인의원 및 병원 등의 의료시설들이 기능적으로 구분되지 못한 채,

시설의 크기로 결정되는 기형적 발전이 의료전달체계에 혼란을 초래하였다.

이러한 사회적 여건을 배경으로 1978년에 미국의 가정의학을 한국으로 도입하여 다음해인 1979년에 가정의학 전공의를 선발하여 수련을 시작했는데, 이는 가정의학 전문의 제도가 법적으로 확립되기 이전이다. 1980년 대한가정의학회가 탄생하였고, 1983년에 세계가정의학회WONCA 회원국으로 등록하였으며, 1985년에 23번째 전문의 과목으로 인정받았다.

1차의료의 강화는 전 세계적으로 국가보건의료정책의 핵심 주제가 되어 있으며, 1차의료가 발달한 선진국에서는 1차의료의 질 보장 및 향상이 과제가 되고 있으며, 세분화된 전문의제도가 발전한 나라에서는 의료비의 상승이 심각한 문제로 대두되고 있어서 1차의료의 재발견을 의료정책의 우선적 과제로 삼고 있다.

우리나라는 의료체계가 미흡한 나라로서 세분화된 전문의제도가 지나치게 빨리 발달하여 1차의료의 확립이 시급하며, 1차의료 전문의인 가정의학과 전문의를 양성하는 것이 시급한 과제이다.

Check point

***1차진료(1차의료)**

1차진료란 의료전달체계의 기본적인 형태로 여섯 가지의 특성을 가지고 있다.

① 환자가 의료와 접촉하는 첫 번째 진료
② 환자가 아플 때는 물론 건강할 때도 항상 환자를 돌봐 주고 보살펴 주는 지속적인 진료
③ 환자에 대한 개별적이고 전인적인 진료
④ 환자에 대한 포괄적인 진료
⑤ 환자의 필요에 따라 건강에 관한 모든 분야를 담당하는 조정적 기능을 하는 진료
⑥ 환자를 개별적으로 추적 · 관찰하고 지역사회의 건강 문제를 책임지는 진료

따라서 1차의료의 영역은 건강 증진 및 유지, 질병 예방, 건강상담, 환자교육, 급 · 만성 질병의 진단, 치료, 관리가 포함된다고 할 수 있다.

(2) 1차보건의료의 접근방법

1차보건의료는 각 나라마다 정치적 · 문화적 · 사회경제적 배경에 따라 약간의 상이점이 있을 수 있으나, 1차보건의료가 지닌 기본적인 철학과 접근방법은 대동소이하다고 할 수 있다. 1차보건의료를 실제 적용하는 접근방법은 다음과 같다.

1) 예방에 중점을 둠

1차보건의료의 범위가 질병예방, 건강증진, 치료 및 재활 등 포괄적인 보건의료서비스를 포함하고 있으나, 지역주민의 질병예방과 건강증진을 위한 서비스 제공이 무엇보다도 중요하며 이것이 사업의 중심이 되어야 한다.

2) 적절한 기술과 인력을 사용

1차보건의료에서는 지역주민이 일상생활을 하면서 접하게 되는 보편적이고 경미한 문제들을 신속하게 처리해 주고 좀 더 심각한 문제는 차상급기관에 의뢰하여 해결하게 하고 추후에 관리를 철저히 하면 되므로 여기에 필요한 기술과 인력을 적절히 사용하는 것이 중요하다.

3) 쉽게 이용 가능해야 함

1차의료보건을 이용함에 있어 지역적 · 지리적 · 경제적 · 사회적 차별이 있어서는 안된다. 즉 1차보건의료는 모든 인간이 평등하고 쉽게 이용할 수 있어야 한다.

4) 지역사회가 쉽게 받아들일 수 있는 방법으로 사업이 제공되어야 함

지역사회주민들이 편안하게 받아들일 수 있는 건강문제 해결에 대한 접근법을 연구하여 사업방법으로 활용해야 한다. 1차보건의료는 지역사회의 기본적인 의료요구에 기초하여 일차적으로 조처를 하는 것이므로 지역사회에서 이미 활용하고 있던 조처를 분석하여야 한다.

5) 지역사회의 적극적인 참여가 있어야 함

1차보건의료 제공자와 지역사회가 대등한 관계로 1차보건의료사업의 동업자가 되는 것이다. 전통적으로 시행하던 보건의료는 전문가가 능동적으로 지역사회주민에게 보건의료를 제공하고 지역사회주민은 수동적으로 받아들이는 방식이었다. 1차보건의료사업은 지역사회가 적극적으로 참여하여, 사업요구 파악, 계획, 수행 및 평가가 이루어져야 한다. 지역사회의 참여는 1차보건의료사업에서 가장 중요하며 핵심적인 요소이다.

6) 관련분야의 상호협력이 이루어져야 함

1차보건의료는 보건의료 분야뿐만 아니라 농업, 어업, 축산, 식품, 공업, 교육, 주거, 공공업무, 통신 등과 같은 여러 분야가 관련있다. 따라서 각 분야에 대한 종합적인 접근 전략과 분야 간의 협력이 요구된다.

7) 지역사회 지불능력에 맞는 보건의료수가로 사업이 제공되어야 함

지역사회주민이 1차보건의료를 이용하는데 경제적으로 부담을 느끼지 않는 범위에서 보건의료비를 결정해야 하며, 이 결정은 지역사회에서 이루어져야 한다.

8) 자조·자립정신을 바탕으로 해야 함

주민 스스로가 문제를 파악하여 해결할 수 있도록 능력을 배양시켜야 한다. 보건의료 전문가는 옆에서 도와주는 것이지 지역사회주민 자신의 문제를 해결해 주어서는 안 된다. 또한 주민들은 잠재력과 자립심을 기우고 극대화하도록 노력하여야 한다. 전문가는 지역주민에게 건강은 스스로가 가꾸고 지켜야 한다는 신념과 철학을 심어주어야 한다.

9) 지역사회 특성에 맞는 보건사업을 추진

지역사회 보건의료 요구에 기초하여 그 지역 특성에 맞는 보건의료사업을 추진하여야 하며 보건의료개발뿐만 아니라 지역사회개발에도 역점을 두어야 한다.

2. 지역사회에 대한 검토 및 진단

(1) 목적

지역사회에 관한 검토 및 진단은 지역사회보건사업에서 가장 중요한 부분이다. 지역사회에 관한 검토 및 진단 목적은 지역사회의 보건문제나 보건요구를 파악하여 사업의 우선순위를 결정하기 위해서이다. 이를 통해 대상지역의 주민에게 적합한 사업영역, 서비스내용과 범위 등을 알 수 있다. 지역사회 진단결과 자료는 보건사업 이후의 평가 기초자료로도 활용된다.

지역사회에 대한 검토 및 진단 목적 중 가장 중요한 것은 보건사업을 잘 기획하는 데 있기 때문에 지역사회에 대한 검토 및 진단은 보건기획 전체과정과 연계되어야 한다. 지역사회 진단을 한 후에 보건사업을 기획하고 실행하게 되며, 이미 실행된 보건사업에 대한 평가 자료는 새로운 보건사업의 기획이나 시행에 있어 좋은 진단 자료가 된다.

지역보건사업을 시행하는 과정에서 진단을 통하여 미처 파악하지 못했던 여러 문제를 발견할 수 있으며 이해가 불충분했던 보건문제의 다양한 측면들을 보다 깊이 있게 이해할 수 있게 된다. 또한 보건사업의 수단이 적합했는지 등에 대해서도 판단할 수 있게 된다. 이러한 점에서 보건사업의 기획, 수행, 평가와 지역사회에 대한 검토와 진단은 연관되어 있는 연속적 과정임을 알 수 있다.

(2) 검토 및 진단 내용

① **지역사회의 물리적 환경** : 지형적인 요소, 자연자원, 기후, 계절, 수질, 식수원 등

② **인구의 구성과 특성** : 성별, 인구구성, 가구원의 특성, 출생률, 이혼율, 교육수준, 고용상태, 빈곤정도, 인구이동 등

③ **사회문화적 요인** : 종교, 문화적 의식구조, 전통, 인습, 미신 등

④ **건강 수준과 질병 양상** : 유병률, 사망률, 의료이용현황, 건강행태요인흡연, 음주, 영양, 운동, 건강검진 등

⑤ **보건자원** : 보건소, 병의원, 약국, 의사, 간호원, 시설과 장비, 관련기관 및 단체 등

3. 보건사업의 평가

(1) 정의 및 필요성

보건사업평가health program evaluation란 보건사업에 관한 의사결정을 지원하기 위하여 체계적으로 정보를 수집 · 분석 · 보고하는 과정이다. 진행하고 있는 사업을 계속 추진할 것인지, 확대 · 수정 · 보완할 것인지, 아니면 폐기할 것인지에 대한 결정 기준을 제시해 주는 것이 평가이다.

시행한 보건사업이 추진하고자 하는 목적에 부합하는지, 그 세부사업은 적절했는지, 문제점은 무엇인지를 살펴보는 것이 평가의 이유이다. 또한 보건사업의 평가를 통해 사업의 문제점을 발견하고 개선방안을 마련하여 보건사업의 효율성을 제고하는 것도 매우 중요한 이유가 될 수 있다.

보건사업에 대한 평가가 필요한 이유는 다음과 같다.

첫째, 국가 예산으로 운영되는 보건사업의 가치나 효과에 대하여 책임추궁이 국민에 의해 제기되어 세금의 낭비 여부를 따지게 되었다.

둘째, 정부로부터 연구지원 사업이 대폭 증가하였다.

셋째, 새로운 기술 혹은 방법예: 각종 시범사업의 계속적인 성장은 이들의 효과측정의 필요성을 유발했다.

넷째, 정책수립 우선순위를 결정하는 데 근거자료가 필요하여 수요가 평가에 대한 수요가 증가하였다.

수십 년 동안 예산만 낭비하는 관례적인 보건사업을 정리할 필요가 있는 경우, 이에 대한 정당성을 마련하고자 평가가 수행된다.

(2) 목적

보건사업 평가 목적을 세분하면 다음과 같다.

① 사업목표의 달성 정도를 파악하고 사업을 계속 수행할 것인가를 판단하기 위해서이다.

② 수시로 사업에 대한 평가를 실시하여 사업의 효율성을 제고하고 사업추진력을 확보하며 계속사업에 대한 관리 · 개선을 모색한다.

③ 보건사업의 진행과 운영 과정에 대한 모니터링 체계를 구축하여 진행 중인 사업이 효율성을 높이고 신규 사업 시행에 있어 유용성에 대한 판단과 문제점을 파악하기 위해서이다.

④ 전문적인 평가과정을 통하여 보건사업 담당자의 업무능력을 배양하고 교육기회를 부여하는 동시에 결과를 알게 하여 차후 사업에서 문제 해결 능력을 키우기 위함이다.

⑤ 지속적 혹은 일시적으로 실적이나 평가결과를 보고하는 것이 의무인 보건사업인 경우에 법적 또는 규정상의 책임 이행 여부를 판단하기 위해서이다.

(3) 보건사업 평가의 원칙

보건사업의 목적을 달성하기 위한 보건사업 평가의 기본원칙은 다음과 같다.

① 평가는 명확한 목적 하에 이루어져야 한다. 평가가 사업 전체의 목적달성과 관련성을 가질 수 있도록 그 목적 및 방법이 보건사업의 기획에 포함되어야 한다.

② 평가는 계획에 관련된 사람, 사업에 참여한 사람, 평가에 영향을 받게 될 사람 등에 의해 행해져야 한다. 이는 사업을 가장 잘 이해하고 있다는 점도 있으나 나중에 사업에 대한 책임을 묻기 위함도 있다.

③ 평가는 보건사업의 전 과정에 걸쳐 지속적으로 행해져야 한다.

④ 평가는 측정기준이 명확하고 객관적이어야 한다. 평가기준이 모호하면 그 결과에 따라 책임을 묻기 어렵고 평가에 기초한 사업의 개선책이 부실해질 수밖에 없다.

⑤ 평가는 보건사업의 기획 단계부터 최종 결과까지를 포괄하여야 한다.

⑥ 평가는 미래 지향적이며 활동 중심적으로 시행되어야 한다. 평가에서 장점과 단점의 지적은 더 나은 사업을 위한 발판으로서 문제점 해결을 위한 대안과 연계되어 제시되어야 한다.

⑦ 평가는 목표를 달성하는 과정에서 발생하는 문제점을 기술하고 문제점을 해결하기 위한 방안이 마련되어야 한다.

⑧ 평가는 그 결과가 사업의 향상과 성장을 위하여 환류되어야 한다. 평가는 의사결정을 돕는 핵심적인 역할을 하는 동시에 사업에 참여한 사람들에게 학습의 장으로서 기능해야 함을 의미한다. 따라서 평가의 방법과 결과보고서는 누구나 알 수 있게, 그리고 쉽게 사용할 수 있도록 마련되어야 한다.

표 3-6 지역사회서비스 사업별 서비스내용

사업명	서비스 내용	대 상
영유아 발달 지원	발달 지연 우려 영유아에게 신체 · 인지 · 정서 발달을 위한 중재서비스 제공	만 0~6세 발달 지연 우려
아동 · 청소년 정서 발달	정서 불안, 문화소외아동 등에 클래식 악기 교육 및 정서순화프로그램 제공	만 7~18세 정서 행동 문제 우려 또는 문화소외아동
아동 · 청소년 심리 지원	정서행동장애 위험 아동에 대한 상담 및 음악 · 미술 치료 등 조기개입서비스 지원	만 18세 이하 문제 행동 위험군
아동 · 청소년 비전 형성	아동 · 청소년에 체계적인 비전 · 리더십 형성 프로그램 및 체험 · 학습 등 지원	만 7~15세
인터넷 과몰입 아동 · 청소년 치유	인터넷 과다 사용 아동 · 청소년에 맞춤형 상담, 대체 활동을 통해 인터넷 과몰입 치유	만 18세 이하 인터넷 중독 위험군
(비만)아동건강관리	비만 · 허약 초등학생과 부모에게 운동 처방 · 지도, 건강 교육 등 제공	만 5~12세 경도 이상 비만 또는 허약 아동
노인 맞춤형 운동 처방	고령자 건강 상태 점검 및 수중 또는 유산소 운동 처방 · 지도를 통해 의료비 절감 및 건강 증진	만 65세 이상 장기요양등급 외 판정자
장애인 · 노인을 위한 돌봄여행	노인 · 장애인에게 전문 돌봄 인력이 동반하는 여행서비스 제공	등록장애인(또는 상이 등급자), 만 65세 이상
장애인 보조기기 렌탈	장애아동의 성장 단계에 따른 맞춤형 자세 유지 도구 등 보조기기 렌탈 · 리폼	만 19세 미만 지체 및 뇌병변 장애
시각장애인 안마	근골격계 · 신경계 · 순환계 질환 등의 증상 개선을 위해 시각장애인의 안마, 마사지, 지압 및 자극 요법 제공	근골격계 · 신경계 · 순환계 질환이 있는 만 60세 이상, 지체 · 뇌병변 장애
정신건강 토탈케어	정신질환자와 가족에게 일상생활 지원, 증상 관리, 사회 적응 및 취업 지원	정신장애인 또는 정신건강의학과 치료가 필요한 자
자살위험군 예방	자살위험군에 대한 조기 선별 검사와 사례관리 서비스 제공을 통해 자살 예방 및 사회적 부담 경감	자살위험검사에 의한 자살위험군에 해당하는 사람
다문화가정 아동 발달지원	다문화가정 아동들의 한국어 구사 능력 향상을 통해 자존감 및 사회성 향상 지원	만 3~12세
장애인 · 산모 등 건강취약계층 운동 처방	장애인 · 산모 등 건강취약계층의 신체 활동 지원	장애인, 산모
기타(고령자 소외 예방, 이동 리이프코칭 등)		사업에 따라 상이

4. 인구와 보건

보건학적으로 인구는 매우 중요한 의미를 갖는다.

인구의 급격한 성장은 생태계의 균형을 파괴하여 인간의 생활조건들 사이의 불균형을 초래함으로써 인간의 삶의 질을 떨어뜨리게 된다. 또한 인구의 증가는 환경오염을 일으키고, 식량부족으로 의한 영양실조나 영양부족은 건강문제를 야기하여 질병의 확산을 용이하게 한다.

인구문제를 보건학에서 다루는 중요한 이유는, 인구의 과대 또는 과소의 결과로 생기는 보건학상의 문제를 예측 또는 발견하여 예방하고 문제를 해결하기 위한 것이다.

1. 인구의 개념

(1) 인구론

인구란 사람의 수를 뜻하며, 일정한 기간에 일정한 지역 내에 생존하는 인간의 집단을 말한다. 즉, 특정한 지역에서 사회를 형성하고 생활을 영위하는 인간 집단을 의미한다. 영어로 인구를 뜻하는 population은 라틴어 populotio 민중에서 유래된 것이고, to populate 거주케 한다 혹은 to people 사람을 증식시킨다의 의미에서 출발된 어휘이다.

1622년에 인구학의 시조라 할 수 있는 존 그랜트John Graunt는 처음으로 출생과 사망에 대하여 수량적 분석을 하여 인구변화에 관련된 사망력, 출산력, 혼인력 및 인구 이동에 관련된 인구이론을 제시하였다. 그러나 인구론이 체계화되어 학문적으로 성립된 것은 18세기 말 말더스Thomas R. Malthus, 1766~1834의 「인구원리론」에 의해서였다.

말더스는 인구는 기하급수적으로 증가하고 식량은 산술급수적으로 증가한다고 하여, 인구의 증가를 식량과 연관하여 인구론을 전개했다. 이를 말더스주의Malthusism라고 하며 다음과 같은 원리로 인구론을 제시하였다.

① **규제의 원리** : 인구는 반드시 생존자료인 식량에 의해서 규제된다.

② **증식의 원리** : 인구는 특별한 방해 요인이 없는 한 식량이 증가하면 따라서 증가한다.

③ **인구파동의 원리** : 인구는 증식과 규제의 상호작용에 의하여 균형에서 불균형으로, 불균형에서 균형으로 파동을 주기적으로 반복한다.

그는 인구를 동일한 수준으로 유지하기 위해서는 도덕적 억제, 즉 자녀를 부양할 능력이 생길 때까지 결혼을 연장하고 성적으로 순결을 지켜야 한다고 주장하였으며, 그렇지 않으면 사회적 빈곤과 사회악을 제거할 수 없다고 하였다.

그러나 인구 규제의 수단으로 만혼주의를 택하게 됨으로써 오히려 매춘이나 성범죄 등의 여러 가지 사회악이 발생할 수 있으므로 프랜시스 플레이스Francis Place, 1771~1854는 피임에 의한 산아조절을 주장하게 되는데 이것이 신말더스주의Neo-Malthusism이다.

그 후 캐넌E. Cannan, 1881~1935은 신말더스주의를 더욱 발전시켜 인구의 과잉을 식량에만 국한할 것이 아니라 생활수준에 둠으로써 주어진 여건 속에서 최고의 생활수준을 유지할 때에 실질소득을 최대로 할 수 있다는 적정인구론Moderate population을 주장하였다. 적정인구란 국민 1인당 실질소득을 극대화할 수 있는 인구를 의미한다.

현대 인구이론의 중심은 1925년 로트카Alfred J.Lotka가 발표한 안정인구이론Stable population theory이다. 안정인구이론은 연령별 사망률과 출생률이 고정되면 인구구조가 고정된다는 이론으로 현대인구분석학의 기초 이론이 되었다.

(2) 인구문제

인구의 문제는 양적 · 질적인 면에서 문제가 제기된다.

인구폭발로 야기될 수 있는 문제로는 3P인구, 빈곤, 공해 : Population, Poverty, Pollution와 식량에 중점을 둔 3M기아, 질병, 사망 : Malnutrition, Morbidity, Mortality이 있다. 인구문제는 그 나라의 인구 상황, 국민경제 발전단계, 자원 및 노동시장 등 여러 가지 여건에 따라 다르다.

인구의 양적 · 질적 문제를 종합해 보면 다음과 같은 문제들이 야기된다.

① 경제발전의 둔화와 빈곤 및 식량부족

② 정치적 · 사회적 불안

③ 환경악화와 자연파괴

④ 열악한 유전자의 증가와 질적 역도태

⑤ 연령계층 간의 불균형에서 오는 산업장의 인력 문제

⑥ 인구의 노시화와 농촌의 노동력 부족

이와 같은 문제들은 인간에게 신체적 · 정신적으로 고통을 주게 되어 의료보건에도 악영향을 미침으로써 결과적으로 인간의 삶의 질을 악화시키게 된다.

2. 인구대책 및 가족계획

지역사회나 국가의 정치 · 사회 · 경제적인 상황을 고려하여 알맞은 인구를 유지시키고 인구문제를 해결하기 위한 인구대책이 필요하며, 인구의 조절을 위해서는 가족계획 또한 필요하다.

(1) 가족계획의 개념

WHO에서는 가족계획family planning을 '근본적으로 산아제한산아조절, birth control을 뜻하는 것으로서 출산의 시기 및 간격을 조절하고 출생자녀 수를 제한하며 불임 환자를 진단 및 치료 하는 것이다.'라고 정의한다.

가족계획과 수태조절contraception 및 산아조절birth control을 혼동해서 사용하는 경우가 있으나 가족계획은 목적과 결과를 의미하며, 수태조절이나 산아조절은 가족계획을 실천하기 위한 방법이며 수단이다.

가족계획이란 계획적인 가족형성을 뜻하는 것으로 알맞은 수의 자녀를 알맞은 터울로 낳아서 잘 양육하여 잘 살 수 있도록 한다. 특히 부모의 건강, 가정의 경제능력 향상, 모자보건, 생활양식의 현대화 등으로 자녀를 건강하게 양육하고 행복한 가정을 이룩하도록 하며, 문화적인 생활을 영위할 수 있도록 하자는 데에 가족계획의 목적이 있다.

(2) 가족계획의 필요성

1) 모자건강과 여성인권의 존중

모성의 건강상태와 육아 여건을 고려한 계획적인 임신과 출산으로 모성 건강을 유지하기 위하여 가족계획이 필요하다. 특히 우리나라에서는 남존여비의 사상이 아직도 남아 있어 여성천시 경향을 개선하기 위해서도 가족계획이 필요하다.

2) 가정의 경제생활 향상과 생활양식 개선

한정된 소득에서 가족 수가 계속해서 증가하면 가정경제가 악화되고 노후생활을 위한 저축이 불가능해진다. 가정경제의 악화를 방지하고 안정적인 노후생활을 위해서는 알맞은 수의 자녀를 낳는 것이 바람직하다.

(3) 피임법

원하지 않은 임신을 피하고자 하는 것이 피임이며, 피임의 원리에는 배란억제 · 수정방지 · 자궁착상방지 등이 있다.

가족계획이란 피임이나 불임법을 통하여 수태를 방지함으로써 출산 횟수, 간격, 시기 및 단산 등을 조절하는 데 의미가 있다.

피임이 가족계획의 목적을 달성하는 동시에 부부생활에 장애가 되지 않기 위해서는 다음과 같은 요건이 구비되어야 한다.

① 피임효과가 확실하고 원할 때는 임신이 가능해야 한다.

② 사용이 간편해야 하고 성생활에 지장이 없어야 한다.

③ 피임에 따른 비용이 경제적이고 구입이 용이해야 한다.

④ 건강에 무해하고 피임에 실패 시에 태아에도 무해해야 한다.

피임방법은 크게 구분하면 일시적 피임과 영구적 피임방법으로 나눌 수 있다.

일시적 피임이란 자녀 갖기를 원하는 부부가 수태시기 조절, 즉 터울 조절을 위하여 행하는 것을 말하며, 영구피임은 더 이상 자녀를 갖지 않으려는 부부를 대상으로 수술의 방법을 통해서 영구히 임신할 수 없게 만드는 방법을 말한다.

1) 임시적 피임법

① 콘돔Condom법

콘돔법의 원래 사용목저은 성병의 예방이있으나 1900년 이후부터는 피임법의 하나로 이용되고 있다. 남자의 성기에 사용되는 고무제품 콘돔은 성감에 별 지장이 없고 피임효과도 크다. 콘돔은 정자의 질내 침입방지와 성병예방에 주로 사용된다.

② 성교 중절법

질외사정법이라고도 한다. 성행위를 하되, 사정을 질 외에서 하므로 정액이 질내에 들어가지 않도록 하여 임신이 되지 않게 하는 방법이다. 이 방법은 남자의 의지가 굳어야 하며 잘못하면 신경증상이나 불감증이 생기기 쉽다.

③ 질내 살정제 피임법

정제나 젤리 등 살정제를 이용하여 질 내에서 정자를 없애는 방법이다.

④ 다이어프램Diaphragm 및 경관 캡 피임법

정자의 진입을 막기 위해서 자궁경관을 덮는 고무 및 금속제품을 사용한다.

⑤ 월경주기법

월경주기 중 수태 가능한 기간을 피함으로써 임신을 예방하는 법으로, 안전기를 택하여 성교하는 방법을 월경주기이용 피임법 또는 오기노법이라고 한다.

⑥ 자궁 내 장치법Intra-uterine device, IUD

Pin, ring, loop 등을 자궁 내에 삽입하여 피임하는 방법이다. 효율성이 높고 간편하며, 저렴하다는 장점이 있다.

⑦ 경구피임약

호르몬제를 투여하여 인공적으로 배란을 억제하는 방법으로 저렴하다는 장점이 있다.

2) 영구적 피임법

영구적인 피임법은 불임법과 거세법이 있는데, 거세법은 남녀의 고환이나 난소를 제거하는 방법이다. 성선기능을 소실시키는 방법으로 좋은 방법은 아니다.

불임법은 남자의 수정관이나 여자의 난관을 결찰 혹은 절단하는 방법으로, 성선호르몬의 분비에는 변화가 없으므로 임신을 하지 못할 뿐이지 신체적 장애는 없는 방법이다.

① 정관결찰법

정관을 절제 또는 묶는 방법인데, 성감과 신체에는 지장이 없다.

② 난관결찰법

여자의 난관을 잘라 묶는 방법인데, 다산한 중년 여성들에게 많이 사용되는 방법이다.

3. 우리나라 가족계획사업

우리나라는 1960년 초기에 가족계획사업을 추진하면서 내세운 표어가 "알맞게 낳아서 훌륭하게 키우자."이었으며, 1960년 후반기에는 세 자녀를 세 살 터울로 낳아서 서른다섯 살에는 단산하자는 〈3, 3, 35〉운동을 전개함으로써 처음으로 자녀 수를 제한하는 운동이 시작되었다.

1970년대 들어서면서 "딸, 아들 구별 말고 둘만 낳아 잘 기르자."라는 표어를 채택하면서 두 자녀 운동과 남아선호사상의 불식에 중점을 두었다. 1980년대부터는 "둘도 많다" 또는 "하나씩만 낳아도 지구는 초만원"이라는 표어로 한 자녀 갖기 운동으로 전환하여 진행하였다.

우리나라의 인구는 1960년에 2,500만 명이었는데, 당시의 조출생률 4.3명, 조사망률 1.3명1만 명당, 자연증가 3%였다. 그러던 것이 1962년부터 활발하게 전개된 가족계획사업으로 1990년대에는 조출생률 1.56, 조사망률 0.58, 인구의 자연증가율 0.98%로 큰 성과를 올렸다.

표 3-7 우리나라의 인구지표

(단위: 생산가능인구 1백명당, 유소년인구 1백명당)

지표		1965	1975	1985	1995	2005	2015	2025	2035	2045	2055	2065
총인구(만명)		2,870	3,528	4,081	4,509	4,818	5,101	5,261	5,283	5,105	4,743	4,302
인구 성장률(%)		2.54	1.68	0.99	1.01	0.21	0.53	0.20	−0.12	−0.52	−0.89	−1.03
인구 구성비 (%)	0–14세						13.8	12.1	11.3	10.1	9.4	9.6
	15–64세						73.4	68.0	60.0	54.3	51.5	47.9
	65세 이상						12.8	20.0	28.7	35.6	39.2	42.5
총부양비(명)		88.3	72.5	52.5	41.4	39.1	36.2	47.1	66.8	84.2	91.2	108.7
유소년부양비(명)		82.5	66.6	46.0	33.0	26.6	18.8	17.8	18.9	18.6	18.2	20.0
노년부양비(명)		5.8	6.0	6.5	8.3	12.5	17.5	29.4	47.9	65.6	76.1	88.6
노령화지수(명)		7.0	8.9	14.2	25.2	46.8	93.1	165.6	253.7	352.7	418.8	442.3

※ 자료 : 통계청, 장래인구추계, 2016

그 후 우리나라의 출산율은 사회경제적 환경 변화에 따른 혼인 연령의 상승, 결혼 · 가족 등에 대한 전통적 가치관의 변화, 자녀 양육에 대한 경제적 부담 증가, 여성의 가정과 취업활동 간 양립의 어려움, 청소년층의 실업 증가 등의 복합적인 요인에 의해 지속적으로 낮아지고 있다. 특히 1983년 합계출산율이 인구대체수준 이하로 떨어지는 등 초저출산 현상이 지속되고 있으며, 2015년도에는 우리나라의 합계출산율은 1.24명으로 세계에서도 매우 낮은 수준을 기록하고 있는 실정이다.

이러한 현상은 향후에도 지속될 것으로 보이기에 우려를 낳고 있다.

(1) 저출산·고령사회 인구정책

우리나라는 현재 세계 최저 수준의 출산율과 가장 빠른 고령화 진행으로 1983년의 출산율 2.1명에서 불과 20여년 만에 세계 최저수준에 이르렀고 출산율 하락속도가 빠른 만큼 고령화의 속도는 더욱 빨라지고 있다.

2000년에 고령화 사회노인인구비율 7%에 진입한 이래 2018년에 고령사회노인인구비율 14%, 2026년에는 초고령사회노인인구비율 20%에 진입할 것으로 예측되어 고령화 사회에서 초고령사회로의 진입 소요 연수가 세계 최고 수준이다.

저출산은 인구고령화를 가속화하고, 급속한 인구고령화는 생산가능 인구와 노동생산성의 감소로 인한 경제성장 둔화, 노인의료비 · 연금 등 공적 부담 증가, 세입 기반 약화로 인한 재정수지 악화, 노인부양 부담증가에 따른 세대 간 갈등 첨예화 등의 정체 · 경제 · 사회 · 문화 전반에 걸쳐 심각한 문제를 파생시켜 우리나라 사회의 지속발전 가능성에 대한 우려가 확산되고 있다.

1) 저출산 대응 지자체 인구시책 활성화 추진

지방자치단체 저출산 대응 인구정책 효과성 분석 및 우수정책 개발촉진방안에 대한 연구를 실시하고 2007년부터 기초자치단체를 대상으로 「저출산 대응 인구 정책 경진대회」를 개최하여 우수지자체에 대한 포상 및 인센티브 부여를 통하여 지자체 인구시책의 활성화를 추진한다.

2) 학교인구 교육활성화 추진

미래에 발생 가능한 저출산 문제를 사전에 예방하고 안정적인 인구를 지속적으로 유지하기 위하여 학생들의 결혼 · 출산 등에 대한 긍정적인 가치관과 태도가 중요하므로 학교교육 활성화 방안을 마련하여 적극적으로 추진한다.

3) 새로마지 플랜 2010

저출산 고령화 현상에 대처하고자 정부는 "새로마지 플랜 2010"을 계획하였다.

'새로마지'란 '새로 맞이하는 행복한 출산과 노후'란 뜻으로 국민 대다수가 행복한 출산, 당당한 노후를 누릴 수 있도록 설계한 계획이다.

제1차 계획은 2010년까지로 출산 · 양육에 유리한 환경을 조성하고 고령사회의 대응기반을 구축한다. 제2차 계획에서는 출산율을 회복하고 고령사회에 대응하는 체계가 마련되고, 제3차 계획에서는 OECD국가 평균수준으로 출산율을 높이고 고령사회에 성공적으로 적응하도록 추진하는 것이다.

① 출산과 양육에 유리한 환경 조성

② 고령사회의 삶의 질 향상과 기반 구축

③ 미래 성장 동력 확보

4) 저출산·고령화를 대비한 정책

정부는 저출산 · 고령화 대책을 주요 국정과제로 선정하고, 범정부적 추진체계구성을 위해 2003년 10월 대통령 직속의 사회통합기획단 내에 '인구고령화사회 대책팀', 2004년 2월 대통령 자문 '고령화 및 미래사회위원회'를 거쳐 2005년 9월 '저출산 · 고령사회기본법'에 근거한 대통령 직속의 '저출산 · 고령사회위원회 위원장 대통령'를 발족시켜 운영하고 있다.

또한 '저출산 · 고령사회기본법'에서는 범정부적 중장기 저출산 · 고령사회대책으로서 매년 5년마다 저출산 · 고령사회 기본계획을 수립하고 관계부처와 지자체가 연도별 세부시행계획을 수립 · 시행하도록 하고 있다.

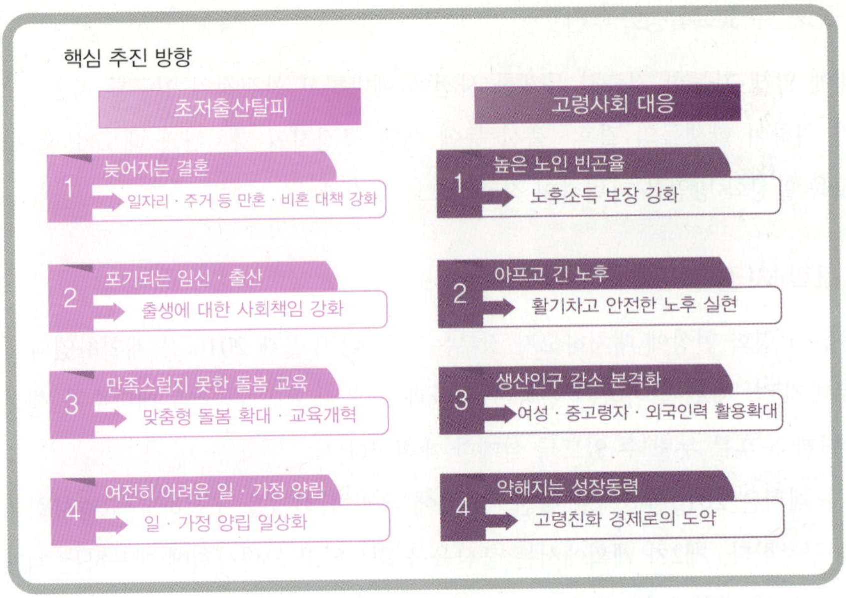

복지부, 2016 보건복지백서(2017. 12)

그림 3-6 저출산, 고령화 극복을 위한 핵심 추진 방향

표 3-8 OECD 국가별 인구성장률, 연령구조 및 총 부양비, 2015~2065년

(단위 : %, 생산가능인구 1백명당)

국가별	인구성장률			연령구조(구성비)									총 부양비		
				2015년			2035년			2065년					
	15–20	35–40	60–65	0–14	15–64	65+	0–14	15–64	65+	0–14	15–64	65+	2015	2035	2065
한국	0.4	−0.2	−1.0	13.8	73.4	12.8	11.3	60.0	28.7	9.6	47.9	42.5	36.2	66.8	108.7
그리스	−0.2	−0.4	−0.7	14.6	64.0	21.4	11.6	60.2	28.2	12.1	53.0	34.9	56.2	66.1	88.6
네덜란드	0.3	0.0	−0.1	16.5	65.2	18.2	15.7	57.4	27.0	15.4	56.5	28.0	53.3	74.3	76.9
노르웨이	1.1	0.6	0.4	18.0	65.7	16.3	17.4	60.9	21.6	16.7	57.8	25.5	52.2	64.1	72.9
뉴질랜드	0.9	0.5	0.2	20.2	64.9	14.9	17.7	59.6	22.6	15.9	58.0	26.2	54.0	67.7	72.4
덴마크	0.4	0.2	0.2	16.9	64.2	19.0	16.8	59.1	24.1	16.3	57.7	26.1	55.9	69.2	73.3
독일	−0.1	−0.3	−0.4	12.9	65.9	21.2	12.9	56.3	30.8	13.3	53.6	33.2	51.8	77.7	86.7
라트비아	−0.5	−0.6	−0.6	14.9	65.7	19.4	14.7	62.0	23.3	15.5	58.5	26.0	52.2	61.2	70.9
룩셈부르크	1.3	0.9	0.6	16.4	69.6	14.0	16.6	63.0	20.4	16.3	58.9	24.8	43.7	58.8	69.7

(계속)

국가별	인구성장률			연령구조(구성비)									총 부양비		
				2015년			2035년			2065년					
	15–20	35–40	60–65	0–14	15–64	65+	0–14	15–64	65+	0–14	15–64	65+	2015	2035	2065
멕시코	1.2	0.6	−0.0	27.6	65.9	6.5	20.5	67.2	12.3	14.9	59.7	25.4	51.7	48.8	67.5
미국	0.7	0.5	0.4	19.0	66.3	14.8	18.0	60.6	21.4	17.3	58.9	23.9	50.9	65.0	69.9
벨기에	0.6	0.2	0.1	16.9	64.8	18.2	16.1	59.2	24.7	16.0	56.8	27.2	54.2	68.8	76.1
스웨덴	0.7	0.5	0.4	17.3	62.8	19.9	17.3	59.2	23.5	17.2	57.9	24.9	59.3	68.9	72.8
스위스	0.8	0.4	0.2	14.8	67.2	18.0	15.0	59.3	25.8	15.3	55.7	29.1	48.8	68.8	79.6
스페인	0.0	−0.1	−0.5	14.9	66.3	18.8	11.8	59.4	28.8	12.7	53.8	33.6	50.8	68.3	86.0
슬로바키아	0.0	−0.5	−0.7	15.1	71.0	13.8	13.9	64.6	21.6	14.1	55.3	30.7	40.8	54.8	81.0
슬로베니아	0.1	−0.3	−0.4	14.8	67.2	18.0	13.4	58.7	27.9	14.6	54.3	31.1	48.7	70.3	84.2
아이슬란드	0.8	0.4	0.1	20.3	66.0	13.7	17.0	61.2	21.8	15.0	56.6	28.4	51.6	63.3	76.6
아일랜드	0.8	0.6	0.2	21.8	65.1	13.1	16.8	62.9	20.3	16.1	58.7	25.2	53.7	58.9	70.4
에스토니아	−0.3	−0.5	−0.6	16.1	65.2	18.8	14.7	61.4	23.9	15.1	56.6	28.3	53.5	62.9	76.5
영국	0.6	0.4	0.2	17.8	64.5	17.8	16.9	60.1	23.1	16.2	57.6	26.2	55.1	66.5	73.6
오스트리아	0.3	0.0	−0.2	14.2	67.0	18.8	14.2	58.4	27.5	14.3	53.9	31.8	49.2	71.3	85.7
이스라엘	1.6	1.2	0.8	27.8	60.9	11.2	23.9	61.4	14.7	20.0	60.5	19.5	64.1	62.8	65.3
이탈리아	−0.0	−0.2	−0.4	13.7	63.9	22.4	12.5	56.1	31.4	13.3	52.9	33.8	56.5	78.4	89.1
일본	−0.2	−0.6	−0.6	12.9	60.8	26.3	12.1	56.0	31.9	12.8	50.8	36.5	64.5	78.7	97.0
체코	0.1	−0.3	−0.4	15.0	66.9	18.1	13.7	62.5	23.8	14.6	55.5	29.9	49.5	59.9	80.1
칠레	1.0	0.4	−0.1	20.1	68.9	11.0	16.1	63.6	20.3	13.7	54.6	31.7	45.2	57.2	83.1
캐나다	0.9	0.5	0.3	16.0	67.9	16.1	15.1	60.2	24.6	15.1	56.8	28.0	47.3	66.1	75.9
터키	0.9	0.5	−0.0	25.7	66.8	7.5	19.2	66.8	14.0	15.1	59.3	25.6	49.7	49.6	68.7
포르투갈	−0.4	−0.3	−0.6	14.1	65.2	20.8	11.2	59.1	29.6	11.7	53.1	35.2	53.5	69.1	88.4
폴란드	−0.1	0.6	0.8	14.9	69.3	15.5	12.3	63.7	24.0	12.2	52.6	35.2	43.8	56.9	90.0
프랑스	0.4	0.3	0.1	18.5	62.4	19.1	16.9	58.0	25.1	16.3	57.0	26.6	60.3	72.5	75.4
핀란드	0.3	0.0	0.1	16.3	63.2	20.5	15.6	58.2	26.2	15.3	56.7	27.9	58.3	71.8	76.2
헝가리	−0.3	−0.6	−0.6	14.6	67.6	17.8	13.8	64.0	22.1	14.2	57.1	28.7	47.9	56.1	75.0
호주	1.3	0.8	0.6	18.7	66.3	15.0	17.8	61.9	20.3	16.7	58.8	24.5	50.9	61.5	70.2

자료 UN(2015), 「World Population Prospects: The 2015 Revision」
통계청(2016), 「장래인구추계: 2015-2065년」

5. 모자보건사업

1. 모자보건의 개념과 중요성

(1) 모자보건의 개념

모자보건은 모성보건 maternal health과 영유아보건 infant and child health으로 나눈다. 우리나라의 모자보건은 임신 및 출산지원 · 임산부 및 영유아 건강관리 · 미숙아 및 선천성 이상아의 장애발생 예방 및 모유수유율 제고 등을 통하여 영유아의 사망 및 장애를 사전에 예방하고, 모성건강을 증진시키며, 불임부부 등을 지원하며, 사회 · 의료적 장애를 제거함으로써 임신 · 출산지원 정책을 강화함을 목적으로 한다.

우리나라는 모자보건법을 제정하여 모성과 영유아에 대해서 보호와 관리를 법률로 규정하고 있다.

(2) 모자보건의 문제점과 중요성

2000년대에 들이와서 우리나라에서 대두되고 있는 주요 모자보건 문제는 다음과 같다.

① 고령임신 등으로 저체중출생아, 다태아 등 증가로 새로운 모자보건 건강문제 대두

② 고위험임신, 직장여성 및 청소년 대학생 등 가임기 여성 생식건강 증진 필요

③ 임산부 및 영유아의 건강이 차세대 건강을 좌우하나, 신생아 집중치료실, 산부인과 의료기관 등 관련 인프라 부족과 통합적 관리 미흡

④ 결혼이민자 다문화 가정 등에 대한 사업대상 확대, 지원근거 마련 등 제도개선 필요

⑤ 임신-출산-양육에 대한 낮은 국민실천율

⑥ 빈곤층 대상정책에서 중산층까지 포함하는 보편적 정책으로 전환의 필요성

모자보건은 개개인의 건강에서부터 국가의 발전에 이르기까지 영향을 미치므로 바람직한 상태로 발전되어야 한다. 모자보건이 중요한 이유는 다음과 같다.

① 모자보건의 대상이 되는 인구가 전 인구의 60~70%가 된다.

② 어린이는 국가나 사회에 있어서 고귀한 인적 자원이다.

③ 임산부와 어린이는 쉽게 질병에 이환된다.

④ 임산부와 어린이의 질병은 조직적인 노력으로 쉽게 예방이 가능하다.

⑤ 임산부와 어린이의 질병을 방치하면 사망률도 높고 치유된 후에도 기형 및 불구의 후유증이 평생 지속될 가능성이 높다.

⑥ 임산부와 영유아는 건강 취약대상이므로 포괄적인 모자보건사업이 잘 받아들여진다.

(3) 모자보건사업 관련 용어의 법률적 정의

- **임산부** : 임신 중이거나 분만 후 6개월 미만인 여성
- **모성** : 임산부와 가임기可姙期 여성
- **영유아** : 출생 후 6년 미만인 사람
- **신생아** : 출생 후 28일 이내의 영유아
- **미숙아**未熟兒 : 임신 37주 미만의 출생아 또는 출생 시 체중이 2천 500그램 미만인 영유아로서 보건소장 또는 의료기관의 장이 임신 37주 이상의 출생아 등과는 다른 특별한 의료적 관리와 보호가 필요하다고 인정하는 영유아
- **선천성이상아**先天性異常兒 : 선천성 기형奇形 또는 변형變形이 있거나 염색체에 이상이 있는 영유아로서 보건복지부장관이 선천성 이상의 정도 · 발생빈도 또는 치료에 드는 비용을 고려하여 정하는 선천성이상에 관한 질환이 있는 다음의 어느 하나에 해당하는 영유아
  - 선천성 이상으로 사망할 우려가 있는 영유아
  - 선천성 이상으로 기능적 장애가 현저한 영유아
  - 선천성 이상으로 기능의 회복이 어려운 영유아

표 3-9 연도별 선천성대사이상 검사 및 환아 발견 실적

(단위 : 명)

구부		2012	2013	2014	2015	2016
검사인원		483,510	429,952	435,251	440,764	414,242
발견	페닐커톤뇨증 등	105	61	61	33	12
	갑상선기능저하증	381	317	349	411	439

보건복지부, 2016 보건복지백서(2017. 12)

표 3-10 미숙아 및 선천성이상아 의료비 지원 현황

(단위 : 명, 천원)

구분	2012	2013	2014	2015	2016
미숙아 등 지원자 수	9,743	13,548	11,977	11,996	11,851
평균 지원액	1,808	2,093	2,320	2,121	2,065

* 지역보건의료정보시스템 추출 자료(신청일 기준)

보건복지부, 2016 보건복지백서(2017. 12)

- **인공임신중절수술** : 태아가 모체 밖에서는 생명을 유지할 수 없는 시기에 태아와 그 부속물을 인공적으로 모체 밖으로 배출시키는 수술
- **모자보건사업** : 모성과 영유아에게 전문적인 보건의료서비스 및 그와 관련된 정보를 제공하고, 모성의 생식건강生殖健康 관리와 임신 · 출산 · 양육 지원을 통하여 이들이 신체적 · 정신적 · 사회적으로 건강을 유지하게 하는 사업
- **산후조리업**産後調理業 : 산후조리 및 요양 등에 필요한 인력과 시설을 갖춘 곳"산후조리원"에서 분만 직후의 임산부나 출생 직후의 영유아에게 급식 · 요양과 그 밖에 일상생활에 필요한 편의를 제공하는 업業
- **난임**難妊 : 부부가 피임을 하지 아니한 상태에서 부부간 정상적인 성생활을 하고 있음에도 불구하고 1년이 지나도 임신이 되지 아니하는 상태
- **보조생식술** : 임신을 목적으로 자연적인 생식과정에 인위적으로 개입하는 의료행위로서 다음과 같은 시술
  - 남성의 정자를 채취 및 처리하여 여성의 자궁강 안으로 직접 주입하여 임신을 시도하는 자궁내 정자주입 시술
  - 여성의 난자와 남성의 정자를 채취한 후 체외에서 수정 및 배양하여 발생한 배아를 여성의 자궁강 안으로 이식하여 임신을 시도하는 체외수정 배아이식술"체외수정 시술"

2. 모성보건

모성母性은 모자보건관리의 대상으로, 넓은 의미로는 제 2차 성징性徵이 나타나는 생식기生殖期로부터 폐경기에 이르는 여성15~49세을 말하며, 좁은 의미로는 임신 · 분만 ·

수유기의 여성을 말한다. 모성보건사업의 대상은 임신, 분만, 산욕기에 있는 여성이다. 따라서 모성보건은 크게 산전관리, 분만관리, 산후 관리로 나누어진다.

(1) 산전관리

산전관리는 산모의 건강력 조사, 진찰 및 검사, 영양관리 등이며, 산전관리의 목적은 다음과 같다.

① 산모의 육체적 · 정신적 건강을 증진하고 임신 중의 부작용을 감소
② 분만 시 안정을 유지시키며 산후의 건강 증진
③ 산모가 태아에게 필요한 모든 요구를 관리할 수 있는 능력 갖춤
④ 저체중아 · 사산 · 신생아 사망 등의 발생을 감소
⑤ 신생아의 건강 유지를 위하여 필요

산전관리의 잘못으로 발생하는 결과로는 모성사망과 태아사망을 들 수 있다.

모성사망과 태아사망의 원인이 될 수 있는 주요 질환은 다음과 같다.

1) 임신중독증Toxemia

임신 후반기 특히 8개월 이후에 다발하며, 임산부 사망의 원인이 되고 유산이나 사산 및 주산기사망의 주요 원인이 되고 있다. 모성사망의 주요 원인은 임신중독증 40%, 출혈 31.1%, 패혈증 7.8%의 순이다. 임신중독증의 3대 증상은 부종, 단백뇨, 고혈압이다. 단백질을 섭취하고 적은 양의 염분을 섭취하는 식습관을 가져야 한다.

임신중독증 예방을 위해서는 정기적인 건강진단, 단백질 및 비타민의 충분한 공급, 적당한 휴식과 겨울철에는 몸을 따뜻하게 하며, 식염 · 당질 · 지방질의 과다섭취를 금한다.

2) 자궁 외 임신Ectopic Pregnancy

자궁 외 임신은 자궁 내 점막조직 이외의 부위에 성립되는 임신을 말하는데, 자궁외 임신의 95%가 난관에서 발생하며 난소나 복강 내 임신이 되는 경우도 있다.

자궁 외 임신의 증상은 하복통, 무월경, 자연월경출혈 등이다. 자궁 외 임신은 대부분 이전에 임질 또는 산욕열을 앓았다든지 습관성 유산이나 장기간 재임신이 안되었던 사람에게서 많이 발생한다.

(2) 분만관리

분만Delivery이란 자궁 내에 있던 태아와 그 부속물이 산도產道:Passage를 지나 모체 밖으로 배출되는 현상을 일컬으며, 산모와 태아의 안전 분만 및 산모의 건강을 위해 관리가 필요하다.

세계보건기구에서는 분만을 임신기간에 따라 37주 미만의 출생아를 조산아Premature infant or pre-term infant, 37주 이상에서 42주 미만의 출생아를 정상기간출생아Term infant, 42주 이상의 출생아를 과숙출생Post-term infant으로 본다. 그리고 출생 시 몸무게를 기준으로 하여 2,500g에서 4,500g 미만의 출생아를 정상체중출생아Mature infant로, 2,500g 미만을 미숙아Immatureinfant로, 4,500g 이상을 과숙아Exceptionally large baby로 분류한다.

분만으로 인하여 연약해진 신체조직은 매우 민감하여 외부로부터 받는 세균감염의 기회가 높아지므로 충분한 휴식, 위생적 관리, 충분한 영양섭취는 필수적이다.

(3) 산후관리

임신 및 분만에 의해 생긴 모체의 생리적 · 기능적 변화가 임신 이전의 상태로 회복될 때까지의 기간을 산욕기產褥期라고 하며 분만 후 약 6주까지로 잡는다.

산욕기의 이상으로는 생식기의 회복장애, 유두 및 유선의 질환, 산욕열 등이 있으며 산욕기 신경정신장애가 발생할 수 있다.

1) 생식기의 회복장애

산후 생식기의 회복장애의 원인으로는 회음의 열상, 절개 부위에 염증이 생기는 경우, 태반 · 난막 · 탈락막 등의 조직편이 남아 있어 생기는 자궁내막염 등이 원인이다.

2) 유두 및 유선의 질환

유두의 질환은 유두의 기형, 유두의 표피탈락, 유두 및 유륜의 함몰, 유두염 등이 있는데, 일반적인 예방법은 산후에 음식물의 충분한 섭취 및 청결 등이다. 심한 경우 전문의의 치료를 받도록 한다.

3) 산욕열

분만 또는 산욕기에 생식기 부위로부터 세균침입으로 인한 감염증상을 산욕열이라 하며, 산후 6~8주 사이에 38℃ 이상의 고열이 2회 이상 발생하였을 때 산욕열로 간주한다. 산욕열의 요인으로는 출혈, 분반 시 외상, 24시간 전에 조기파막, 심한 빈혈 및 영양실조 등이며 증상은 오한과 고열 및 두통을 동반한다. 예방을 위해서는 산모의 청결 및 철저한 소독관념이다.

(4) 모성건강관리

1) 신체검진 및 상담

병력을 비롯하여 임신부의 관찰과 진찰 및 상담을 실시하는 건강관리가 요구되며, 정기적 검진은 임신 제28주까지는 매월 1회, 제36주까지는 2주 1회, 제37주 이후는 매주 1회 실시할 필요가 있다.

2) 영양섭생 지도

태아와 임신부에게 필요한 각종 영양소를 충분하게 공급한다.

3) 일상생활개선

고위험 요인술, 담배, 약이 사전에 제거될 수 있도록 지도하고, 적당한 휴식과 수면을 취하여 정서적 안전을 기하도록 한다.

4) 수유지도

출산 직후 처음 분비되는 유즙, 즉 초유는 반드시 먹이도록 지도한다.

5) 가족계획 지도

출신의 간격을 조정하여 아기와 산모의 양육 및 행복한 생활이 유지되도록 교육한다.

표 3-11 모성사망비 추세

(단위 : 명, %)

구분	2005	2006	2007	2008	2009	2010	2011	2012	2013	2014	2015
모성 사망수	61	66	72	58	48	69	81	48	50	48	38
출생아수(천명)	435.0	448.2	492.2	465.9	444.8	470.1	471.2	484.5	436.4	435.4	438.4
모성사망비	14	15	15	12	10.8	14.7	17.2	9.9	11.5	11.0	8.7

* 모성사망비 = 모성사망수 / 출생아수 × 100,000

* 출처 : 「2007~2008 영아 · 모성사망조사」 한국보건사회연구원 · 복지부, 2009~2015년은 통계청

3. 영유아보건

영유아보건관리는 모체에서의 태아의 건강관리와 신생아 및 영유아기의 보건관리를 포함한다. 일반적으로 출생 후 1주까지의 아기를 초생아, 4주 이내는 신생아, 1년까지를 영아, 학교에 입학하기 전의 만4세 이하 어린이를 유아라고 한다.

(1) 미숙아 및 과숙아

WHO에 의하면 미숙아란 임신기간 28~37주 사이에 태어난 아기premature로서 출생 시의 체중이 2.5kg 이하immature인 아이를 말한다. 이에 반해 정상 아이 체중은 3.2~3.6kg이며, 신장은 출생 시에 50cm 정도이다.

미숙아의 발생 원인은 불분명한 경우가 약 과반수를 차지하며, 다태임신, 임신 중독증, 선천성 기형, 성병, 모체의 질병이나 과로가 원인이 될 수 있으며, 미숙아는 체온조절 불능, 호흡장애, 소화장애, 조혈능력 부족, 질병감염률이 높고 독성에 대한 감수성이 높아서 반드시 입원시켜 보호하여야 한다. 미숙아의 4대 관리원칙은 체온보호, 호흡관리, 영양보급 및 감염병의 감염방지이다.

과숙아는 임신기간 42주 이상이나 태아체중 4.5kg 이상으로, 태내에 있는 기간이 길어서 산소부족증이나 난산을 초래할 수 있으며, 중추신경계의 장애가 있을 수 있다. 비만의 원인으로는 유전적 요인과 열량의 과다 섭취, 산모의 운동부족 및 호르몬 분비의 이상 등에 기인한다.

(2) 신생아 관리

모체 밖의 생활에 적응할 수 있도록 체온을 유지시켜 주어야 하며, 영아사망의 대부분이 신생아에게서 발생한다는 점에 주목해야 한다.

신생아의 주요 사망원인은 미숙아, 호흡장애, 출생 시의 손상 및 선천성 기형 등 그 발생원인을 규명하지 못해 치료에 어려움을 겪는 것들이다. 그러나 영아기에는 호흡기나 소화기계의 감염 및 사고가 대부분을 차지하며 선천성 기형이 일부 요인으로 작용한다.

선천적 이상으로는 선천성 기형과 선천성 대사이상을 들 수 있다. 선천기형은 임신초기의 풍진감염으로 백내장아, 심장기형아, 농아아聾啞兒 등을 출산할 수 있으며, 임신 중 방사능의 과도조사, 약품의 오용 등이 기형아 출산의 원인이 되기도 한다. 선천성 대사이상은 주로 유전적인 요인으로 발생하므로 혈족결혼, 악성 유전인자 소유자와의 결혼을 금하거나 피임을 하는 것이 필요하다.

비유전적인 요인은 주로 임신 3개월 이전에 잘 발생하므로 바이러스성 질병의 감염을 예방하고, 약제 및 방사선의 과도조사를 조심하여야 한다. 그리고 심신장애로는 정신박약아, 정서장애아, 언어장애아 등이 있다.

(3) 영유아 관리

생리적으로 외부환경에 쉽게 적응할 능력이 부족하므로 성장발육의 계속적인 관찰, 영양공급, 예방접종 및 사고예방, 정서지도 등의 관심이 필요하다.

표 3-12 출생아 수, 조출생율 및 합계출산율

(단위 : 명, 1천명당 명, 가임여성 1명당 명)

구분	2008	2009	2010	2011	2012	2013	2014	2015
출생아 수	465,892	444,849	470,171	471,265	484,550	436,455	435,435	438,420
조출생율	9.4	9.0	9.4	9.4	9.6	8.6	8.6	8.6
합계출산율	1.192	1.149	1.226	1.244	1.297	1.187	1.25	1.24

보건복지부, 2017. 모자보건사업안내

표 3-13 영아사망률

(단위 : 출생아 1천명당 명)

구분	2006	2008	2009	2010	2011	2012	2013	2014
영아사망률	3.8	3.4	3.2	3.2	3.0	2.9	3.0	3.0
OECD평균	6.0	6.3	6.2	5.9	5.8	5.6	5.6	5.7

* 영아사망률(Infant Mortality Rate) : 특정연도의 1세 미만의 사망아수/당해연도의 연간 총 출생아수×1,000

* 출처 : 「2014 영아 · 모성출생전후기 사망통계」 통계청, OECD Health Stauts Data 2014

6. 노인보건사업

1. 노인과 노인보건

노인보건은 노인인구의 신체적 · 정신적 · 사회적 건강을 유지 · 증진시키기 위하여 보건의료자원들을 효율적이고 효과적으로 조달 · 분배 · 관리하는 분야이다.

우리나라는 생활보호법1961과 노인복지법1981에서 65세 이상의 인구를 노인이라고 규정하고 있다. UN의 분류에 따르면 '고령화사회Aaging society'란 65세 이상 노인인구가 전체 인구에서 7%를 차지하는 사회를 말한다. 한편 노인인구의 비율이 14%를 넘으면 '고령사회Aged society,' 20% 이상이면 '초고령사회Super-aged society'라고 규정하고 있다.

우리나라는 2000년에 고령화 사회에 돌입한 이후 2018년에 고령사회, 2025년에 초고령사회로 진입할 것으로 예측하고 있지만 이러한 예측마저 해마다 조금씩 당겨지고 있는 실정이다통계청, 2010. 고령화 사회에서 고령사회로 도달하는 기간은 고령화 속도를 가늠하는데 프랑스는 115년, 미국이 73년, 비교적 고령화 속도가 빠른 일본도 24년인 데 비하여 우리나라는 18년밖에 되지 않는다. 우리나라는 경제협력개발기구OECD 회원국 중 가장 빠르게 고령사회에 진입하고 있다.

표 3-14 주요 노인보건복지사업

구분	지원 서비스
노후 소득 보장	• 국민연금 개선 • 기초노령연금 지급 • 맞춤형 노인일자리 제공
건강보장	• 노인장기요양보험 보장성 확대 및 서비스 품질 제고 • 치매 검진 및 치료 · 관리 • 노인 건강 운동 • 노인 안검진 및 개안 수술 • 노인 무릎관절수술 지원
사회 참여 확대	• 노인 자원봉사 활성화 • 노인 여가 활동 지원 등
사회서비스 제공 등	• 노인돌봄서비스 • 노인 안전 · 안부 확인 서비스 • 노인학대 상담 서비스 • 장사 인프라 확충 및 품위 있는 장사문화 창출 등

보건복지부, 2016. 보건복지백서(2017. 12)

세계 각국이 고령화사회로 접어들면서 노인보건에 정책적인 관심이 집중되고 있는 이유는 다음과 같다.

① 노인인구의 절대적 · 상대적 증가로 인한 대상자의 증가

② 노인부양의 문제가 개별 가정이 감당해야 할 수준을 넘어 사회적인 문제로 부각됨

③ 노인의료요구의 급속한 증가에 따른 보건의료체계 정비가 필요

④ 국민의료비에서 노인의료비의 비중이 상대적으로 증가

⑤ 사회가용자원의 효율적인 배분 측면에서 집중적인 관리가 필요

2. 노인보건의 중요성

노인인구의 급격한 증가로 인해 현재 노인보건에 대한 관심은 매우 크다. 노인인구의 증가는 만성퇴행성 질환 관리를 위한 의료비 증가, 장기요양시설의 증가, 사회적 보험운영비 증가 등으로 인해 국가적인 대책이 필요하다.

우리나라에서는 2000년대 이후 노인보건복지 분야의 예산 증가, 정부 부처의 재조직 및 새로운 법 제정 및 개정 등이 이루어지고 있다.

노인보건의 중요성을 정리해 보면 다음과 같다.

① 역학적 측면에서 과거의 급성 감염성 질환에서 현재는 당뇨병, 고혈압, 뇌졸중, 치매와 같은 만성퇴행성 노인성 질환의 관리가 중요해졌다.

② 노인의 증가에 따라 노화기전이나 유전적 조절 등에 대한 관심이 고조되고 있다.

③ 노인 의료비가 급격히 증가함에 따라 이에 대한 정책적 고려가 필요해졌다.

④ 노인의 다양한 보건학적 요구를 충족시킬 다양한 수준의 장기요양시설 확충이 요구되고 있다.

3. 노화 및 노년기 질병

(1) 노화 현상

노화현상 중에서 가장 뚜렷하게 나타나는 것은 전신위축, 색소침착, 혈관의 탄력성 감퇴 등이다. 노화로 인해 나타나는 증상들은 다음과 같다.

① 쇠약감 또는 계속된 피로감

② 동통

③ 호흡곤란

④ 현기증

⑤ 각종 발작 뇌졸중 발작 · 협심증 발작 등

⑥ 수면장애

⑦ 야간 빈뇨 및 배뇨장애

⑧ 변비 및 요실금

⑨ 보행장애

⑩ 노년성 진전 振顫

⑪ 언어장애 등

(2) 노년기의 질병

노인이 되면 체력의 약화로 면역력과 정신기능이 떨어짐에 따라 체력유지를 위한 방법과 보양할 수 있는 영양관리가 필요하다.

노인은 영양 부족과 과잉에 의해서 영양장애가 되기 쉽다. 노인들의 영양상태가 좋지 못한 원인을 살펴보면 다음과 같다.

① 영양소의 섭취부족 소화기질환

② 소화흡수장애 설사 및 이용 장애 간질환

③ 영양소의 과잉 및 불균형 섭취

일반적인 노인성 질환의 특징을 살펴보면 다음과 같다.

① 두 가지 이상의 질병을 보유하고 있는 경우가 많다.

② 중복투약을 받고 있는 경우가 많다.

③ 비전형적인 경과를 보인다.

④ 예후가 사회 · 환경적 요소에 영향을 받는다.

⑤ 다학제간 접근으로 치료가 가능하다.

⑥ 만성적이고 퇴행적이다.

노인기 질환이 치료와 회복이 늦는 원인은 아래와 같다.

① 여러 가지 종류의 질병이 겹쳐 있어서 회복 속도가 느리다.

② 자각증상은 가벼우나 면역력의 약화로 질병이 진행된다.

③ 만성적이고 다발성 多發性 인 병이며 합병증이 잘 생긴다.

④ 약에 대한 효과가 적고 부작용이 크다.

(3) 치매 Dementia

치매란 명확하지 않은 기질적 원인으로 인하여 지적기능에 퇴행이 온 것을 말하며, 노인의 질환 중 보건학적 측면에서 가장 중요하게 다루어지고 있다.

2005년 치매 유병률은 약 8.3%이나 2020년에는 9.0%로 증가할 것으로 예측되고, 연령이 증가할수록 유병률이 높아지며 성별로는 여자가 10.9%로 남자 3.7%에 비해 월등히 높았는데, 이는 여자의 평균수명이 더 길기 때문이기도 하지만 각 연령대별로도 여성의 유병률이 더 높은 경향을 보인다.

가장 대표적인 치매는 알츠하이머병Alzheimer's Disease과 혈관성 치매MIDMulti-Infarct Dementia이다. 다발경색성 치매는 뇌졸중 등의 혈관성 치매를 말한다.

치매는 초기에는 최근 사건에 대한 기억상실이 일어나며 점차 과거 사건에 대해서도 기억상실이 진행된다. 기억력 저하와 인지기능이 저하함에 따라 시간과 장소를 구별하지 못하는 지남력orientation 장애가 생기고, 결국에는 인격적 파괴까지 이르게 된다.

치매의 증상은 다음과 같다.

① 기억력 저하

② 지남력 장애

③ 지적기능 저하

④ 행동장애

⑤ 정서장애

치매치료는 치매의 진행을 억제시키거나 증상을 완화하는 약물요법과 행동요법 등 다양한 치료요법들을 병행하고 있다.

우리나라는 치매관리법 제16조에 의하여 보건복지부장관이 치매관리에 관한 여러 업무를 수행하기 위하여 치매센터를 설치하도록 하고 있다. 시 · 도지사는 광역치매센터를 설치 · 운영할 수 있으며 시 · 군 · 구의 관할 보건소에 치매상담센터를 설치한다.

***중앙치매센터의 업무**

- 치매연구사업에 대한 국내외의 추세 및 수요 예측
- 치매연구사업 계획의 작성
- 치매연구사업 과제의 공모 · 심의 및 선정
- 치매연구사업 결과의 평가 및 활용
- 재가치매환자관리사업에 관련된 교육 · 훈련 및 지원업무
- 치매관리에 관한 홍보
- 치매와 관련된 정보 · 통계의 수집 · 분석 및 제공
- 치매와 관련된 국내외 협력

• 치매의 예방 · 진단 및 치료 등에 관한 신기술의 개발 및 보급
• 그 밖에 치매와 관련하여 보건복지부장관이 필요하다고 인정하는 업무

4. 노인보건의 목표 및 노년기 건강관리

(1) 노인보건의 목표

노인보건의 목표는 만성퇴행성 병변을 일으키는 요인을 연구하여 예방함으로써 건강유지 및 증진에 있다. 노인보건의 향상을 위해서는 노인에 대한 사회보장과 사회복지가 국가적인 차원의 정책으로 뒷받침되어야 한다.

이를 위해서는 일련의 가정간호서비스home care service가 필요하다.

① 각종 상담-social consulting
② 가사-home helper
③ 간호-home nurse
④ 식사-급식 서비스
⑤ 대화상대-우애友愛방문

또한 노인생활에 대하여 고려할 사항은 다음과 같다.

① 취업 상태 유지
② 경제적 보장
③ 심리적 불안의 배제
④ 주택의 확보
⑤ 가족관계의 조정
⑥ 친구관계의 형성과 유지
⑦ 조직구성원으로서의 지격 유지
⑧ 새 조직에 참가
⑨ 오락시설의 확충

(2) 노년기의 건강관리

노인의 건강과 건강한 삶을 유지하기 위한 최우선 과제로, 노인의 건강행동을 이끌어내어 만성질환을 줄이는 것이 개인적 · 사회적 부담을 줄이는 최선의 방법이다.

또한 노인의 활동적 기대여명이 증가하면서 건강증진과 함께 예방서비스가 주요한 문제로 대두되고 있다. 건강에 도움이 되는 행동들은 많은 만성질병들을 예방하거나 제어할 수 있고 기능적 장애를 감소시킨다.

1) 흡연

흡연은 심혈관질환, 순환계와 혈관의 상태, 췌장암, 방광암과 자궁경부암의 발생률을 증가시키고, 뇌졸중, 골다공증, 체중감소, 노인성난청, 백내장, 그리고 근력저하 등과 관련이 있다.

금연은 심장질환 · 뇌졸중 · 사망의 위험감소와 순환계 · 호흡기 기능의 향상을 가져오며, 심혈관질환을 가진 노인들의 금연은 생존확률을 눈에 띄게 향상시킬 수 있다. 특히 노인들이 금연을 하면 폐기능이 향상되고 호흡기 증상도 좋아지고 폐렴이나 인플루엔자에 의한 사망률도 감소한다.

1) 알코올 섭취

노인은 같은 양의 술을 마셔도 젊은 사람에 비해 혈중 알코올 농도가 훨씬 높아질 수 있으며, 노인에게 자주 처방되는 약물과 최소 절반 정도의 상호작용을 일으킬 수 있다.

노인들의 술에 대한 민감도 증가 및 술과 약물의 상호작용 잠재력은 인지장애, 혼미, 낙상, 골절, 정신운동 장애를 포함하는 많은 수의 심각한 부작용을 일으킬 수 있다.

금주전략에는 가족이나 동료 등의 협조가 필수적이기 때문에 환자 혼자만을 대상으로 하는 금주전략보다는 가족이나 동료들의 도움을 얻어 환자에게서 행동변화를 일으키도록 노력해야 한다.

1) 수면

65세 이상 노인의 1/3 이상이 불면증을 호소하며, 입원하거나 치매가 있는 노인들 사이에서는 그 비율이 더욱 높다. 불면증은 감정적인 고통, 잘 지내고 있다는 느낌의 감소, 수면제의 사용, 어떤 경우에서는 질병과 사망 위험도의 증가와도 관련되어 있다.

협심증, 심장질환, 관절염, 호흡기 증상, 야뇨밤오줌 등은 모두 노인들의 수면문제와 관련된 것들이다. 또한 신체저하뿐만 아니라 수면-진정제, 향정신성 약물의 복용 등도 수면문제와 끊임없이 관련된다. 수면장애와 관련된 정신사회적 요소에는 우울증, 불안, 사회적 지지의 결핍 등이 포함된다.

2) 신체활동

정기적인 신체활동은 혈압을 낮추고, 관상동맥질환, 대장암, 유방암, 2형 당뇨병과 골다공증의 위험을 줄여 준다. 지구력 훈련과 저항력 훈련의 경우 골관절염, 류마티스 관절염, 심부전과 만성 폐쇄성 폐질환의 증상을 감소시키고 기능을 향상시켜 준다.

정기적 신체활동은 낙상위험을 감소시키고, 균형감, 보행, 근력의 향상을 통해 운동성을 향상시키며, 수면장애, 우울과 불안을 감소시켜 정신적인 안녕과 건강과 관련된 삶의 질을 향상시킬 수 있다.

3) 영양

노인은 일반적으로 소화액의 분비가 감소되므로 소화기능이 저하됨과 동시에 식욕이 감퇴되어 식품을 조금씩 섭취하게 되므로 낮은 영양으로 인하여 노화가 촉진된다.

그러나 반대인 경우에는 영양과잉으로 비만증이 된다. 과도한 체중은 심혈관질환, 2형 당뇨병, 고혈압, 뇌졸중, 고지혈증, 관절염 및 여러 암과 관련이 있다.

따라서 노인의 영양은 다음과 같은 점에 주의해야 한다.

① 열량은 적당량을 취한다.

② 변비가 되지 않도록 섬유소가 많은 식품이나 채소와 과일을 적당히 취한다.

③ 소화되기 쉬운 것을 섭취한다.

④ 특히 단백질과 비타민에 주의한다.

노인은 식습관과 기호 및 개인차에 따라 알맞은 영양을 섭취하여 노년병을 예방하고 건강한 일상생활을 보내는 것이 중요하다.

표 3-15 노인장기요양보험 재정 운용 현황

(단위 : 억 원)

구분		2014	2015	2016
총 재정	ㅁ수입	40,439	43,253	46,635
	- 요양보험료	26,612	28,479	30,506
	- 국고 지원금	5,033	5,166	5,525
	- 의료급여 부담금	8,068	8,812	9,773
	- 기타 수입	726	796	831
	ㅁ지출	37,399	42,344	47,067
	ㅁ당기수지	3,040	909	

보건복지부, 2016. 보건복지백서(2017. 12)

표 3-16 노인장기요양보험료(율) 현황

(단위 : %, 원)

구분	2008	2009	2010	2011	2012	2013	2014	2015	2016
보험료율	4.05	4.78	6.55	6.55	6.55	6.55	6.55	6.55	6.55
세대별 월평균 보험료	2,543	3,094	4,584	5,132	5,476	5,696	5,868	5,809	6,085

* 사용자 부담금 제외 기준

보건복지부, 2016. 보건복지백서(2017. 12)

7. 정신보건사업

1. 정신보건의 개념과 목적

정신보건mental health은 정신건강의 유지 · 증진을 위한 지식과 기술을 발전시켜 개인은 물론이고 사회 전체의 건전함을 추구하는 공중보건의 한 분야이다.

즉, 정신보건은 지역사회의 대중을 대상으로 정신불건강의 원인이 되는 사회적 요인을 추적하여 제거함으로써 정신건강을 추구하는 데 중점을 두고 있다.

정신보건학자인 골버Golver 박사는 정신건강을 다음과 같은 상태에 있는 것이라고 말한다.

① 정신질환이 없을 것

② 자기 자신의 행동에 있어서 정신적 갈등의 지배를 받지 않을 것

③ 자기 자신의 일에 만족할 만한 근로 능력이 있을 것

④ 사랑할 수 있는 능력이 있을 것 등이다.

정신보건은 국민들의 정신질환을 예방하고 건전한 정신기능을 유지 · 증진하기 위한 것이며, 정신보건사업은 정신장애의 예방, 정신병의 조기발견, 환자의 재활 및 사회복귀 등이 주요한 목표이다.

정신보건의 목적은 예방과 치료에만 있는 것이 아니고 환자를 치료하여 사회로 복귀시킨 다음에 사회 참여를 하도록 지도하는 데 있으며, 그 목표는 다음과 같다.

① 정신장애mental disorder 예방

② 건전한 정신 기능의 유지 · 증진

③ 정신질환의 치료

④ 치료 후의 사회복귀

2. 심리적 장애Psychological disorders

(1) 불안장애Anxiety disorder

인간은 심리적 충격과 환경에 직면하여 위협을 느낄 때 누구나 불안감을 갖는데 이것은 기본적이고 유용한 정서useful emotion이다. 그러나 불안의 정도가 지나쳐서 불쾌한 증상을 보일 때 이를 '불안장애'라고 한다.

1) 원인

불안을 촉진시키는 요인은 내적 · 외적 스트레스이다. 청소년기에는 내적 갈등이나 주체성 확립을 위한 변화나 예기치 못한 실패나 큰 충격을 경험할 때 불안장애가 나타나는 경우가 많다. 성인의 경우에는 직장해고, 경제파탄, 좌절감, 실패감, 무의미 등으로 인해 불안장애가 나타난다.

2) 증상

자율신경계통의 이상으로 심박동이 빨라지고 가슴이 답답하며 소화불량, 어지럼증, 근육긴장 등이 나타난다. 또 감정조절이 어렵고, 불안 · 초조 · 공포감을 느끼며, 부정적인 사고, 지나친 걱정 등으로 고통을 받는다.

특히 만성불안은 무력감, 상복부 동통, 속쓰림, 설사, 변비 등이 나타나고 만성 근육긴장은 여러 근골격계통의 통증을 야기하며 요통, 경부통증의 증상을 나타낸다.

3) 유형

① 공황장애 Panic disorder

공황장애는 스트레스가 많은 현대인에 급격히 증가하는 질환으로 20~50대에 자주 나타나고 남자보다 여자의 발생 빈도가 높다.

증상은 심한 불안발작 형태로 나타나는데 몇 분에서 몇 시간까지 지속된다. 급격하고 격렬하게 온몸에 이상을 느끼면서 죽을 것 같은 절박한 상황에 직면하여 호흡곤란, 흉통, 심박동 증가, 정신혼미, 사지마비, 동공확장 등이 나타나지만 신체적 이상은 발견되지 않는다.

공황장애를 조기치료하지 않을 경우에는 우울증 단계에까지 이르고 약물 및 알코올중독 등을 동반하여 높은 자살률을 나타낸다.

② 범불안장애 Generalized anxiety disorder

범불안장애는 만성적으로 항상 불안해하는 장애로 공포나 공황발작, 그리고 강박관념을 보이며 충동 없이 적어도 6개월 이상 지속적인 불안상태가 되어 주관적인 신경과민과 두려움을 나타낸다.

증상으로는 피로, 발한, 빈맥, 근육통, 손발저림, 구토, 과호흡이 있고 가벼운 우울증까지 나타낸다. 주의산만, 집중곤란, 초조감, 불면증을 초래하여 직업 및 사회기능의 손상은 물론이고 알코올과 약물남용을 동반하기도 한다.

③ 강박충동장애 Obsessive compulsive disorder

강박충동장애는 강박관념이나 충동에 저항하려고 할 때 나타나는 불안장애로 자신이 다른 사람에게 해를 주지 않을까 두려워하므로 회피적이고 자신과 타인과의 환경을 조절하려는 강한 욕구를 갖는 것이 특징이다.

강박행동compulsion은 강박관념을 조절 · 수정하려는 의도이거나 관련된 불안을 중화 또는 방어하려는 행동으로, 자주 손을 씻거나 문의 잠금상태와 난로의 소화 여부를 몇 번씩 확인하는 행동 등이 전형적인 강박행동의 유형이다. 이러한 강박행동은 '공포와 실수에 대한 불안'이나 '완벽을 추구하려는 욕구'와 연계되어 있다.

④ **공포장애**Phobic disorder

특별한 장소, 대상, 상황 등에 직면했을 때 비현실적인 두려움과 불안 등으로 상황의 극복보다는 회피하는 장애이다. 회피행동이 심하거나 확대되어 가정, 학교, 직장에서 정상적인 기능을 수행하는 데 장애가 생긴다.

- **광장공포증**Agora phobia : 광장공포증은 도피가 어렵거나 도움을 받을 수 없는 공공장소에서 느끼는 공포로, 이로 인하여 정상 활동이 점차 줄어들고 공포나 회피행동이 개인생활을 지배하며 흔히 공황발작을 동반한다. 이러한 장애를 가진 사람은 사회활동이나 여행 등에 제한을 받고 멀리 갈 때에는 동반자를 필요로 하게 된다. 발병 시기는 20대 중후반이고, 여자가 남자보다 더 많으며, 특히 아동기 때의 격리불안이나 갑작스런 대상상실이 병인이 될 수 있다.

- **사회공포증**Social phobia : 자신을 남들이 주시한다고 생각하고 자신의 행동이 창피를 당하지 않을까 두려워하여 상황을 회피하고 지속적인 공포를 갖는 것이 특징이다. 이러한 사람들은 대중 앞에서 연설, 공연, 식사, 이성간 · 우월한 사람과의 접촉에 극도의 공포를 갖는다.

- **단순공포증**Simple phobia : 단순공포는 광장공포나 사회공포에 포함되지 않은 모든 공포를 말하며, 흔한 형태로 뱀, 고공, 어둠 등의 어떤 한 가지 상황이나 대상에 초점을 둔 공포이다. 그러나 공포는 단순공포의 상황이나 대상이 없으면 나타나지 않는다. 이러한 단순공포는 아동기에 시작되어 그 후는 대부분 없어지지만 성인이 될 때까지 지속될 때는 치료를 해야 하며 남자보다 여자에게 자주 발생한다.

4) 치료

불안장애는 각 대상에 따라 다르나 최근에는 약물이나 인지행동치료법을 이용한다.

3. 정서장애 Mood disorder

정서장애란 감정의 불안이 주된 장애로 인지기능, 정신운동, 정신생리기능, 대인관계 등에 장애가 나타난다. 정서장애로 활동저하를 나타내는 우울상태와 활동증진을 나타내는 조증상태는 정서장애가 갖고 있는 감정의 특성이다. 특히 정서의 변화가 우울상태와 조증상태가 주기적 또는 돌발적으로 나타나는 조울증도 나타난다.

(1) 우울증 Depression

우울증은 정신건강 문제에 가장 흔한 말인데, 우리말로 허망, 슬픔, 무력감, 자포자기에 해당되는 말이다. 평생 유병률은 15% 정도이고 여성은 25% 정도로 보고되고 있다. 국민건강보험공단2009에 의하면 우리나라 국민 100명 중 1명은 우울증 환자로 나타났다.

1) 원인

죽음과 관계된 증오심, 질투, 경쟁심, 심한 스트레스, 대뇌의 화학적 불균형, 자신감 부족, 의지박약 등으로 발생한다.

의지대상의 상실이나 박탈, 예기치 못한 사건의 발생으로 우울증이 생기고 이때 동반되는 복수심, 분노심, 슬픔 등을 해소하지 못하면 우울증이 악화된다. 또한 뇌 내부의 노르에피네프린norepinephrine이나 세로토닌serotonin 등 신경전달 물질의 결핍도 우울증의 원인이 된다.

2) 증상

주요 증상은 지속적인 허무, 슬픔, 의욕상실, 절망감, 죄책감, 무력감, 생활의 재미를 전혀 느끼지 못한다. 신체적으로는 불면증, 과면증, 체중감소, 무기력, 원인불명의 두통, 소화장애, 변비, 가슴 답답함, 식욕 · 의욕 · 성욕감퇴도 가져오게 됨으로써 죽음이나 자살에 대해 생각하게 된다.

3) 자가진단

자신의 상태와 다음에 열거한 사항을 비교해서 4가지 이상의 공통점이 있을 때는 우울

중의 가능성이 높으므로 전문의의 도움을 받는 것이 좋다.

① 작년보다 울고 싶은 감정을 자주 느낀다.
② 불면증과 과면증으로 고통을 받는다.
③ 슬프고 우울한 기분을 느낀다.
④ 절망감과 자기의 무력감을 느낀다.
⑤ 심한 불안과 초조감을 느낀다.
⑥ 매사에 짜증을 잘 낸다.
⑦ 정력과 사회 활동력이 저하된다.
⑧ 삶의 의미가 없다고 생각된다.
⑨ 과거에 즐기던 일도 흥미가 없다.
⑩ 식욕이 저하된다.
⑪ 과거에 대한 생각에 너무 집착한다.
⑫ 자신의 모습을 슬프게 생각한다.
⑬ 자부심이 반감되거나 상실된다.
⑭ 가까운 사람으로부터 많이 변했다는 말을 종종 듣는다.
⑮ 아침시간이 하루 중 가장 힘들게 느낀다.
⑯ 심박동 증가, 변비, 복통을 자주 느낀다.
⑰ 지나간 시간과 일을 너무 걱정하고 후회한다.

4) 치료

우울증의 치료는 정신치료 상담과 약물치료 등으로 완치가 가능하다. 문제는 우울증의 고통을 경시하거나 외면하는 데 있으므로 다음 사항들을 유의해서 치료해야 한다.

① 분노의 원인을 대화로 해결방안을 찾고, 그 대화가 불가능할 때에는 운동, 여행, 레저 활동 등으로 발산한다.
② 심한 우울증 환자는 자살방지와 전신상태 회복을 위해서 입원하여 전문적 인 치료를 하는 것이 좋다.
③ 항우울제를 사용하여 뇌의 노르에피네프린이나 세로토닌 기능을 향상시킨다.
④ 자살행위는 심한 우울증에서 회복될 때 자주 발생하므로 각별한 배려가 필요하다.

(2) 조증Mania

조증은 과장된 불안정 상태가 특징으로 30대 이전에 많이 발생되고 대개 우울 상태와 함께 발생되는 양극장애bipolar disorder를 갖는다.

조증환자는 행동이 분주하고 말의 속도가 빠르며 휴식과 수면을 거의 취하지 않고, 성욕 등의 욕구가 증대하고 체중감소 등을 가져온다. 또 자신의 능력에 비해서 돈의 낭비가 심하고 자신이 중요하다는 망상을 가지고 있고, 환상적인 일에 몰두함은 물론 자신감에 빠져 큰일을 저지르게 된다. 조증상태가 심하면 논리적 언어능력이 저하되며 말이 빠르고 횡설수설하여 고성을 지른다. 또 조그마한 자극에도 흥분과 분노를 쉽게 가지며 욕설과 폭력을 사용하기도 한다.

(3) 조울증Manic depressive psychosis

조증기manic phase와 우울기depressive phase가 교대로 나타나든가 또는 한 가지 증상이 반복적으로 나타난다. 조증기에는 기분이 들뜨고 과대망상을 하며 쉬지 않고 많은 활동을 한다. 그러나 결과가 생산적이지 못하고 자신이나 사회에 손해되는 경우가 많다. 우울기에는 반대로 우울한 기분과 무력감 및 절망감으로 의욕을 잃고 삶을 포기하기도 한다. 주기적으로 발병하기 때문에 계속적인 치료가 필요하다.

4. 정신분열증

정신분열증이란 사고, 지각, 행동 등의 여러 측면 중에서 특히 사고체계의 이상으로 인간의 행동과 감정 등에 변화를 야기하며 대인관계장애를 나타내는 것을 말한다. 이는 환자개인은 물론이고 가정 · 학교 · 사회전체에 심각한 부담을 주는 질환으로 발병연령은 주로 10대 후반에서 30대 전후에서 많이 발생하나 특히, 가장 활동적인 20~30세 전후에 가장 흔하다.

대개 남녀 차이는 없으며 전 세계적으로 약 1%의 유병률을 나타낸다.

(1) 정신분열증Schizopherenia

조현증이라고도 불리는 정신분열증은 정신병 환자 중에서 가장 많으며 대개는 청년기에 발생하여 만성적으로 진행되는데, 20~40세에서 자주 발생하는 정신질환이다. 주 증상은 사고장애로서 망상 · 사고의 두절 · 사고연상의 장애 등이 있고, 정동장애로서 불합리한 감정표현 · 비현실적인 감정 · 기괴한 감정반응 · 무감동 등이 있다. 환청이나 환각, 환시 등을 경험하고, 현실과의 접촉과 대인관계를 피하고 판단능력을 상실한다.

1) 원인

발병원인은 분명치 않으나 대개 심리적 요인과 생물학적 요인이 공존하는 것으로 알려져 있다.

2) 증상

초기에는 불면증이 나타나고 신경질적이고 사소한 일에 지나치게 집착하고 말도 잘 하지 않는다. 시간이 지나면서 사고 및 지각장애, 정서와 행동장애, 의사소통의 문제 등으로 이치에 맞지 않는 행동을 반복한다. 신체적 증상으로 무기력, 소화불량, 두통을 수반하기도 한다.

3) 진단

이치에 맞지 않는 언어 및 감정표현, 괴이한 행동, 망상, 환청 등의 특징적 증상이 한 달 이상 지속되고 사회 및 대인적 기능장애가 동반될 때 조현증이라고 진단할 수 있으나 조현증의 진단은 신중해야 한다.

4) 치료

정신분열증은 치료가 가능한 병이고 재발과 만성화 방지에 중점을 두어야 한다.

① 치료는 정신치료나 약물치료, 사회재활치료 등을 병행한다.

② 특히 약물치료는 장기간 복용해야 하는데 임의중단으로 많은 환자가 재발된다.

③ 약물치료로 사회활동에 적응하기가 힘든 환자는 재활치료를 병행함으로써 독립적 생활이 가능할 수 있다. 특히 재활치료에는 개인차에 입각한 생활과, 일에 필요한 신체 · 정신 · 지적 기능을 향상시킬 수 있는 프로그램이 만들어져야 한다.

(2) 진성간질Essential epilepsy

진성간질은 원인이 정확하지 않으나, 주로 경련발작, 정신발작, 불쾌증을 나타내는 정신질환인데, 간질은 알코올 중독 · 뇌막염 · 매독 감염 등에 의한 외적 요인에 의한 것도 있다. 양친 중 한쪽이 진성간질이면 자녀의 10% 정도에서 발병한다는 보고가 있다.

(3) 정신박약Mental deficient

정신박약의 정도는 3등급으로 나뉘는데, 정신연령이 6세 또는 IQ 25 이하의 상태를 백치idiocy라고 하며, 7~12세 이하 정도를 치우imbecility, 13~14세 정도를 노둔moron이라고 한다. 정신박약의 원인은 유전적 요인 및 후천적 요인으로 발병하는 것으로 알려져 있다.

(4) 신경증Neurosis

신경증은 노이로제증 · 불안신경증 · 우울신경증이라고도 하는데, 히스테리 · 강박신경증 · 신경쇠약증 등을 총칭하는 증후군으로, 최근에는 불안장애 증후군으로 분류하기도 한다. 신경증은 현실 판단이나 행동이 사회적으로 이해되는 범위지만 공포증, 강박증, 건강염려증 등의 증상이 있다.

(5) 인격장애

타인에 대한 의심이 강하고 책임전가를 잘 하며 타인에 대해 무관심하고 사회적 관계 형성 능력의 결함을 보인다. 폭력적이며 지나친 우월감이나 유아독존적이며 이기심이 강하지만 자신의 의무에는 충실하지 못하다. 특히 반사회적 인격장애를 갖고 있는 경우 가정과 사회에 큰 불편과 물의를 일으키며 타인의 권익을 침해하는 반사회적 행동을 반복한다.

5. 정신보건 문제

(1) 청소년문제

청소년기의 특수한 정신 문제는 서로 상반된 감정, 사고, 행동 등을 동시에 하기 때문에 이해하기 어려운 것이 많다.

이 시기에는 독특한 자아自我에 대한 가치관의 붕괴와 새로운 가치 윤리관에 대한 도전에 따라 탈선하기 쉽다. 특히 대표적으로 가출, 비행, 약물의 남용, 성 문란 등에 대해 보다 깊은 배려가 필요하다.

(2) 노인문제

노년기의 뇌의 위축은 어느 정도는 기질적 변화에 기인한다고는 하지만 성인병의 만성화로 오는 정신적 변화도 심각하다. 신체적인 건강이 보장되었던 노인들도 갑자기 정년을 맞으면서 소외와 외로움, 죽음, 이별에 대한 민감성 때문에 정신장애현상을 많이 일으킨다.

(3) 약물·알코올 등 중독문제

약물중독과 알코올 중독은 동일한 정신병리에서 비롯된다. 약물중독은 마약을 비롯해 진통제 · 환각제 · 항불안제 · 수면제 · 각성제 등의 탐닉으로 생기는 중독현상과 본인의 탐닉상태가 아니더라도 작업장의 조건에 따라 중독되는 중금속이나 농약 등의 오염현상 때문에 생기는 정신장애가 있는데 이는 사회적인 문제로 취급해야 한다.

(4) 성문제

성에 대한 개방된 정보는 정상적인 성교육이 미치지 못할 만큼 범람하고 있다.

성을 인식하는 시기에서부터 성년의 성적 윤리관에 이르기까지 올바른 성적 목표를 잃고 있다. 성문제는 각 개인의 생물학적인 욕구와 사회 문제적 조건, 충족하는 승화된 방법들, 그리고 성을 통해 궁극적으로 추구되어야 하는 자기실현문제 등이 종합적으로 다루어져야 한다.

(5) 자실문제

자살은 그 빈도로 보면 여자가 많으나 성공률은 남자가 높다. 자살을 기도하는 사람은 1/6이 대체로 성공하는데, 전체 자살자의 1/3은 심각한 정신장애에 이환되어 있다는 사실이 밝혀졌다.

자살의 충동은 삶의 보람을 잃었거나 좌절, 상실, 이별 등의 원인이 된다. 신체적 장기 질환을 앓는 경우, 죽음의 공포와 질병의 고통으로부터 벗어나기 위해 자살한다. 다음으로는 자신의 의지에 의해 자살하는 경우인데, 이는 특수한 목적을 지닌다. 자살은 여러 정신장애의 많은 증상 가운데 하나이다. 자살 기도로부터 환자를 보호하기 위한 각별한 배려가 필요하다.

표 3-17 사망원인 순위 추이(2005~2015년)

(단위 : 인구 10만 명 당 명, 명, %)

순위	2005년		2014년		2016년				
	사망 원인	사망율	사망원인	사망율	사망 원인	사망자 수	구성비	사망율	2014년 순위 대비
1	악성 신생물	133.8	악성 신생물 (암)	150.9	악성 신생물 (암)	76,855	27.8	153.0	–
2	뇌혈관 질환	64.1	심장 질환	52.4	심장 질환	28,326	10.6	58.2	↑+1
3	심장 질환	39.3	뇌혈관 질환	48.2	뇌혈관 질환	24,455	8.3	45.8	↓-1
4	고의적 자해 (자살)	24.7	고의적 자해 (자살)	27.3	폐렴	14,718	5.9	32.2	↑+6
5	당뇨병	24.2	폐렴	23.7	고의적 자해 (자살)	13,513	4.7	25.6	↓-1
6	간 질환	17.2	당뇨병	20.7	당뇨병	10,558	3.5	19.2	↓-1
7	운수 사고	16.3	만성 하기도 질환	14.1	만성 하기도 질환	7,538	2.5	13.7	↑+1
8	만성 하기도 질환	15.5	간 질환	13.1	간 질환	6,847	2.4	13.3	↓-2

* 심장질환에는 허혈성심장질환 및 심장질환이 포함

통계청, 2016 사망원인통계(2017. 09)

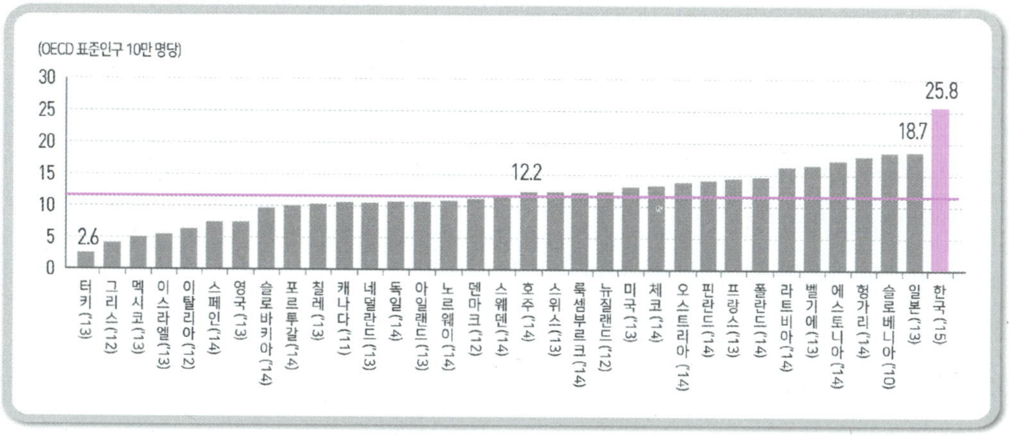

*OECD 평균은 자료 이용이 가능한 34개 국가의 가장 최근 자료를 이용하여 계산

*출처 : OECD.STAT, Health Status Data('16. 9. 추출), 우리나라 자료는 OECD 표준인구로 계산한 수치임.

그림 3-7 국가자살률 비교

6. 정신보건 대책

정신건강의 유지를 위해서는 출생 시부터 노년에 이르기까지 그 연령에 알맞은 정신보건 지도관리가 필요하다. 또한, 정신건강의 유지는 적응과 부적응의 심리적 인자에 좌우되기도 한다.

인간이 기본적 욕구에 대해 만족을 하면 정신건강을 유지할 수 있으며, 장애의 요인에 적응하지 못하면 갈등이나 불만의 상태가 되어 정신건강에 장애를 유발한다.

정신건강의 불균형이 개인적으로나 가족·사회적으로 발생하기 전에 그 원인적인 요소를 제거하면 문제를 방지하거나 현저히 감소시킬 수 있을 것이다.

정신적 불균형을 예방하기 위하여 신체적·유전적·사회적으로 원인을 규명하기 위한 노력이 필요하고 특정한 시설과 조직 또는 예방 요원이 필요하며, 이러한 전문 요원은 별도로 훈련되기도 하고 지역사회의 여러 전문가들이 활용되기도 한다

정신질환의 예방을 위해서는 단계적인 방법이 필요하다.

① **1차 예방** : 정신질환의 원인이 되는 요인 제거 및 질병발생의 예방·상담 프로그램, 지역사회요원의 교육, 지역사회인의 계몽

② **2차 예방** : 조기진단과 치료를 통해 생산성이 제한 방지·위기 극복, 응급처치, 질병의 치료

③ 3차 예방 : 잔존하는 능력의 감퇴와 제한성의 제거로 인한 후유증의 감소

(1) 정신건강을 위한 10가지 수칙

① 긍정적으로 세상을 본다.

② 감사하는 마음으로 산다.

③ 반가운 마음이 담긴 인사를 한다.

④ 하루 세 끼를 맛있게 천천히 먹는다.

⑤ 상대의 입장에서 생각한다.

⑥ 누구라도 칭찬한다.

⑦ 약속시간에 여유 있게 가서 기다리면 초조하지 않고 신용이 쌓인다.

⑧ 일부러라도 웃는 표정을 지으면 기분이 밝아진다.

⑨ 원칙대로 정직하게 산다.

⑩ 때로는 손해 볼 줄도 알아야 한다.

(2) 정신질환에 대한 10가지 편견 바꾸기

① 위험하고 사고를 일으킨다. → 치료받고 있는 사람은 온순하고 위험하지 않다.

② 격리수용해야 한다. → 급성기가 지나면 시설 밖에서의 재활치료가 바람직하다.

③ 낫지 않는 병이다. → 약물치료만으로도 호전되고 치료재활기술이 개발되어 있다.

④ 유전된다. → 유전적 경향성이 있을 뿐이다. 이는 고혈압, 당뇨, 심장질환도 같다.

⑤ 특별한 사람이 걸리는 병이다. → 평생 동안 열 명 중에 세 명은 정신질환에 걸린다.

⑥ 이상한 행동만 한다. → 증상이 심할 때만 잠시 부적절한 행동을 한다.

⑦ 대인관계가 어렵다. → 만날 친구가 없어 혼자 지낼 뿐, 실제는 사귀기를 원한다.

⑧ 직장생활을 못한다. → 정신질환이 기능을 상실시키지는 않으며, 일할 기회가 없어서 못한다.

⑨ 운전 · 운동을 못한다. → 상태가 악화되었을 때만 주의하고 제한하면 된다.

⑩ 나보다 열등한 사람이다. → 정신질환이 지능과 능력을 떨어뜨리지는 않는다.

현대사회는 생활환경의 변화, 사회구조의 복잡화·다양화에 따라 정신질환자수는 점차 증가하고 있다. 정신질환자에 대한 사회적 부담의 증가와 가족 및 지역 공동체의 약화는 정신질환 문제가 더 이상 개인적인 문제가 아니라 사회적 문제로까지 확대되었다.

지역사회 중심의 정신보건사업을 수행하기 위해서는 지역사회에서 정신질환자를 관리할 전문요원의 확보가 필수적이다. 정신보건법법 제7조에서는 정신보건 전문요원의 자격과 역할 등을 세부적으로 규정하고 있고, 보건소는 1인 이상 전문요원을 두고 정신보건사업을 수행하고 있으며, 지역사회정신보건센터, 정신의료기관, 정신요양시설, 사회복귀시설 등에서 정신보건업무를 수행하고 있다.

표 3-18 정산보건 관련 시설 현황

(2016년 12월 기준, 단위 : 개소, 병상, 명)

구분		기관 수	인원 수	주요 기능
정신의료기관	소계	1,513	83,055	
	국·공립	18	6,790	– 정신질환자 진료 및 지역정신보건사업 지원
	민간	1,495	76,265	– 정신질환자 진료
정신건강증진센터		224 (2015년)	79,835 (2014년 말 등록 인원)	– 일반인 및 경증 정신질환자 대상 지역사회 내 정신질환 예방, 정신질환자 발견·상담(아동·청소년, 자살 예방, 정신건강 증진 사업 수행) – 중증 정신질환자 사례 관리 및 사회 복귀 지원 – 정신보건시설 간 연계 체계 구축 등 지역사회정신보건사업 기획·조정 * 기초 209(국비 184, 지방비 25), 광역 15(국비 14, 지방비 1)
중독관리통합지원센터		50	9,408(등록)	알코올 등 중독 문제 사례 관리·상담사업, 음주 폐해 예방 및 교육사업 등
정신요양시설		59	13,519(정원) 10,181(현원)	만성정신질환자 요양보호 및 작업 치료, 사회 복귀 훈련 등의 서비스 제공
사회복귀시설		336	7,041(정원) 6,674(현원)	정신질환자의 지역사회 복귀를 위한 사회 적응 훈련·작업 훈련 등 제공

* 정신의료기관은 병상수.

보건복지부, 2017. 모사보건사업안내

8. 학교보건사업

1. 학교보건

(1) 학교보건의 개념

학교보건은 학생들이 건강한 생활을 통하여 행복을 느끼며 최대의 학습능률을 높이고 평생건강의 기틀을 마련하는 데 중점을 두고 있으며, 더 나아가 육체적 · 정신적 · 사회적으로 건전한 국민이 되도록 하는 데에 그 목적이 있다.

우리나라에서 학교보건의 개념은 19세기 말 신교육이 시작되면서부터 도입되었다. 1895년 교육칙서가 공포되었고 초기의 사학私學들이 서양 선교사들에 의하여 설립되었다. 이들을 통하여 현대 서양의학이 도입된 사실을 감안하면, 이 시기에 보건교육뿐만 아니라 보건봉사나 환경관리의 측면에서도 새출발을 했다고 짐작할 수 있다.

일제강점기 때는 학교위생을 중심으로 하는 학교보건이 시행되었고, 광복 후 새교육 제도가 전면적으로 실시됨에 따라 학교보건도 새롭게 출발하여 1951년 신체검사 규칙이 제정되고, 1967년 학교보건법과 1969년 학교보건법시행령이 제정되었다.

1980년대 이후 교육 및 사회 · 경제적 발전과 함께 학교보건의 개념도 확장되어 오늘날에는 학교주변의 교육환경 보호와 학교급식까지 학교보건사업의 일환으로 실시하고 있다.

학교보건사업의 내용은 크게 보건관리와 보건교육 및 학교급식 등으로 구분된다. 보건관리는 건강평가신체검사 · 건강관찰 · 건강상담, 질병관리감염병관리 · 질병조기발견, 환경관리학교위생관리 · 학교주변 환경관리 등을 포함한다.

보건교육은 학생들이 심신이 모두 안녕한 상태를 현명하게 유지 · 증진할 수 있도록 도와주는 모든 학습과 경험을 포함하며, 학교급식은 심신의 건전한 발달을 도모하고 나아가 국민식생활 개선을 목적으로 초 · 중 · 고등학교에서 실시되고 있다.

(2) 학교보건의 특성

학교보건사업의 주 대상인 학생은 넓은 연령층을 가지며 각 연령층에 따라 육체적 ·

정신적으로 새로운 보건문제가 발생하며, 개체 간에도 생물학적인 차이를 나타낸다. 그리고 성장 · 발육과정에 있기 때문에 질병이나 외부 자극에 대한 저항력이 아직 미숙한 상태에 있으므로 질병의 발생이나 확산이 쉽다.

교육적 특성으로서 학교는 교육을 목적으로 하는 곳이므로 학생들의 건전한 성장 · 발육에 필요한 교육이 가능하다. 즉, 학교는 학생들의 심신과 지적발달 단계에 맞게 가장 적절한 교육내용과 알맞은 교재를 활용하여 전문 교사에 의하여 과학적이고 효율적인 보건교육이 가능한 가장 이상적인 곳이다. 더구나 학생들은 외부정보를 예민하게 받아들이며 습관을 형성하는 시기이므로 적절한 보건교육과 지도로 바람직한 건강습관의 형성이 용이하다.

습득된 보건에 관한 지식과 태도는 학생을 통하여 가정과 지역사회에 파급되는 효과가 매우 크다. 학생인구는 전체 국민의 약 4분의 1에 해당되는 대집단으로 이들의 건강수준이 국민 전체의 건강상태에 크게 영향을 준다.

(3) 학교보건의 기본방향

학생들은 하루의 대부분을 학교에서 보내며, 교직원의 지도아래 정해진 시간표에 따라 학교생활을 한다. 학교는 이들이 안전하고 건강한 생활을 영위하고 신체적 · 정신적 · 사회적으로 건강하고 성숙한 민주시민으로 자라날 수 있도록 지도하며, 보건 및 건강에 대한 정확하고 풍부한 지식을 제공하고 건강한 생활을 할 수 있도록 자기건강관리 능력을 길러 주며, 쾌적한 교육환경을 제공한다.

학교급식을 내실 있게 운영하여 보다 안전하고 질 높은 급식을 실시함으로써 만족도를 제고하고, 체계적인 영양관리와 식생활 지도를 통하여 바람직한 식생활습관 형성 및 올바른 식사선택 능력을 배양한다.

1) 학생 건강관리 강화

성장기 학생들에게 흔한 보건 · 위생 및 약물, 비만 등 건강문제에 대하여 체계적인 예방 · 관리 프로그램을 적극 운영하며, 학생 개개인의 태도와 습관을 변화시킴으로써 평생건강의 기틀을 마련토록 하고, 각종 질병을 예방하여 건강하고 명랑한 생활을 영위할 수 있도록 지도한다.

2) 교내 감염병 예방관리 강화

학교는 많은 학생들이 밀집해서 공동생활을 하므로 감염병 발생 시 급속히 전파되기 때문에 방역기관과 협조하여 신속한 대처방안을 강구하고 감염병예방보건교육 및 면역증강, 환경위생 개선 등으로 사전예방을 통한 학생 및 교직원의 건강유지를 도모한다.

3) 학생 흡연 등 약물 오·남용 예방

최근 청소년 흡연 · 음주와 약물 오 · 남용이 저연령화 · 다양화 · 확산추세에 있고, 이로 인한 비행도 증가하는 등 청소년 약물 오 · 남용이 심각한 사회 문제로 대두되고 있으며, 향후에는 더욱 악화될 것으로 전망한다. 따라서 청소년 흡연 · 음주와 약물 오 · 남용이 더 이상 확산되기 전에 학교 교육을 통한 체계적인 예방교육을 실시하여 사전에 접근을 차단하는 대책을 마련 · 시행해야 한다.

4) 학생 정서·행동발달 선별검사 및 관리강화

가정의 돌봄기능이 약화되고, 산업화 등에 따른 생활환경이 변화되면서 성장기 학생들의 정서 · 행동문제ADHD, 우울, 자살, 중독인터넷게임, 약물 및 폭력성 경향이 증가하고 있어 이에 대한 조기발견 및 지원관리를 강화해야 한다.

5) 학생 시력·구강관리 강화

시력 보호를 위한 기준 조도교실 300Lux 이상 확보와 조명 및 채광 유지 · 관리로 적정 학습 환경을 조성하며, 구강보건교육 및 구강건강진단을 강화하고, 점심식사 후 양치 실천 등을 통해 구강건강증진을 도모한다.

6) 학생 중 희귀·난치성 및 심장질환자 관리

사회적 무관심과 경제적 부담 등으로 고통이 가중되고 있는 희귀 · 난치성 및 심장질환 학생에 대한 의료비 지원방안을 모색하며, 교육 안전망소득 또는 소외 계층간 건강격차 해소 및 건강증진 기회 균등 보장 구축으로 건강한 학교생활을 영위할 수 있도록 학생복지 향상에 노력한다. 유 · 초 · 중 · 고 · 특수 · 기타 학교 학생 중 희망자를 파악하여 심장질환 무료 검진을 실시하고, 검사 결과에 따라 관리하여 학생 건강증진을 도모하고 저소득층 가정

학생 중 수술 · 시술 대상자는 의료기관과 연계하여 무료 수술 · 시술을 추진하고 관찰대상자는 지속적으로 관찰한다.

표 3-19 2017년 학급당 보건교육 실시현황

(단위 : 시간)

구분	1학년	2학년	3학년	4학년	5학년	6학년
초등학교	5.4	5.4	5.7	5.8	13.8	11.7
중학교	10.7	9.9	8.4	–	–	–
고등학교	10.8	8.8	6.8	–	–	–

교육부, 2018 학생건강증진 정책방향

2. 학교급식

학교급식은 학생들의 성장에 필요한 영양 및 질병관리 면에서 중요하다. 학교급식은 학생의 건전한 심신발달을 가져오고 전체 국민의 식습관 개선과 식생활의 합리화에 기여되어야 한다. 가정에서 부족한 영양소 섭취를 보완하는 학교급식의 형태와 내용이 절실히 요구되며, 급식대상의 확대와 식사내용의 개선 및 급식 재정의 확보 또는 급식 운영기구의 강화 등이 시급한 과제들이다.

(1) 우리나라 학교급식제도의 변천

우리나라의 학교급식제도는 1953년 UNICEF국제아동긴급기금가 한국전쟁으로 인한 결식아동을 돕기 위해 구호급식의 목적으로 3년 동안 실시한 것이 처음이다.

그 후 1966년까지는 CARE세계민간구호협회가 구호급식을 계속하였으며, 1966년 7월부터는 USAID미국국제개발처가 1972년까지 구호급식을 하였으며 이후에는 외국원조에 의한 구호급식은 없어졌고, 1973년부터 정부와 학부모의 힘에 의한 자립급식 시대로 전환되었다.

1977년 학교급식 규칙을 만들어 운영하다가 1981년 학교급식법이 제정되어 학교급식을 통한 학생의 심신의 건전한 발달을 도모하고, 나아가 국민식생활개선에 기여한다는 목적으로 초등학생들에게 보호급식, 실험학교급식 및 일반급식의 세가지 형태로 급식을 실시하였다. 그 후 1983년성까지 학교급식이 영양보충급식에서 완전영양급식의 형태로 전환되었고, 급식을 학교교육의 일환으로 실시토록 하여 체계적으로 급식제도를 정착시키게 되었다.

1990년대에는 학교급식 인구를 점차 확대하여 2000년도에 들어와서는 대부분의 학교로 급식이 확대되었다. 그러나 아직도 개인위생이나 조리 및 급식방법 등의 문제점이 노출되어 식중독 등 학생들의 건강을 위협하고 있어 시급히 해결되어야 할 과제로 남아 있다. 따라서 학교급식제도를 발전시켜 나가기 위해 학교급식 시범학교와 학교급식 연구학교를 지정운영하고 있다. 급식학교의 유형은 도서벽지형 급식학교, 농어촌형 급식학교, 도시형 급식학교로 구분한다. 급식은 주식, 부식, 보조식으로 나눈다.

(2) 학교급식의 목적

학교급식이란 학교의 학생들에게 영양급식을 실시하여, 심신의 건전한 발달을 도모하고, 건강한 세대를 이룩할 수 있도록 하며, 국민의 식생활을 개선하기 위하여 실시되는 것으로서 교육적 목적과 보건적 목적으로 나눌 수 있다.

① 일상생활에 있는 식사에 대해서 올바른 식생활 습관과 식생활의 예절교육
② 학교생활을 원만히 하고 사회성 양성
③ 질서의식과 협동정신 함양
④ 성장기 어린이의 발육과 심신의 발달 및 건강증진
⑤ 편식의 교정 및 결핍증 예방
⑥ 식량의 생산, 분배 및 소비에 대한 올바른 이해 도모 등

(3) 학교급식의 효과

학교급식은 아동들에게 올바른 식습관을 가지게 하고 더불어 건강과 영양 문제나 식량과 식생활 문제 등을 지도하게 되므로 다음과 같은 효과를 얻게 된다.

① 체위와 체력이 향상되고 질병 발생률이 떨어진다.
② 편식이 교정되고 식사에 대한 좋은 습관과 태도가 길러진다.
③ 가정에서도 영양 및 위생에 주의하게 된다.
④ 명량한 학교생활과 공동 책임정신이 함양된다.
⑤ 가정과 지역사회의 식생활이 개선된다.

(4) 학교급식의 운영 내실화

학교급식 식재료 구매와 영양관리 철저 등 급식운영 · 관리의 내실화를 추구하며, 학부모 참여 확대로 급식의 질 향상과 급식이용자의 만족도를 제고한다.

① 위탁급식의 직영전환

② 학교급식 업무위탁 등 운영방법의 내실화

③ 교육청 단위 학교급식위원회 설치 및 급식점검단 운영 활성화

④ 학교단위 급식수요자 참여 확대

⑤ 학교급식 운영평가 및 표창

⑥ 학교급식 운영 및 공급자의 책무성 제고

⑦ 위탁급식 운영관리 지도감독 강화

(5) 학교급식의 안전성 확보

식중독 등 위생 및 안전사고 발생 방지를 위한 예방활동을 강화하며, 과학적이며 체계적인 위생관리기법인 HACCP 학교급식 위생관리시스템을 적용하여 내실화에 의한 학교단위 자주위생관리 능력을 배양한다.

① 노후 급식시설 현대화로 급식환경 개선

② 보존식품의 보관관리 철저

③ 식재료 원산지 심의 · 확인 및 표시제 시행

④ 급식종사자 개인위생 및 교육 강화

⑤ '학교급식 위생관리시스템' 적용의 내실화

⑥ 학교급식관련시설 위생 안전점검 강화

⑦ '학교 식중독 원인 조사팀' 구성 운영

⑧ 학교급식 위생사고 발생 시 초동단계 신속대응 철저

⑨ 학교급식소 산업재해 발생 등 안전사고 예방 철저

(6) 영양관리 및 식생활지도 강화

학교급식을 교육의 일환으로 운영하여 편식교정 등 바람직한 식생활습관 형성 등 평생건강의 기틀 마련에 기여하며, 과학적이고 현장지향적인 영양관리로 학생의 건강증진

과 자기건강 관리 및 올바른 식사선택 능력을 배양한다.

1) 학교급식 영양관리 강화

① 건강 지향적이며 성장발달 단계에 적합한 영양관리

② 트랜스지방 제한 및 유해식품에 대한 교육 · 홍보 강화

③ 학교 우유급식 확대 및 음용지도 강화

2) 올바른 식사선택 능력 배양

① 특정식품 알레르기 반응 학생에 대한 대체식품 제공

② '식사 예절실' 운영 등 특별활동 강화

③ 학교급식 '영양표시제' 시행

④ 한국형 전통식문화계승 및 교육프로그램 운영 농촌진흥청과 협조

3) 영양교사 배치 및 식생활 교육 영양상담 실시

① 급식시설 설비를 갖춘 학교에 영양교사 배치방안 강구 사립학교 포함

② 학교급식 운영과 연계한 학생 식생활교육 강화

③ 학교 영양상담 프로그램 운영

4) 학교급식관련 교직원 연수 및 생활교육으로 정착

① 학교장 및 교감 교사, 행정직원 대상 연수과정에 학교급식 운영관리 반영

② 담임교사와 함께하는 식사를 통한 밥상머리 교육, 매주 수요일 '잔반통 없는 날' 운영 등 잔반 안 남기기 교육, 학부모 대상 급식관련 정보제공

③ '아침밥 먹고 등교하기' 지도 등으로 아침결식 해소 및 쌀 소비확대 협조

5) 음식물 쓰레기 줄이기 교육 및 홍보 강화

학교에서는 음식물 쓰레기의 감량화를 위하여 학교의 실정에 맞는 음식물 쓰레기 줄이기 대책을 수립 시행

6) 안전하고 우수한 식재료 사용

위생적으로 안전하고 품질이 우수한 식재료 사용으로 급식의 질 향상 및 만족도 제고하며, 식자재 구매관련 비리예방 및 투명성 확보와 농어촌경제 활성화에 기여한다.

① 학교 식재료 구매방법 개선

- 급식관련 계약정보 공개 및 객관적이고 공정한 업체선정
- 안전과 품질이 우선적으로 고려되는 식재료 구매방법 적용
- 자치단체별 지역거점에 '급식지원센터' 운영방안 적극 추진

② 우수 식재료 사용 확대

- 학교급식 식재료의 품질관리기준 준수
- 안전하고 우수한 농 · 축 · 수산물 사용 확대
- 학교와 지역사회의 협조체제 강화

7) 저소득층 및 농산어촌지역 학교급식비 지원

가정형편이 어려운 저소득층 자녀 및 생활환경이 열악한 농 · 산 · 어촌지역 학생들에게 학교급식비 지원 확대하며, 성장기 학생들의 건전한 심신발달과 저소득층에 대한 교육복지 증진

8) 학교급식 지도 감독 및 행정지원 강화

학교급식 운영에 대한 체계적인 지도 감독체제 구축으로 급식시스템을 개선하며, 학교급식현장의 급식관련 행정지원을 강화하여 학교의 업무부담을 경감시킨다.

3. 학교환경위생

학생들은 대부분의 시간을 학교에서 보내기 때문에 학교의 환경이 학생들에게 미치는 영향은 대단히 크다.

학교에서의 교육효과를 보다 증대시키기 위해서는 학교에서 건전하고 안전하게 지낼 수 있는 생활환경이 요구된다.

학교환경위생에 관하여 우리나라의 학교보건법 제4조에서는 "학교의 장은 교육부령으로 정하는 바에 따라 교사 안에서의 환기 · 채광 · 조명 · 온도 · 습도의 조절, 상하수도 · 화장실의 설치 및 관리, 오염공기 · 석면 · 폐기물 · 소음 · 휘발성유기화합물 · 세균 · 먼지 등의 예방 및 처리 등 환경위생과 식기 · 식품 · 먹는 물의 관리 등 식품위생을 적절히 유지 · 관리하여야 한다."라고 규정되어 있다.

학교환경위생관리는 학생들의 건강과 신체발달을 위해서 중요하며 최우선적으로 실시해야 할 사업이며, 이러한 환경위생의 목표는 쾌적하고 즐거운 학교생활을 유지하여 학생들의 건강유지 · 향상과 학습능률의 향상, 질병예방, 심신의 안정 등에 두고 있다.

(1) 교지

학교의 위치는 한적하고 햇빛이 잘 들며, 통풍이 잘 되고, 배수가 좋은 건조지로서 양질의 음료수를 얻을 수 있어야 한다. 또한 주위에 환경유해업소가 없어야 하고, 학생들이 통학하기 편리한 곳을 선택하여야 한다.

(2) 교사

교사는 남향 또는 동남향으로 하여 채광, 환기, 방음, 방서, 방한에 유리해야 한다. 현관은 넓고 복도의 폭은 2m 이상, 계단은 넓고 40° 이하의 경사가 좋다.

교실의 채광은 될 수 있으면 자연채광이 될 수 있도록 채광창을 직접 바깥으로 직면하게 하고 교실 면적의 1/5 이상으로 한다. 채광의 위치는 좌상방이면 좋고 창문유리는 무색투명한 것으로 한다.

(3) 음용수 관리

음료수 및 용수는 되도록 수돗물을 사용하고, 우물물을 사용할 경우 특별한 위생관리가 요망되며, 우물은 오염원에서 적어도 20m 이상 떨어져 있어야 하며, 음용수 수질기준에 적합한지를 6개월에 한 번씩 검사하여야 한다.

(4) 환경기준

교실 내의 공기 용적은 바닥에서 4m 이상 높이의 공간을 제외하고 1인당 $10m^3$를 표준으로 한다. 작업실, 실험실, 조리실 등은 환기에 특별히 유의하고 환기 횟수는 1시간 3회 이상, 환기량은 CO_2 0.1% 이하를 표준으로 한다.

(5) 교실온도, 습도, 채광

실내온도는 18℃ 이상 28℃ 이하로 하되, 난방온도는 18℃ 이상 20℃ 이하, 냉방 온도는 26℃ 이상 28℃ 이하로 하고, 비교습도는 30% 이상 80% 이하로 하여야 한다.

교실의 조명도는 책상의 면을 기준으로 300Lux 이상이 되도록 하고 최대조도와 최소조도의 비율이 3:1을 넘지 않아야 하며, 인공조명에 의한 눈부심이 발생하지 않아야 한다.

4. 학교보건 조직과 임무

학교보건의 운영조직은 교직원, 학부형, 지역사회기관, 그리고 의료인 등과 협력체제가 이루어져야 한다. 학교보건사업의 목적을 효율적으로 달성하기 위해서는 학교장, 보건교사, 담임교사, 일반 교사, 영양사, 학교의사 · 치과의사 · 약사 등이 관리조직을 구성하여 체계적으로 운영하여야 한다.

(1) 학교의사, 학교약사 및 보건교사

학교에 다음과 같이 학교의사치과의사 및 한의사를 포함, 학교약사와 보건교사를 둔다.

① 18학급 이상의 초등학교에는 학교의사 1명, 학교약사 1명 및 보건교사 1명을 두고, 18학급 미만의 초등학교에는 학교의사 또는 학교약사 중 1명을 두고, 보건교사 1명을 둘 수 있다.

② 9학급 이상인 중학교와 고등학교에는 학교의사 1명, 학교약사 1명 및 보건교사 1명을 두고, 9학급 미만인 중학교와 고등학교에는 학교의사 또는 학교약사 중 1명과 보건교사 1명을 둔다.

③ 대학3개 이상의 단과대학을 두는 대학에서는 단과대학, 사범대학, 교육대학, 전문대학에는 학교의사 1명 및 학교약사 1명을 둔다.

④ 고등기술학교, 공민학교, 고등공민학교, 특수학교, 유치원 및 각종 학교에는 1호부터 3호까지 규정된 해당 학교에 준하여 학교의사, 학교약사 및 보건교사를 둔다.

(2) 직위별 직무

1) 학교장의 직무

- 학교의 장은 학생과 교직원에 대하여 건강검사를 하여야 하며 건강기록부를 작성 · 관리하여야 한다.

건강검사란 신체의 발달상황 및 능력, 정신건강 상태, 생활습관, 질병의 유무 등에 대하여 조사하거나 검사하는 것을 말한다. 정신건강 상태 검사를 실시함에 있어 필요한 경우에는 학부모의 동의 없이 실시할 수 있다. 이 경우 학교의 장은 지체 없이 해당 학부모에게 검사 사실을 통보하여야 한다.

- 학교의 장은 학생과 교직원 중 다음에 해당하는 사람에 대하여 등교중지를 명할 수 있다.
  - 감염병환자, 감염병의사환자 및 병원체보유자, 그 밖의 환자로서 의사가 감염성이 강한 질환에 감염되었다고 진단한 사람. 다만, 의사가 다른 사람에게 감염될 우려가 없다고 진단한 사람은 제외한다.
- 학교의 장은 학생의 신체발달 및 체력증진, 질병의 치료와 예방, 음주 · 흡연과 약물 오용誤用 · 남용濫用의 예방, 성교육, 정신건강 증진 등을 위하여 보건교육을 실시하고 필요한 조치를 하여야 한다.

2) 보건교사의 직무

- 학교보건계획의 수립
- 학교 환경위생의 유지 · 관리 및 개선에 관한 사항
- 학생과 교직원에 대한 건강진단의 준비와 실시에 관한 협조
- 각종 질병의 예방처치 및 보건지도
- 학생과 교직원의 건강관찰과 학교의사의 건강상담, 건강평가 등의 실시에 관한 협조
- 신체가 허약한 학생에 대한 보건지도
- 보건지도를 위한 학생가정 방문

- 교사의 보건교육 협조와 필요시의 보건교육
- 보건실의 시설 · 설비 및 약품 등의 관리
- 보건교육자료의 수집 · 관리
- 학생건강기록부의 관리
- 다음의 의료행위 간호사 면허를 가진 사람만 해당한다
  ① 외상 등 흔히 볼 수 있는 환자의 치료
  ② 응급을 요하는 자에 대한 응급처치
  ③ 부상과 질병의 악화를 방지하기 위한 처치
  ④ 건강진단결과 발견된 질병자의 요양지도 및 관리
  ⑤ ①부터 ④까지의 의료행위에 따르는 의약품 투여
- 그 밖에 학교의 보건관리

3) 학교의사의 직무

- 학교보건계획의 수립에 관한 자문
- 학교 환경위생의 유지 · 관리 및 개선에 관한 자문
- 학생과 교직원의 건강진단과 건강평가
- 각종 질병의 예방처치 및 보건지도
- 학생과 교직원의 건강상담
- 그 밖에 학교보건관리에 관한 지도

4) 학교약사의 직무

- 학교보건계획의 수립에 관한 자문
- 학교환경위생의 유지관리 및 개선에 관한 자문
- 학교에서 사용하는 의약품과 독극물의 관리에 관한 자문
- 학교에서 사용하는 의약품 및 독극물의 실험 · 검사
- 그 밖에 학교보건관리에 관한 지도

5) 담임교사의 직무

학교의 담임교사는 학급의 보건업무와 지도에서 가장 중요한 역할을 한다. 반 학생들의 건강증진과 사고방지의 책임이 있으며, 학생의 이상을 관찰하였을 경우에는 발견 즉시 보건교사와 협조하여 학생의 보건관리를 하여야 한다.

9. 건강증진사업

1. 건강증진의 정의

건강증진이란 용어는 1980년대부터 특히 보건 분야에서 유행하고 있는 개념이다. 건강증진이란 용어가 널리 사용되고는 있지만 건강증진이 무엇이고, 건강증진전문가들이 무엇을 해야 하며, 그들의 성공한 결과는 무엇인지에 대한 일치된 의견은 없다. 즉 건강에 좋다거나 개념이 모호할 때는 건강증진이란 용어를 선택하는 경향이 강하다.

본격적인 건강증진에 대한 용어와 개념은 캐나다 보건부장관이었던 라롱드Lalonde, 1976 보고서가 시초라고 할 수 있다. 그는 죽음과 건강의 원인 4가지 요소를 생활양식, 환경, 보건의료체계 및 인간생물학이라고 규명하였다. 주요 연구결과는 행태와 환경의 개선으로 질병과 조기사망을 획기적으로 감소시킬 수 있다는 것이었는데, 이는 공공정책 측면에서 매우 중요한 의미를 가지게 되었다.

이 연구는 캐나다의 보건정책을 건강증진정책으로 이동하는 결과를 가져왔으며 세계보건기구WHO의 주도적인 역할을 촉발하게 되었다. WHO는 1978년 알마아타Alma-Ata 선언을 발표하는데, 이 선언의 주제인 Health For All 2000 전략에는 건강증진이라는 새로운 개념이 생활양식과 구조적 접근법을 결합하는 형태로 나타났다. WHO 1984는 건강증진을 "사람들이 자신의 건강을 더욱 잘 관리할 수 있도록 하고 개선할 수 있도록 하는 과정"이라고 정의하였다.

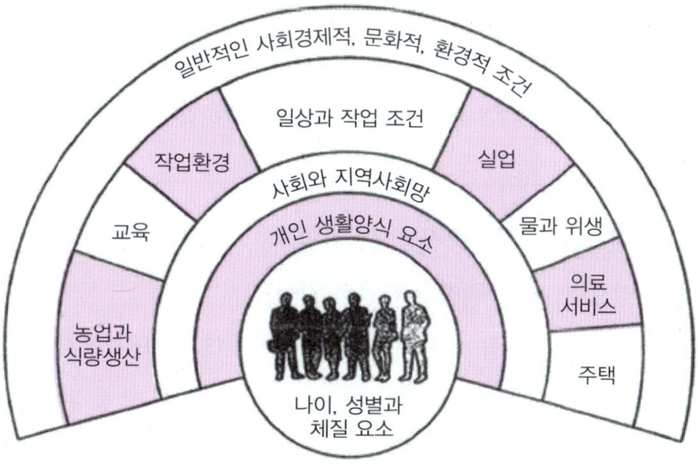

그림 3-8 Whitehead의 건강 결정요인 모형(Dahlgren & Whitehead)

2. 건강증진국제대회

세계보건기구는 건강증진의 광범위한 협약을 제안하는 데 주요한 역할을 담당하였는데 1978년 알마아타 선언Health For All 2000에서 세계인류는 사회 · 경제적으로 생산적인 삶을 영위할 수 있는 건강수준을 달성하여야 한다고 선포하면서 이를 위한 다섯 가지 주요 원칙을 제시하였다.

첫째, 건강증진은 특정질환에 위험이 있는 인구집단에 중점을 두기보다는 전체 인구집단을 포함한다.

둘째, 건강증진은 건강의 결정요인이 개인차원을 넘어선 전체적인 환경을 보장하는 것에 초점을 두어야 한다.

셋째, 건강증진은 의사소통, 교육, 입법, 재정, 조직변화 및 지역사회의 자발적 활동과 같은 다양한 방법론으로 구성된다.

넷째, 건강증진은 자조운동의 원칙을 지지하고 지역사회 주민 스스로가 지역사회의 건강을 관리하는 방법을 찾도록 격려하는 효과적인 대중참여를 목표로 한다.

다섯째, 건강증진은 건강과 사회분야에서의 기본적인 활동이며 보건전문가들은 의료서비스가 아닌 건강증진을 강화하고 가능하게 하는 중요한 역할을 담당하고 있다.

세계보건기구는 1984년 건강증진을 위한 프로그램에 착수하여 Ottawa 1986, 제1차, Adelaide 1988, 제2차, Sundsvall 1991, 제3차, Jakarta 1997, 제4차, Mexico-City 2001, 제5차, Bangkok 2005, 제6차, Nairobi 2009, 제7차에서 개최된 건강증진국제회의에서 행동지침을 세우고 있다.

건강증진의 원칙은 제1차 건강증진국제대회인 캐나다 오타와Ottawa 헌장에서 시작되어 발전되어 오고 있으며, 중요 원칙은 다음과 같다.

① 건강에 좋은 공공정책 수립 ② 지지적인 환경조성 ③ 정보와 대처전략을 포함한 개인의 기술함양 ④ 사회적 지지와 네트워크를 포함한 지역사회 행동강화 ⑤ 치료와 간호로부터 떨어져서 의료서비스를 재인식하고 의료서비스의 접근성을 향상시키는 것이다.

오타와 헌장은 3가지의 과정적 방법론도 포함하고 있는데, 조정mediation, 옹호advocacy, 가능성enablement의 과정은 건강을 증진시킬 수 있는 방법으로 규명되었다.

1988년 호주의 애들레이드Adelaide에서 건전한 공공정책의 수립build healthy public policy에 초점을 맞춘 제2차 건강증진국제회의를 개최하였다. 즉 건강한 공공정책수립이 건강증진의 수단으로서 매우 강조되었고 특정한 우선순위를 갖는 정책이 윤곽을 갖췄다. 그 정책들은 여성보건을 지원하는 정책, 영양정책. 알코올 · 금연정책, 환경과 관련된 정책들이었다WHO, 1988.

1991년 6월 스웨덴의 썬즈볼Sundsvall에서 제3차 건강증진국제회의가 열려 오타와와 애들레이드에서의 합의사항을 재확인함과 동시에 그 실현을 위해 건강을 위한 지지적 환경 구축을 강조하였고, 모든 국가들은 이를 위해 보다 적극적으로 행동할 것을 촉구하였다. 건강과 물리적인 환경간의 필수적인 관계를 조명하였으며 6개 분야에 초점을 맞추었는데, 교육, 식품과 영양, 가정과 이웃, 업무, 운송, 사회적 지지와 돌봄이었다.

1997년 인도네시아 자카르타Jakarta에서 열린 제4차 건강증진국제회의는 건강을 위한 사회 · 경제발전의 중요성을 강조하였다. 즉 건강에 영향을 미치는 결정요인들에 대한 인식 높이기, 건강개발에 필요한 관계 구축과 협력개발 지원하기, 건강증진을 위해 자원동원하기, 실천을 위한 지식 축적하기, 지식을 전달하는 학습하기, 단결하여 행동하기, 건강증진에 대한 대중의 책임과 투명성 높이기 등이다.

2000년에는 멕시코의 멕시코시티Mexico-City에서 제5차 건강증진국제회의가 열렸다. 본 회의에서는 건강을 위한 사회적 책임감의 증진, 건강증진 및 개발을 위한 투자의 증대, 지역사회의 역량과 개인의 능력 향상, 건강증진을 위한 과학적 근거의 강화, 보건조직과 서비스의 재구성 등에 대한 발표 및 토의가 있었다.

2005년 8월 태국의 방콕Bangkok에서 제6차 건강증진국제회의가 개최되었다디지털청년의사, 2005. 동 회의에서 글로벌 시대의 건강증진을 위한 전략으로는 ① 인권에 기초한 건강에 대한 지지, ② 건강 결정요소에 지속적으로 대처하기 위한 정책, 조치, 기간산업에 대한 투자, ③ 정책개발, 리더십, 건강증진 실천, 지식의 전이 및 연구, 그리고 건강에 대한 인식 고양 등을 위한 능력 신장, ④ 위험으로부터 최상의 보호를 보장하고, 모든 사람들에게 건강과 안녕에 대한 동등한 기회를 제공하는 규제와 정책 입안, ⑤ 지속 가능한 활동을 위한 공적기관, 사적기관, 비정부기관NGO 그리고 시민사회와의 파트너십 및 연대 형성을 강조하였다.

그리고 모든 사람들의 건강을 위한 노력으로, ① 건강증진을 전 세계적인 발전 안건의 핵심이 되도록 한다. ② 건강증진을 정부의 각 부처가 책임져야 할 핵심 사안으로 만든다. ③ 건강증진을 지역사회와 시민 사회의 주요 초점으로 삼도록 한다. ④ 건강증진을 훌륭한 기업 활동의 필요조건으로 만들어야 한다는 등의 내용을 천명하였다.

2009년 10월 케냐의 나이로비에서 제7차 건강증진국제회의가 개최되었다. 역대 가장 큰 규모로 개최되었으며 '건강증진과 개발-수행역량 격차해소'라는 슬로건 아래 다섯 주제, 즉 지역사회 권능부여, 건강지식 및 건강행동, 보건시스템 강화, 파트너십 및 부분간 활동, 건강증진 역량 구축 등의 논의와 토의가 있었다고성진 등, 2010.

건강증진을 요약하자면 건강증진은 개인 · 가족 · 지역사회가 보다 나은 건강수준을 영위할 수 있도록 불건강과 질병을 예방하고 더 나은 생활양식을 교육하고, 건강에 영향을 미치는 광범위한 사회적, 환경적 요인을 지원하는 것으로 볼 수 있다. 따라서 건강증진 활동에는 질병의 치료활동 및 예방관리활동1차, 2차, 3차뿐만 아니라 건강과 관련된 모든 행위를 긍정적으로 변화시키기 위한 건강교육 및 조직적, 정책적, 환경적 지원이 포함된다.

3. 건강증진의 특성과 효과

건강증진의 특성을 보면 건강증진은 질병이나 특정건강문제 중심이 아니며, 질병예방이 회피성 행위인 데 반해 건강증진은 접근성 행위라는 점, 질병예방이나 건강보호가 건강과 안녕에 대한 병리적 발생을 위축시키는 것에 비해 건강증진은 건강에 대한 긍정적 잠재성을 확대하는 특징을 가지고 있다. 한 마디로 건강증진은 질병의 확대를 회피하는 소극적 행위라기보다는 건강을 지향하는 긍정적이고 역동적인 과정이라고 할 수 있다.

건강증진사업의 효과성은 매우 다양하다. 그러나 건강증진사업의 성공은 사업을 실행하기 이전단계인 기획에 달려 있다. 주로 기획과정을 통하여 잘 계획된 사업이 가장 성공적이 될 수 있다Mckenzie & Smeltzer, 1997. 실제로 건강증진활동이 어떤 특정 환경에서 실시될 경우에는 특정 환경에 속해 있는 개인이나 집단을 대상으로 그 개인이나 집단의 특성에 따라 적절한 목표와 목적을 달성할 수 있도록 시행되어야 한다. 예를 들면, 건강증진의 중요한 장은 학교, 직장, 보건의료조직, 그리고 지역사회조직이라 할 수 있다.

이러한 장소는 물리적인 특성뿐만 아니라 참여형태도 각자 다르다. 학교와 직장에서는 건강증진 프로그램 대상자는 어느 정도 강제적 참여의 형태를 취하는 편이나 보건의료조직이나 지역사회에서는 자발적 관심이나 참여를 중요시한다. 물론 대상자들의 건강문제와 건강요구도 다르다.

건강증진의 주요 활동영역인 학교, 직장, 병원 등에 대한 일차적인 미션과 대상자들에 대한 비교를 요약하면 다음과 같다.

표 3-20 보건의료관계 인력의 일차적 미션과 대상자

장소	일차적인 미션(mission)	대상자
• 학교	• 교육	• 어린이, 청소년
• 사업장	• 수익성 있는 제품생산과 서비스 제공	• 제품 및 서비스 소비자
• 병원	• 질병과 장애 치료	• 환자
• 지역사회	• 상병과 장애 예방, 발견 및 관리	• 환자
• 보건담당 부처	• 만성 및 감염성질환 예방 및 관리	• 국민
• 보건관련기관	• 질환 예방 및 관리	• 국민

4. 지역사회 주민참여를 통한 건강증진

어떤 공동체이건 공동체의 고유한 이해가 걸린 사안은 해당 공동체 구성원의 자발적 참여와 동원을 통해 해결해 왔다. 이는 사람들이 왜 모여서 공동체와 사회를 구성하고 살아가게 되었는지에 대해 생각해 보면 쉽게 짐작할 수 있다. 국가복지가 주된 흐름으로 자리 잡은 유럽의 경우, 교육과 주택, 보건 분야에서 이런 현상은 더욱 두드러진다.

보건의료분야에서 보건문제의 해결은 주민의 자발적 참여를 주요 수단으로 해야 하며 보건의료시스템 구축의 바탕에 주민참여의 원칙이 자리 잡고 있어야 한다는 점에 대한 국제적 합의는 1937년 반둥회의Bandung Conference로까지 거슬러 올라간다. 이는 보건 분야에 대한 1978년 알마아타 선언을 통해서 재확인된다. 이 선언에서 지역사회주민참여는 "개인과 가족이 지역사회에서 자신의 건강과 복지에 책임을 지며 더 나아가 자신과 지역사회의 발전을 위해 공헌하는 능력을 개발하는 과정"the Declaration of Alma-Ata으로 정의하고 이를 1차보건의료 접근방법의 핵심적 요소로 정의하였다. 국민의 건강을 위해 지역사회차원에서 활발한 주민참여의 필요성이 전 세계적으로 천명된 것이다.

이러한 주민참여는 1차보건의료에 근거한 지역보건의료체계의 구축을 제안한 1986년 하라레 회의Harare Conference에서 더욱 강조되었고, 같은 해 오타와에서 열린 제1차 건강증진세계대회에서도 건강증진의 접근원칙으로 지역사회활동을 강조하였다. 물론 여기에는 다양한 비판도 제기되었다. 근대사회는 도시화 · 산업화 과정에서 이러한 자발적 참여를 강제할 수 있는 공동체가 약화되고 붕괴된 실정이기 때문이다. 그러나 오늘날 지역사회 주민참여는 공중보건사업의 가장 기초적인 원칙이자 사업의 실현가능성을 타진하는 핵심요소가 되었다.

지역사회 건강증진에 주민참여가 필요한 이유는 분명하다. 특정 지역의 모든 문제 해결을 위한 충분할 만큼의 수단을 정부는 가지고 있지 못하다. 그러나 지역사회 내에서는 지역주민이 필요로 하는 기초적인 보건요구basic health needs를 충족하고 지역사회발전을 포함한 그들의 꿈이 실현되는 데 필수적인 추가자원을 스스로 보유하고 있는 경우가 가끔 존재한다Minkler & Wallerstein, 2003. 아무리 빈곤한 지역이라도 지역사회 고유의 전통과 역사, 정체성, 그리고 유 · 무형의 자원과 역량을 가지고 있는데Minkler, 2005, 이것이 지역사회보건사업의 동력이 될 수 있다. 또한 지역주민은 그들을 둘러싸고 있는 문제에 대한 지식과 지혜의 더할 나위 없는 원천이다. 이것을 확보할 수 있다면 보다 나은 의사결정을 내릴 수 있다. 아울러 함께 일하고 무엇인가를 함께 성취하는 과정을 통해 공동체 정신이 만들어지며 이를 통해 지역공동체를 형성할 수 있다.

공동체는 무한한 가능성을 가진다. 공동체가 살아 있어야 건강하다Labonte, 1993. 사회자본에 대한 강조 중 상당부분은 건전한 지역공동체와 일맥상통하고 있다Sampson, 1991. 그리고 법에 따라 지역주민참여를 의무화하고 있는 경우가 있으며 이러한 추세는 점차 강화되어 갈 것이다.

우리나라 지역보건법에서도 지역주민의 참여를 강조하고 있다. 자신들의 삶에 영향을 미치는 의사결정에 참여하는 것은 주민의 권리로서 지역주민참여는 이를 실현하는 수단이다. 사회 구석구석이 민주화되고 있는 추세에 부합하는 중요한 요소이다. 신뢰는 매우 중요한 사회 자본으로서 다양한 편익을 낳으며 참여는 지역사회주민의 신뢰와 역량, 협동의 기술과 능력을 구축한다. 이를 통해 지역주민들은 개인뿐만 아니라 지역사회전체의 차원에서 도전을 극복할 힘을 길러준다. 오늘날 지역사회역량의 구축community capacity building은 지역사회기반 보건사업의 핵심 요소이며, 이를 촉진하기 위한 다양한 실천적 전략들이 제시되고 있다.

우리나라도 이러한 지역사회역량기반 보건사업의 가능성이 경험적으로 증명된 바 있다. 지역의 주민들과 긴밀한 관계를 맺고 일하면 전문가들이 그들이 서비스를 제공하는 지역사회에 대해 더 나은 통찰력을 확보할 수 있고 이를 통해 보다 효과적으로 일하고 더 나은 결과를 도출할 수 있게 된다.

건강증진사업에서 주민참여는 다음과 같은 다양한 이점을 제공한다.

(3) 적용범위의 확대

• 개발의 잠재적 수혜자가 늘어나고 서비스에 대한 대중적 지지가 증가한다.

(4) 효과 증대

① 주민에게 필요한 것은 무엇인가를 판단하게 한다.

② 보건사업 서비스의 이용을 제고시킨다.

③ 책임의식을 제고시킨다.

(5) 형평성의 제고

① 지역사회주민은 사업에 참여함으로써 권한을 공유하고 단결한다.
② 치료가 가장 필요하거나 위중한 사람들을 파악할 수 있다.
③ 필요한 자원에 접근할 수 없거나 서비스를 받지 못하는 사람들이 건강권을 추구할 수 있다.

(6) 자립 기반 구축

① 참여를 통해 자각과 자신감을 고양한다.
② 자신의 문제에 대한 긍정적 해결책을 모색한다.
③ 자신의 삶에 영향을 미치는 문제를 다룰 수 있다는 확신을 가지게 한다.
④ 사업을 계획하고 실행하는 방법을 배운다.
⑤ 전국적 수준의 참여를 할 수 있도록 준비하게 된다.

지역사회 주민참여의 조건은 다음과 같다.

(7) 기여로서의 참여

① 미리 만들어진 계획에 자발적 또는 다양한 방식으로 기여한다.
② 보건사업 성공의 기반이 된다.
③ 물질적인 참여와 자발적 노동자원봉사이 증가한다.

(8) 조직으로서의 참여

① 개발행위에서 적절한 조직구조를 갖춘다.
② 지역사회 주민의 이해관계가 높아지는 과정이다.
③ 지역사회 주민의 권한이 향상된다.

(9) 역량강화로서의 참여

① 사람들을 보다 효과적으로 관리할 수 있도록 만드는 기술과 능력이다.
② 개발문제에 대한 발언권을 가진다.

③ 개발에 잠재적으로 기여할 수 있는 기구나 집단과 협상을 한다.

건강증진을 위한 주민참여의 원칙은 다음과 같다.

(1) 결과보다는 과정을 중시한다.

① 특정한 보건문제에 대한 즉각적이고 양적인 영향에 중점을 두지 말고 참여과정 자체에 관심을 집중한다.

② 융통성이 있어야 하고 새로운 실험이 허용되어야 한다.

(2) 교육과 활동의 균형을 유지한다.

적절한 기반조성을 위해서는 지역주민을 자각시키기 위한 과정과 보건의료활동 간에 적절한 균형이 추구되어야 한다.

(3) 지역에 근거지를 만든다.

지역의 근거지는 향후 보건사업 개발의 확실한 기반이 되며 외부기관에 대한 의존을 최소화할 수 있다.

주민참여를 유도하기 위한 실천사항은 다음과 같다.

① 주민의 능력을 믿고 전통적인 건강신념과 실천을 존중하라.

② 전문가의 전문적 기술이 주민들을 위해서 사용될 수 있도록 하고 보건문제에 관한 토론에서 중요한 역할을 담당하라.

③ 주민들이 직접 실시한 지역사회 진단에 보건사업의 기반을 두어라.

④ 결과와 결론은 함께 토의하라.

⑤ 주민들이 이해하고 관리할 수 있는 사업만 소개하는 형태로 주민들이 자신의 보건의료서비스에 대한 통제를 유지하도록 하라.

⑥ 보건사업을 민주적으로 운영하라.

지역사회 파트너십은 주민참여를 위해 다음과 같은 조직들을 동원한다.

① 마을 위원회

- 필요한 조직적 기반 형성

• 지역의 요구정리, 자원의 동원, 사업의 실행과 평가

② 지역사회보건요원

• 마을 건강원으로 우리나라에서도 시도된 바 있다.

③ 보건의료 캠페인

• 쟁점의 형성과 주민 관심의 환기 → 장래 참여보장

④ 지역모임과 토론

• 사회자본이론을 널리 알리는데 중요한 역할을 한 미국의 사회학자 콜맨은 사회자본의 육성에 있어 학습조직의 중요성을 강조했다.

보건 분야에서 질병을 관리하고 건강을 보호, 증진하는 활동에 지역사회 주민의 적극적 참여가 필요하다는 '발상'은 오랜 전통으로 자리 잡아 왔다Lantz et al., 2006. 세계보건기구는 창설 이래 세계 각지에서 수행한 활동을 지역사회 주민의 참여를 지원하고 조장하여 왔다. 이를 종합하여 1978년의 '인류 모두의 건강을 위한 1차보건의료'는 세계적 차원에서 건강형평성의 중요성을 인식하고 그 달성전략을 제시한 것으로 볼 수 있는데, 그 개념과 접근방법은 주민의 자발적 참여를 핵심적 수단이자 목표로 설정하고 있다.

이 세계대회를 준비하기 위한 보고서에서 각 나라들의 사례는 주민이 중심이 되어 보건의료문제를 해결하기 위한 대안적 접근방법들이었다. 이 보고서의 발간을 주도한 뉴웰Newell은 검토대상이 되었던 각 나라들에서 시도되고 있는 방법들을 통칭하여 "사람에 의한 보건Health by People"이라고 불렀다. 또, 세계보건기구 유럽지부가 주도한 1986년 제1차 건강증진 세계대회에서도 건강증진을 위한 주요 활동영역에 지역사회 활동의 강화를 포함시켰으며 지역사회 주민참여는 세계보건기구가 지원하고 권고하는 활동의 핵심적 원리 가운데 하나로 강조되어 왔다.

그러나 이러한 원칙과 목표의 적극적인 천명은 일종의 수사에 불과하다는 비판도 지속적으로 제기되어 왔다. 정작 건강문제 해결에 효과적으로 주민참여를 실현할 수 있는 방법론은 적절하게 개발되지 못하였고 아울러 주민참여를 통해 주민의 건강이 증진되었는가에 대한 보건학적 증거는 빈약하다는 점에서 이러한 비판은 설득력을 얻기도 하였다. 그럼에도 불구하고 1990년대 이후 지역사회 주민참여를 통한 보건사업의 결과가 계량적으로 측정되면서 이러한 비판은 많이 줄어들었다.

건강의 불평등health inequality은 '건강을 형성하는 조건의 격차health disparities'에서 기인한다. 따라서 건강불평등을 해결하기 위해서는 이들 조건의 격차를 해결하지 않으면 안 된다. 지역사회는 이러한 건강의 불평등이 형성되는 장소인 동시에 역으로 이를 해결할 수 있는 터전으로서의 의미를 함께 가지고 있다.

따라서 외부 연구자가 지역사회 주민과 함께 공동체의 건강문제를 발굴하고 이를 함께 해결하는 지역사회기반 주민참여CBPR; community-based participatory research 모형은 이러한 점에서 널리 확산되었고, 지역사회의 조직화와 역량 증진에 많은 기여를 하게 된다. 그리고 우리나라에서도 이러한 방법론이 2000년 중반부터 점차 시도되었다.

5. 지역사회의 특성

지역사회라는 용어는 일상적으로 사용되고 있지만 이를 한 마디로 정의하기는 어렵다. 학문적 영역에 따라 이 용어를 다양한 방식으로 사용하고 있고 지역사회를 정의하는 목적이나 지역사회를 파악하는 관점에 따라 무수한 지역사회에 대한 정의가 존재해 온 것도 사실이다. 1955년까지 지역사회와 관련된 연구에서 사용된 정의를 살펴본 연구에 따르면 백여 종류의 정의가 혼재하고 있었다고 한다.

이처럼 그 정의가 모호하고 용례가 다양함에도 불구하고 지역사회는 몇 가지 공통된 특성을 포함하고 있다. 그 중에 하나는 지역사회란 다른 지역과는 구별되는 특수성과 분리성을 나타내는 물리적 구조로서 지리적 경계에 따른 일정한 영역을 가지고 있다는 점이다. 또 다른 하나는 지역사회는 저마다 고유한 사회문화적인 동질성, 합의성, 자조성 등을 가지기 때문에 이 영역 안에 거주하는 주민들의 다양한 개인 및 집단행위를 규율하고 상호작용을 매개한다는 것이다.

이 두 요소를 모두 포함시켜 지역사회를 정의할 경우에 사회과학적 의미에서가 아니라 일반적으로 사용되는 인터넷 동호회나 가상 커뮤니티virtual community와 같은 지역사회는 배제된다. 그러나 일반적으로 지역사회 조직화는 일정 경계 안에 거주하면서 지역 공동체에 대한 소속감과 연대의식을 가지고 사회적 상호작용을 하는 주민을 대상으로 하거나 이를 강화하는 것을 목표로 한다는 점에서 여기에서는 이 두 가지 속성을 중심으로 지역사회를 정의하고자 한다.

이 정의는 지역사회란 주민들이 단순히 일정한 지역에 함께 거주하는 것 이상의 의미를 가지며 일정 지리적 공간에 거주하는 주민들이 상호관계를 맺고 서로의 생활과 행동에 영향을 미친다는 점에 주목하고 있다. 사람들이 지리적으로 근접하여 생활하게 되면 삶의 욕구를 만족시키기 위한 사회구조와 사회적 기능을 발전시키게 된다. 이러한 지역사회의 기능으로는 생산과 분배뿐만 아니라 소비, 사회화, 사회통제와 통합, 상부상조 등 광범위한 영역에 걸쳐 있다. 아울러 이러한 활동이 시간적으로 누적되면서 규범과 문화가 생겨나게 되고, 이는 개인의 행동에 영향을 미치게 된다.

지역사회 활동을 강조해온 세계보건기구 역시 위에서 언급한 두 가지 요소를 핵심 구성요소로 하여 지역사회를 다음과 같이 정의하고 있다.

지역사회는 일정한 지리적 영역에서 생활하는 사람들의 집단으로서, 이들은 공통의 문화와 가치 및 규범을 공유하고 있으며 지역사회에는 일정기간에 걸쳐 발전되어 온 사회적 관계와 조직 등 사회구조가 존재한다. 지역사회 구성원들이 공유한 신념과 가치 및 규범은 개인의 정체성과 과거로부터 형성되어 온 사회적 정체성의 형성에 영향을 미치며, 이는 지역사회의 변화에 따라 서서히 변화해 간다. 이들은 한 집단으로서의 정체성을 자각하고 있으며, 공통의 필요와 이를 충족시키고자 하는 욕구를 가지고 있다. 많은 사회에서 특히, 선진국의 경우에 사회구성원들은 단일하고 고유한 하나의 지역사회에 속한다기보다는 지리적 영역, 직업, 사회적 관심, 레저 활동 등에 근거한 다양한 커뮤니티에 소속되어 있다.

지역사회를 두 가지 접근법에 따라 구분하기도 한다. 하나는 공간이고 또 하나는 관심에 근거한 접근법이다. 예를 들면, 농촌과 어촌, 그리고 도시의 전통적인 공동체는 지극히 제한된 공간 내에서 밀접한 관계성을 갖고 있다. 이는 관심에 근거한 관계성을 넘어 피할 수 없는 운명공동체적 양상마저 띠고 있는데, 이는 공간을 근거로 하는 커뮤니티의 전형이라고 할 수 있다. 한편 인터넷 상에는 공간으로부터 해방된 다양한 커뮤니티가 존재하고 있다. 이들은 관심에 근거한 커뮤니티의 전형이라고 할 수 있다. 이 두 가지를 각각 '로컬 커뮤니티'와 '테마형 커뮤니티'라고 부른다.

로컬 커뮤니티는 시대별로 볼 때 전통적인 동심원적 생활구조를 가지는 농촌사회에서 흔히 발견할 수 있는 자생적인 지역사회 즉, 농촌마을의 공동체, 포괄적인 지역집단, 세

대단위형 등이다. 이후 산업화 도시화에 따라 운명공동체적인 관계성을 선호하지 않는 도시생활자의 다수는 지리적 공간에서 해방된 테마형 커뮤니티를 개별적으로 성립시켜 종래의 로컬 커뮤니티와 거리를 두는 경향이 있다. 이러한 커뮤니티는 다심원적인 생활 구조를 가지며 그 발생에 있어 형성적으로 참가형, 선택적 관계성, 개인단위형을 보이고 있다.

위에 제시한 세계보건기구의 지역사회 정의에서 '선진국의 경우 사회구성원들은 지리적 영역뿐만 아니라 직업, 사회적 관심, 레저 활동 등에 근거한 다양한 커뮤니티'에 속한다고 설명한 부분은 테마형 커뮤니티에 가깝다고 할 수 있다. 이를 포괄하기 위해 세계보건기구는 생활 터setting라는 개념을 창안하고 이를 건강에 유리하게 조성하기 위한 다양한 활동의 필요성을 주창하였다. 이러한 생활 터 접근법의 중심에 지역사회 조직화 community organizing가 놓여 있다고 할 수 있다.

6. 지역사회의 기능

지역사회는 다양한 기능을 가지고 있으며, 이로 인해 개인과 집단의 생활에 다각적인 영향을 미치게 된다. 건강에 영향을 미치는 요인은 매우 다양하고 어찌 보면 우리의 삶을 구성하는 모든 요소가 건강에 직 · 간접적으로 영향을 미치고 있다. 지역사회는 주민의 삶이 이루어지는 공간으로서 건강의 배지media 역할을 담당하고 있다고 해도 과언은 아니다. 이로 인해 '장소와 그 안에 깃들여 있는 모든 피조물'로 정의될 수 있는 공동체로서의 지역사회가 건강의 최소단위이며 이런 의미에서 고립된 개인을 건강의 단위로 언급하는 것은 용어상 모순이라는 주장을 펼친 이도 있다. 나아가 "지역사회 보건시스템은 지역사회 그 자체"라고 이해되기도 한다.

국지적 환경이 인간의 건강에 미친다는 사실은 문헌상 기록으로만 보아도 약 2500년 동안 지속되어 왔다. 이러한 주장이 큰 인기를 누렸던 것은 유럽과 북미에서 공중보건운동이 번성했던 19세기 중엽에 이르러서다. 이 당시에는 지역사회가 가지는 물리적 환경과 주민의 건강이 밀접한 관련성을 가지기 때문에 지역사회의 물리적 환경을 건강에 이롭게 조성해야 한다는 취지의 위생개혁운동이 전 유럽을 지배했다.

그러나 감염성 질환으로부터 만성질환으로 질병의 역학적 이행이 이루어짐에 따라 이러한 주장은 그 빛을 잃었다. 그 대신 흡연, 음주, 영양, 운동 등 개인적 행태가 건강의 결정요인으로 각광을 받게 되었다. 그러나 최근 들어 역학, 지리학, 심리학, 사회학 등에서 지역사회의 물리적, 사회적 환경이 건강에 미치는 효과에 대한 관심이 새롭게 일고 있다. 지역사회와 건강 간의 관련성이 새롭게 주목받기 시작한 것은 지난 150년 동안 수많은 연구를 통해 입증되어 온 사망률과 질병이환율, 건강행태 등에 있어서 소규모 지역 간 변이가 존재한다는 사실에 근거를 두고 있다. 특히 서로 이웃하는 거주민의 건강수준이 서로 밀접한 관련성을 가진다는 연구결과들이 있으며, 지역사회의 다음과 같은 측면이 그 안에 거주하는 주민의 건강에 영향을 미친다고 보고하고 있다.

- 지역에 거주하는 모든 주민들이 공유하는 공기와 수질 등 환경의 물리적 특성
- 좋은 주거환경, 안전하고 유해물질이 없는 직장, 어린이들에게 안전한 놀이 공간 등 건강한 환경의 공유
- 일상생활에서 주민을 지지하기 위해서 제공되는 교육, 교통, 거리의 청결성과 조명, 경찰 등의 서비스
- 지역의 정치적, 경제적, 인종적, 종교적 역사와 지역사회의 통합정도 등의 사회문화적 특성
- 지역이 해당지역 거주민, 기획가와 투자자에게 어떻게 인지되고 있는지의 지역평판

표 3-21 건강과 사회적 환경요인

건강에 불리한 사회적 환경요인	건강에 긍정적인 사회적 환경요인
• **조직의 와해**(disorganization) 주거지역에서의 범죄와 폭력, 시설의 관리 소홀(incivilities)과 방치된 건물(broken windows) • **사회적 고립과 격리** 지역사회 제도와 기관의 쇠락, 비공식적인 사회적 통제 감소 • **행동 감염원**(behavioral contagions) 위험행동의 사회적 학습, 부정적 역할 모델	• **집합적 사회화** 성인의 역할모델, 비공식적인 사회적 통제, 집단효능감(collective efficacy) • **사회자본** 지역사회 정체성(sense of community), 근린공간의 응집성(neighborhood cohesion), 지역사회 역량(community capacity)

7. 지역사회조직화

지역사회조직화community organizing란 지역사회주민 개인을 대상으로 하는 사업이나 집단을 대상으로 하는 사업과는 달리 지역주민의 복지와 건강을 위해 지역사회를 구성하고 있는 개인, 집단, 이웃의 사회적 복리를 원하는 방향으로 향상시키기 위해서 벌이는 '지역사회수준'에서의 활동을 말한다. 지역사회조직화는 1920년대에 미국에서 사회사업의 한 방법으로서 도입되기 시작한 이래로 다양한 정의가 내려져 왔다.

이 중에서 가장 전형적인 지역사회조직화의 정의는 네 가지의 주요한 사상적 기반에 따라 달리 정의된다.

① 협동, 협력, 통합의 사상
② 지역사회주민의 욕구와 이를 해결하기 위한 자원 사이의 격차를 해소함으로써 주민의 욕구충족을 도모하려는 사상
③ 지역사회에서 이루어지는 주민의 복리를 위한 다양한 사업들 간의 관계에 관심을 가진다는 사상
④ 지역사회조직화는 그 철학적 개념에 있어서 민주적 과정과 아울러서 전문기관 간에 실무적인 관계를 제공한다는 사상

이러한 사상들을 대표하는 몇 가지 정의를 살펴보면 지역사회조직화가 가지는 의미가 보다 더 선명히 드러난다.

첫 번째 사상적 기조에 입각한 정의로는 로스Ross의 정의를 들 수 있는데, 그는 지역사회조직화란 달성하고자 하는 목표나 욕구에 우선순위를 부여한 후 목표의 달성에 필요한 자원을 찾아내고 활동을 실행함으로써, 지역사회 안에 협동적인 태도와 실천력을 증대시키는 과정을 의미한다고 정의하였다.

1939년 미국의 사회사업협회에 제출된 레인위원회 보고서는 두 번째 사상을 담고 있는 대표적인 정의이다. 이 보고서는 지역사회조직화의 일반적 목표로서 "지역사회의 자원과 지역사회주민의 욕구 사이에 적절한 균형을 확보하는 것"을 꼽고 이를 달성하기 위해 지역사회 주민의 욕구를 찾아내어 명확히 정의하고 가능하다면 사회적인 욕구나 결함을 해결하고 예방하는 한편, 발견된 욕구를 보다 잘 충족시키기 위해 자원을 지속적으로 재조정하는 과정으로 지역사회조직화를 정의하였다.

지역사회조직화는 지역사회에서 이루어지는 주민의 복지를 위한 사업들 간의 관계를 다루는 과정으로서, 이러한 사업의 주체가 되는 기관들 사이의 관계, 기관과 지역사회의 관계는 지역주민의 복지를 위한 사업의 핵심이라고 정의되기도 하는데, 이러한 정의는 세 번째 사상을 담고 있는 정의다.

마지막으로 린드만Lindeman은 지역사회주민들이 가지고 있는 두 가지 욕구 즉, 자신들의 문제가 민주적 절차를 통해 해결되기를 바라는 염원과 전문기관으로부터 최고의 서비스를 받고자 하는 바람을 연결시켜 주는 의식적인 노력으로 지역사회조직화를 정의하고 있다.

지역사회조직화의 목적과 목표는 크게 과업중심적 목표, 과정중심적 목표, 관계중심적 목표로 나눠볼 수 있다.

과업중심의 목표란 지역사회주민의 특정한 욕구나 문제를 해결하기 위해 시행되는 구체적인 과업의 완수에 역점을 두는 것이다. 주민의 욕구와 자원간의 균형을 확보함으로써 지역사회의 광범위한 욕구충족을 도모하는 것을 지역사회조직화의 목표로 삼는다. 지역사회조직화의 목표를 크게 과업중심적 목표와 과정중심적 목표, 두 가지로 대별한 로스만Rothman은 지역사회의 기능과 관련된 문제의 해결에 관심을 두고 직접적인 서비스의 제공이나 새로운 서비스의 개발을 추구하거나 관련된 사회적 입법을 통과시키는 것 등을 과업중심적 목표의 예로 들었다.

다음으로 과정중심적 목표란 지역사회조직화의 목표를 문제해결 그 자체에 두기보다는 이를 해결해 가는 과정에서 주민들이 스스로 문제를 해결하는 능력의 고양에 두는 것을 말한다. 즉, 지역주민들의 참여, 자조, 협동능력을 개발하고 강화하여 발견된 문제들에 보다 효과적으로 대처할 수 있는 역량의 제고에 목적을 둔다.

로스만은 이러한 과정중심적 목표를 다음과 같이 구체화하고 있다.

① 지역사회에 있는 여러 집단 간의 협동적 관계를 수립한다.
② 지역사회문제를 해결하기 위해 자치구조를 개발한다.
③ 지역사회의 문제를 해결하는데 필요한 권력기반을 향상시킨다.
④ 지역사회주민들이 지역사회의 사안에 대해서 관심을 가지고 참여하도록 자극한다.
⑤ 지역사회의 공동사업에 협력적인 태도를 함양하고 협력하여 일하도록 자극한다.

⑥ 지역사회의 토착화된 지도력을 증대시킨다.

관계중심적 목표는 지역사회주민들 사이의 사회적 관계의 변화를 시도하는 것을 목적으로 한다. 관계의 변화에서 중시하는 것은 지역사회에서 주민의 삶의 질과 관련된 자원의 배분을 둘러싼 의사결정에 있어서 변화를 도모하는 것이다. 이는 다음에 살펴볼 지역사회조직화의 유형 중 알린스키Alinsky 모형이 대표적이다.

지역사회는 저마다의 특성을 가지고 있으며 지역사회조직화는 지역사회의 고유한 특성을 고려하여 지역사회주민의 힘과 지역사회의 자원을 기반으로 추진되는 것이므로 지역사회마다 제각기 다른 조직화의 과정이 진행될 수 있다. 그러나 지역사회를 사회개발이나 건강의 증진을 위한 중요한 도구로 보고 건강한 지역사회를 구축하기 위해 전개되어 온 노력들을 몇 가지 기준에 따라 유형화해 볼 수 있는데, 건강증진을 위해 지역사회조직화를 위한 노력을 시작하려는 사람들에게 이러한 유형을 알아보는 것은 도움을 줄 수 있을 것이다.

앞서 살펴본 지역사회조직화의 정의에 따른 활동은 흔히 지역개발, 사회기획, 사회행동 등 세 가지 모형으로 유형화할 수 있다. 이러한 모형은 지역사회조직화의 목표, 지역사회의 구조와 문제 상황에 대한 전제 등에 있어서 차이가 있고 이에 따라 지역사회의 변화를 위한 기본 전략이나 변화를 위한 전술과 기법, 지역사회조직가의 역할에 대한 관점 등에 있어서도 차이를 보이고 있다.

표 3-22 지역사회조직화 모델

구분점	지역개발 모델	사회기획 모델	사회행동 모델
지역사회관/ 지역사회의 문제	산업화, 도시화에 기인한 주민의 능력과 기술상실	문제의 온상	주민이 권력으로부터 소외
목표	과정중심 역량강화	과업중심 문제해결	과업/과정 권력 재분배
모토	함께 모여 토의하자!	진상을 파악해서 합리적 조치를 강구하자!	억압자를 분쇄하기 위해 단결하자!
조직가의 역할	조력자/격려자	전문적 기술 사실의 규명 관계수립(민/관)	옹호자/행동가

8. 지역사회개발

지역개발은 가장 흔한 지역사회조직화의 유형으로서, 그 공과를 논외로 한다면 1970년대부터 추진되어 온 '새마을운동'이 우리에게는 비교적 친숙한 지역사회개발사업의 전형이라고 할 수 있다. 이 유형은 지역공동체로부터 우러난 광범위한 자발적 참여를 통하여 지역사회의 변화를 추구하는 것이다. 즉, 지역사회주민의 적극적인 참여와 주민의 주도권에 기초하여 전 지역사회의 경제적 · 사회적 조건을 향상시키기 위한 과정을 통한 지역사회조직화를 의미한다.

그 목표는 민주적인 절차, 자발적인 협동, 토착 지도자의 개발, 교육 등으로, 앞서 살펴 본 지역사회조직화의 목적/목표 중에서 과정중심적 목표를 강조한다. 예를 들면 성인교육분야에서는 시민교육을 통한 주민의 역량강화를 주요 목적으로 설정하고 있으며, 집단역학을 활용하는 전문분야들도 개인이나 지역사회의 성장이라는 견지에서 내용적 목표보다는 방법론적 목표를 더 중시한다.

지역사회개발 모델이 바라보는 지역사회의 구조와 문제 상황에 대한 전제는 산업화와 도시화로 인한 지역주민의 능력과 기술상실에 초점을 맞추고 있다. 산업화 · 도시화 과정에서 지역주민들은 유익한 인간관계를 맺고 그들이 안고 있는 문제를 해결할 수 있는 능력과 기술을 상실했을 뿐만 아니라, 주민들이 서로 고립되어 아노미anomie나 소외를 경험하고 있다고 본다. 또한 지역사회 안에는 불합리한 전통들이 온존되어 있으며 소수의 전통적인 지도자들에 의해 지배되고 있어 민주주의의 철학과 절차가 무시되고 있다는 점을 지적한다.

이러한 지역사회의 구조를 변화시키기 위한 지역사회개발 모델이 설정한 기본전략은 "함께 모여 토의하자"로 요약된다. 광범위한 주민들이 참여해서 자신의 욕구를 결정하고 스스로 자신의 문제를 해결하고자 하는 것이다. 이에 따라 중요한 전술로서 지역사회 주민 개인들과 집단들 간의 커뮤니케이션과 토의가 강조된다. 이 과정에 지역사회 조직가는 조력자나 격려자로 참여한다.

조력자의 역할이란 문제를 쉽게 해결할 수 있도록 돕는 역할로서 주민들이 불만을 털어 놓고, 조직화하게 하며, 좋은 상호관계를 형성하도록 함으로써 공동의 목표를 협동적으로 수행할 수 있도록 하는 것이다. 또, 격려자란 주민들의 주도성을 향상시키고 책임감을 가지게 하며, 지식의 적용능력을 기르고 민주적 역량을 가지게 하는 것이다. 조직가는 대개 과업을 해결하기 위한 소규모 집단을 조직하고 이 집단이 협력적으로 문제를 발견하고 해결하는 과정을 계도한다.

사회기획 모델은 기획의 주체가 누가 되었던 간에 지역사회에 존재하는 문제와 이러한 문제를 합리적 기획을 통해 해결해 가는 것을 강조한다. 계획을 수립하고 이를 시행하는 주체가 주민이 중심이지만 계획된 변화를 위해서는 거대한 관료집단을 움직일 수 있는 능력을 포함하여 고도의 기술을 행사할 수 있는 전문가가 필요하다고 본다. 이 모델은 과업의 완수와 주요한 사회문제의 해결 등 앞서 살펴본 지역사회조직화의 목적/목표 중에서 과업중심적 목표를 강조한다.

사회기획 모델에서는 지역사회가 수많은 문제를 안고 있다고 본다. 이러한 문제들은 지역사회의 부채가 늘어나고 슬럼은 확장되면서 주민들은 주택난으로 고통 받고 있으며 경제적 부조를 받아야 할 인구는 늘고 있다는 점이다. 예컨대 학교는 재정 및 인적 자원이 부족하고, 비행과 범죄가 증가일로에 있으며 노인문제, 산업적 개발의 필요성, 재정 지원 기관과 단체들 간의 갈등, 교통 혼잡 등이 현대 지역사회를 고통스럽게 하고 있다고 본다.

이러한 상황에 대한 변화를 도모하기 위한 사회기획 모델이 채택하는 기본전략은 "진상을 파악해서 합리적인 조치를 강구하자."로 요약된다. 이에 따른 전술로는 문제와 관련된 사실을 발견하고 분석하는 기술이 중시되며, 전문가가 분석한 상황에 따라 갈등전략이나 합의 전술이 모두 사용될 수 있다고 본다. 사회기획 모델이 강조하는 지역사회 조직가의 역할은 사실의 발견과 여러 관료조직이나 다양한 분야의 전문가와의 관계수립과 같은 기술적이고 전문가적인 역할이 강조된다.

마지막으로 사회행동 모델은 빈곤층 등 취약집단을 조직화하여 사회정의와 민주주의에 입각해서 보다 많은 자원을 확보하고 처우의 개선을 요구하는 직접행동에 나서게 하는 것을 말한다. 사회행동 모델은 과업이나 과정 어느 쪽으로도 그 목표를 설정할 수 있다. 인권운동조직, 복지권 확보를 위한 운동조직, 노동조합과 같은 사회운동 단체들은 자신의 권익을 신장시키기 위해 특정 입법이나 복지혜택을 추구하기도 하고 공공기관의 정책을 변화시키는 것을 과업으로 설정하여 이를 실천하기 위한 활동을 조직하기도 한다.

동시에 사회행동 단체들은 그들이 대표하는 집단 성원의 정치적 영향력 확대를 위한 과정중심적 목표에 관심을 기울이는 경우도 많다.

이 유형의 지역사회조직화 모델은 지역사회가 혜택과 권한의 분배에 따른 계층을 유지하고 있다고 본다. 이로 인해 대부분의 주민은 정부나 대기업 등 기존체제의 억압자에 의해 박탈당하고 무시당하고 고통을 받고 있다고 전제한다. 이를 해결하기 위한 사회행동 모형의 기본 전략은 "우리의 억압자를 분쇄하기 위해 단결하자."로 요약된다. 즉, 불리한 처지의 주민들이 합법적인 적을 찾아내고 집단행동을 조직하여 이들에게 압력을 가하는 것이다. 따라서 다양한 갈등전술이 사용되며 정면대결, 직접적 실력행사, 시위, 불매운동, 피케팅 등의 전술이 다양하게 사용된다. 그러나 법의 테두리를 벗어나는 행동은 극심한 탄압을 초래하고 사회행동의 궤멸을 가져올 수 있기 때문에 합법적 테두리 안에서 전술이 구사되어야 함을 강조한다.

사회행동 모델이 중시하는 지역사회 조직가의 역할은 옹호자와 행동가이다. 옹호자는 사회적인 갈등 상황에서 전문가로서의 역량을 억압받는 사람의 이익을 위해서 이용하는 사람이다. 즉, 해당 지역사회의 다양한 사회문제를 조직화하는 사람들은 권력구조가 지배집단에 유리하게 조성되어 있는 상황에서 지역사회 주민의 권익을 대변하고 주창하는 옹호자인 한편, 앞서 예로 든 다양한 직접행동을 조직하고 실행하는 행동가로서의 역할을 수행한다.

이러한 지역사회조직화의 유형들이 서로 극단적으로 대립되는 것처럼 보이지만 실제 지역사회에서 진행되는 조직화에는 여러 유형이 혼재된다. 각 지역사회조직화의 유형은 구사하는 전술에 있어, '합의를 중시하는가?' 또는 '갈등전술을 중심에 두는가?'와 지역사회를 바라보는 관점에 있어 '지역사회의 문제를 중심에 두는가?' 또는 '지역사회의 강점을 중심에 두는가?'에 따라 나뉘지만, 풀뿌리 조직화, 단체연합, 비전문 건강활동가의 역할에 대한 강조, 지역사회 정체성의 개발, 정치활동과 입법활동의 결합, 지역문화 친화적 활동을 전략적 기반으로 활용한다는 점에서 함께 만난다.

지역사회개발의 경우에는 협력을 통한 지역사회의 건설을 지향하고 사회행동의 경우에는 갈등전술과 특정 집단에 대한 옹호를 통해 임파워먼트에 기초한 사회행동의 조직화를 지향하지만 모두 현재의 상황에 대한 비판적 의식화와, 지역사회의 리더십을 개발함으로써 지역사회 역량을 강화하고 확대하는 데 초점을 맞춘다.

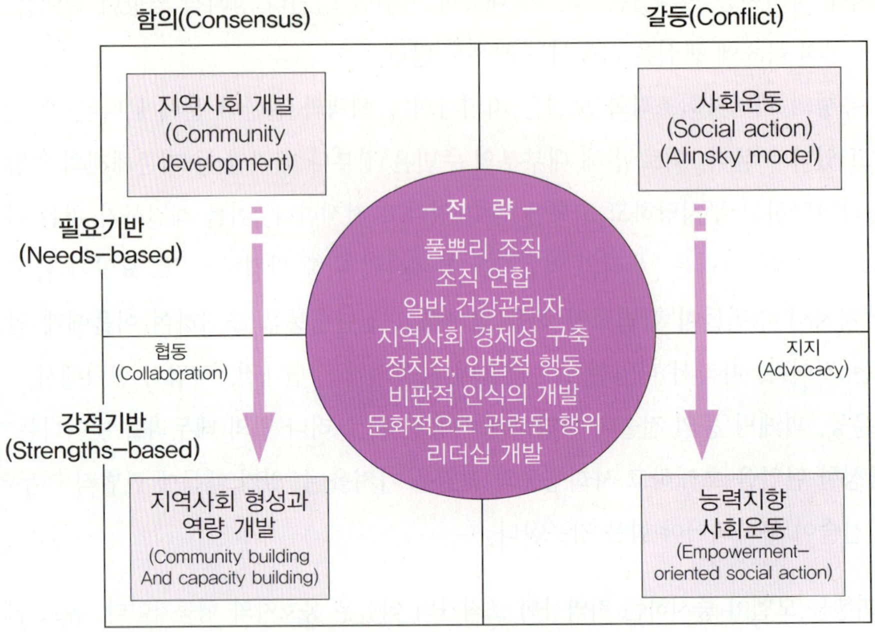

그림 3-9 지역사회조직화의 토폴로지(Minkler, 2005, p. 32., 정민수 등, 2008)

표 3-23 지역사회개발 관련 용어

개념	정의
임파워먼트	주민들이 자신의 삶과 지역사회 내의 생활에 대한 지배력을 확보하기 위한 사회활동 과정
비판적 의식화	변화를 도모하기 위한 성찰과 행동에 근거한 의식화
지역사회역량	지역사회가 안고 있는 문제를 규명하고 동원하고 집중하는 능력에 영향을 미치는 지역사회의 특성
이슈선택	지역사회의 장점을 특성화하고 공고히 하기 위해 달성가능한 특수한 목표를 찾아내는 것
참여와 연대	"주민이 있는 곳에서 출발"하여 지역사회구성원 모두가 동등하게 참가하는 지역사회조직화

9. 지역사회 자원의 이용

지역사회가 보유한 모든 자원이 지역사회 건설에 모두 동일하게 기여하는 것은 아니기 때문에 지역사회가 보유한 자원을 지역사회 주민이 얼마나 손쉽게 이용할 수 있는가의 관점에 따라서 구분해서 파악하려는 방법론을 지역사회의 문제와 지역사회의 자원을 비교하여 지도화mapping하는 방법이라고 부른다.

지역사회 조직가는 건강한 지역사회라는 집을 지으려는 건축가로서 이러한 자산을 파악해서 적재적소에 활용할 수 있도록 목록을 만드는 데 이 방법을 활용할 수 있어야 하기 때문에 이를 좀 더 자세하게 살펴보고자 한다.

우선 지역사회는 각각의 고유한 문제들을 다음과 같이 형상화할 수 있다.

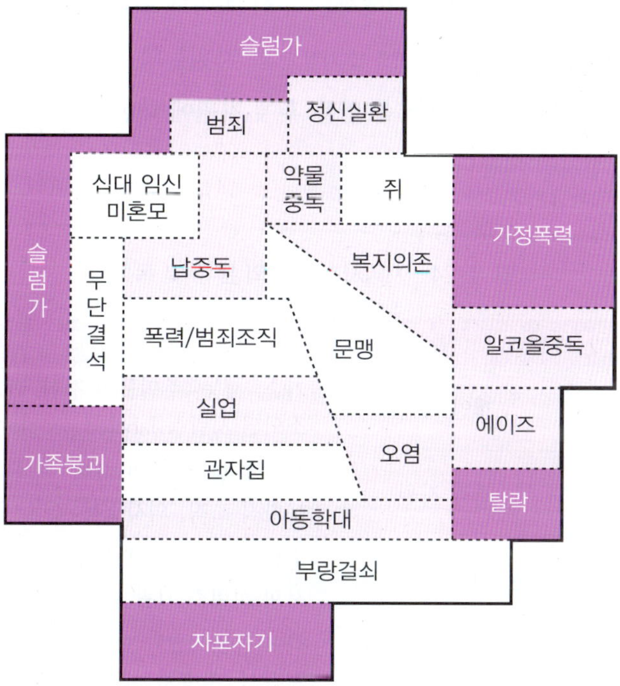

그림 3-10 지역사회의 문제 지도

지역사회의 구성원에 대한 역량조사와 더불어 지역사회 자원에 대한 맵핑은 한 도시의 건강사회 기반과 가용 자원을 파악하는 과정이다. 문제needs를 중요시하는 지역사회사업은 지역과 주민의 문제점결핍된 욕구: 범죄, 폭력, 알코올 중독 등부터 파악하고 그것을 해소하려 한다.

반면 능력을 중요시하는 지역사회 사업은 지역사회에 존재하는, 그러나 기존 사업에서는 주목받지 못한 인적, 물리적, 조직적 자원과 역량을 동원하여 지역사회 개발을 이끌어 내려고 한다. 지역사회 건강증진을 위하여 지역역량을 개발한다고 할 때 이것은 현재의 지역사회가 갖고 있는 기술, 자원과 능력 등을 발견하는 것으로부터 시작한다. 그리고 이러한 자원을 동원하고 건강증진 사업과의 연계를 시도하는 것이 순서이다.

지역사회 자원 지도그리기community capacity mapping는 지역사회 개발과 건강한 지역사회의 건설을 위해 유용하고 가용한 자원들을 발견하는 과정이라 할 수 있으며, 주민 스스로 이 과정에 참여함으로써 자기 지역사회의 역량을 확인하고 지역사회 개발에 능동적으로 참여할 수 있는 기회를 얻고 능력을 키울 수 있게 된다.

지역사회 자원의 지도를 그리기 위해서는 우선 목록Inventory을 작성해야 한다. 그 방법은 지역사회 자원들개인/조직, 단체/기관 및 시설 등과 자원들의 역량에 대한 정보를 수집하고, 이 정보를 조합하여 자원의 목록을 만든 후에 자원에 대한 목록 지도를 만들고 지역사회에 공표하는 절차를 따른다.

표 3-24 지역사회 자원의 분류 및 목록

자원의 분류			자원 목록
1	1차적 자원	개인 자원	기술, 재능, 주민들의 경험, 개인 사업 및 소득 소외된 사람들(labeled people)의 기여
		조직 자원	사업체 협회, 시민 단체 문화적 조직, 의사소통 조직, 종교 조직
2	2차적 자원	민간 비영리 조직	고등 교육 기관(사립 대학교), 병원 사회 서비스 기관
		공공 기관 및 서비스	학교(공립학교), 도서관 경찰서, 소방서, 공원
		물리적 자원	학교(공립학교), 도서관 경찰서, 소방서, 공원
3	3차적 자원	잠재적 자원	복지를 위한 비용 공공 자본 증진을 위한 비용, 공공 정보

그러나 모든 지역사회 자원이 지역사회 발전에 필요한 자원으로써 동일한 가치 혹은 위상을 가지고 있는 것은 아니기 때문에, 이를 구분하기 위하여 적합한 자원 분류 기준을 통해 지역사회 자원에 대한 확인mapping이 이루어져야 한다. Mcknight과 Kretzmamn은 지역사회의 자원을 접근성과 운영주체에 따라 1, 2, 3차 자원으로 분류하였다.

1차적 자원Primary Building Blocks은 지역 안에 위치해 있고 법적으로 주민들이 운영하는 자원이다. 2차적 자원은 지역 안에 위치해 있지만 주민이 아닌 다른 주체를 통해 운영되는 자원이다. 3차적 자원은 잠재적 자원으로 지역 외부에 있으며 지역 밖의 제3자에 의해 운영되는 자원이지만 지역의 노력에 따라 지역개발에 활용될 수도 있는 자원이다.

(1) 1차적 자원

① 개인적 역량

지역사회의 가장 큰 자원은 주민이다. 문제 지향적 접근 방식에서 저소득 계층 지역과 주민들은 "자원"으로 간주되기 보다는 서비스의 수혜자로써의 삶에 익숙해진 요구와 결핍의 대상으로써 인식된다. 그러나 개인의 잠재된 능력, 기술, 재능, 경험 등을 확인함으로써, 새로운 접근 방식과 성공의 기반을 제공할 수 있다.

예를 들어 주민과 친화력이 있거나 주민회의를 알리기 위한 시간을 내줄 수 있는 것 따위도 유용하게 활용될 수 있는 개인 자원이다. 이를 위한 첫 번째 단계는 개인이 생산자로써의 역할을 하는 데 필요한 자원과 정보를 제공하는 자원의 목록을 작성하는 일이다. 지역과 인구학적 특성을 고려한 지역주민 대표 7~30명으로 지역주민위원회를 만들고 의견을 수렴한다.

- **개인 소득** : 지역 저소득계층의 소득, 저축, 지출 패턴을 파악함으로써 지역 경제를 이해하고 지역 개발을 위한 새로운 접근 방법을 개발하는 기반이 된다.
- **소외계층**Labeled people **에 대한 기여** : 기존의 문제 지향적 접근 방식의 대표적 수혜자로 여겨졌던 정신지체, 장애인, 정신 질환, 노인 등의 소외계층의 능력을 확인하고 지역 단체, 기업, 지역 기관 등에 소개함으로써 지역사회의 역량을 향상시킨다.
- **개인 사업** : 저소득 계층 지역 및 주민 사이에서 운영되는 개인 가게와 상점, 사업들은 경제적 역할 이외에도 지역사회의 삶의 중심지로써 기능한다. 이러한 지역의 개인 사업장의 힘과 자원을 지역 개발을 위한 과정 안에 포함시켜야 한다.

• **가정에서 하는 사업** : 지역 소득이 낮아질 경우 종종 개인 사업자들이 줄고 가정에서 하는 사업이 증가하는 경향이 있다. 이러한 사업의 현황을 파악하고 정보를 제공하여 그들의 이익을 증대시키고 도움을 줄 수 있는 지지 방안을 마련할 수 있다.

② 단체 및 조직적 역량

• **시민 단체** : 지역 내부에는 사업체 이외에도 봉사 단체, 친목 단체, 여성 단체, 예술인 모임, 운동 모임 등과 같은 여러 조직과 단체가 존재한다. 이러한 집단들을 확인하는 것은 지역사회 개발과 활동에 다양하고 많은 도움을 줄 수 있으며, 이 또한 지역 자원 개발 과정의 일부이다.

• **사업체 협회** : 대부분의 지역의 사업체들은 조직화되어 있지 않다. 각각의 지역 사업체들을 연결시키고 지역사회 개발에 대한 비전을 확장시키는 것은 지역사회 쇄신 활동을 위한 노력이다.

• **금융 기관** : 지역에 존재하는 금융기관이 지역 경제의 활성화를 위해 노력하게끔 하는 것은 지역사회 개발의 미래를 위한 중요한 잠재적 자원이다.

• **문화적 조직** : 기록되거나 구전되어온 지역의 역사와 문화 등을 강조하고 공유함으로써 주민들과의 관계를 형성할 수 있다. 주로 지역 축제나 지역 예술인들의 활동을 통해 표현된다.

• **의사소통 조직** : 역량이 강한 조직은 정보를 교환하고 토론에 참여하는 능력에 달려있다. 지역 신문, 공청회, 지역 방송 등을 활용함으로써 지역의 역량을 형성할 수 있다.

• **종교 조직** : 지역의 종교 조직은 다양한 방식으로 지역사회 개발의 영역에 관여한다. 외부 조직들과 관련을 맺고 있는 지역 종교 기관의 능력과 자원은 매우 중요한 자원이 된다.

• **기타 비공식적 모임** : 지역 주민들 사이에 존재하는 비공식적 모임각종 소집단, 친목모임, 운동모임, 종교모임, 행사위원회 등 등은 지역 신문, 인터넷, 법제도, 문헌조사, 모임을 가질 수 있는 지역의 기관 및 시설도서관, 공원, 문화시설, 종교시설, 학교 조사, 지역주민조사를 통해 알 수 있으며 중요한 자산이다.

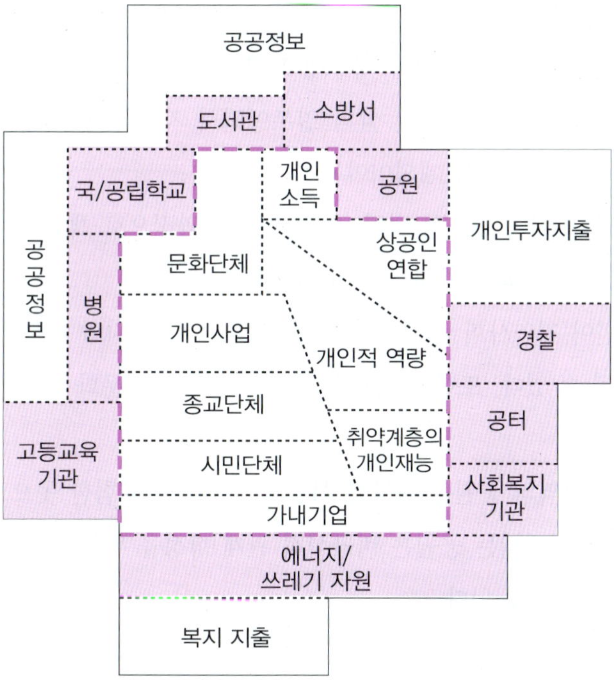

그림 3-11　지역사회 자원 지도(community asset map)의 예

(2) 2차적 자원

2차적 자원은 물리적으로는 지역사회 안에 위치해 있지만 지역사회주민이 마음대로 동원할 수는 없는 자산들로서, 지역사회 활동가는 이러한 자산들 역시 자세하게 파악하여 지역사회건설을 위해 유용하게 활용할 수 있다. 이러한 2차적 자원에는 민간 또는 비영리 조직, 공공기관과 서비스, 기타 물리적 자산 등이 있다.

① 사적 비영리 조직

- **고등 교육 기관** : 지역사회 개발 차원에서 지역에 존재하는 공립 및 사립 대학교 등의 고등 교육 기관과 파트너십을 맺어 자산과 역량을 강화시킨다.
- **병원** : 병원은 강력한 지역사회에 대한 지지 능력과 자원을 가지고 있는 기관이므로, 지역사회 개발 그룹은 이러한 자원과 능력을 자산으로써 파악할 수 있어야 한다.
- **사회적 서비스 기관** : 비록 지역사회 개발에 공헌을 하지 않는 고객을 위한 개인적 서비스 기관임에도 불구하고, 그들의 프로그램에 역량 중심적 접근 방식을 소개할 수 있는 잠재력이 있다.

② 공적 기관 및 서비스

- **공립 학교** : 공립 학교들은 지역 내부에서 자원이라기보다는 의무사항으로써 받아들여진다. 공립학교는 지역주민 삶의 일부이면서 지역사회의 개발을 목표로 하는 경제적, 인적 자원으로써 연계되어야 한다.
- **경찰서, 소방서** : 지역 내부의 범죄, 안전 등을 효과적으로 책임지기 위해 지역사회의 여러 기관 및 조직과 연계하는 것이 필요하다.
- **도서관** : 주민이 지역사회 개발 계획에 참여할 수 있는 지역 내부의 정보교환 수단으로써 이용될 수 있다. 또한 도서관은 지역사회 역사와 문화 사업을 위한 공간으로 활용된다.
- **공원** : 저소득 지역의 공원은 대부분 시설이 열악하고 위험한 곳으로 인식되기까지 한다. 개선되고 관리되는 공원은 비공식적 관계 형성을 위한 중심 자원으로써의 중요한 기능을 담당할 수 있다.

③ 물리적 자원

- **유휴지** : 유휴지나 사용되지 않는 버려진 건물과 주택 부지를 확인함으로써 지역에서 재사용할 계획을 수립하고 재개발 과정을 조직할 수 있다.
- **에너지와 폐기물 자원** : 에너지와 폐기물 수집 및 재활용 비용을 줄이는 지역 사업체를 육성할 수 있다.

(3) 잠재적 자원

잠재적 자원은 지역사회의 이웃관계 안에 포함되어 있지는 않지만 지역사회 건설이나 조직화를 위해서 이용할 수 있는 자산을 말한다. 이에 해당되는 자산으로는 지역사회가 속해 있는 자치단체나 정부의 공공예산 특히, 복지예산과 유지를 위한 공공자본 등을 대표적인 예로 들 수 있다. 참여 예산제는 지역사회의 공공예산의 수립과 지출을 감시하고 참여하는 제도로서 지역사회의 예산이 지역사회의 자산이 되도록 만드는 중요한 방법이다.

- **복지 재원** : 빈곤계층의 서비스 의존도를 줄이고 경제적 자립을 유도할 수 있는 복지 및 지역사회 개발 비용의 확보가 중요하다.

- **공공 자본** : 지역의 공공 자본 증진 비용을 지역 개발 비용으로 전환하는 시도가 필요하다.
- **공공 정보** : 지역의 특성, 소식, 자본 증진을 위한 도시 계획 등의 공공 정보 등을 공유하고 지역화할 수 있는 효과적인 정보 전달 및 전환 체계가 필요하다.

10. 지역사회조직화의 장애물과 준비 평가

(1) 지역사회 장애물의 평가

지역사회조직화에 있어서 장애물이 될 수 있는 요인이나 다른 요인이 지역사회조직화에 긍정적으로 영향을 미치는 데 방해가 되는 요인을 찾아내는 것도 중요하다. 이러한 요인은 사람일 수도 있고 제도일 수도 있고 지역사회 주민들이 가지고 있는 관습일 수도 있다.

예를 들면 지역사회에 맞는 영양개선 프로그램을 잘 설계하려면 주민들이 즐겨먹는 음식과 이에 얽혀 있는 문화적 요인을 이해해야 한다. 또, 특별한 목적을 가지고 활동하고 있는 자원봉사조직이 새로운 지역사회 프로그램에 협조할 것인가? 지역사회 주민 스스로 변화할 수 있다고 믿고 있는가? 과거의 예에 비추어 보았을 때 지역사회 주민들은 변화를 지지하는가? 또는 변화를 잘 받아들이지 못하는가? 등에 대해서도 살펴보아야 한다.

지역사회에서 시도하는 변화는 그 변화에 대한 시도 자체가 장벽을 만들어 내는 것 같은 인상을 받는 경우가 많다. 변화에 저항하는 것을 지극히 정상적인 반응으로 받아들일 필요가 있다. 특히 변화에 대해서 주민들이 명확하게 이해하지 못할 때, 자신이나 대표자가 변화에 참여하지 않을 때, 변화가 주민의 이익이나 안전을 해친다고 판단될 때, 싫어하거나 신뢰하지 못하는 사람이 변화를 주도하고 있을 때, 변화가 지역사회의 문화적 가치에 부합되지 않을 때 등에 사람들은 변화에 더 심하게 저항하게 된다. 지역사회 조직가는 주민이 프로그램이나 의제를 잘 받아들이려고 하지 않을 때 대안을 모색하여 진향적 전략을 세울 줄 알아야 한다.

(2) 변화에 대한 준비정도의 평가

지역사회 주민의 변화에 대한 태도도 프로그램 기획에 영향을 미친다. 지역사회의 역량과 장애를 평가하기 위해 수집된 정보를 이용하여 주민들의 준비 정도를 평가해 볼 수 있다. 특정한 문제를 놓고 이를 해결하기 위한 그룹을 조직하려 할 때, 다음과 같은 질문에 묻고 답해 봄으로써 지역사회 주민이 가지고 있는 변화에 대한 태도를 평가해 볼 수 있다.

- 주민들은 그 문제에 대해서 얼마나 관심을 가지고 있는가?
- 지역사회에서 영향력이 있는 사람들은 그 문제를 얼마나 시급하다고 생각하고 있는가?
- 지역사회 주민들이 그 문제에 대해서 얼마나 인식하고 있는가?
- 지역사회 주민들은 그 문제와 비슷한 문제에 대해 어떤 반응을 보였는가?

11. 자료의 종합과 우선순위 설정

지금까지 살펴본 여러 가지 정보를 수집하면 이를 요약하여 함께 지역사회조직화를 위해 일할 사람들이 돌려 보고 토의할 수 있도록 정리된 요약보고서를 만든다. 이 요약보고서에는 주민의 전반적인 사회경제적 수준, 건강수준에 대한 데이터, 건강증진활동과 관련하여 지역사회 주민이 인식하는 필요성의 정도, 현재 이루어지고 있는 관련된 활동, 필요한 사업을 시행하려 할 때 부딪힐 수 있는 장애요인, 이를 위해 동원할 수 있는 지역사회의 자원, 지역주민의 변화에 대한 태도 등이 체계적으로 정리 요약되어야 한다.

지역사회조직가와 사업에 참여할 주민들은 이 자료를 신중히 검토한 후에 지역사회에 적합한 계획을 수립하거나 의사결정을 내려야 한다. 또, 우선순위를 결정하는 작업에 참여한 지역사회구성원들은 이러한 지역사회의 프로필을 검토하고 주어진 정보와 아이디어에 대해 빠짐없이, 충분히 토론한 후에 우선순위를 결정해야 한다.

12. 지역사회개발 전략

자원 맵핑을 통한 지역사회 개발 전략의 과정은 어떻게 수립해야 하는가? 우선 지역사회 주민대표 그룹의 논의를 통해 지역사회 자원의 지도를 그리는 것을 시작으로, 지역사회 개발 사업을 수행하는 지역사회 사업조직은 다음의 다섯 가지 과정을 거쳐야 한다. 이러한 과정이 진실로 효과적인 결과를 가져오기 위해서는 무엇보다도 다양한 능력과 자원들 간의 필수적인 연계과정이 존재해야 한다.

Step 1. 지역 자원 지도 그리기
Step 2. 자원과 역량의 관계(relationships)를 형성하고 지역 리더십 강화
Step 3. 건강한 지역사회 개발을 위한 자원의 동원
Step 4. 지역사회를 화합하고 미래를 위한 비전 개발
Step 5. 지역의 주력 활동을 지지하기 위한 외부 자원에 대한 투자

이러한 과정을 거치는 동안 리더 조직과 사업자들은 다음과 같은 점을 주지하여야 한다. 지역사회 개발은 궁극적으로 지역 자원들 간의 관계를 형성하는 것이다.

(1) 역량지도 이용하기 Using the Capacities Map

저소득층 지역이라도 자원의 리스트는 이미 존재하고 있고 이것들은 목록화 되고, 지역사회를 개선하고자 하는 목적으로 전환되길 기다리고 있다. 하지만 지역사회마다 다른 전략으로 문제에 접근하려 할 것이다.

따라서 모든 지역사회 리더들은 개발사업을 수행하기 앞서 아래 3가지 질문을 해 볼 필요가 있다.

① 우리의 지역 안에서 어떠한 조직들이 가장 효과적인 "자원개발조직"으로 활동할 수 있는가?

② 어떤 종류의 지역 전반에 대한 조사, 계획과 의사결정 과정이 가장 민주적이고 효과적으로 지역 사회 재개발의 과정을 향상시킬 것인가?

③ 지역사회 안에 존재하는 중요한 자산들의 참여 목록을 활용하여 지역사회 외부에 위치한 자원들과 유용하게 연계시키는 방법은 무엇인가?

(2) 자원 개발 조직 Asset Development Organizations

누가 지역사회 형성 과정을 주도하고 어디에서 필요한 자원 개발 조직을 찾을 수 있을까?라고 질문할 때 지역의 다양한 자원과 역량을 함께 엮는 역할을 담당할 기관은 지역 내 현존하고 있는 두 유형의 기관들이 적합한데, 그 중 하나는 지역사회 내 이미 중심적 위치를 차지하고 있는 다목적 조직 multi-issue community organization 이다. 이런 기관의 조직자들은 이미 지역 거주민의 역량 강화와 지역구 웰빙에 연합적인 활동의 중요성에 대해 이해하며, 이런 지역사회 조직들의 몇몇은 현재 시행하고 있는 그들의 활동에서 지역사회 형성 building 의 역량 기반 접근에 협력하는 것을 실시하고 있다.

또 다른 자원개발 조직은 지역사회의 기업들 corporation 이다. 지역사회 경제개발을 위해 헌신한 기업들은 종종 그 지역구에서 이용 가능한 경제 자원을 모으는 데 주력을 다해 왔을 것이며, 지역의 구매와 고용을 강조하는 뛰어난 전략들을 갖추고 있을 것이다.

이 두 종류의 지역기반 조직들이 독립적으로 혹은 연합하여 지역의 강점개발에 적합한 기관으로서 역할을 할 수 있다.

(3) 지역사회 기획 과정

자원개발 기관들을 파악하거나 조직하기 위하여 지역사회 대표들은 지역사회 계획과 광범위한 의사결정 과정을 만드는 데 어려움을 경험할 것이다. 역량 기반 지역사회 계획이 다양한 형태를 가지는 것은 당연하지만, 다음과 같은 공통적 성격을 공유한다.

- 지역구 계획 단계 the neighborhood planning process 는 지역 내 위치하고 자원을 관리하고 있는 대표자들을 가능한 한 많이 토론과 의사결정에 참여시켜야 한다. 지역사회 자원의 지도는 이런 계획단계의 노력에서 잠재적 참여자의 초기 명단을 제공한다.
- 지역구 계획 단계는 초기 단계에서 다양한 지역사회 역량 목록을 이용한다.
- 지역구 단계는 참여자의 관심영역과 능력을 최대한 장점으로 만들어 지역사회 형성 전략을 개발할 것이다. 지역의 미래상을 정의하고 관리하는 능력을 형성하는 데 도움이 될 것이다.

(4) 외부자원과 연계형성하기

자원개발 기관이 파악되고 나면 광범위한 의견수렴에 의한 기획과정에 지역구 의사결정자들을 동원시켜야 한다. 참여자들은 지역사회 형성을 추진하는 데 필요한 많은 추가적인 자원들을 동원할 필요가 있다. 여기에는 지역구 외부의 사람이나 기관과의 연계 형성도 포함된다. 저소득 지역 구민들이 혼자서 진행하는 것은 무리이다. 더구나 대다수 저소득 지역은 외부 및 서비스 시스템에 의존적인 것이 특징이다. 하지만 그들이 필요한 것은 그들의 강점을 개발시키는 것이고, 주류의 사람, 조직, 경제활동과 서로 상호 의존하고 도울 수 있어야 한다.

지역사회 개발을 주도적으로 이끄는 기관들은 대개 외부사회와 특별한 연계를 가지고 있다. 이런 연결 고리는 정부에만 해당하는 것은 아니다. 은행, 조합, 교회, 다른 지역구 선동조직 등이 해당된다. 이런 연계된 관계들은 지역 주민과 사업체에 새로운 기회를 주는 활력소가 될 수 있다.

자원개발 기관의 역할은 지도를 그리고 그것을 사용하는 데 있다. 이는 지역사회 관심사를 역량 기반 기획으로 이끌어 내고, 지역구의 미래 지도가 만들어지는 과정에 조직적 힘을 창조해 내는 역할을 담당한다.

자원개발 기관과 지역구 기획 과정에 참여한 모든 이들이 직면할 어려움은 그 과정이 불확실한 과정이란 점이다. 여러 가지 예상하지 못한 어려움에 직면하는 것이 보통이다. 하지만 그러한 어려움에 도전하는 것이 곧 역량을 배양하는 과정이기도 하다.

10. 보건통계

1. 보건통계의 의의와 종류

우리는 사회에서 많은 현상에 관한 통계 수치를 접하며 살아간다. 예를 들어 2012년 보건복지부의 자료에 의하면 한 자녀를 키우는 데 3억 896만 원이 들어간다고 하고, 2014년 출산율이 1.25명으로 이러한 현상이 지속된다면 2750년에는 한국인이 사라진다고 한다. 이렇듯 통계수치는 여러 가지 의미를 내포하고 있으며 올바른 통계수치의 이해 및 수립은 현실 상황의 정확한 판단이나 관련 정책 수립 등 여러 가지 측면에서 중요한 의의를 지닌다.

통계학은 통계자료를 수집 · 분류 · 분석하여 표나 도표로 정리한 후 해당 자료의 의미를 찾아내는 기술통계학descriptive statistics과 모집단의 일부에서 표본을 추출하여 얻은 자료를 기반으로 모집단 전체를 추정하는 추론통계학inductive statistics으로 크게 나뉜다.

통계학 중에서 보건통계학은 인간의 건강상태를 파악하고 평가하기 위하여 출생 · 사망 · 혼인 · 이혼 등의 인구 동태통계와 환자조사 · 활동 의사 수 · 국민의료비 수준 · 병원의 병상 이용률 등의 의료관계통계, 국민건강 조사나 기대수명, 과체중 또는 비만 인구비율 등 기초보건통계 등을 연구하는 학문이라고 할 수 있다.

보건통계는 작성방법에 따라 조사통계, 보고통계, 가공통계로 나눌 수 있다.

조사통계는 제1의 통계라고도 하는데, 통계작성을 주목적으로 조사를 실시하여 얻은 통계를 말한다. 조사통계는 관심이 되는 대상 전체를 조사하여 알고 싶은 특성을 측정하는 방법인 전수조사complete survey와 알고 싶은 집단전체모집단의 일부표본만을 조사하여 전체의 특성을 추정하는 표본조사sample survey로 나눌 수 있다. 전수조사는 통계청에서 실시하는 인구주택총조사가 대표적이며, 그 외 대부분의 조사는 표본조사로 이루어진다.

보고통계는 제2의 통계라고 하며 법령 등에 따라 개인이나 단체가 신고 · 보고한 내용을 이용하여 작성한 통계를 말한다.

가공통계는 한 종류 이상의 통계자료를 가공하여 얻는 통계로, 기존 통계자료들의 평균이나 산포도 등 집단 특성수치와 관련된 통계가 여기에 속한다.

2. 보건통계의 이용

보건통계는 다음과 같이 다양하게 이용된다.

① 국가나 지역사회의 보건수준과 보건상태 평가 및 다른 국가나 지역사회와 비교하는 데 이용된다.

② 보건사업의 정책 결정을 위한 자료로 이용된다.

③ 보건사업에 대한 국가의 지원이나 보건입법 제정의 기초자료로 이용된다.

④ 보건사업의 우선순위를 결정할 수 있도록 하는 근거자료로 이용된다. 또한, 보건사업 행정활동의 지침으로 사용될 수 있다.

⑤ 보건산업의 방향을 설정하는 기초자료로 이용된다.

3. 통계학의 기초

(1) 모집단과 표본

모집단이란 조사의 대상이 되는 전체집단을 의미하며, 표본은 모집단에서 추출된 일부의 집단을 말한다. 모집단 전체를 조사하는 것을 전수조사라고 하며 모집단에서 표본추출방법을 통해 일부를 추출하여 조사하는 것을 표본조사라고 한다. 모집단 전체를 조사하면 우리가 알고자 하는 집단 특성을 정확하게 알 수 있으나 실제적으로 모집단 전체를 조사하는 것은 불가능하거나 경제적으로 비효율적인 경우가 많아서 표본조사를 통하여 모집단의 특성을 추론하는 것이 일반적이다. 예를 들어 대통령 선거의 경우에도 유권자 전체또는 투표할 의사가 있는 유권자 전체가 지지하는 후보자를 조사하여 여론조사를 하는 것이 곤란하기 때문에 1,000~2,000명 정도의 표본을 가지고 전체를 추정하고 있다.

표본조사를 하는 또 다른 이유는 통계학의 발달로 표본통계량으로부터 모수의 추정이 가능하고 전수조사를 하는 경우보다 조사과정의 통제로 더 정확한 자료의 수집도 가능하기 때문이다.

(2) 표본 추출방법

모집단으로부터 표본을 추출하는 방법은 확률 표본 추출방법과 비확률 표본 추출방법으로 나눌 수 있다. 확률 표본 추출방법은 추출자의 자의적 추출을 방지하고 표본에 대해 동일한 확률로 표본을 추출할 수 있다. 이럴 경우 추출된 표본들은 모집단의 특성을 거의 동일하게 가지게 되어 이 표본들의 특성을 가지고 모집단의 특성을 추정할 수 있게 한다. 비확률 표본 추출방법은 확률 표본 추출방법을 사용하기에는 모집단의 크기가 너무 작은 경우, 추출자가 해당 모집단에 대해 풍부한 사전 지식을 가지고 있거나 마약중독자 · 불법행위자 등 해당 모집단의 구성원을 찾기가 어려운 경우에 많이 사용한다.

1) 확률 표본추출 방법

① 단순 무작위 추출법simple random sampling

단순 무작위 추출방법은 추출하려고 하는 모집단을 구성하고 있는 모든 요소들이 추출될 확률이 동일한 상태에서 무작위로 추출하는 방법이다. 무작위를 담보하기 위해서 추출단위에 번호를 부여하고 난수표를 이용하여 뽑힌 번호의 추출단위를 뽑는다.

② 계통 추출법 systematic sampling

모집단을 구성하고 있는 요소들이 일정한 순서로 배열되어 있을 때 해당 요소들에게 번호를 부여하지 않고 난수표를 이용하여 첫 번째 추출표본을 뽑고 일정한 간격으로 계속 추출해 나가는 방법이다. 한 반에 100명의 학생이 키 크기 순서대로 서 있고 그 중 10명을 뽑아야 한다고 하면 우선 난수표에 의해 1~10번 사이의 학생 한 명을 선발한다. 예를 들어 3번이 뽑혔다고 하면 키 크기 순서 3번, 13번, 23번, …, 83번, 93번의 표본을 추출하면 된다. 계통 추출방법은 단순 무작위 추출법에 비해 절차가 쉬운 장점은 있으나 모집단 자체가 일정한 주기성을 가질 경우 편향된 추출이 될 수 있다. 한 예로 일요일 · 월요일 · 화요일 등 요일 순으로 정리된 자료의 경우 7개의 간격으로 뽑는다면 항상 같은 요일의 데이터만 뽑힐 것이다.

③ 층화 확률 추출법 stratified sampling

모집단을 유사한 속성을 가진 부분집단으로 나누고 각 부분 집단에서 무작위로 추출하는 방법이다. 예를 들어 특정 커피 체인점을 이용하는 고객들의 커피 농도에 대한 선호도를 조사하는 경우에 강남 · 강북 · 강서 · 강동 지역별로 고객들의 선호도가 차이가 많이 날 경우, 각 지역별 이용 고객의 수에 비례하여 해당 지역에서 표본을 추출하는 방법이다.

④ 집락 추출법 cluster sampling

층화 확률 추출법이 모집단을 지역별 · 연령별 · 성별 등 어떤 기준에 따라 조사하고자 하는 특성이 차이가 나는 경우 유용하게 사용할 수 있는 추출방법인 반면, 집락 추출법은 어떤 기준에 따라 모집단을 구분하였을 때 그 기준에 의해 구분된 부분 집단들 간에 별 차이가 없는 경우에 사용된다.

위에서 예를 든 커피 농도 선호도 조사의 경우에 강남, 강북, 강서, 강동 지역별로는 고객들의 선호도가 차이가 별로 없는 경우에 굳이 지역별로 나누어 추출을 할 필요가 없다. 이럴 경우 조사가 편리한 특정 지역을 골라 해당 지역에 위치한 커피 전문점을 이용하는 고객을 전수 또는 부분 조사하는 것이 훨씬 유용한 방법이다.

2) 비확률 표본 추출방법

① 임의 표본 추출convenience sampling

연구자의 판단에 따라 표본을 추출하는 방법으로, 연구에 필요한 표본 추출이 어려운 경우에 많이 사용된다. 시간과 비용 면에서는 가장 유리한 방법이지만 추출된 표본을 확률적으로 처리할 수가 없으므로 추출 표본에 의한 모집단의 일반화가 어려울 수 있으며 모수 추정에도 큰 오차가 발생한다.

② 판단 표본 추출judgement sampling

연구자가 자의적인 판단을 통해 연구목적에 맞는 표본을 추출하는 방법이다.

이 방법은 선거 결과에 있어서와 같이 모집단의 대표성이나 특성을 판단하는 연구방법에는 적합하지 않다. 그러나 특정 정책의 추진 성패 여부를 조사하는 경우, 이 정책과 관련하여 영향을 미칠 수 있는 구성원 개개인의 특성을 단순 합산하는 것보다는 그 정책의 이해관계 집단 중 정책에 미치는 영향이 큰 정도를 연구자가 주관적으로 감안하여 표본을 추출하는 것이 연구목적에 더 부합할 수도 있으므로 이런 경우에는 확률적 표본 추출방법보다 유리할 수 있다.

③ 누적 표본 추출snowball sampling

마약 중독자나 노숙자 등 모집단의 크기가 크지 않거나 모집단의 구성원을 찾기가 어려울 때, 표본을 추출하기가 곤란한 경우에 연구자가 접근이 가능한 표본을 먼저 조사하고 이 표본으로부터 추천이나 소개를 받아 다른 표본을 연구하는 방법이다. 통계처리가 곤란하므로 계량적 연구보다는 해당 집단의 특성 연구 등 질적 연구에 유용한 방법이다.

3) 대표적 통계용어

① 대푯값

자료의 전체 특성을 대표하는 수치를 대푯값이라고 한다. 일반적으로 평균Mean · 중위수중앙값, Median · 최빈값Mode 등이 사용되는데, 전체 자료의 중심적 특성이나 전체 자료의 중간에 위치한 값 등을 나타낸다.

평균은 변화하는 비율들의 대푯값으로 하는 기하평균, 평균 속도를 계산할 때 대푯값으로 사용되는 조화평균 등이 있으나, 우리가 주로 사용하는 것은 산술평균이다.

산술평균은 자료 전체의 수치를 합산한 후 전체 자료의 개수로 나누어 구한다. 우리가 학교에 다닐 때 시험을 보고난 후 개인별로 나누어 주는 성적표에는 각 과목의 성적이 나와 있고 이 과목별 성적들을 과목수로 나눈 평균이 기재되어 있는데 이 평균이 산술평균이다.

$$\text{산술평균} = \frac{\text{전체합}}{n}$$

중위수는 자료를 크기순으로 배열했을 때 중간에 위치한 자료의 수치를 말한다. 1부터 9까지의 숫자가 배열되어 있다면 1과 9의 중간에 위치한 5가 중위수가 되고, 1부터 10까지의 숫자가 배열되어 있다면 중간수가 5와 6 두 개가 되며, 그 산술평균인 5.5가 중위수가 된다.

최빈값은 전체 자료 중 가장 빈도수가 높은 수치를 말한다. 1, 2, 2, 3, 3, 3, 4, 4, 4, 4 라는 자료들이 있다면 빈도수가 가장 높은 4가 최빈값이 된다.

평균, 중위수, 최빈값 중 일반적으로 평균이 많이 사용되는 이유는 중위수나 최빈값에 비해 평균이 보다 많은 정보를 포함하고 있기 때문이다. 위의 학교 성적표에서의 평균은 학생의 전체 성적을 파악하고 다른 학생들과 비교하여 석차를 매길 수 있게 해 준다.

이에 비해 중위수는 1, 5, 100인 경우나 4, 5, 6인 경우가 차이가 없게 되고 빈도 역시 1, 2, 2, 3이나 1, 2, 2, 100이나 차이가 없다. 이런 경우 전체 자료의 특성은 상당히 다르지만 중위수나 최빈값은 동일하여 각 자료 집단을 대표하는 대푯값으로 두 집단이 비교하는 것이 무리인 경우가 있다. 다만, 자료 중에 극단적인 값이 있어 산술평균에 큰 영향을 미치는 경우에는 평균보다 중위수나 빈도가 대푯값으로 더 적절한 경우도 있다.

예를 들어 어떤 지역의 소득 수준을 조사하는 경우 1,000명의 사람들은 월 100만 원을 버는데 1명이 100억 원을 버는 사람이 있다고 가정하면 산술평균은 약1,100만 원이 나온다. 이를 바탕으로 이 지역 사람들은 평균적으로 월 1,100만 원씩 버는 고소득자라고 판단한다면 실상을 제대로 판단하지 못한 것이다. 이 경우에는 오히려 중위수나 최빈값이 해당자료 전체를 잘 설명하는 대푯값이 된다.

② 산포도

자료의 전체 특성을 나타내는 대푯값만으로는 자료의 분포를 파악하기 어렵다.

예를 들어 45, 46, 47, 48, 49, 50, 51, 52, 53, 54, 55와 5, 15, 25, 35, 45, 55, 65, 75,

85, 95는 대푯값산술평균이 50으로 동일하지만 자료의 분포는 많이 다르다. 이렇듯 대푯값을 기준으로 전체 자료들이 흩어져 있는 정도를 산포도라고 하며 범위, 분산과 표준편차, 평균편차 등이 일반적으로 사용된다.

범위Range는 최솟값과 최댓값의 차이를 의미한다. 전체 자료 중에서 최댓값과 최솟값 2개만 가지고 계산하므로 가장 간단하게 산포도를 알아볼 수 있는 방법이나 최댓값과 최솟값 사이의 많은 자료들의 특성을 반영하지는 못한다.

평균과 자료의 수치 사이의 차이를 편차라고 하는데 편차를 전부 더하면 0이 되기 때문에 편차에 절댓값을 사용한 것을 평균편차mean deviation라고 한다.

$$\text{평균편차} = \frac{\Sigma|\text{자료의 값} - \text{평균}|}{n}$$

평균편차는 절댓값을 포함하는데 절댓값이 포함된 산식은 수학적으로 처리하기 어렵다. 따라서 평균편차보다는 편차의 제곱을 평균한 값인 분산Variation을 더 많이 사용한다. 분산은 편차를 제곱해서 계산하기 때문에 실제편차보다 상대적으로 큰 수가 나온다. 이런 점을 보완하기 위해 분산에 다시 제곱근을 한 것이 표준편차Standard deviation이다.

$$\text{분산} = \frac{\Sigma(\text{자료의 값} - \text{평균})^2}{n}$$

$$\text{표준편차} = \sqrt{\text{분산}}$$

③ 오차

측정값과 참값과의 차이, 또는 모집단의 모수와 표본을 추출하여 추정한 대푯값 사이의 차이를 '오차'라고 한다. 오차는 모집단으로부터 표본을 추출하여 모수를 추정하기 때문에 발생하는 표본 오차와 표본 오차를 제외하고 조사의 전 과정에서 발생하는 비표본 오차가 있다.

표본 오차는 모집단 전체가 아닌 일부 표본만을 조사함에 따라 불가피하게 발생하는 오차이며, 표본의 크기가 커짐에 따라 표본 오차가 감소한다. 그러나 일정표본 크기 이상이 되면 표본 오차는 감소하지 않고 표본의 크기를 키우는 데 들어가는 비용과 노력이 너무 커지므로 표본을 필요 이상으로 키우는 것은 바람직하지 않다.

비표본 오차는 조사설계상의 오류, 설문지 구성상의 오류, 설문조사나 편집 단계에서의 오류, 조사원 자질의 한계, 조사표의 착오나 오기, 집계나 분석단계에서의 오류 등 소사의 여러 단계에서 발생되는 오류이다. 표본 오차와는 반대로 비표본 오차는 표본의 크기가 커지면 일반적으로 커진다.

④ 퍼센트% 와 퍼센트포인트%p

퍼센트%는 각종 수치의 변화를 나타낼 때 흔히 사용하는 용어이다. 퍼센트는 백분율이라고도 하며 어떤 양이 전체 양에 대해 백분의 몇 정도가 되는가를 나타낸다. 예를 들어 한 반의 학생 50명 중에 우등상을 3명이 받게 된다면 우등생의 퍼센트는 (3/50)×100＝6%가 된다.

퍼센트포인트%p는 퍼센트 간의 차이를 나타내는 지표이다. 작년에 우등상을 6%가 받았는데 올해는 우등상을 12%가 받게 된다면 작년에 비해 올해 우등상을 받은 비율은 6% 증가한 것이 아니라 6%p가 증가한 것이다. 이를 퍼센트로 나타내면 작년에 우등상을 받은 학생 수만큼 올해 늘어났기 때문에 100% 증가한 것으로 나타내야 한다.

⑤ 변동률 전년 동월비와 전월비, 전년동기비와 전기비

일정 시점에서의 특정 수치가 기준 시점에 비해 어느 정도 증감되었는지를 나타내는 비율을 '변동률'이라고 한다. 기준 시점을 작년 같은 달로 하는지, 지난 달로 하는지에 따라 전년 동월비와 전월비로 사용한다. 동일하게 기준 시점을 작년 같은 분기로 하는지, 지난 분기로 하는지에 따라 전년 동기비와 전기비를 사용한다.

예를 들어 이번 달(8월)의 A 아이스크림 상품 매출액이 30억 원이고 7월달의 매출액이 25억 원, 작년 8월의 매출액이 28억 원이라고 하면, A 아이스크림 상품 매출액의 전월비는 (30－25)/25×100＝20% 이고 전년 동월비는 (30－28)/28×100＝≒7%이다.

$$\text{전년동월비}(\%) = \frac{(\text{금년동월} - \text{전년동월})}{\text{전년동월}} \times 100$$

$$\text{전월비}(\%) = \frac{(\text{금월} - \text{전월})}{\text{전월}} \times 100$$

전월비는 올 7월을 기준으로 올 8월의 증감 정도를 보는 것이므로 최근 1달의 단기적인 증감을 보기 위한 변동률이다. 전년 동월비는 전년 8월을 기준으로 올 8월의 증감 정도를 보는 것이어서 최근 1년의 중기적인 증감을 볼 수 있는 변동률이다. 다만, 전월비는 계절적인 영향을 많이 받을 수도 있다. 앞의 사례에서 보면 8월은 1년 중 제일 더운

달이어서 아이스크림 매출이 1년 중 제일 큰 계절이다. 이렇게 제일 큰 8월의 매출액을 7월과 비교하기 때문에 한 달 동안 매출액이 급증전월비가 20%나 증가한 것으로 보여 이 아이스크림의 매출이 급성장하고 있는 것처럼 보이지만 전년비로 보면 1년 동안 7% 밖에 증가하지 않았음을 알 수 있다.

8월이 되면 휴가를 많이 가기 때문에 생산량이나 고용시간 등이 다른 달에 비해 상대적으로 감소하고 설이나 명절이 있는 달에는 선물 등의 매출이 일시적으로 급등하는 경우가 있다. 이렇듯 계절적으로 영향을 많이 받는 경우에 전월비를 그냥 사용하게 되면 올바른 분석이라고 할 수 없다. 이런 경우에는 계절적인 변동성분을 제거하는 계절조정을 통해 비교하기도 한다.

⑥ 명목과 실질

명목 이자율과 실질 이자율 및 명목 GNP와 실질 GNP 등 여러 통계에서 명목과 실질이라는 말을 많이 사용한다. 명목이라는 단어가 사용되는 통계치는 물가상승률이 포함되어 있는 수치이고 실질이라는 말은 명목 통계치에서 물가상승률을 제외한 수치이다. 예를 들어 은행에 예금을 했을 때 은행에서 년 2%의 이자를 준다고 하면 이 이자율은 명목 이자율이다. 올해 물가상승률이 3%라고 가정하면 실질 이자율은 −1%가 된다.

우리나라의 경우 요즘 아파트 전세가격이 계속 올라가는 현상의 이면에는 전세금을 받아 은행에 넣어 봐야 명목 이자율이 2~3%실질 이자율이 0% 수준에 불과해 별 수익이 되지 못하게 되자 전세금을 더 올리거나 월세로 전환해서 전세물량이 없어진 것이 큰 원인 중의 하나이다.

4. 대표적 보건통계

(1) 총인구

총인구란 특정 지역 내에 특정 시점에 살고 있는 인구의 총 수를 의미한다.

한 나라의 인구 수 및 장래의 인구 수 예상치는 그 나라의 경제 사회정책을 수립하는데 기초 자료가 된다. 우리나라의 2014년 6월 기준 총인구는 약 5천2백만 명이다. 현재의 출산율이 지속된다면 2020년경을 정점으로 하여 2084년이면 현재의 절반수준인

2,510만 명이 되고 2500년 정도면 만 명 수준으로 우리나라의 인구가 없어지게 된다고 예측된다. 정부가 재정상황이 별로 좋지 않은데도 불구하고 무상보육이나 무상교육 등을 시행하는 이유 중의 하나는 이러한 총인구 수의 변화 때문이다.

총인구에 대한 통계는 행정자치부의 주민등록신고를 통해 집계하는 주민등록인구와 5년마다 통계청의 인구주택총조사를 통해 조사하는 총 조사인구가 있다.

주민등록인구는 거주 불명자와 해외에 거주하는 내국인이 포함되어 있는 단점이 있고 총 조사인구는 실제 조사를 함에 따라 누락되는 인구가 있을 단점이 있다.

이러한 단점들을 보완하고자 통계청이 총 조사인구를 기반으로 출생, 사망, 인구이동 등을 고려하여 추정하는 인구를 추계인구라 하고 이 추계인구가 우리나라 총인구의 공식통계이다. 그러나 추계인구 역시 고려되는 여러 변수들이 예상되었던 것과 다른 상황이 될 때 오차가 크게 나타날 수 있다.

(2) 출생률

우리나라의 경우 아이가 태어나면 '가족관계의 등록 등에 관한 법률'에 의해 1개월 이내에 신고해야 한다. 이를 기초로 하여 출생에 관한 각종 통계치가 작성 · 발표되고 있다.

1년간 인구 1,000명당 태어난 총 출생아 수를 '조출생률'이라고 하며 가장 단순한 의미의 출산율 지표이다. 여기서 연앙인구는 한 해의 중간인 7월 1일의 인구수를 말한다.

$$\text{조출생률} = \frac{\text{연간 총 출생아 수}}{\text{당해 연앙인구}} \times 1{,}000$$

한 여성이 평생 동안실제로는 출산이 가능한 여성의 나이인 15~49세 낳는 자녀수를 합계출산율이라고 하며 연령별 출산율을 모두 합해서 구한다. 각 나라의 출산율을 비교할 때 합계출산율을 사용하는데 2013년 우리나라의 합계출산율은 1.18명으로 OECD 34개 회원국 중에서 가장 낮은 수준이다.

우리나라가 2014까지 13년 연속 초저출산국가를 기록하고 있는 것은 청년 실업 및 높은 아파트 값으로 인해 결혼이 늦어지고 맞벌이부부의 경우 아이를 믿고 맡길 만한 양질의 위탁보육기관이 부족해 아이를 낳기 꺼리며 아이를 낳은 경우에도 그 아이를 키우기 위해 지나치게 많은 사교육비가 지출되어야만 하는 사실들이 원인들로 지적되고 있다.

$$연령별\ 출산율 = \frac{여자의\ 당해\ 연령별\ 출생아\ 수}{당해\ 연령별\ 연앙인구} \times 1,000$$

$$합계\ 출산율 = \Sigma 연령별\ 출산율$$

(3) 사망률

① 한 나라의 사망수준을 나타내는 가장 단순한 지표인 조사망률Crude deathrate은 1년간 인구 1,000명당 사망한 인구수를 말하며 보통사망률이라고 한다.

$$조사망률 = \frac{연간\ 총\ 사망자\ 수}{당해\ 연앙인구} \times 1,000$$

② 1년간 특정연령에서 인구 1,000명당 사망한 인구수를 연령별 사망률이라고 한다. 조사망률은 연령별 인구구조에 따라 큰 영향을 받기 때문에 국가간 사망률의 비교는 연령별 사망률을 구해 비교하는 것이 바람직하다. 연령별 사망률은 보험 등 여러 가지 측면에 영향을 미치는데 예를 들어 연령별 사망률이 낮아지는 경우 사망 시 일정 금액을 보험해 주는 종신보험의 납입 보험료가 낮아지게 된다.

$$연령별\ 사망률 = \frac{해당\ 연령계층의\ 연간\ 총사망자\ 수}{당해\ 연령층의\ 연앙인구} \times 1,000$$

③ 또한 성별로도 나누어서 사망률을 구하는데 성별에 따라 기대수명 및 사망률의 차이가 크기 때문이다.

$$성별\ 사망률 = \frac{남성_{여성}의\ 연간\ 총사망자\ 수}{남성_{여성}의\ 연앙인구} \times 1,000$$

④ 생후 1년 미만의 영아 1,000명당 사망자 수를 '영아사망률'이라고 한다. 영아는 산모의 영양상태 및 건강 여부, 양육 조건, 외부환경의 좋고 나쁨에 따라 생존 여부가 크게 결정되므로 영아사망률은 그 나라의 보건상태를 비교할 수 있는 지표이다.

특히 28일 미만의 유아 1,000명당 사망자수는 신생아 사망률이라고 한다.

영아사망률이 외부환경 등의 요소에 의해 영향을 많이 받는 반면에 신생아 사망률은 유전적 이상이나 산모의 체내 상태 등 불가피한 요소에 의해 결정된다. 따라서 영아사망률에 대한 신생아 사망률의 비가 1에 가까울수록, 즉 영아사망의 대부분이 신생아일 경우 그 나라의 보건 수준이 좋다고 할 수 있다.

$$영아\ 사망률 = \frac{연간\ 영아\ 사망\ 수}{연간\ 출생자\ 수} \times 1,000$$

⑤ 인구 1,000명당 각종 질병이나 사고 등의 사망원인에 따른 사망자 수를 사인별 사망률이라고 한다. 간혹 인구 10,000명이나 100,000명당으로 계산하기도 한다. 통계청에서 집계하는 우리나라의 암 사망률은 10만 명당 사망자수로 산출한다. 1984년 암 사망률은 72.4에서 1994년 109.3, 2004년 132.6, 2013년 139.0으로 지속적으로 증가하고 있다. 이는 인구의 고령화로 인한 암 발생률 증가가 한 원인이고, 그 밖에도 서구화된 음식습관 · 소금의 과다섭취 · 비만증가 등이 연관이 있다고 보고되고 있다.

향후 고령화 등으로 인해 암 발생률 및 사망률이 더욱 증가할 것으로 예상되고 있다. 2013년 암 사망률은 폐암이 34.0으로 제일 높고 간암 22.6, 위암18.2, 대장암 16.4 순이다. 위암의 경우 사망률이 1994년 28.1, 2004년 23.1, 2013년 18.2 등으로 암 조기검진에 따른 완치율의 증가로 인해 사망률이 점차 줄고 있다. 생활양식의 서구화로 대장암, 전립선암, 유방암의 증가가 더 커질 것으로 보인다.

(4) 노년부양비

우리나라는 OECD 국가 중에서 가장 빠른 속도로 고령화가 진행되고 있다.

65세 이상의 인구가 전체 인구에서 차지하는 비중이 7~14%이면 고령화 사회, 14~20%이면 고령사회, 20% 이상이면 초고령사회로 본다.

우리나라는 2000년에 고령화 사회에 진입했고 2018년에 고령사회, 2026년에 초고령사회에 진입할 것으로 예상되고 있다. 이런 현상이 발생되는 원인은 낮은 출생률과 기대수명의 증가 때문이다.

기대수명Life expectancy at birth, 평균수명이라고도 함은 출생자가 향후 생존될 것으로 기대되는 평균 생존연수를 말하며 기대여명Life expectancy은 특정 연령자가 향후 생존할 것으로 기대되는 평균 생존연수를 말한다.

2012년 우리나라 기대수명평균수명은 81.4년으로, 남자는 78.0년, 여자는 84.6년이다. 남녀 간의 기대수명의 차이는 줄어들고 있으며 풍부한 영양섭취와 의료기술의 발전으로 인해 기대수명은 앞으로도 계속 증가할 것으로 예측된다.

급속한 고령화로 국가 재정 및 미래 세대의 부담이 급증할 것으로 예상되는데, 15~64세의 생산가능 인구 100명에 대한 고령인구의 비를 '노년부양비'라고 한다.

$$노년부양비 = \frac{65세\ 이상\ 인구}{생산가능\ 인수_{15\sim64세}} \times 100$$

노년부양비는 생산가능인구 100명이 벌어서 고령인구 몇 명을 부양해야 하는가를 나타내는 지표로 고령화로 인한 미래 세대의 부담을 나타내는 대표적인 지표이다. 2010년 15.2%에서 2015년 18%, 2030년에는 39%로 증가하는데 이 지표의 의미는 2010년에는 생산가능인구 6.6명이 노인 1명을 부양했다면 2030년에는 2.6명이 노인 1명을 부양해야 된다는 뜻이다.

노년부양비가 증가함에 따라 연금수급자가 많아짐으로써 연금 재정의 적자 또는 소진의 문제가 생기고 노인의료비가 지나치게 커짐으로써 미래 세대의 국민건강 보험료 부담이라는 세대간 갈등의 소지가 생긴다.

(5) 혼인과 이혼

한 나라의 결혼수준을 나타내는 가장 기본적인 지표인 조혼인율Crude marriagerate은 1년간 인구 1,000명당 발생한 혼인건수를 말한다.

$$조혼인율 = \frac{연간\ 총\ 혼인건수}{당해\ 연앙인구} \times 1{,}000$$

이혼에 대한 가장 기본적인 지표는 조이혼율Crude divorce rate이며 1년간 인구 1,000명당 발생한 이혼건수를 말한다.

$$조이혼율 = \frac{연간\ 총\ 이혼건수}{당해\ 연앙인구} \times 1{,}000$$

유배우 이혼율은 배우자가 있는 즉, 혼인 상태에 있는 인구 1,000명당 발생한 이혼건수를 말한다.

$$유배우\ 이혼율 = \frac{연간\ 총\ 이혼건수}{당해\ 유배우인구} \times 1{,}000$$

(6) 유병률

일정 시점에 특정 질병이나 특정 신체적 · 심리적 장애를 가진 환자 수를 시점유병률, 일정 기간의 환자 수를 기간 유병률, 평생 동안 한번이라도 특정 질병이나 장애를 가진 환자수를 평생 유병률이라고 하는데 일반적으로 유병률이라고 하면 시점 유병률을 말한다.

$$(\text{시점})\text{유병률} = \frac{\text{특정 질병이나 장애를 가진 환자 수}}{\text{해당 시점의 전체 대상자 수(인구)}} \times 100$$

유병률을 파악하는 것은 관련 보건정책의 수립 및 성과 평가, 효과적인 치료 및 예방 등에 중요하다. 예를 들어 2013년 대한비만학회가 분석한 결과에 의하면 복부비만의 경우 당뇨 등 만성질환 유병률이 최대 2.7배까지 높은 것으로 나타났다. 서구화된 식생활이나 운동부족 등으로 만성질환자가 급증하고 있고 이에 따른 의료보험비의 증가가 문제가 되고 있는데 복부비만을 줄이는 여러 가지 정책이나 교육 등이 만성질환 유병률을 감소시키는 수단이 될 수 있다.

[핵심문제 정리]

1. 역학에 대해 정의하라.

과거에는 감염병학이라고도 했던 역학은 인간 집단 내에서 일어나는 유행병의 원인을 규명하는 학문이다. 즉 역학은 인구집단의 질병에 관한 학문이며, 구체적으로는 인구집단에서 질병의 분포 양상과 이 분포 양상을 결정하는 원인을 연구하는 학문이라고 할 수 있다. 또한 역학은 인간에게 발생하는 질병은 우연에 의해 결정되는 것이 아니라 필연적인 이유가 있다는 전제 하에서 발전되어 왔다. 오늘날 역학의 대상은 개인이 아닌 인구집단을 대상으로 하며, 사람뿐만 아니라 동물과 식물 집단에서도 활용된다.

2. 보건교육에 대한 정의들을 나열하라.

개인과 집단을 대상으로 건강에 관계되는 여러 가지 문제에 대한 지식이나 태도를 향상시켜 보다 건강한 생활을 영위하도록 하는 것이 보건교육이다.

미국의 보건교육 용어 제정 위원회에서는 보건교육을 '개인 또는 집단의 건강에 관여하는 지식, 태도 및 행위에 영향을 미칠 목적으로 학습 경험을 베풀어 주는 과정'이라고 정의하고 있고, 미네소타 대학의 그로트Grout는 '건강에 관한 지식을 교육 과정을 통해서 개인 또는 집단의 건강한 행동 양상으로 바꾸어 놓는 것을 말한다.'라고 규정하고 있다.

3. 인구문제를 보건학에서 다루는 중요한 이유는?

인구의 과대 또는 과소의 결과로 생기는 보건학상의 문제를 예측 또는 발견하여 예방하고 문제를 해결하기 위한 것이다.

4. 정신보건의 목적을 설명하라.

지역사회의 대중을 대상으로 정신불건강의 원인이 되는 사회적 요인을 추적하여 제거함으로써 정신건강을 추구하는 데 중점을 두고 있다.

5. 건강증진의 특성을 간략히 기술하라.

건강증진은 질병이나 특정건강문제 중심이 아니며, 질병예방이 회피성 행위인데 반해 건강증진은 접근성 행위라는 점, 질병예방이나 건강보호가 건강과 안녕에 대한 병리적 발생을 위축시키는 것에 비해 건강증진은 건강에 대한 긍정적 잠재성을 확대하는 특징을 가지고 있다. 한 마디로 건강증진은 질병의 확대를 회피하는 소극적 행위라기보다는 건강을 지향하는 긍정적이고 역동적인 과정이라고 할 수 있다.

PART Ⅳ 보건의료 서비스

Chapter 1 건강과 질병

Chapter 2 보건의료서비스의 질 관리

Chapter 3 각국의 보건의료세도

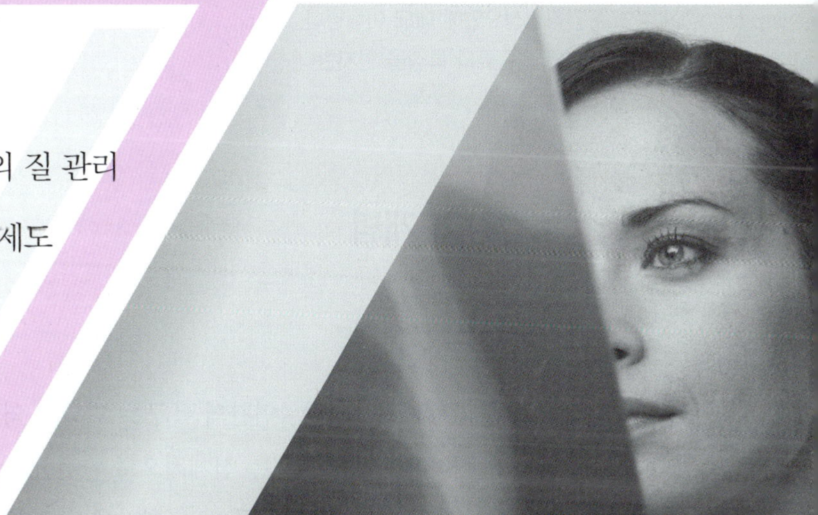

Chapter 01.

건강과 질병

학습 목표

- 건강과 질병을 정의할 수 있도록 한다.
- 건강결정요인에 대해 이해한다.
- 질병의 종류와 특징을 인지한다.

1. 건강의 개념

1. 건강의 정의

건강하고 오래 살기를 바라는 인간의 욕구는 인류의 역사만큼 오래되었을 것이다. 그 오랜 기간 동안 건강에 대한 정의는 신체적으로 완전한 상태만을 의미하였다. 그러나 현대적 의미에서 건강은 세계보건기구WHO 헌장에서 명시하듯이 "건강이란 질병이 없거나 허약하지 않은 것뿐만 아니라, 신체적 · 정신적 · 사회적으로 완전히 안녕한 상태에 놓여 있는 것"이라고 정의하고 있다. 사람은 인종 · 종교 · 정치 · 경제 · 사회의 상태 여하를 불문하고 건강을 누릴 권리가 있다는 것을 명시한 것이다.

과거에는 건강이란 육체적 · 정신적으로 질병이나 이상이 없고, 개인적으로 정상적인 생활을 영위할 수 있는 신체 상태를 말하였으나, 오늘날에는 개인이 사회생활에 의존하는 경향이 커짐에 따라서 사회가 각 개인의 건강에 기대하는 것도 많아졌기 때문에 사회적인 건강이란 면에서 이와 같은 정의가 생겨난 것으로 보인다.

이와 같이 건강에 대한 정의는 신체적 질병이 없는 단계를 넘어 신체적 · 정신적 · 사회적으로 통합된 단계로 다양화되고 있다고 할 수 있다.

우리나라 헌법에는 건강을 '모든 국민이 마땅히 누려야 할 기본적인 권리'라고 규정하여 건강권을 기본권적 개념으로 보고 있다. 또한 질병이 없는 상태라는 수동적 건강negative health에 대한 태도에서, 금주 · 금연 등 생활습관의 변화나 운동 같은 적극적으로 건강해지려는 노력 등 능동적 건강positive health에 대한 태도가 강조되고 있다. 건강의 구체적 요소로는 육체적인 형태적 요소신장 · 체중과 같은 외형이나 신체 내부의 여러 기관 등, 기능적 요소여러 기관의 생리기능이나 종합적인 체력 등와 정신적 요소로 분류하여 평가하기도 한다.

Check point

***건강권**

건강권이란 현대국가에서 기본권 중 하나이며 생명 · 건강을 지키는 인간의 권리를 의미한다. 이전에는 건강권이란 하나의 선언적 권리일 뿐 실정법상의 권리는 아니라는 것이 많은 학자나 행정실무자들의 견해였다. 그러나 제2차 세계대전 이후 국제연합헌장을 비롯한 세계인권선언, WHO헌장, 국제인권규약 등 인권보장을 명시한 문서에서 건강권을 인권의 하나로 인정하면서 국제적으로 확산되었다.

우리나라 헌법에 '모든 국민은 인간으로서의 존엄과 가치를 지니며, 행복을 추구할 권리를 가진다. 국가는 개인이 가지는 불가침의 기본적 인권을 확인하고 이를 보장할 의무를 진다.'(10조)와 '모든 국민은 인간다운 생활을 할 권리를 가진다. 국가는 사회보장 · 사회복지 증진에 노력할 의무를 진다. 국가는 재해를 예방하고 그 위험으로부터 국민을 보호하기 위해 노력해야 한다.'(34조)라고 하여 국민의 건강권을 포괄적으로 보장하고 있다.

또한 보건의료기본법에서는 모든 국민은 법률이 정하는 바에 의해 자신과 가족의 건강에 관해 국가의 보호를 받을 권리를 가지며, 성별 · 연령 · 종교 · 사회적 신분 또는 경제적 사정 등을 이유로 자신과 가족의 건강에 관한 권리를 침해받지 않는다고 규정하고 있으며 국가는 보건의료발전계획을 수립하여 시행해야 하며, 평생국민 건강관리사업을 통해 여성과 어린이, 노인, 장애인 등의 건강증진과 학교보건의료, 산업보건의료, 환경보건의료, 식품위생 · 영양 등을 관리해야 한다고 규정하여 건강권을 명확히 하고 있다.

2. 건강을 결정하는 요인

건강결정요인에 대하여는 많은 학자들의 연구보고서가 있는데, 그 중에서 캐나다의 보건성장관이었던 라롱드Lalonde의 보고서에서 제시한 4가지 요인, 즉 유전적 요인, 환경적 요인, 보건의료서비스와 생활양식이 대표적이다.

(1) 유전적 요인

생물학적 요인이라고도 하며, 외형 · 특별한 능력 · 질병에 대한 감수성 · 체력 등 개인의 유전적 요인에 의한 육체적 특징이 건강에 관여한다. 당뇨병이나 희귀질환의 경우에 유전적 요인과 밀접한 연관이 있는 것으로 보고되고 있다.

(2) 환경적 요인

환경적 요인은 최근에 관심이 증폭되는 요인으로 물리적 환경요인과 사회적 환경요인으로 나눌 수 있다.

물리적 환경요인에는 온도, 습도, 소음, 오염 등이 있으며, 사회적 환경요인에는 스트레스, 빈곤, 생활방식, 교육 등이 있다.

특히 빈곤은 위생문제를 일으키는 주된 원인으로 건강과 복지에 주안점을 둔 현대복지국가에서 가장 관심을 갖는 분야이다.

한편, 우리나라 사람들이 자주 사용하는 외래어 중 1위가 스트레스이며 건강위해 요인이다. 스트레스라는 용어가 처음 학문적으로 사용되기 시작한 분야는 물리학 · 공학 분야로 그 어원은 라틴어인 stringor 팽팽히 죄다, 긴장 로부터 시작되었다. 미국의 생리학자 캐논 Canon 이 스트레스를 받았을 때 생존수단으로 '투쟁-도피 반응 fight-flight response'과 '생리적 균형 homeostasis'이 나타난다고 발표함으로써 스트레스 개념을 개략적으로 의학계에 처음 소개하였다.

한편 물리학적인 개념의 스트레스란 용어를 의학에 처음으로 적용시킨 사람은 캐나다의 내분비 학자 셀리 Selye 이다. 그가 발표한 '일반적응증후군 general adaptation syndrome'에서 어떠한 종류의 스트레스 요인이라도 그에 따른 신체 반응은 매우 유사하다는 점과, 이런 스트레스 요인이 오랫동안 지속되면 질병으로 발전할 수 있다는 점을 보고한 것이다.

그는 스트레스를 좋은 스트레스 eustress 와 나쁜 스트레스 distress 로 나누었다. 당장에는 부담스럽더라도 적절히 대응하여 자신의 향후 삶이 더 나아질 수 있는 스트레스는 좋은 스트레스이고, 자신의 대처나 적응에도 불구하고 지속되는 스트레스는 불안이나 우울 등의 증상을 일으킬 수 있는 나쁜 스트레스라고 하여 삶의 질을 악화시키고 생명 단축의 원인이라고 하였다.

(3) 보건의료서비스

인간의 수명이 연장된 데에는 보건의료서비스 확대가 큰 기여를 하였다고 할 수 있다. 보건의료서비스는 질병의 치료 · 간호 · 예방 · 관리 및 재활을 주체로 하는 의료 서비스에 건강유지 · 증진을 포함한 포괄적 의료서비스를 말한다.

보건의료서비스에서 보건의료 종사자가 서비스의 공급자이며, 그 기능을 효과적으로 하기 위해 공적 · 사적 조직, 지방 · 국가의 행정기관이 지원한다. 서비스는 무엇보다도 질이 높아야 하고 각 보건의료 종사자는 고도의 지식과 전문적 능력 · 기술이 요구되며 서비스는 인재 · 자재 · 경제적 자원 면에서 양적으로 충분해야만 한다. 또한 이들 서비스는 별개로 활동하는 것이 아니라 일관성과 포괄성이 필요하다. 이를 위해서는 체계적인 조직이 필요하며 또한, 서비스의 공급자와 수급자소비자 사이의 신뢰관계가 절대로 필요하다

(4) 생활양식

근본적으로 개인 건강에 대한 책임은 개인에게 있다고 할 수 있다. 네 가지 요인 중에서 건강에 가장 강력한 영향을 미치는 것이 개인의 생활양식, 즉 개인행태이다.

좋지 않은 생활양식에는 흡연, 음주, 과잉섭취. 운동부족, 나쁜 자세, 약물의 오남용 등이 있으며, 사회적 행동도 개인행태에 영향을 미치게 되는데, 예를 들면, 결혼여부, 친구 · 친척간의 친밀도, 사회집단에 대한 개입정도 등에 따라 개인이 영향을 받게 된다. 우리나라의 한 연구에 의하면 건강에 가장 큰 영향을 미치는 요인으로 생활습관이 50% 이상을 차지하였다.

3. 5가지 차원의 건강

건강은 다양한 차원이 상호작용하는 것으로 개인 자신뿐만 아니라 개인의 삶을 둘러싸고 있는 가족, 지역사회, 문화, 사회물리적 환경 등과의 끊임없는 상호작용의 산물이다. 건강의 차원성dimension이란 건강의 개념을 분리하여 측정하고 해석할 수 있는 특징적인 요소를 말하며 다음과 같은 차원이 있다.

(1) 신체적 차원의 건강

육체적 건강은 신체의 기능과 회복력, 감각의 예민성, 질병에 대한 감수성 등이 포함된다. 신체적 차원의 건강은 신체가 약물, 스트레스나 환경적 위험요소 등에 최소한으로 폭로되어 있는 상태를 의미한다. 이러한 상태에서는 목표를 향해 가는데 육체적 강인함을 가질 수 있다.

(2) 정신적(지적) 차원의 건강

감정과 대비되는 차원으로 사고력이나 인지에서의 안녕 상태에 있는 것을 말한다. 분석하고 판단하며 말하고 쓰는 것에 대한 능력이며, 학습능력과 지적인 면에서의 능력을 포함한다.

(3) 정서적 차원의 건강

정신적 차원과 대비되는 것으로, 감정이 안녕한 상태를 말한다. 여기에는 사랑, 자부심이나 감정이입이 포함되며 감정을 통제하며 적절히 표현하는 능력이다.

(4) 사회적 차원의 건강

가족 · 사회 · 국가 등의 구성원으로서 주어진 역할을 수행할 수 있는 상태를 의미한다. 친구나 친척 그리고 문화적 · 정치적 활동을 통하여 만나는 사람들과 만족스러운 관계를 형성하는 것을 포함한다.

(5) 영적 차원의 건강

높은 섭리나 존재에 대한 인정과 일반적으로 설명할 수 없는 어떤 개념에 대한 신뢰나 믿음을 말한다. 여기에는 성실함, 원칙과 윤리, 생존본능이나 이타심 등이 포함된다.

2. 질병의 개념

과거에는 육체적 질병이 없는 상태를 건강한 상태라고 하였다. 그러나 현대사회에서는 질병의 범위가 확대되어 육체적 질병뿐만 아니라 정신적 · 사회적 질병으로까지 확대되고 있다.

건강 문제를 다루는 데 있어 질병 문제는 필히 따라다니는 과제이다. 질병을 예방하고 관리하며 치료하는 것이 건강을 유지하는 필수 요소이다. 따라서 현대복지국가에서는 질병 문제를 해결하는 데 엄청난 자원과 노력을 쏟고 있다.

1. 질병의 정의

질한 또는 병이라고도 불리는 질병은 심신의 전체 또는 일부가 일차적 또는 계속적으로 장애를 일으켜서 정상적인 기능을 할 수 없는 상태를 말한다.

대개는 고통을 수반하고 때로는 치명적인 방향으로 악화하는 수도 있다. 이와 같은 현상 중에는 외상 등의 동통이나 염증과 같이 생리반응이 포함되는 일도 많고, 보통 때는 병의 증세로 인정되지만 여성의 생리 출혈이 있을 경우에는 오히려 정상으로 인정되는 것도 있다.

한편, 외상에 의한 사지의 결손과 같이 처음에는 질병이던 것이 오랜 시간이 경과되면 기형이기는 하여도 질병이라는 개념에 포함되지 않는 현상도 있다. 질병은 임상의학적으로 급성 · 만성 또는 형태상의 변화가 보이지 않는 기능성機能性의 것, 변화를 수반하는 기질성器質性의 것 등으로 대별하는 수가 많다.

Check point

기능성과 기질성

기능성이란 신체 내에서 여러 가지 작용을 조절하는 생리작용을 말하며 생리활성 기능이 있다.

기질성이란 형태적이고 해부학적인 작용을 말한다.

2. 질병의 분류와 특징

질병은 크게 감염성 질환과 비감염성 질환으로 나눌 수 있다.

감염성 질환은 바이러스 · 세균 · 곰팡이 · 기생충과 같이 질병을 일으키는 병원체가 그들이 증식하고 생활하는 장소인 병원소에서 탈출한 후에 동물이나 인간에게 전파 · 침입하여 질환을 일으킨다. 감염성 질환에서는 그 질환을 일으키는 병원체가 명확하고 중요하나 병원체가 숙주 역할을 하는 인간이나 동물에 접촉하여도 모두 질환을 일으키는 것은 아니다.

즉, 인간의 병원체에 대한 저항력 정도가 질병에 이환되는 데 또 하나의 중요한 요소가 된다. 감염성 질환 중에 세균에 의한 질환은 항생제의 발달로 대부분 치료가 가능해졌으나, 바이러스성 질환에 대한 항바이러스제의 개발에는 아직 해결해야 할 과제가 남아 있다.

비감염성 질환은 대표적 성인질환인 고혈압이나 당뇨와 같이 병원체 없이 발생할 수 있으며, 대부분 발현기간이 길어 만성적인 경과를 밟는 경우가 많다.

최근에는 감염성 질환보다 비감염성 질환에 관심이 더욱 집중되고 있다. 항생제의 발견으로 감염성 질환의 치료는 상대적으로 쉬워졌으나, 인구구조의 변화로 노인인구가 증가하고 영양공급의 과잉으로 인한 비만 등의 비감염성 질환이 증가하기 때문이다.

다행스러운 점은 의학 분야의 진단기술 발달로 과거에는 발견하지 못하였던 비감염성 질환의 진단이 가능하게 되었다는 점이다. 비감염성 질환의 원인은 명확히 밝혀지지 않은 경우가 많으나 여러 가지 위험인자가 복합적으로 질환을 유발시키는 데 관여하는 것으로 알려져 있다.

대표적인 위험인자와 질병과의 관련성에 관한 연구로는 흡연과 폐암과의 관련성, 짜게 먹는 식사와 고혈압과의 관련성 등이 이미 발표되어 있다. 그러므로 비감염성 질환의 치료에 있어서도 생활방식의 변화와 함께 위험인자를 제거하는 것이 중요하다. 과거에는 질병이 발생한 후에 하는 치료에 중점을 두었으나, 이제는 질병이 발생하기 전에 미리 예방하고자 하며 환경개선이나 운동 등을 통한 육체의 저항성 강화를 강조하고 있다.

[핵심문제 정리]

1. 세계보건기구에서 정의하는 건강이란?

건강이란 질병이 없거나 허약하지 않은 것뿐만 아니라, 신체적 · 정신적 · 사회적으로 완전히 안녕한 상태에 놓여 있는 것

2. 우리나라 보건의료기본법에서 정의하는 건강권이란?

모든 국민이 법률이 정하는 바에 의해 자신과 가족의 건강에 관해 국가의 보호를 받을 권리를 가지며, 성별 · 연령 · 종교 · 사회적 신분 또는 경제적 사정 등을 이유로 자신과 가족의 건강에 관한 권리를 침해받지 않는 것

3. 캐나다 보건성장관이었던 라롱드Lalonde가 제시한 4가지 건강결정요인은?

유전적 요인, 환경적 요인, 보건의료서비스와 생활양식

4. 현대사회에서 질병의 정의는?

육체적 질병뿐만 아니라 정신적 · 사회적 질병으로까지 확대

Chapter 02.

의료전달체계

학습 목표

- 의료전달체계의 정의와 모형의 특성을 이해한다.
- 1단계 의료의 개념과 요건에 대해서 학습한다.
- 2단계 의료와 3단계 의료의 기능에 대해서 이해한다..

1. 개요

영국의 의사인 도슨Sir Bertrand Dawson, 나중에 Lord Dawson으로 불림, 1864~1945은 1920년에 발표한 보고서Dawson report 8에서 의료전달체계health care delivery system 혹은 medical delivery system의 개념과 일차의료의 역할에 대해서 처음으로 언급한 의사로 알려져 있다. 이 보고서에서 도슨은 지역사회 치료와 예방은 일차의료 행위를 하는 동네의원Primary Health Centres이 맡아서 진료하고, 치료하기 힘든 환자는 의뢰를 받는 병원Secondary Health Centres에서 해결되어야 한다고 강조했다.

그 나라의 선진성의 지표라 볼 수 있는 양질의 보건의료는 경제, 복지 수준과 함께 발전하여 보건의료체계의 제도 정착으로 이어진다고 본다.

1. 의료전달체계의 정의

1989년 전국민의료보험과 동시에 시행한 의료전달체계는 국가의료제도를 국민 모두에게 동등하게 제공하려는 방법이며 제한적인 의료자원을 효율적으로 운영함으로써 의료서비스를 적시에, 적정인에 의해, 적정진료를 필요로 하는 국민 모두가 이용할 수 있도록 마련된 제도로 정의된다.

2. 도입 목적

의료전달체계 도입은 1920년 서양에서 시작된 의료의 지역화 개념에서 출발했다. 시설 및 규모가 큰 3차 의료기관을 중심으로, 환자를 작은 규모의 1차와 2차 의료기관으로 분산시킴으로써 소비자가 보다 향상된 의료 접근을 할 수 있으며 효율적인 의료체계를 구축할 수 있기 때문이다. 우리나라 의료전달체계 도입의 목적은 크게 세 가지로 요약할 수 있다.

첫째, 환자에게 적절한시기 right time 에 적절한 제공자 right provider 로부터 적절한 진료 right care 를 보장하고 환자는 합당한 진료 appropriate care 를 받을 수 있도록 의료기관의 기능을 단계적으로 1, 2, 3차로 진료체계를 분류하여 의료의 계속성 continuum of care 을 확보하고 대형병원 환자 집중을 1, 2차 의료기관으로 분산시켜 진료체계를 확립한다.

둘째, 효율적인 의료자원관리로 지역간 균형을 유지하고 의료이용자들의 편의성과 지역자체 내에서의 의료 시설 등을 구축한다.

셋째, 지역간 의료기관의 균형적 배치로 의료공급의 효율성 향상과 의료비 절감 등 장기적으로는 안전한 의료재정 운영에 기여한다.

3. 제도의 필요성

2011년 우리나라의 GDP 대비 국민의료비 비중은 7.4%로서 OECD 회원국 평균인 9.5%에 비해 2.1%가 낮다. 또한 2011년 우리나라의 1인당 국민의료비는 2,198.5달러로서 OECD 회원국 평균인 3,468.7달러보다 1,270.2달러가 적다. OECD 평균 대비 63.38%에 불과한 1인당 국민의료비 수준이다. 이렇게 우리나라는 OECD 회원국 평균치의 절반보다 약간 많은 수준의 의료비를 지출하는 나라이지만 국민의 의료비 부담에 대한 논란이 일어나곤 한다. 우리나라의 의료비 수준은 국민이 부담하기 힘들 정도로 높은 수준은 아니지만 일부에서 높다는 지적도 있다.

이러한 지적의 배경에는 의료비의 계속적인 증가에 있다. 2000~2011년 동안 우리나라의 1인당 국민의료비 연평균 증가율은 17.8%로서 같은 기간의 OECD 회원국 평균 증가율인 7.6%에 비해 10.2% 더 높다. 또한 우리나라의 2011년 1인당 의료비는 2010년에 비해 5.4% 증가하여 OECD 회원국 평균 증가율인 3.8%보다 1.6% 더 높았다(OECD Health Data 2013).

이러한 의료비 증가 원인은 저출산과 노인인구 증가로 인한 인구구조의 변화와 소득증가, 사회경제적 환경의 변화로 만성질환자 증가 등으로 인한 수요 증가, 고급의료를 선호하는 소비 행태를 들 수 있다. 공급자 측에서도 의료비 증가를 유발하고 의료기관의 역할과 기능이 혼재하여 비효율적인 의료공급체계 상태을 보여주고 있다.

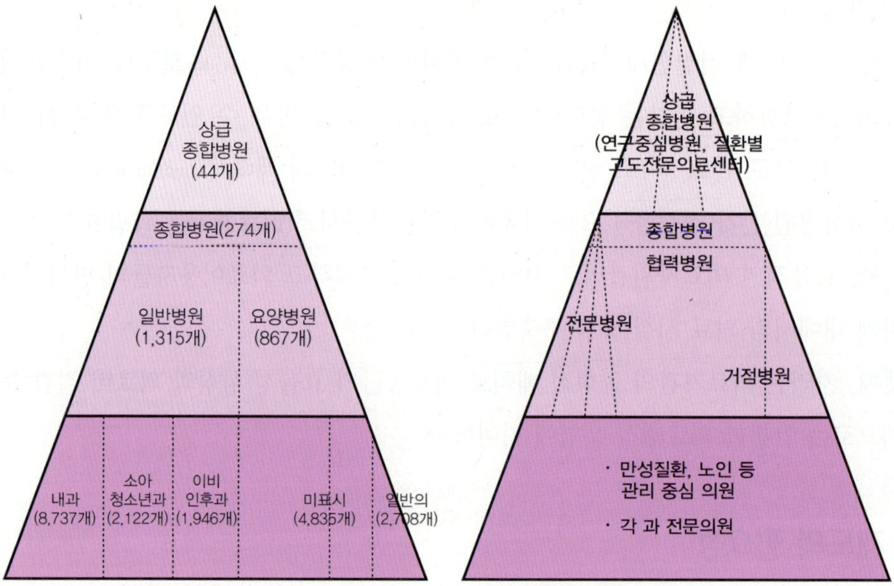

그림 4-1 종별 기능에 따른 의료기관의 형태 개선 방향

출처: 의료기관기능재정립 기본계획(보건복지부)

(1) 의료전달체계의 원칙

의료전달체계 수립의 기본원칙은 ① 효율적인 의료자원을 활용할 수 있는 장치마련, ② 포괄적인 양질의 의료서비스 제공, ③ 적정량의 총괄적인 의료서비스의 제공, ④ 전체적인 시스템을 파악하여 종합적인 체계를 마련하는 것이다.

세계보건기구에서는 합리적 의료전달체계란 의료의 지역화가 합리적으로 이루어진 상태라고 정리하였으며 합리적인 의료지역화의 요건으로서 ① 진료권의 설정, ② 필요한 의료자원의 공급, ③ 의료기관 간의 기능의 분담과 연계, ④ 환자후송 의뢰체계의 수립을 제시하고 있다.

(2) 의료전달체계의 모형

1) 자유방임형

국민의 의료기관 선택을 최대한 자유롭게 허용하고 정부의 통제는 극히 제한적으로 하여 개인의 자유와 능력을 최대한 존중한다. 민간주도형태로 자유경쟁의 원칙하에 효과적으로 운영되기 때문에 의료서비스의 질적 수준이 높다.

이로 인하여 의료자원의 지역간 불균형이 심하며 의료비가 높아진다. 의료 수요와 공급이 자유시장 체제로 관리 · 운영되기 때문에 의료의 공적 특수성이 회석될 수가 있다.

자유방임형에서는 질병이 발생하였을 때를 대비하여 의료비와 소득상실에 대해서는 보상방식을 통해 공동부담하는 국민의료보험제도NHI:national health insurance가 정착되어 있다. 대표적인 나라로는 미국과 일본이 있으며, 보험료를 부담하기 어려운 계층에 대해서는 국가의 일반 재정에 의해 사회부조 방식인 의료부조나 의료보호제도를 시행하고 있다.

우리나라도 이 제도를 택하고 있다. 장점으로는 정부의 간섭이 적고 민간 주도적이라서 소비자가 의료기관을 자유롭게 선택할 수 있으며 자유경쟁으로 인하여 의료의 질이 우수하다. 단점으로는 경제적 능력이 있는 사람에게 많은 혜택이 주어져서 불평등요인이 발생하고 의료인 및 의료시설이 편중되어 지역적 · 계층적 불균형으로 인한 사회적 문제를 야기하며 의료비 상승속도가 빠르다.

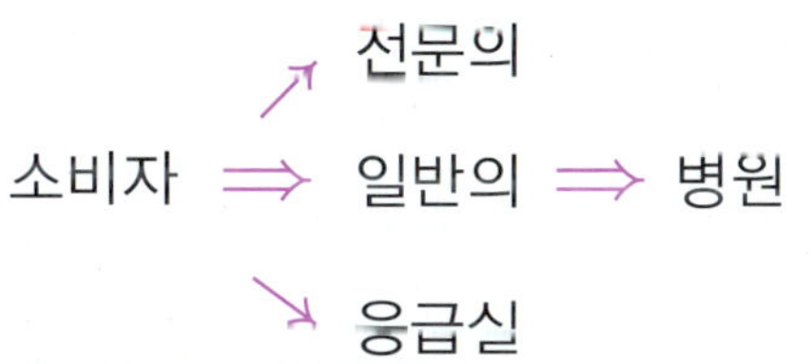

2) 사회보장형(복지국가형)

보건의료서비스는 국가보건조직에 의해 계획적으로 조직되며 재원조달은 세금이나 의료보험료에 의해 이루어진다. 이러한 제도를 국민보건서비스NHS:national heath service라고 하며 대표적인 나라가 영국, 스칸디나비아반도의 국가들, 뉴질랜드 등이다. 이러한 유럽형 국가는 의료기관을 국가가 직접 관리하며. 질병의 치료와 보건교육, 예방, 재활에 이르기까지 포괄적 의료서비스를 제공한다.

개인의 의료선택권을 존중하며 소외계층이 없도록 사회보장 차원으로 자유민주국가에서 많이 시행하고 있다. 장점은 보건의료서비스 전체를 총괄하는 정부기구가 있어 효율적 관리와 자원 활용이 가능하며. 의료서비스가 모든 국민에게 무료로, 그리고 평등하게 제공된다. 단점으로는 대규모 의료조직으로 인해 관료 및 행정체계가 복잡하고. 의료인에 대한 인센티브가 미약하여 의료수준이나 의료인의 열의가 상대적으로 떨어진다.

소비자 ⟹ 의원 ⟹ 병원

3) 국가관장형(사회주의형)

대다수 공산주의 국가에서 실시하고 있는 형태로, 국가의 기본원칙이 의료자원과 의료서비스의 균등한 분포와 균등한 기회 제공으로, 개인의 의료서비스 선택권을 부여하지 않는다. 의료는 국가가 기획하여 모든 국민에게 무료로 제공된다.

의료전달이 체계적으로 조직화되어 자원의 활용도가 높은 반면 관료조직체계로 인한 경직성이나 의료인에 대한 인센티브가 없어 의료서비스의 생산성이나 질은 떨어진다.

예방 진료서비스의 비중이 크며 보건의료의 모든 규정은 중앙정부조직에 의하여 직접 관장되고 개인에게는 자유가 없다. 장점은 의료전달이 조직적이며. 분포와 배치가 효과적이라 의료자원의 활용도가 높다.

소비자 ⇗ 도시의사 ⟹ 외래전문의 ⟹ 병원
소비자 ⇘ 농촌의사보 ⟹ 농촌의사 ⟹ 외래전문의 ⟹ 병원

4. 의료전달체계의 기능 요소

의료전달체계가 기능을 하기 위해서는 다음과 같은 조건이 충족되어야 한다.

(1) 적절성

의료서비스는 과도하거나 미치지 못하게 되어서는 안 되며, 시의적절한 시기에 적정하게 제공되어야 한다. 시기를 놓치거나 약물의 오남용이 있을 경우에는 의료전달체계에 대한 불신이 발생하며 국민의 생명까지 위협하게 된다.

(2) 접근성

의료서비스 이용자는 서비스를 받는데 어려움이 없어야 한다. 의료기관이나 의료인과의 거리가 없어야 한다. 이는 지리적 근접성뿐만 아니라 경제적, 심리적, 구조적, 절차적 근접성을 포함한다.

(3) 책임감

현대사회에서 국가는 국민과 국토 보호의 책임뿐만 아니라 국민의 건강과 복지까지 책임지고 있다. 이러한 개념에서 국가는 국민에게 양질의 의료서비스를 제공할 의무와 책임이 있다.

(4) 전문성

의료제공자의 의료에 대한 전문성은 국민의 생명과 직결된다. 의료제공자는 소비자의 욕구를 파악할 수 있어야 하며, 진단 · 치료에 있어서도 전문 지식을 갖추어야 한다. 국가가 의료시설이나 의료인에 대한 교육 · 면허 · 인증 등에 엄격한 것도 이 때문이다.

(5) 통합성

소비자는 다양한 욕구를 가지고 있다. 특히 의료소비자는 의료분야가 생명과 직결되어 있어서 더욱 다양한 요구를 한다. 이러한 다양한 요구를 충족시키기 위해서는 여러 의료서비스 분야가 상호 연계되어 있어야 한다. 예를 들면, 1차 의료기관과 2차 의료기관의 협력이나 외과와 정신과의 협력 등이다.

5. 의료기관의 종별에 따른 역활

(1) 의료기관 기능 규정

의료기관은 종별로 1차, 2차, 3차 의료기관으로 분류된다. 우리나라에는 의료법에 의거하여 의원, 병원, 종합병원 등이 존재하지만, 의료전달체계 확립 시 이들 의료기관을 기능에 따라 1차, 2차, 3차 의료기관으로 나누고, 그 밖에 정신 · 결핵 등과 관련된 특수병원을 별도로 지정하고 있다. 치과와 한방 의료기관도 의원급은 1차 의료기관, 병원급은 2차 의료기관으로 지정하고 있다. 의료기관의 종별 기능은 주로 의료기관의 규모병상수에 따라 분류된다.

(2) 진료권 설정

주민의 생활권과 교통망을 고려하여 지역간 의료의 편의성과 형평성을 기준으로 그 기능을 복합적으로 적용한 '진료권' 개념을 사용한다.

소진료권locality, 중진료권district, 대진료권region으로 전국을 행정구역과 생활권에 따라 8개 대진료권과 142개 중진료권 으로 설정하였고, 의료기관은 종별로 1차, 2차, 3차로 나누었다. 도 단위를 중심으로 8개 대진료권경인, 강원, 충북, 충남, 경북, 경남, 전북, 전남으로 나누고, 시 · 군을 중심으로 142개 중진료권을 설정하였다, 제주도는 경인 진료권으로 포함하였다.

의료기관은 의원과 보건소, 보건지소는 1차 의료기관, 입원 병상을 갖춘 병원급은 2차 의료기관, 종합병원이나 대학병원을 3차 의료기관으로 규정하였다.

(3) 의료기관 투입요소

의료기관이 의료서비스 생산을 위하여 투입할 요소는 인력, 시설, 의료기술 및 장비 등이다. 의료기관의 전문의 · 전공의 · 간호사 수, 병상수, 진료과목, 첨단장비 종류 등은 의료기관 종별에 따라 규정을 달리하고 있다.

(4) 의료기관 종별 분류

진료과목은 의료기관이 진료하는 질병 또는 기능의 전문영역을 의미하고 있다. 진료과목의 수가 많을수록 전문적 진료를 보다 광범위하게 제공한다. 우리나라 현행 의료법의 의료기관의 종류는 의원, 치과의원, 한의원, 병원, 치과병원, 한방병원, 종합병원, 상급종합병원으로 구분한다(송건용, 2003).

표 4-1 의료법에 의한 의료기관 종별 구분

종별 구분	진료업무의 범위	규정
• 의원급 의료기관	• 주로 외래환자	• 30병상 미만
• 병원	• 주로 입원환자	• 30병상 이상
• 종합병원	• 300병상 이하 7개과 설치 • 300병상 이상 9개과 설치	• 100병상 이상
• 상급종합병원	• 중증질환, 난이도가 높은 의료행위를 전문적으로 하는 내학병원급	• 종합병원 중 보건복지부 장관이 지정

6. 의료전달체계의 실현

우리나라 의료시설의 80% 이상이 민간부분에 편중되어 상대적으로 공공의료부분이 취약하며 의료자원의 도시지역 집중으로 의료공급의 불균형에 의한 지역적 차별화가 크다. 그리고 많은 국민들은 대형의료기관을 선호하고 있어서 의료전달체계의 구축을 위한 합리적인 개선이 필요하다.

(1) 제노의 활싱

가벼운 질병인 경우에 상급병원 방문을 억제하기 위하여 본인부담금을 높이고, 가까운 동래 의원 방문을 장려하기 위해 본인부담을 경감하는 본인부담 차등제를 실시하고 있다.

그리고 중증질환을 치료하는 기관에서 발생하는 의료원가의 차이를 반영하기 위한 제도로서 종별가산율을 달리해서 제공한다.

(2) 대형병원 응급실 개선 방안

우리나라 병원의 응급실은 시설 및 장비, 인력기준에 따라 권역센터, 지역센터, 지역의료기관으로 구분되어 있다.

대부분의 상급종합병원 응급실은 병상 가동률이 100%라 매우 복잡하다. 대형병원 응급실은 환자가 넘쳐나는 반면 중소병원 응급실은 의료인력 수급문제로 그렇지 못하여 전달체계의 왜곡으로 이어진다. 이러한 환경에서의 응급실 수가는 중소병원 응급실 운영에 큰 영향을 미친다.

(3) 협력병의원 시스템 구축

현재 우리나라 상황에서 의료전달체계 정착에는 많은 어려움이 있다. 의원과 병원간 네트워크를 통한 협력체계의 협력병의원 시스템 구축을 지원하는 제도 도입이 필요하다.

협력병의원의 체계 하에서는 상급종합병원서 진료가 끝난 환자의 진료정보를 일차의료기관으로 회송하여 상호간 진료정보시스템 활용이 가능하다. 전국적인 의료전달체계 구축으로 협력 병의원 사이에 전자의뢰 및 회송시스템 네트워크를 구성할 수 있는 제도가 마련되어야 한다.

(4) 의료전달체계의 발전

상급병원으로 이송 후 회송에 대한 만족은 의료기관의 균형적 발전을 도모하고 지역의료사회에서 상호 공존체계를 확립하며 의료의 질 향상과 의료전달체계의 제도를 발전시킨다.

이송과 회송에 따른 공존에 대하여는 전반적으로 도움이 된다는 반응이며 특히 내과, 소아과, 산부인과에서 좋은 반응을 보였다. 이송 시 기록의 불충분에 대한 불만이 나타났으며 환자의 진료형태로는 주로 응급실 환자가 많은 부분을 차지하였다(임금자 외, 2013).

표 4-2 진료회신에 대한 만족도

부양조건	소득요건
회신서 체계 만족	68.0%
회신서 체계 만족도	65.1%
회신서 체계 충실도	53.8%
회신서 체계 보내는 기간 만족율	45.0%
회신서 체계 충실도 만족율 80% 이상	내과, 소아과, 산부인과

출처 : 보건복지부(2015), 2015보건복지통계연보.

7. 우리나라 의료전달체계의 현황

진료단계를 1, 2, 3차로 구분하고 있으나 현재 환자가 의료기관을 이용할 때는 1차 의료기관이나 2차 의료기관은 다 같이 이용하는 1차 의료기관이다. 1차 의료기관과 2차 의료기관 간의 구분 장치가 없다. 의료전달체계는 환자의 이용면에서 1차 의료기관의 역할을 하는 1 · 2차 의료기관과 3차 의료기관만이 존재한다.

의료보험요양급여기준에서도 요양급여의 절차를 1단계 진료와 2단계 진료3차 의료기관로 구분하며 1단계 의료기관을 의원, 병원, 종합병원으로 규정하고 2단계 의료기관은 상급종합병원으로 구분하고 있다.

대한의사협회2015가 발표한 '의료전달체계 현황 분석 및 개선방안'에 따르면 상급종합병원을 방문한 외래 경증질환자 1,000명 가운데 1.6명만 동네의원으로 회송된 것으로 파악되어서, 환자 의뢰 · 회송체계는 전무하다고 볼 수 있다.

회송체계 확립을 위해서는 상급종합병원에 회송할 동기를 부여하고 중증질환자 진료에 집중하도록 적절한 수준의 보상이 필요하며, 상급종합병원이 치료가 끝난 환자를 적극적으로 회송할 수 있는 명분제공이 필요하다.

2. 1차의료

1. 1차의료의 개념

1차의료1단계 의료란 건강을 위하여 가장 먼저 대하는 보건의료를 말한다. 지역사회의 주민들의 건강상의 문제에 대해 가장 먼저 접근하고, 지속적인 의료서비스를 제공할 수 있다.

경증환자의 대형병원 집중을 방지하고 환자의 의료에 대한 만족도를 증가시키기 위한 방법으로, 상급종합병원은 중증환자와 응급환자 중심으로 집중 치료함으로써 외래와 입원 기능이 분리되는 의료전달체계가 필요하다. 즉 의원은 외래, 병원은 입원 기능을 수행함으로써 과도한 의료자원 낭비와 국가 재정 및 환자의 의료비용 부담도 줄어들게 된다.

(1) 정의

존스홉킨스대학의 1차의료정책연구소에서는 "1차의료primary care는 의료서비스의 첫 번째 단계로 지역사회 환자와의 접촉이며 질병중심disease oriented보다는 환자에 초점person focused을 맞추어 지속적인 의료 서비스를 제공하며 통상적이고 일반적인 환자에 대한 서비스를 제공하고 조정 · 통합하는 것"으로 정의하고 있다.

(2) 우리나라의 의료이용체계

우리나라의 의료전달체계는 의료법과 국민건강보험법에 근거하고 있다. 의료법 제3조에서는 의료기관을 의원, 병원종합병원 포함, 상급종합병원으로 구분하고 있으며, 기능면에서 의원급은 주로 외래환자를, 병원급은 입원환자를 치료하며, 종합병원 중에서 중증질환에 대하여 난이도가 높은 의료행위를 전문적으로 하는 상급종합병원을 지정할 수 있다고 되어 있다.

2. 1차의료의 요건

1차의료 제공자는 환자의 전체 진료를 통합조정할 수 있는 조정성coordination, 의료기관을 쉽게 이용할 수 있도록 환경을 제공하는 접근성accessibility, 지역주민에게 발생하는 건강상의 문제를 포괄적으로 해결해 주는 포괄성comprehensiveness, 개인 진료에 분절을 최소화할 수 있도록 하는 지속성continuity, 환자의 지속적인 진료에 책임을 질 수 있는 책임성accountability을 갖추어야 한다.

3. 1차의료의 기능

보건의료체계에 있어 환자와 의료인의 접촉에서 발생하는 기초적인 예방의료, 보건의료체계의 핵심적 과정으로서 문지기의료gate-keeping의 역할을 하는 1차 의료기관은 의원, 치과의원, 한방의원과 보건기관보건소, 보건지소, 보건진료소 등으로 주로 외래환자를 진료하는 지역별로 형성된 동네 진료권으로서의 역할을 한다.

4. 외국의 1차의료

(1) 지역간 의료표준화

대부분의 나라에서는 병원을 공공화시키고 있다. 그러나 민간의료기관은 1차의료를 전담하는 동네의원으로 남은 경우가 많다. 1단계를 거쳐서 2단계 의료를 이용하는 체계가 확실히 정비되었다. 각 지역마다 높은 의료수준의 종합병원들이 골고루 분포하여 그 지역에 사는 주민들이 타 대도시로 갈 필요가 없다. 동네의원과 병원간 경쟁도 없고 상호 협조 관계에서 자신들의 역할에 충실하다. 병원간 불필요한 경쟁으로 인한 낭비를 줄일 수 있어 외적 팽창보다 병원의 전문 진료에 충실할 수 있는 계기가 될 수 있다.

(2) 1차의료 인력

선진 외국도 의료전달체계가 잘 발달된 형태를 가지고 있지는 않다. 한국과 마찬가지로 전문의가 많고, 1차의료 인력은 부족한 실정이다. 그동안 각국의 의사 수는 많은 증가를 보였지만, 실제로는 전문의 수 증가의 영향이 컸다. 1990년 이후부터 최근까지를 비교해 보면 전문의는 20여년 사이에 50% 정도 증가한 반면, 1차의료 전담의GPs는 20% 증가하는 데 그쳤다.

OECD에 보고한 자료에 의하면 벨기에를 비롯해서 포르투갈, 프랑스, 오스트레일리아, 뉴질랜드, 캐나다는 전통적으로 1차의료 전담의와 전문의 비율이 50 대 50 정도로 균형을 갖추고 있다. 오스트리아, 독일, 미국 등은 전문의 비율이 다소 높으며, 그 밖에 나라들은 전체 의사수가 어느 정도 충족되지만 전문의 비율이 높은 경우가 많다. 대체적으로 인구 1,000명당 1차의료 전담의가 부족한 곳은 그 나라들의 중요한 보건의료 문제가 되고 있다.

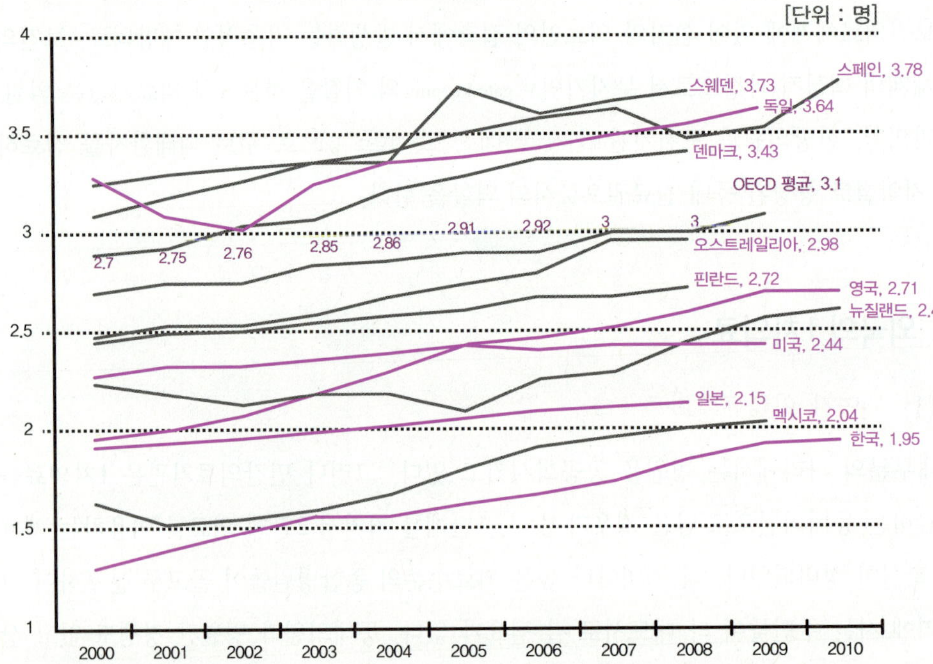

그림 4-2 OECD 국가들의 활동의사 수 증가 양상(인구 1,000명당)

출처: OECD Health Data 2011 (한국은 한의사 포함된 수치)

(3) 의료전달체계 확립

1차의료 발달 정도에 대한 판단 근거로는 일차의료 전담의의 문지기 역할gate-keeping을 들 수 있다. 문지기 역할은 그 지역의 의사와 환자 간의 등록registration 과정과 의뢰를 하는 과정으로 선진 외국에서는 1차의료 전담의들이 문지기 역할을 하고 있다.

주민들이 등록을 하고 동네의원을 이용할 경우 진료비 감액 혜택을 주고 있다. 영국, 프랑스, 독일, 벨기에, 스위스, 헝가리, 뉴질랜드가 이에 속하며, 주치의 의뢰는 당연하고 의뢰를 통해 종합병원으로 갈 경우에 치료비 및 입원비의 감액 혜택을 주는 방식을 채택하고 있다.

3. 2차의료

1. 정의

입원환자를 진료 · 치료하는 병원과 종합병원의 규모는 100병상 이상의 입원실을 갖추고 내과, 일반외과, 산부인과, 진단방사선과, 소아과, 마취과, 임상병리과 또는 해부병리과, 치과 등 7개과300병상 이상인 경우 정신과 포함 9개과 이상의 진료과목과 일정수준의 인력, 시설 및 장비 등을 갖출 것을 2차 의료2단계 의료에 대한 내용으로 규정하고 있다.

2. 2차의료의 기능

국민건강보험 「요양급여의 기준에 관한 규칙」 제2조 규정에 의하면, 1단계 요양급여를 받는 의료기관은 1차의료기관의원, 보건소, 2차의료기관병원, 요양병원, 종합병원, 3차의료기관종합전문요양기관으로 정해졌으며, 2단계 의료기관은 병원급 의료기관으로 1단계 의료기관에서 의뢰한 경증의 입원환자나 간단한 수술행위와 진료 및 치료를 할 수 있는 2단계의 의료시설 및 인력을 갖춘 의료기관으로, 지역사회의 중진료를 담당하도록 하였다.

3. 2차의료의 완화

의료기관의 종별 구분은 1, 2, 3차로 나눠지며, 병상 수, 전문 과목, 질병의 난이도, 시설과 의료 장비, 인력과 같은 구체적인 구분에 의해 의원, 병원, 종합병원, 상급종합병원으로 분류되어 있다. 현실을 감안하여 현재는 환자가 의료기관 이용 시에 1차의료기관이나 2차의료기관은 다 같이 제약없이 이용할 수 있는 1차의료기관으로 바뀌었다.

1차의료기관과 2차의료기관간 환자의뢰 장치가 없으며, 따라서 의료전달체계에 대하여 국민들의 의료기관 이용이 불편하다는 인식과 의료보험요양급여기준에서도 요양급여의 절차를 1단계 진료와 2단계 진료3차 의료기관로 구분하고 있어 진료 단계에 의한 의료기관 구분의 의미가 감쇠되었다.

의료전달체계에 대한 국민들의 불편감 해소 및 규제완화란 명분으로 1998년에 보건복지부 고시 9 제1998-56호를 통해 진료권 지정에 대한 규정이 철폐되면서 지역 간 구분과 1차, 2차, 3차의료기관 구분은 없어지게 되었다.

4. 3차의료

1. 의의

3차 의료3단계 의료란 중증의 고난이도의 질병과 희귀병질환의 환자들에 대한 의료 행위를 주로 하는 것을 말하며 3차 의료기관 선정기준에 합당하는 대학병원이 상급종합병원의 명칭을 사용한다. 20개과 이상의 진료과목과 일정수준의 인력 및 시설, 장비 등을 갖추고 의료인 육성 및 의료에 관한 연구를 하는 의료기관으로서 지역간 의료이용의 편의성과 교통망을 고려하여 지역 진료권의 중심 의료기관으로 대학병원과 대규모 병원당시 500병상 이상, 현재 700병상 이상이며, 1989년 당시에 25개 병원이 3차의료기관으로 지정되었다.

환자가 3차의료기관을 이용할 때는 환자의 3차 의료기관이 소재한 대진료권 내 중진료권의 1차 또는 2차의료기관을 이용한 후 의사의 진료의뢰서를 발부받아 3차의료기관을 이용해야 한다. 단 3차의료기관의 가정의학과, 안과, 피부과, 이비인후과, 재활의학과 등의 진료 과목과 응급실을 이용하는 경우는 진료의뢰서가 없어도 예외로 인정하고 있다.

2. 3차의료의 요건

3차의료기관은 진료, 교육, 인력 · 시설 · 장비, 질병군별 환자의 구성비율, 의료서비스 수준, 진료권역별 소요병상 충족도 등을 구분하여 규정한다. 내과 · 일반외과 · 소아청소년과 · 산부인과 · 영상의학과 · 마취통증의학과 · 진단검사의학과 또는 병리과 · 정신과 · 치과 등 9개 진료과목은 필수이다.

진단검사의학과또는 병리과 · 흉부외과 · 방사선종양학과 · 핵의학과 · 응급의학과 · 신경과 · 피부과 · 신경외과 · 안과 · 재활의학과 · 정형외과 · 이비인후과 · 비뇨기과 · 성형외과 · 가정의학과 · 예방의학과 · 결핵과 · 산업의학과 등 18개 진료과목 중에서 11개 이상을 선택하여 총 20개 이상의 진료과목을 개설하고 각 진료과목마다 전속 전문의를 1명 이상 두어야 한다.

3. 3차의료의 기능

(1) 역할

가장 높은 수준의 진단과 치료가 24시간 체제로 실시되어야 한다. 이러한 의료기관에서는 완벽에 가까운 의료시설과 의료장비를 갖추고 상근의료인력, 특히 뇌신경외과, 순환기과, 마취과 등의 전문의 배치와 종사자 및 대기의사 등으로 구성하여 위독한 응급환자의 구명처치에 필요한 설비를 갖춘 구명구급센터3차응급의료기관의 시스템을 갖춰야 한다. 구명구급센터는 특히 긴급을 요하는 환자, 다발성외상, 뇌혈관장애, 심장질환 등 심폐위기에 직면한 환자를 수용 · 치료하는 체제로서 운영한다.

3차의료기관은 교육 병원으로의 역할을 하는 중추기관으로서 의학기술 연구와 새로운 치료법 등을 의학교육에 적용하고 있다.

(2) 교육

의료법 규정에 의한 제3차의료기관으로, 교육기능 면에서는 의사를 양성하고 인턴, 레지던트 등의 수련을 담당하는 의사 역할도 한다. 그 외 의료관련 종사자의 훈련 및 직무와 새로운 의료장비 교육 등을 실시하는 지역 사회에는 대표적인 공공 기관으로 역할을 하게 된다.

(3) 협력병의원 시스템 구축

현재 우리의나라 의료전달체계에서 서구식 의료전달체계 확립에는 상당한 시일이 소요될 수 있다. 의원과 병원이 네트워크를 통해서 상호 협진이 이루어질 수 있도록 협력병의원간 시스템을 구축하여 상급종합병원 등에서 진료가 끝난 환자의 진료정보를 일차의료기관으로 회송하거나 상호간에 진료정보의 전달체계를 구축해야 한다.

협력 병 · 의원 사이에 네트워크를 통한 전자의뢰 및 회송시스템의 구성은 의료전달체계의 발전에 큰 기여가 될 수 있다.

[핵심문제 정리]

1. 의료전달체계를 정의하고 그 도입 목적을 서술하라.

국가의료제도를 국민 모두에게 동등하게 제공하려는 방법이며 제한적인 의료자원을 효율적으로 운영함으로써 의료서비스를 적시에, 적정인에 의해, 적정진료를 필요로 하는 국민 모두가 이용할 수 있도록 마련된 제도이며, 도입 목적은 시설 및 규모가 큰 3차 의료기관을 중심으로, 환자를 작은 규모의 1차와 2차 의료기관으로 분산시킴으로써 소비자가 보다 향상된 의료 접근을 할 수 있게 하며 효율적인 의료체계를 구축함에 있다.

2. 의료전달체계의 모형에서 사회보장형에 대해 서술하라.

보건의료서비스는 국가보건조직에 의해 계획적으로 조직되며 재원조달은 세금이나 의료보험료에 의해 이루어진다. 대표적인 나라가 영국, 스칸디나비아반도의 국가들, 뉴질랜드 등이다.

사회보장형에서는 의료기관을 국가가 직접 관리하며, 질병의 치료와 보건교육, 예방, 재활에 이르기까지 포괄적 의료서비스를 제공한다. 개인의 의료선택권을 존중하며 소외계층이 없도록 사회보장 차원으로 자유민주국가에서 많이 시행하고 있다.

장점은 보건의료서비스 전체를 총괄하는 정부기구가 있어 효율적 관리와 자원 활용이 가능하며, 의료서비스가 모든 국민에게 무료로 평등하게 제공된다. 단점으로는 대규모 의료조직으로 인해 관료 및 행정체계가 복잡하고, 의료인에 대한 인센티브가 미약하여 의료수준이나 의료인의 열의가 상대적으로 떨어진다.

3. 1차의료가 중요한 이유를 설명하라.

경증환자의 대형병원 집중을 방지하고 환자의 의료에 대한 만족도를 증가시키기 위한 방법으로, 상급종합병원은 중증환자와 응급환자 중심으로 집중 치료함으로써 외래와 입원 기능이 분리되는 의료전달체계가 필요하다. 즉 의원은 외래, 병원은 입원 기능을 수행함으로써 과도한 의료자원 낭비와 국가 재정 및 환자의 의료비용 부담도 줄어들게 된다.

4. 2단계 의료의 기능에 대해서 서술하라.

병원급 의료기관으로 1단계 의료기관에서 의뢰한 경증의 입원환자나 간단한 수술행위와 진료 및 치료를 할 수 있는 2단계의 의료시설 및 인력을 갖춘 의료기관으로, 지역사회의 중진료를 담당한다.

5. 3차의료기관의 요건 중에서 필수 진료 과목 9개를 서술하라.

내과 · 일반외과 · 소아청소년과 · 산부인과 · 영상의학과 · 마취통증의학과 · 진단검사의학과 또는 병리과 · 정신과 · 치과

Chapter 03.

보건의료서비스의 질 관리

학습 목표

- 양질의 의료서비스에 대해 이해한다.
- 양질의 의료서비스 요건에 관하여 인지한다.
- 보건서비스의 질 평가방법을 숙지한다.
- 우리나라 보건의료서비스의 질 관리에 대해 연구한다.

1. 개요

과거 국가 의료정책은 국민의 의료욕구를 충족시키기 위하여 지역사회 내에 의료시설 건립을 통한 접근성 강화와 시설 및 인력 등의 양적 확보에 주안점을 두었다. 그러나 국가의 노력, 의료보험의 도입과 경제수준의 향상으로 이러한 문제는 많이 해결되었다.

한편 의료기술의 발전, 국민 경제수준의 향상, 소비자의 의료 기대 수준의 증가로 인하여 의료서비스에 대한 품질 문제가 국가의 중심 과제가 되고 있다. 의료서비스의 질에 관한 문제는 물적 · 인적 의료자원이 합리적으로 사용되지 못한 결과이다. 즉, 국가자원이 효율적으로 사용되지 못한 것으로 볼 수 있어 국가 정책적으로 중요한 사안이 될 수 있다.

의료의 질은 세 가지 측면으로 나누어 볼 수 있다.

첫째, 기술적인 면이다. 이것은 의학지식과 기술을 환자에게 적용하여 큰 위험 없이 환자의 편익을 극대화하는 것이다.

둘째, 의료진과 환자의 대인관계 측면이다. 이것은 사회적 가치관과 규범에 따른 의료진과 환자의 관계이다.

셋째, 환자의 만족도이다. 여기에는 진료환경, 편의시설, 각종 의료서비스 등에 대한 환자의 만족도를 의미한다. 의료서비스가 혜택의 개념에서 권리의 개념으로, 그리고 공급자시장에서 수요자시장으로 전환되면서 환자고객의 만족도는 아주 중요한 요소가 되고 있다.

2. 의료의 질에 대한 개념

1930년대 초에 Lee & Jones가 양질의 의료를 8 가지 개념으로 정리하였다. 그들이 말한 양질의 의료란 ① 의 · 과학에 기초를 둔다. ② 예방을 강조한다. ③ 의사와 환자가 긴밀한 협조를 한다. ④ 전인적인 진료를 한다. ⑤ 의사와 환자 간에 지속적이며 가까운 인간관계를 유지한다. ⑥ 사회복지사업과 활동을 한다. ⑦ 모든 종류의 의료서비스와 협동한다. ⑧ 인간의 필요에 따라 모든 과학적인 현대 의료서비스를 제공함을 뜻한다. 이러한 정의는 의료의 질에 대한 고전적인 정의로 인식되고 있으며, 시대적 변천에 따라 의료비, 접근성, 효율성 등이 추가되고 있다.

보건의료서비스에 대한 질 관리quality management 개념이 도입된 시점은 1980년대라고 할 수 있으며, 전통적인 질 관리 개념에 대한 비판들이 대두되면서 일반 기업에서 적용하는 질 관리 방법의 영향을 받아 새로운 접근들이 시도되고 있다.

새로운 개념이 대두하게 된 배경은 다음과 같다.

첫째, 비용과 질은 별도의 과제가 아니므로, 통합하면 보다 효율적으로 목표를 달성할 수 있으며, 따라서 두 과제를 총괄적으로 관리할 필요가 있다.

둘째, 종래의 질 관리는 주로 시술을 잘못한 의료제공자 개인에게 초점을 맞춰 행위에 대한 비판으로 이어지는 경우가 많아서 의료제공자들은 행위를 은폐하려는 경향이 있다. 이러한 행태는 질 관리에 효율적이지 못하다.

셋째, 진료나 치료가 이루어진 이후에 평가가 이루어지므로 잘못된 의료행위를 예방할 수 없다.

넷째, 양질의 보건의료서비스는 궁극적으로 과정뿐만 아니라 전체 의료조직이 원활하게 협력할 때 획득되기 때문에 의료제공자에게만 초점을 맞추는 것은 의료의 질 향상에 도움이 별로 되지 않는다.

다섯째, 질 관리의 성패는 특정 부서의 책임과 활동에 의해서라기보다는 의료조직 전체에 의한 성패를 의미하므로 전체조직 차원에서 혁신이 동반되어야 한다.

이러한 배경에서 질에 관한 용어도, 통제의 느낌이 있는 '질 보장quality assurance'보다는 '질 관리quality management'가 더 나으며, 조직이 계속적으로 노력해야 할 과정으로 파악하여 '지속적인 질 향상continuous quality improvement', '전체적인 질 관리total quality management' 또는 '종합적 질 관리체계comprehensive quality assurance system'라는 개념이 제시되고 있다.

3. 양질의 보건의료서비스 요건

좋은 품질의 보건의료서비스를 국민들에게 제공하는 것은 국가 보건의료정책의 가장 중요한 목표이다. 양질의 의료가 무엇인가에 대해서는 여러 학자들의 견해가 있지만 주요 요소에 대해서는 거의 유사한 견해가 많다. 고전적인 접근법에 의하여 Lee & Jones는 양질의 의료에 관하여 '양질의 의료란 사회, 문화, 그리고 전문 분야가 발전할 때 의료계의 지도자들이 지역사회나 인구집단에게 서비스하고 가르치는 것이다'라고 정의하였다.

고전적이지만 가장 많이 언급되는 양질의 보건의료서비스 요건은 Myers 1978가 정의한 접근용이성accessibility, 질적 적정성quality, 지속성continuity과 효율성efficiency이다.

1. 접근용이성

환자가 의료서비스를 쉽게 이용할 수 있는 정도를 말한다. 여기에는 지리적 접근성뿐만 아니라 경제적 접근성과 시간적 접근성이 포함된다.

우리나라의 경우에 지리적 접근성을 높이는 방법으로는 공중보건의 제도나 보건진료원 제도가 있다. 경제적 접근성은 건강보험제도로 높이고 있으며, 시간적 접근성은 농어촌 의료봉사를 통하여 바쁜 농어민들의 접근성을 높이고 있다.

2. 질적 적정성

의료인의 전문적 의료 지식과 도덕성에 관한 것이다. 의료인은 충분한 의료 지식과 기술, 그리고 윤리의식을 지녀야 한다. 또한 새로운 의학 지식을 익히기 위하여 꾸준한 노력이 필요하며 최고의 의료서비스를 제공하기 위하여 최선을 다해야 한다.

우리나라의 경우에 건강심사평가원에서 의료서비스에 대한 적정성평가를 하고 있다.

3. 지속성(연속성)

보건의료서비스의 제공이 예방, 진단 및 치료, 재활에 이르기까지 모든 과정을 포괄적으로 이루는 것이다. 이는 개인적 차원에서는 건강문제를 종합적으로 다루는 전인적 의료person centered care가 지속적으로 이루어지는 것을 말하며, 지역사회 차원에서는 의료기관들이 유기적이고 협동적으로 의료서비스를 제공하는 것을 말한다.

의료가 전문화되면서 각각의 의료진들이 전문적인 관점에서 환자의 한 측면에만 초점을 맞추어 의료 행위를 하는 경향이 있다. 이런 경우 환자의 새로운 문제는 물론이고 만성적인 질환도 간과하기 쉽다. 따라서 연속성의 요건으로 전인적 치료가 중요하고 할 수 있다.

4. 효율성

효율성이란 국민이 의료서비스를 받을 때 경제적 어려움이 없이 양적 · 질적으로 적절한 서비스를 받는 것을 말한다.

개인적으로는 질병이 발생은 예측하기 어려우나, 집단적으로는 질병의 발생이나 비용을 어느 정도 예측할 수 있기 때문에 보험 등을 이용하여 개인의 의료비 부담을 공동으로 해결하는 것도 의료서비스의 효율성 측면에서 바람직한 방향으로 볼 수 있다.

이상의 4가지 요소들은 상호 연관된 것이고 상호 보완적이기도 한다. 양질의 보건의료는 이러한 요소들이 유기적으로 잘 연결될 때 이루어지는 것이다.

4. 보건의료서비스의 질 평가

보건의료서비스의 생산을 구조, 과정, 결과로 나누는 것은 도나베디안Donabedian이 제안한 것으로 일반적인 보건의료 질 관리 분류법이다.

1. 구조적 접근

구조적 접근법의 이론적 근거는 선행조건이 좋으면 좋은 진료와 좋은 결과를 가져올 가능성이 크다는 논리이다. 이 접근법은 사전事前적인 방법이며, 보건의료과정에 투입되는 보건의료인력, 시설 및 장비와 같은 자원이 표준이 된다.

구조적 접근에 의한 질 관리 프로그램은 기관과 인력에 대한 신임과 교육이다.

신임에는 아래와 같은 3가지가 있다.

(1) 신임accreditation제도

병원신임제도란 외부의 기준에 의거하여 성과performance를 측정하는 감사review의 한 형태이다. 이는 정부의 규제 및 관리활동에 속하는 면허제도licensure나 검사inspection와 달리 민간의 자발적인 활동으로 이루어지는 것이 일반적이나, 일부 나라에서는 정부의 규제적 측면에서 수행되기도 한다.

(2) 면허licensure제도

면허제도는 정부기관이나 민간조직이 개인이나 민간기관에게 일정 수준 이상의 능력을 지녔음을 인증함으로써 특정 업무나 특정 직업에 종사할 수 있도록 허가해 주는 과정이다.

(3) 자격증·회원증certification, registration 제도

정부나 민간 조직이 개인에게 일정한 수준 이상의 자격을 지녔음을 인정해 주는 것이다. 신임 또는 승인을 받은 프로그램을 이수하거나, 자격시험을 통과하거나, 일정한 경험이 있거나, 협회에 가입함으로써 자격증을 획득할 수 있다.

2. 과정적 접근

이 접근법은 진료의 모든 단계에서 현재 이용가능한 의학지식과 기술을 충분히 적용하면 결과는 훨씬 나아질 것이라는 가정에 기초한다.

(1) 내부 및 외부 평가

내부평가는 의료기관이 자발적으로 하는 평가 활동이며, 외부평가는 정부단체, 전문가단체, 연구단체 등과 같이 해당 의료기관 외부의 기관이 하는 평가 활동이다. 외부평가는 객관성에서는 내부평가보다 좋은 평판을 받을 수 있으나, 보건의료인은 내부평가를 중요시 한다. 내부평가는 좀 더 유연하며 기관의 조직체계나 교육으로 해결할 수 있는 문제를 밝혀내는 데 효과적이기 때문이다.

(2) 의료이용도 조사

의료이용도 조사는 보험자에게 제출하는 진료비청구서나 의무기록 등을 통해 제공된 서비스가 적절했는지, 필수적이었는지, 그리고 비용은 적당했는지 등을 조사하는 것이다. 이 조사는 입원 직전, 입원 중, 퇴원 후 등으로 나누어 조사한다.

(3) 임상진료지침

질병별 또는 의료서비스별로 진료지침에 대한 시행기준과 과정을 표준화하여 진료행위가 설정된 지침에 따라 수행되었는지를 검토하는 것이다.

국내에서 개발한 임상진료지침은 다음과 같은 기준에 따라 임상진료지침 정보센터에 수록된다.

① 대한의학회가 개발한 진료지침

② 대한의학회가 평가하여 인정한 진료지침

③ 평가인증은 받지 않았으나 의학회에서 조사하기나 회원학회에서 개발하여 수록을 신청한 지침 중 기준임상질문에 대한 근거를 바탕으로 한 권고가 있고, 권고를 도출하는 방법이 명시되어 있음에 맞는 진료지침

(4) 보수교육

보수교육은 보건의료전문인들이 신의료기술이나 관련 지식을 익히기 위해서 필요하다. 또한 진료 시 발견한 문제점들을 개선하기 위해서도 필요하다.

3. 결과적 접근

보건의료서비스의 목표는 질병을 예방하고, 질병을 치료하며 질병 진행을 막아서 환자의 기능적 상태를 개선하고 고통을 경감시키는 데 있다. 따라서 기타 과정의 잘잘못과 관계없이 가장 중요한 측면이라고도 할 수 있다.

일반적으로 결과적 접근을 측정하기 위하여 사용되는 변수로는 사망률 · 이환율 · 퇴원 시의 상태 등이 있다.

(1) 고객만족도 조사, 의료서비스 평가

각 의료기관이 제공한 의료서비스에 대하여 질적 수준이나 환자만족도 등을 공개함으로써 의료기관이 자체적으로 서비스 질을 높이도록 유도하는 방법이다. 이 방법은 효과적인 면도 있으나, 질보다는 양을 측정하는 결과를 낳을 수도 있어서 의료서비스계의 반발이나 과열경쟁을 부추길 수도 있다.

(2) 진료결과 평가

이환율, 사망률, 합병증 등의 지표를 공개하는 것인데, 이 평가 방법은 국민의 의료기관 선택권을 보장할 수도 있지만, 환자가 여러 기관을 거치는 경우, 어느 기관에서 질병이 악화되었는지를 파악하기 힘들므로 신중을 기해야 한다.

5. 우리나라 보건의료서비스의 질 관리

국내에서 의료의 질에 대한 체계적인 논의가 시작된 것은 1981년 대한병원협회에 의해 병원표준화심사가 시작되면서부터이다. 이후 의료서비스의 질 관리라는 개념이 본격적으로 논의되기 시작한 것은 한국의료질향상학회Korean Society for Quality in Health Care가

설립되던 1994년부터이다. 1990년대 중반부터 의료환경이 급격히 변화하면서 의료기관들은 효율적인 의료서비스 제공 방법을 모색하고 환자들에게 양질의 의료서비스를 제공함으로써 경쟁력 제고에 힘을 쏟았다. 또한 정부에서도 보건의료서비스의 질 관리에 대해 관심을 기울이면서, 제도 마련과 함께 계속적인 지원을 하고 있다.

1. 병원신임평가

(1) 배경

1997년 전 국민 의료보험제도가 시행되면서 의료수요가 급격히 증가하고 의료기관 증설 현상이 나타났다. 의료의 수요와 공급이 급격히 증가되는 과정에서 의료기관으로서의 요건을 적정하게 구비하지 못하여 의료의 질이 저하되는 병원이 나타나게 될 경우 그 피해가 전체 병원에 파급되기 때문에 의료계의 자율적인 관리가 필요하다는 의견이 대두되었다.

1980년 대한병원협회를 중심으로 병원의 윤리성 제고와 함께 환자에게 적정진료 보상의 중요성에 대한 인식이 확산되면서 보건의료인 스스로 자정노력이 필요하다는 공감대가 형성되어 대한병원협회 제 21차 정기총회에서 의료인의 생활이념과 행동 강령인 '병원윤리강령'이 개정됨과 동시에 병원의 진료수준을 향상시키는 것을 목적으로 '병원표준화사업'의 도입이 만장일치로 채택되었으며, 심사병원의 부담을 경감하기 위하여 수련병원실태조사와 병원표준화심사를 통합하여 실시하게 되었고, 2003년도에 '수련병원실태조사 및 병원신임평가'로 명칭을 변경하였다.

(2) 목적

병원신임평가는 병원의 진료윤리, 건물 및 기능의 안전도, 의사업무의 소직와, 진료수준, 시설장비 및 경영관리 면에서 일정한 기준을 설정하여 모든 병원이 이 기준에 도달할 수 있도록 동기를 부여하는 데 그 목적을 두고 있다. 즉, 제시된 기준을 통해서 병원이 자율적으로 진료수준을 향상시켜 환자에게 최선의 진료를 제공하는데 병원신임평가이 목적이 있다.

병원신임평가의 세부 목적은 다음과 같다.

적정진료보장, 정도관리의 향상, 진료환경의 개선건물 및 대지시설물, 진료기능의 적정관리QA체계 및 직무교육, 진료장비의 적정화, 진료조직의 합리화운영체계 및 인사관리, 병원진료능력의 향상 발전, 의료전달체계의 정착화, 진료윤리의 보장, 최신 진료수준의 수용성 증대, 교육 및 훈련기회의 확대, 연구기능의 진작, 병원 경영관리의 효율성 제고, 병원운영조직의 합리화, 병원인사관리의 효율화후생복리 등, 병원정보관리의 정립, 물품재고관리, 병원재무관리, 원무관리, 시설관리안전, 폐기, 청소, 위생 등, 의료자원 이용도 심사체계평가, 진료지원업무의 체계화급식, 세탁, 사회사업 등, 회원병원 권익향상을 위한 정보체계 확립, 의료보험통계수가, 점유율, 삭감 등, 의료인력의 생산성인건비 등, 병원사업통계진료통계, 재무구조에 관한 정보, 병원계의 정책 자료 등

(3) 내용

병원경영실태, 조직구조, 진료환경, 서비스 및 진료의 질 관리 전반에 대하여 평가한다. 1,600여 항목. 병원신임평가서는 병원의 조직을 행정부서, 진료부서, 특별진료부서, 지원부서 및 질 관리부서 등 5개 부서로 대별하여 평가토록 구성되어 있다.

1991년부터 병원표준화심사는 심사위원이 병원을 방문하여 수행하는 현지심사와 병원에서 제출한 심사요강을 검토하는 서류심사로 구분하여 진행되고 있다. 현지심사의 경우 심사반은 문서를 통하여 관련 규정, 수련병원지정기준 충족 여부, 전공의 수련교과 과정, 전속전문의를 확인하며, 필요한 경우 현장 방문을 하여 확인을 하도록 되어 있다. 심사과정에서 심사위원들은 병원심의평가기준을 이용하여 개별문항별로 2점 또는 3점 척도로 평가를 하며 필요시 심사의견을 기록하도록 되어 있다.

(4) 평가결과의 활용

심사결과는 심사반의 현지 확인 및 기타 관련정보, 전년도 심사 시 지적된 기준 미달 사항에 대한 시정, 적정진료보장 활동 실적, 시정을 요하는 기준 미달 결격 사항을 검토하여 심사평가기준에 제시된 심사문항별 배점기준을 적용하여 결과를 계량화한다.

- 수련병원 지정 및 전공의 정원책정에 활용하는데 병원신임평가가 수련병원실태조사와 통합되어 시행됨으로써 병원신임평가 성적을 수련병원 지정과 전공의 정원 책정에 반영

- 심사 성적이 일정기준인턴 및 레지던트 수련병원 70%, 인턴 수련병원 및 가정의학과 레지던트 수련병원 60%, 단과 레지던트 수련병원 60%에 미달하는 경우 전공의의 정원을 전년도 이상 증원할 수 없고, 신규 신청병원의 경우 수련병원 지정에서 탈락
- 의료의 질 관리개선 병원별 신임평가 점수가 확정되면 군 평균에 미달되는 병원에 대해서는 질 관리개선 프로그램을 제출하도록 하여 질 향상 활동을 유도
- 신임인정 병원신임평가는 수검 연한이 5년 이상인 병원 중 일정 기준 이상인 병원에는 병원신임인정을 통보한다. 다만, 수련병원 지정기준 미달병원은 제외
- 병원교육 병원신임평가 결과에 따라 문제점과 개선방향 등에 관하여 전국 병원을 대상으로 매년 정기적으로 교육을 실시하며, 의료 질 관리수준이 미흡한 병원에 대해서는 연구위원회의 전문가로 구성된 교육반을 투입하여 부정기적으로 교육을 실시
- 병원통계집 및 병원신임평가 결과보고서를 발간하며, 매년 연구기관과 협력계약을 체결하여 병원신임평가 내용을 분석하고 병원경영, 시설, 기구 및 진료실적에 관련된 병원통계집과 병원신임평가서의 문항별 분석을 통하여 심사대상병원의 수준을 나타내는 병원신임평가 결과보고서를 발간하여 병원에 배포

(5) 병원신임평가제도의 의의

병원신임평가는 전문기관의 평가에 대한 전통과 신뢰가 없던 상황 하에서 질 보장QA 활동의 모태가 되었으며, 의료공급의 양적확대위주 정책에서 국민건강의 질적 향상을 위하여 병원 차원의 자율적인 의료의 질 향상에 기여하고 있다.

2. 의료기관 인증제도

(1) 배경

의료기관평가제도는 우리나라 보건의료 전반의 문제점을 검토하고 개혁 과제를 도출하기 위해서 설립된 의료보장개혁위원회의 제안으로 2004년에 도입되었다.

(2) 목적과 방법

의료기관 인증제도는 의료기관으로 하여금 환자안전과 의료의 질 향상을 위한 자발적이고 지속적인 노력을 유도하여 의료소비자에게 양질의 의료 서비스를 제공하기 위한

제도이다.

의료기관 인증제도는 순위를 정하는 상대평가와는 달리, 의료기관의 인증기준 충족 여부를 조사하는 절대평가의 성격을 가진 제도로, 공표된 인증조사 기준의 일정수준을 달성한 의료기관에 대하여 4년 동안 유효한 인증마크를 부여하는 제도이다.

(3) 특성

국민으로부터 신뢰를 얻고 국제적으로 인정받는 인증제를 만들기 위하여 다음과 같이 설계하였다.

- 환자안전 기준을 포함한 국제 수준의 인증기준 마련
- 추적조사를 이용한 조사방법의 신뢰성 확보
- 조사인력의 전문성 · 객관성 강화
- 맞춤형 결과활용을 제공하여 인증정보의 활용도 제고
- 의료기관의 질 향상을 지원하는 컨설팅 서비스 제공으로 파트너십 확보
- 인증유효기간 중 의료기관 자체평가를 통해 자발적 · 지속적 의료서비스 질 향상

(4) 장점

의료기관 인증제도의 가장 큰 장점은 지금까지의 공급자 중심 의료문화에서 소비자환자 및 보호자중심의 의료문화로 전환시킨 혁신적인 제도라는 것이다.

- 의료서비스에 대한 소비자의 인식이 높아짐에 따라, 의료의 질을 확보하여 양질의 서비스를 제공하는 것은 어느 때보다 중요해지고 있다.
- 의료기관들이 환자의 입장에서 의료서비스의 제공 과정에 대한 규정을 만들고, 일관되게 수행할 것을 요구하는 의료기관 인증제는 소비자를 위한 의료서비스 제공의 계기를 마련했다는 점에서 큰 의의가 있다.

(5) 대상 및 시행

의료기관 인증제는 보건복지부 주관으로 모든 의료기관을 대상으로 하고 있다. 따라서 병원급 이상 의료기관은 자율적으로 보건복지부장관의 인증을 신청할 수 있다. 다만, 요양병원과 정신병원은 의료 서비스의 특성 및 환자의 권익 보호 등을 고려하여 2013년부터 의무적으로 보건복지부장관에게 인증신청을 하도록 의료법에 명시하였다.

의료기관 인증에 관한 주요 정책을 심의하기 위하여 보건복지부장관 직속의 의료기관인증위원회를 두어 인증에 관한 주요 정책을 결정하는데, 위원회에는 의료기관 단체, 노동단체, 시민단체, 소비자단체, 보건의료전문가 및 정부 대표 등이 참여한다. 또한 보건복지부장관의 허가를 받아 설립된 인증전담기관인 의료기관평가인증원에 인증제 개발 및 시행, 조사위원 교육, 조사 결과 분석 및 평가결과 공표 등의 업무를 위탁하여 인증제의 전문성과 공정성을 기하고 있다.

인증등급은 평가결과를 토대로 인증심의위원회에서 심의하며 인증심의위원회에서 판정된 인증등급은 해당 기관에 서면으로 통보되며 인터넷 홈페이지를 통해 상시 제공함으로써 국민의 알 권리와 의료기관 선택권을 보장하고 있다. 인증등급은 인증, 조건부인증 및 불인증 3가지로 구분되며 인증유효기간은 인증의 경우 4년, 조건부인증은 1년이다.

3. 건강보험심사평가원의 평가제도

의료기관에서 진료를 받았을 때 해당 의료기관은 진료비 중 일부를 환자에게 청구하고 나머지는 건강보험심사평가원에 청구를 한다.

(1) 의료서비스 적정성 평가 절차

• 평가대상 우선순위에 따라 평가대상 선정 및 예비평가를 통한 평가의 타당성을 검증하고, 평가항목에 대한 보건복지부 승인 후 평가 실시 2개월 전에 건강보험심사평가원 홈페이지와 보도자료 등에 평가 계획을 공개한다.

• 평가를 위해 먼저 진료내역, 의료공급자정보(인력, 시설, 장비), 사망자료 등 평가에 필요한 자료를 수집한다.

• 수집된 자료의 정확도 확인을 위해 오류 및 신뢰도 점검을 하고 진료 경향 분석, 중증도 보정 후 기관별 평가지표 및 종합결과를 산출한다.

• 대상기관, 평가지표 및 기준, 종합점수 산출시 지표값의 표준화, 가중치, 공개등급 구간등 평가 전반에 대해 전문가 자문회의체 회의 및 중앙평가위원회 심의를 거쳐 정한다.

- 평가 결과는 건강보험심사평가원 홈페이지에 공개하여 국민의 의료이용 선택권을 보장하며, 가감지급 등에 활용하고 있다.

(2) 운영 성과

- 의료공급자간에 의료 서비스 질의 상향 평준화 : 처방건당 약품목수 감소4.32개'02년 → 3.76개'13년, 외래 주사제 처방률 감소38.6%'02년 → 19.0%'13년
- 평가결과에 의한 가감지급으로 건강보험재정의 합리적 지출
- 국민에게 평가결과에 대한 정보제공으로 합리적 의료공급자 선택 가능
- 평가결과를 보건의료제도 운영에 활용지역거점공공병원 선정, 권역별 응급의료센터지정, 항생제 내성관리 종합대책 등

(3) 질 향상 지원

의료공급자에서 적정성 평가결과를 활용하여 질 개선 활동을 할 수 있도록

- 의료공급자 방문 상담
- QI 교육 및 컨실팅
- QI 우수사례 공모 · 포상 · 발표회 개최,
- QI 뉴스레터 제작 및 커뮤니티 운영 등을 지원한다.

(4) 가감지급

의료서비스 적정성 평가 결과에 따라 의료공급자에게 경제적 인센티브또는 하위기관에게 디스인센티브를 적용한다.

- 가감지급을 위한 기본모형은 의료공급자간 의료서비스의 질적 차이를 줄이고 의료의 질을 일정 수준 이상으로 향상 시키는 프로그램이다.
- 1차 년도에는 기관별 평가결과 및 감액기준선이 공개되어 질 향상 활동을 하게 되고 2차 년도부터는 상위기관과 질 향상이 크게 이루어진 기관에는 인센티브incentive가 부여되고 3차 년도에는 감액 기준선 이하의 기관에 디스인센티브disincentive가 적용된다.

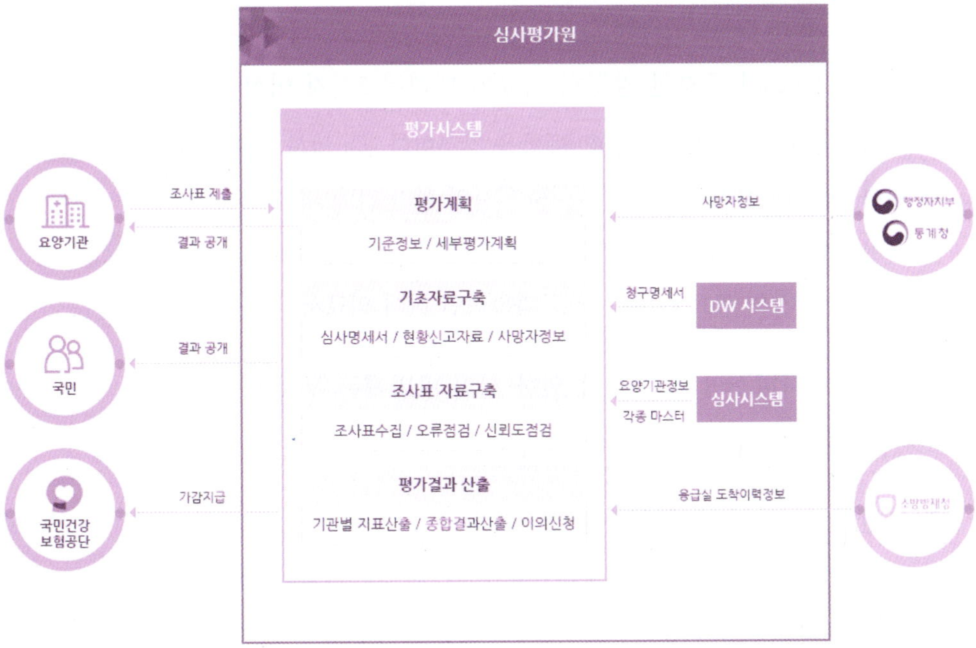

그림 4-3　건강보험 심사평가원의 평가제도

4. 병원자체의 질 관리 사업

최근에 병원 간의 경쟁이 심화되면서 병원 자체 내의 질 관리가 중요시되고 있다. 외부 기관에 의한 심사나 평가보다 자체적인 보건의료의 질 관리는 소비자의 욕구를 가장 잘 반영할 수 있으며, 자체 병원의 단점을 찾아내어 개선할 수 있는 최선의 방책이라는 것이 의료관계자들의 견해이다. 현재 우리나라 종합병원 규모의 대부분의 의료기관에서는 질 관리 전담부서를 운영하면서 보건의료서비스의 질 개선 및 향상을 위하여 노력하고 있다.

향후 의료시장의 본격적인 경쟁 심화, 소비자의 의료서비스에 대한 높은 욕구, 의료기관에 대한 외부 평가 등에 의해 의료서비스의 질 관리 사업은 의료기관의 가장 중요한 부문이 될 것이다.

[핵심문제 정리]

1. Lee & Jones가 주창한 양질의 의료에 대해서 5가지 이상 기술하라.

① 의 · 과학에 기초를 둔다. ② 예방을 강조한다. ③ 의사와 환자가 긴밀한 협조를 한다. ④ 전인적인 진료를 한다. ⑤ 의사와 환자 간에 지속적이며 가까운 인간관계를 유지한다. ⑥ 사회복지사업과 활동을 한다. ⑦ 모든 종류의 의료서비스와 협동한다. ⑧ 인간의 필요에 따라 모든 과학적인 현대 의료서비스를 제공한다.

2. 보건의료서비스의 질 관리를 위한 신임 방법에는 무엇이 있는가?

신임제도, 면허제도, 자격증 · 회원증제도

3. 병원신임평가의 목적에 대해서 기술하라.

병원신임평가는 병원의 진료윤리, 건물 및 기능의 안전도, 의사업무의 조직화, 진료수준, 시설장비 및 경영관리 면에서 일정한 기준을 설정하여 모든 병원이 이 기준에 도달할 수 있도록 동기를 부여하는데 그 목적을 두고 있다. 즉, 제시된 기준을 통해서 병원이 자율적으로 진료수준을 향상시켜 환자에게 최선의 진료를 제공하는데 병원신임평가의 목적이 있다.

Chapter 04.

각국의 보건의료제도

학습 목표

- 보건의료 정책의 의미와 필요성을 이해한다.
- 미국의료제도의 역사적 배경을 인지한다.
- 영국의 비버리지 보고서에 의한 국민보건서비스를 인지한다.
- 독일의 의료전달체계 정착 과정을 인지한다.
- 일본 의료보험제도의 구성을 숙지한다.
- 중국의 공공의료보험제도의 체계를 인지한다.
- 북한의 보건행정체계를 탐구한다.

선진국의 보건의료 정책은 연대의식solidarity을 기반으로 하여 보편성universality과 형평성equity의 원칙에 의해 모든 사람에게 균등한 의료서비스를 포괄적으로 제공하는 것이다. 이러한 연대의식은 산업화와 자본주의 발전의 폐해로 20세기 초 유럽을 중심으로 나타난 정치적 영향을 받았다. 이러한 보편성과 형평성을 실천하기 위해 각 나라들은 몇 가지 특징적인 정책들을 시행했다(건강보험정책연구원, 2014).

첫째, 지역화Decentralization에 바탕을 두고 국가행정부는 국가의 보건의료 방향을 정하며, 재정 운용에 대한 계획을 수립하는 역할을 한다. 제도의 실질적인 운영은 광역자치단체나 지방자치단체에서 이루어졌다. 최근에는 일부국가들이 보건의료 정책을 확대하면서 중앙의 역할을 높이는 경향을 볼 수 있다.

둘째, 산업의 발달로 경제적 여건이 상승하면서 오랫동안 축적된 국가 재정을 통해서 풍부한 보건의료서비스를 제공할 수 있었다.

1970년대 들어와서 의료기술의 발달로 높은 수준의 의료보장을 할 수 있게 되었다.

노인 인구의 증가와 의료수요의 증가로 국민의료비의 지속적 증가는 서구를 중심으로 각국의 정부로 하여금 의료개혁의 필요성을 실감하게 하였다.

셋째, 의료소비자인 국민들의 욕구를 해결하려는 방향으로 가고 있다. 각 나라들의 의료개혁의 방향은 의료비 절감에 있었지만, 국민들의 높아진 의료 욕구를 맞추기 위한 것도 있었다. 국민들의 욕구를 충족시키기 위한 방법은 대기시간 단축, 의료기관 선택의 자유, 질 높은 의료서비스 제공이었다. 주치의 선택과 등록을 자유롭게 하고, 의료기관의 민영화 실시, 민영 건강보험의 확대와 공공 의료기관 축소가 있다.

보건의료 개혁은 나라마다 그 시기와 방법은 다르지만 보건의료 개혁이나 일차의료 발전 방향을 이해하기 위해서는 각 나라별로 자세한 보건의료 체계와 일차의료 현황이 기준이 될 수 있다. 북유럽 국가들의 보건의료체계를 보면 형평성Equity과 공적분배Public participation에 국가 보건의료 정책의 목표를 두고 있다. 보건의료의 형평성이란 지역과 소득 수준, 성별, 나이, 종교, 질병의 경중이나 내용에 관계없이 의료서비스가 제공되어야 하는 것을 말한다.

분배란 사전적 의미로서 보면 한 사회 내에서 생산한 재화나 소득을 사회 구성원이 나누는 것을 말한다. 형평성이란 시작에서의 기회의 균등이고, 분배는 결과에 대한 나눔의 의미인 셈이다. 북유럽 국가들의 이러한 정신은 국민들에게 소득의 일부를 거둬서 적절한 의료보장을 골고루 누리게 하자는 생각에서 나온 것이고 의료서비스를 누구에게나 제공하여야 한다는 것으로 볼 수 있다(장원기 · 정혜선, 2003).

1. 미국의 보건의료제도

1. 보건의료제도의 구조

Medicare와 Medicaid는 미국 정부가 관장하는 노인과 빈곤층을 주 대상으로 하는 공적 의료보장제도이다. 전체 인구 중 약 15%가 Medicare, 18.6%가 Medicaid의 적용을 받는다. 그러나 상당수의 빈곤층이 제외되어 있으며, 높은 본인부담 등으로 의료보장 제도로서의 충실한 역할을 하고 있다고 보기는 힘들다.

미국 의료제도의 발전과정과 역사적 배경은 정치적 환경에 많은 영향을 받았음을 보여준다.

- 1914년 W.윌슨 대통령 유럽의 발달된 사회보험제도의 영향으로 공적 의료보험입법 시도
- 1929년 루즈벨트 전국민의료보험제도 검토
- 1979년 카터 미국 의료보험의 미비점을 이유로 전국민의료보험 계획 추진
  * 위의 모든 시도는 미국의 자유주의적 성격으로 인하여 받아들여지지 아니함.
- 1965년 Medicare&Medicaid가 경제 안정 프로그램으로 제도화됨.
  * 1965년 사회보장법의 개정으로 입법화됨.
- 1972년 Medicare에 OASDI 노령 · 유족 · 장애 보험, Old-Age, Survivors and Disablitity Insurance의 장해보험 수혜자와 만성신장질환자도 포함

2. 정부주도 의료보장

(1) Medicare

Medicare는 1966년 7월 1일부터 시작되어 사회보장 지원을 받는 65세 이상인 사람의 의료비를 제공하였으며, 1972년 개정 이후로는 사회보장프로그램 적용대상은 아니더라도 65세 이상인 사람이 보험료를 지불하고 가입할 수 있게 되었다. 또 1973년에는 장애자와 그들의 피부양자, 만성신부전 환자들에게까지 그 적용대상이 확대되었다. 의사에 대한 보수지불은 서비스 양에 따라 지불되는 행위별수가제를 유지하고 있었는데, 1989년 총괄예산조정법안 Omnibus Budget Reconciliation Act, OBRA, 1989에 의해 1992년 1월 1일 부터는 상대가치를 고려한 행위별수가제를 통하여 의사 보수를 지불하기 시작하였다.

1997년 균형예산법 Balanced Budget Act은 Medicare에 여러 종류의 건강프로그램들이 접합할 수 있도록 하였는데 이로 인하여 Medicare 수혜자들은 여러 관리의료 프로그램을 원하는 대로 선택할 수 있게 되었다. 또한 이법으로 인하여 여러 종류의 질병예방 목적의 건강검진 서비스가 Medicare 적용 대상으로 포함되었다.

1) 대상자

원칙적으로 65세 이상의 노인, 일부 장애인, 만성신부전 환자, 근위축성축삭경화증 ALS 등이 Medicare의 대상이다. 그러나 대상자가 될 수 있는 경우는 일정 기간 이상 사회보장세를 납부한 경우에 한정한다.

2) 급여와 서비스

급여범위는 서비스의 영역과 추가로 가입한 보험여부에 따라 다르다. Medicare는 급여대상이 주로 노인임에도 불구하고, 노인에게 주로 문제가 되는 중요한 항목들을 급여대상으로 하지 않아 문제가 되고 있다. 시각검사, 안경 및 청력보조기, 치과서비스 등이 급여에서 제외되어 있는데, 특히 의학적 요구가 큰 치과서비스가 포함되지 아니한 것에 대한 적지 않은 비판이 있다.

3) 가입자 관리

'Part C'라고 불리는 관리의료에 의한 Medicare 대상자의 관리는, 정부가 대상자를 직접 관리하는 대신 민간보험에 대상자의 관리를 일임하는 것을 의미한다. 정부는 민간보험에 가입자당 일정한 보험료를 지급하여, 등록가입시키고, 이후 급여 제공과 서비스 관리는 민간보험이 맡아 다른 일반가입자에 대한 것과 같은 원리로 서비스를 제공한다.

4) Medicare의 분류

① Medicare Part A

만 65세 이상이면 자동 가입하도록 되어 있으며, 보험료를 내지 않고 전적으로 사회보장 재원에 의해 운영된다. 하지만 이것이 완전한 무상진료를 의미하지는 않으며 일정한 공제혜택을 받거나 일부 본인부담금을 지불하는 방식으로 운영된다. 따라서 많은 노인들은 이런 공제나 본인부담금을 충당하기 위해서 추가적으로 보험에 가입한다.

65세 이상 인구 중 불충분한 근로경력 등의 이유로 사회보장 혜택을 받지 못하는 경우에는 Medicare에 자동 가입되지 않는데, 이들은 일정한 보험료를 지불하고 Medicare에 가입할 수 있다.

② Medicare Part B

보조적인 것으로 임의가입이 가능하지만 대부분의 경우는 가입한다고 볼 수 있다.

Medicare Part B가 제공하는 혜택은 의사 진료, 병원 외래, 구급차, 응급실, X-선 촬영 등 중요한 부분을 포괄하고 있으며, 보통 연간 100달러의 공제선을 초과한 부분에 대해서 80%의 비용을 보험에서 지불하고 있다(Raffel 등, 2002).

표 4-3 Medicare의 분류

구분	대상	Medicare에서의 비중	재원마련수단
Part A (입원)	입원, 전문요양기관 입소, 호스피스, 가정치료 등	Medicare 전체 재정의 46% 지출	사용자와 피용자가 소득의 1.45%를 세금으로 납부
Part B (외래)	진료비, 병원의 외래서비스, 임상검사, 보장구, 일부가정치료	Medicare 전체 재정의 1/3 지출	가입자의 보험료(25%) 일반예산(75%)
Part C	Medicare 가입자를 관리하는 형태	Medicare 전체 재정의 14% 지출	연방정부가 보험료를 부담
Part D	외래 처방약에 대한 급여 (2006년부터 시행)	보험료전체 중 본인 25.5%, 정부재정 74.5% 정도 2006년의 월 보험료는 약 35달러 수준	

* Part B의 경우 원하는 사람들이 별도의 보험료를 지불하여 가입
Part C는 연방정부가 보험료를 부담, 원하는 대상자를 민간보험(HMO, PPO)에 등록, 실제관리는 민간보험이 맡음

(2) Medicaid

Medicaid는 연방정부와 주정부의 협력 프로그램이라고 할 수 있다. 연방정부와 주정부의 공동책임으로 재정을 조달하고, 연방정부는 규칙, 정책, 지침 등을 통하여 전국적 일관성을 기하며, 주정부는 이 범위 내에서 실제 프로그램을 운영한다. 연방정부는 1967년 1월부터 Medicaid를 통해 연방기금을 주정부에 비용분담 차원에서 제공하였다.

Medicaid는 빈곤노인층, 장님, 장애자, 부모가 없거나 실직 혹은 근로할 수 없는 장애아동 가족에 대하여 의료비를 지불하는데, 병원의 입원 및 외래진료비, 검사 및 X-선 촬영비, 의사진료비, 21세 이상인 경우 간호요양소 비용은 반드시 각 주의 프로그램에 포함시키도록 하였다. 이후 가족계획 비용,지역사회 클리닉, 이민자나 홈리스를 위한 보건소, 조산원 등 필수적인 서비스 내용이 확대되었다.

1) 대상기준

1995년 7월 16일부터 시작한 부양아동가족부조Aid to Families with Dependent Children, AFDC의 대상자는 가구소득이 연방정부 빈곤선의 133% 이하인 가구에 속한 임신 여성과 6세 이하의 어린이, 가구소득이 연방정부 빈곤선의 100% 이하인 6~19세 어린이와 청소년, 18세고교 재학중일 경우 19세 이하 어린이나 청소년의 간병을 담당하는 친척, 법적 보호자 생계보조금제도SSI: Supplemental Security Income 수혜자, 의료기관에 수용 중이면서 SSI 수입기준 300% 이내에 해당하는 개인이나 부부가 해당된다.

2) 급여종류

① 병원서비스입원, 외래

② 의사, 조산원, 전문간호사Nurse Practitioner 서비스

③ 임상 검사와 방사선 검사

④ 21세 이상 환자에 대한 요양원과 가정진료 서비스

⑤ 21세 미만인 자에 대한 예방, 진단, 치료 서비스

⑥ 가족계획 서비스 및 물품

⑦ 농촌 진료소 및 연방정부 지정보건소 진료

3) 서비스 범위

서비스 제공자는 주 정부와 계약을 통하여 서비스 제공에 참여한다. 적용대상과 급여범위를 정하는 것과 마찬가지로 진료비 지불방식도 각 주가 독자적으로 선택한다. Medicaid에 참여하는 제공자는 모든 서비스에 대하여 Medicaid의 진료비 기준을 따라야 하나, 일부 질 높은 의료를 제공하는 경우 추가 비용을 요구할 수 있다.

4) 재원조달

연방정부의 지출은 주정부의 재정지출에 따라 달라질 수 있으며, 이러한 재원조달방법은 주정부가 연방정부의 전체적 지침을 따르게 하는 효과를 가지는 한편, 주정부가 Medicaid 예산을 삭감하기 어렵게 하는 요소가 된다. 연방정부의 주정부에 대한 예산지원의 정도는 각 주의 일인당 소득수준을 고려하여 법에 정해 놓았는데, 이론적으로는

50~83%의 범위가 가능하나, 2005년 기준으로 50~77%의 범위에 있고, 전체평균은 57% 정도이다(장원기 · 정혜선, 2003).

표 4-4 Medicare와 Medicaid의 비교

구분	Medicare	Medicaid
자격요건	병원보험(모든 노인) 의료보험(기여금을 낸 노인)	자산조사에 의한 모든 요구호자
급여형태	병원 및 의료서비스의 일부	모든 의료 서비스
재정	병원보험(사용자, 피용자, 자영자의 근로소득세) 의료보험(자발적 기여금+일정비율의 일반조세)	연방정부의 일반조세와 주정부의 일반조세로부터 경비분담
행정	비용 청구를 처리하는 여러 보험자들을 이용하는 연방정부차원	Grant in-aid로서 연방정부의 지침(주마다 차이가 있으며 주행정차원)

(3) 주(州)아동건강보험프로그램 State Children's Health Insurance Program, SCHIP

1997 균형예산법에 의해 통과된 아동건강보험프로그램은 1998년 현재 1,160 만명이 넘는 수의 아동이 건강보험 혜택을 받지 못하는 상태를 개선하기 위하여 만들어졌다. Medicaid와 유사한 방식으로 연방정부와 주정부가 비용을 분담하지만 연방정부 부담금이 Medicaid의 경우56%보다 상대적으로 많으며70%, 특히 주정부가 이 프로그램에 참여하는 것을 임의로 결정할 수 있다는 특징이 있다.

더욱이 주정부가 보험적용 대상자나 적용 서비스에 대해서 융통성을 가지고 독자적으로 결정할 수 있는데, Medicaid 수혜대상 소득수준의 150% 이내의 가정이나 연방이 결정한 빈곤 수준의 200% 이내의 소득 가정의 아동만을 대상으로 할 수 있게 되어 있다.

(4) 재향군인 의료체계

미국 정부의 재향군인부Department of Veterans Affairs에 있는 재향군인의료국Veterans Health Administration, VHA은 상당히 방대한 규모의 단일 의료체계를 독자적으로 운영하고 있다. 1996년 자료에 의하면 병원 173개, 클리닉 401개, 간호요양원 133개를 보유하고 있고,

포괄하는 인구가 2천 6백만 명에 달하는데 그 중 35%가 65세 이상이다. 처음에는 전쟁으로 인한 부상 장애를 위해 만들어진 프로그램이지만 현재는 퇴역군인의 업무관련성이 없는 일반 상병에 대해서도 서비스 혜택을 주고 있다. 정부가 소유한 시설에서 고용 의사를 통하여 직접 서비스를 제공하는 형태의 의료전달 방식을 취하고 있는데, 간호요양원 서비스의 일부는 민간에서 구매하기도 한다.

3. 민간의료보험조직

관리의료Managed Care라는 개념이 생기던 당시에는 관리의료와 건강보호기구Health Maintenance Organization, HMO가 동의어로 사용되었다. 넓은 의미에서 관리의료는 의료제공자가 의료소비자환자의 의료이용을 관리하는 위치에 있게 되는 의료전달체계라 하겠다. 관리의료의 주요한 특성은 의료제공자 집단의 선택, 포괄적 의료서비스, 의료의 질 관리, 의료이용 평가, 비용통제로 볼 수 있다.

1980년 이전까지의 민간의료보험은 주로 Blue Cross와 Blue Shield, 그리고 기타 상업적 보험회사들에 의해 이루어졌는데, 1980년대 초기부터 새로운 형태의 보험적 보장방식이 급속히 확산되었다.

건강보호기구HMO는 인두제 방식으로 동일한 보험료를 받고 일정기간 의료서비스를 제공하였는데, 1995년부터 1999년 사이에 1,600만 명의 가입자가 증가하면서 모두 7,930만 명이 등록되어 있다. 하지만 민간건강보험 내에서 차지하는 점유율은 오히려 감소했는데 선호제공자기구Preferred Provider Organizations, PPOs와 Point-of-Service Plans POS가 급격히 확산되었기 때문이다.

선호제공자기구PPOs는 보험자와 할인계약에 의해 싸게 의료서비스를 제공하는 의사 등 의료제공자에 대해서만 가입자의 의료이용을 제한하거나 또는 그 이용에 있어서의 유인을 제공하는 형태로 운영된다.

(1) 건강보호기구Health Maintenance Organizations, HMO

기본적 특성은 문지기gatekeeper 개념이다. 모든 환자의 치료는 일차의료 의사를 통해서 전문의 진료를 위한 후송, 진단 검사, 기타 모든 수술적 치료 등의 과정이 이루어진다. 환례관리자case manager로서의 일차의료 의사는 인두제 방식에 기초하여 보수를 지불받는다. 자신이 속한 건강보호기구의 일차의료 의사를 통하지 않고서 받은 진료에 대해서는 환자 자신이 비용을 부담할 수밖에 없으므로 일차의료 의사의 환례 관리 계획에 의한 서비스를 받게 되고, 그에 따라 비용이 적절히 통제된다는 것이 건강보호기구의 기본적인 운영 근거가 된다.

건강보호기구의 또 다른 특징은 질병 예방의 강조에 있다. 이는 통상적인 질병보험처럼 질병 치료를 적절한 수준으로 유지하도록 관리하는 것뿐만 아니라, 질병 발생을 미리 방비하는 것이 비용 절감에 효과적이라는 발상에서 나온 것이다. 예방접종이나 질병 스크리닝은 물론 금연 프로그램이나 헬스클럽 할인 등의 서비스까지 제공하는 경우도 있다(http://www.hipusa.com).

건강보호기구는 다양한 형태가 존재하지만 크게 네가지 유형으로 구분할수 있다.

① Staff model

건강보호기구가 의사를 직접 고용하여 건강보호기구의 진료소에서 의료를 제공하는 것으로 의사에 대한 보수는 봉급제 지불형식이 된다. 즉, 보험자와 의료제공자가 동일한 모형이다.

② Group model

전문과별 전문의들이 모인 특정 집단과 계약을 맺는다. 건강보호기구는 이 의사 집단에 환자 1인당 일정액의 보수를 지불하고, 의사 집단은 그 내부에서 보수를 분배하는데 그 방식은 봉급제와 성과급제의 결합 형태가 된다. 건강보호기구는 모든 환자를 이 의사 집단에 진료받도록 하고, 의사 집단도 계약을 맺은 건강보호기구의 환자만을 진료한다.

③ Network model

Group model과 유사하며 차이점은 건강보호기구가 하나 이상의 의사 집단과 계약을 맺는다는 점이다.

④ Individual Practice Assocation IPA model

건강보호기구는 의사 개인이나 집단과 계약을 맺으며 보수 지불 형태도 인두제나 행위별수가제 등으로 다양하다. 다른 건강보호기구와는 다르게 이 형태의 건강보호기구에 가입한 의사는 의사 자신의 사무실의원에서 환자를 진료하는 것이 보통이며, 계약한 거강보호기구에 속한 환자 이외의 일반 환자 진료를 할 수 있다. 1998년 현재 건강보호기구의 49%가 이 형태에 속한다(http://www.kaiserpermanente.org).

(2) 선호제공자기구Preferred Provider Organizations, PPOs

선호제공자기구는 제한된 수의 의료제공자들이 한정된 인구집단에 대해서 협상된 행위별수가로 의료서비스를 제공하는 조직이다. 계약된 행위별수가가 일반수가에 비하여 할인된 것은 물론이다. 의료제공자의 진료비가 고정되어 있다는 점이 등록된 환자에게는 선호제공자를 이용할 유인으로 작용한다. 등록된 환자는 해당 조직에 속한 의료제공자를 보통 무료 또는 20% 이내의 본인부담금만 지불하면서 이용하게 되며, 그 외의 의료제공자를 이용할 경우 30% 정도의 본인부담금을 지불하게 된다. 환자의 의사선택이 가능하고 행위별수가 형태의 지불방석을 유지하면서도 전체적인 비용을 통제하는 방법이라는 점이 이 선호제공자기구의 매력이 될 것이다.

(3) Point-of-Service Plans(POS)

POS plan은 건강보호기구와 선호제공자기구가 혼합된 형태의 관리의료기구라고 할 수 있다. 등록된 사람은 담당 일차의료 의사를 선택하고 이 일차의료 의사는 진료나 예방서비스를 제공하거나 필요에 따라 환자를 전문의에게로 후송하는 역할을 한다. 환자는 일정한 본인부담금을 지불하는데, 자신이 등록된 기구에 속하지 않는 의료제공자를 이용하는 경우 본인부담금 비율이 높아지게 된다.

4. 미국 보건의료제도의 변천

20세기의 첫 10년 동안은 의학교육이 제자리를 잡아가는 시기였으며 미국의학의 체계가 갖추어지기 시작한 기간이었다. 수년간 미국의학협회American Medical Association는 수준 미달의 의과대학이 문을 닫도록 노력하였는데, 이는 주로 자선기금으로 운영자금을 마련하던 당시의 상황에서 자선기금수혜의 경쟁자 수를 줄이는 역할을 하였다. 의과대학 개혁은 당시 미국의학협회의 최우선 과제였는데, 이를 위해 1904년 의학교육위원회가 만들어져 의과대학 교육에 필요한 학교의 시설이나 교과과정 등의 기준을 높여 이에 미달하는 많은 의과대학에 압력을 행사하였다. 이 시기에 Carnegie 재단의 의과대학 실사를 통하여 Flexner 보고서가 나오게 되었다.

1930년대에는 몇 가지 중요한 변화가 일어났다.

첫째, Blue ross와 Blue Shield로 대변되는 제3자 지불제도의 출범이었다. 이것은 의료재원 조달방식을 혁명적으로 변화시키는 것이었으며, 사용자기업주가 주도하는 건강보험으로 이어졌다. 둘째, 의료기술의 발달과 항생제의 발견이다. 항생제의 발견은 의료의 초점을 질병예방으로부터 치료로 변경시켰다. 셋째, 지역적 통제 하에 있던 보건 및 복지 문제들이 연방정부의 관할 영역으로 바뀌었다는 점이다. 각 주 정부로서는 대공황과 그에 따른 사회문제들을 해결할 능력이 없었으며, 자연히 연방정부가 근로자의 보상이나 연금문제, 실업보험과 의료문제 등에 대한 유일한 해결 주체로 인식되었다.

1935년 사회보장법Social Security Act이 제정되면서 국민건강보험 도입에 대한 논의가 본격적으로 이루어졌다고 볼 수 있다. 이 사회보장법에서는 실업급여와 노령연금 등을 보장하고 있는데, 법의 초안에는 건강보험이 같이 포함되어 있었으나 의사들의 반대로 부산되었다.

1965년 의회는 노인 대상 Medicare 프로그램을 통과시키고 빈민을 대상으로 사회보장법상의 지원에 더하여 Medicaid 프로그램을 출범시키도록 결의한다. 노인대상 강제 건강보험이 출범하였고Medicare Part A, Johnson 행정부 안, 의사진료를 위한 보험은 정부 보조를 받는 임의보험 형태로 이루어지게 되었으며Medicare Part B, 공화당 안, 자산평가에 따른 빈민 의료지원 방안이 채택되었다Medicaid, 미국의사협회 안. 또한 모성 및 영유아 보건 및 아동영양프로그램, 지역 보건소 등이 1960년대에 생겨나게 된다.

1970년대에 들어서면서 보건의료비 증가가 큰 문제로 부각되어 보건의료 관련 정부기관이 규제를 시도하고 전문직의 제한된 업무수행에 대하여 맹렬한 공격이 이루어졌다. 이런 공격들은 그 자체가 목적이라기보다는 의사협회의 독점적 통제력을 제거하는 것이 시장에서의 경쟁관계를 진작시키는 데 도움이 된다는 측면에서 추진된 것이다. 이러한 노력들에도 불구하고 의료비는 계속 치솟았다. 이로써 미국의 의료체계는 다시 한번 전체적인 구조개혁의 기회를 놓치고 점증적 개선으로 가닥을 잡게 되었으며, 이후 아동건강보험프로그램Children's Health Insurance Program 등 부분적인 개혁방안을 중심으로 노력이 이루어졌다.

5. 의학교육 및 제도

(1) 미국의 의사제도

미국의 의사는 높은 연봉과 근무환경 및 직업만족도에서 최상위 그룹에 속하고 있다. 미국에서 의료행위를 하기 위해서는 3단계 과정으로 치러지는 시험을 반드시 모두 통과해야한다. 1단계 시험 시작시점은 본과 2학년 때 가능하며 이 시험에 합격했다고 미국에서 의사로 개업할 수 있는 것은 아니며 미국에서 레지던트 과정을 마쳐야 한다.

(2) 교육 및 자격 과정

의사의 자격과정은 의과대학 4년과 의과대학원 4년을 마쳐야 한다. 학부에서는 보통 생물학을 전공하며 MCAT Medical College Admission Test를 치르고 의과대학원에 진학하게 되면 미국의사고시 United States Medical Licensing Examination, USMLE 3단계 과정을 거쳐서 자격증을 취득하게 된다. 미국의사면허 시험과정은 3개 파트 4가지 시험로 구성되어 있다.

표 4-5 미국의사시험의 단계별 내용

단계	응시시기	평가내용	형식
Step 1	의대 2, 3학년	기초의학의 성취도를 평가	객관식 322문제, 7개 Section으로 8시간 소요
Step 2	의대 4학년	임상지식 (Clinical Knowledge)	객관식 340~355문제
Step 2		임상기술 (Clinical Skills)	12명 환자 진단/평가
Step 3	전공의 1년차	일반의학/가정의학	75% 객관식/25% 가상임상

(3) 미국의사시험 과정

1) USMLE Step 1

기초의학에 대한 지식을 평가하며 통상 의과대학원 2학년 때 응시한다. 객관식이며 병적인 현상에 대한 문항으로 구성되며 그래픽이나 표의 형식이다. 해부학, 생리학, 병리학, 미생물학 등이 시험과목이다.

2) USMLE Step 2

임상지식Clinical Knowledge과 임상기술Clinical Skills로 나누어 의과대학 4학년 때 응시한다.

표 4-6 USMLE Step2의 구분

구분	평가내용
USMLE Step 2 (Clinical Knowledge)	• 임상의학분야 지식의 이해도를 평가 • 임상에서 많이 접하는 질환을 중심으로 출제 • 임상 케이스 문제 위주로 시험 • Step1에 비해 난이도가 높다. • 내용범위가 넓다.
USMLE Step 2 (Clinical Skills)	• 실기시험 • 12명의 실제환자를 진료 테스트 • 진료의 임상경험이 필요하다.

3) USMLE Step 3

전공의 1년차에 치러지며 일반의학과 가정의학에 대해 객관식과 가상임상으로 나누어 평가하며 각 해당 주에서 시험을 치른다.

(4) 미국의사시험USMLE 단계별 규정사항

① 전체과정을 7년 이내에 통과하여야 한다.

② 한 Step당 6번까지 응시가능하다.

③ USMLE Step 3은 전문의 수련과정 중에 응시가능하다.

표 4-7 미국의사시험 최대 응시횟수와 장소

구분	응시횟수	응시장소
USMLE Step 1	최대 6회(지정일에 응시)	• 전 세계 Prometric Test Centers
USMLE Step 2 (Clinical Knowledge)	최대 6회	
USMLE Step 2 (Clinical Skills)	최대 6회	• 미국 임상실습평가센타 • 미국 내 5개 도시(아틀란타, 시카고, 휴스턴, 로스엔젤로스, 필라델피아)
USMLE Step 3	최대 6회 (일년 중 희망일에 응시)	• 각 주별 응시 • 주 의료이사회연맹에서 관장 (Federation of State Medical Boards)

2. 영국의 보건의료제도[1)]

1. 개요

영국의 의료보장제도는 국민보건서비스National Health Services, NHS제도가 기반이다. 1948년 NHS제도가 처음 시행될 때의 3가지 중요한 원칙 즉, "① 모든 사람의 의료요구needs를 충족할 수 있어야 하고 ② 무료로 이용할 수 있어야 하며 ③ 의료이용은 지불능력이 아닌 임상적 요구에 따라 치료뿐만 아니라 예방 및 재활 등을 포함한 포괄적 보건의료서비스를 제공해야 한다."라고 하는 핵심적 가치는 NHS제도 도입 후 약 70여년의 역사 속에서도 변함없이 유지되고 있다.

1948년 NHS제도 도입 이전의 1차의료 및 병원의료의 배경을 살펴보면, 1차의료는 NHS제도 도입 이전에도 국민의 80% 이상이 이미 1차의료 담당의사에게 등록되어 있었기 때문에, 1948년에 전 국민 등록의사제도를 시행하는 데 큰 어려움이 없었으며, 병원서비스의 경우에도 제2차 세계대전을 겪으면서 의료의 국가관리체계를 강화할 수 있

1) 2. 영국의 보건의료제도와 4. 일본의 보건의료제도는 윤병준 · 이준협, "건강보험론"(2018)과 윤병준 · 이준협, "보건행정"(2016)의 내용을 수정 보완하여 작성한 것임.

었다. 전국을 분할하여 전국 응급의료체계를 갖추고 있었으며, 각 병원은 전쟁으로 인한 환자를 치료해 주고 국가로부터 의료비를 보상받는 체계였으므로 국가에 의한 의료공급 체계에 큰 저항은 없었다.

NHS제도 도입 이전에는 전체 병원의 2/3는 해당 지역 자산가에 의한 독지병원이었고, 1/3은 자치단체 병원이었다. 이와 같은 의료공급체계를 배경으로 제2차 세계대전 하에서 국민적 위기의식이 국민계층간의 계급을 뛰어넘는 공동체로서의 책임의식과 애타주의를 강화시켰고, 노동당 정부에 의해 국민보건서비스법National Health Services Act이 1946년에 제정되고, 1948년 무상 의료공급을 기본이념으로 하는 NHS제도가 탄생하게 된다.

NHS제도는 모든 국민에게 질병 치료뿐만 아니라 예방 및 재활서비스 등을 포함한 포괄적 보건의료서비스를 원칙적으로 무료로 제공하는 제도이나, 보건의료비용의 상승으로 인하여 환자의 본인일부부담제가 도입되고, 정부의 예산지원으로 운영되던 국 · 공립병원 중 일정 성과를 내는 병원은 재정과 인사에서 자율권을 갖고 운영하는 자율경영병원Trust Foundation으로의 전환이 이루어지고 있다. 이러한 변화에도 불구하고 NHS 예산의 대부분을 국가가 부담하고, 모든 국민이 NHS 제도를 이용하고 있다는 점에서는 변화가 없다.

최근 NHS제도 개혁의 흐름은, 주로 관리운영조직과 의료공급조직을 개편하고 정부의 역할을 축소함과 동시에 정부의 역할을 대신하는 운영조직이나 감독 및 규제조직의 역할을 강화하거나 신설하는 방향으로 이루어지고 있다.

2. NHS제도의 주요 개혁 과정

(1) 1990년 보수당 정권의 의료개혁내부시장 개념 도입

1990년 National Health Services and Community Care Act 법이 제정되기 전까지의 NHS제도에서는 지역보건당국Regional Health Authorities, RHA이 중앙정부로부터 할당된 보건의료예산으로 해당 지역 보건의료기관병원, 지역보건서비스 제공기관 등의 운영을 직접 관장하였으며, 주민에 대한 보건의료서비스의 제공에 대한 책임을 지고 있었다.

1차의료를 담당하고 있던 일반의GP는 주로 병원에서 제공되는 전문의료에 대한 '문지기'gate keeper의 역할을 수행하였으며, 정부와의 계약에 의해 자신에게 등록된 주민에게 의료서비스를 제공하였다.

그 당시의 NHS제도에서는 NHS제도 도입 당시부터 제기되어 왔던 관리운영의 비효율성과 초과수요문제 즉, 환자가 적절한 시기에 진료를 받지 못하는 환자대기 문제가 지속되었다.

1990년 보수당 정권에 의한 주요한 의료개혁 내용은 국영의료제도인 NHS제도에 내부시장internal market 개념을 도입한 것이다. 즉, 일반의 중 일정 요건을 갖춘 '예산보유 일반의'GP fundholder에게 예산을 주어 자신의 등록환자를 위한 병원서비스를 구매할 수 있는 구매자로서의 역할을 부여함으로써 병원간의 경쟁을 유도하고자 하였다. 이는 NHS제도에서 존재하는 환자대기와 같은 공급부족 문제와 비효율성을 제거하기 위한 조치였다.

한편, 일정의 조건을 갖춘 병원은 인사 · 예산 등의 결정권을 갖고 병원운영을 할 수 있는 자치운영방식의 NHS Trust 병원으로 지정되어, 지역보건당국RHA과는 독립적으로 운영될 수 있는 길이 열리게 되었다.

(2) 토니블레어와 브라운의 노동당 집권기1997~2010년의 의료개혁

1997년 총선에서 토니 블레어Tony Blair의 노동당이 승리하게 되자 내부시장에 의한 경쟁개념을 없애고, 구매자와 공급자의 개념은 유지하면서 화합과 협력을 중시하면서 의료개혁 방향을 선회한다. 따라서 구매자와 공급자는 시장에서 경쟁 대신에 협력에 기반을 둔 새로운 제도 내에서 협력자로서 국민건강을 도모하게 된다.

우선, NHS제도의 구조개혁으로 1991년 보수당 정권하에서 도입된 '예산보유 일반의' 제도를 점차 줄이면서 1999년 폐지하게 된다. 그 이유는 앞서 설명한 바와 같이, 예산보유 일반의에 가입되어 있는 국민과 일반의에 등록된 국민 간에 병원서비스 이용의 차별화가 발생하는 등, 의료의 형평성을 중시해 온 NHS제도의 기본원리에 배치되었기 때문이다. 한편, '1차의료 그룹'Primary Care Groups을 '1차의료 트러스트'Primary Care Trusts, PCT로 대체해 간다.

토니 블레어와 브라운Gordon Brown 노동당 집권기1997~2010년 동안 NHS제도의 주요 관리운영조직으로, 보건부 산하에 정책수행을 위해 NHS 관리운영부NHS Executive가 있었고, 그 아래 지역조직으로 전략보건당국Strategic Health Authorities, SHA을 두었다. 전략보건당국은 2002년에, 그 이전의 보건당국Health Authorities을 없애면서 신설된 광역조직으로 전국에 10개가 있었으며, 평균적으로 약 450만 명의 인구를 관할하였다. 주요 기능은 해당 지역의 보건전략을 개발하고, 해당 지역 내에 있는 하부 NHS조직의 서비스 질을 관리하였다그림 4-4 참고.

그러나 실질적인 지역주민에 대한 1차 및 2차 의료의 구매는 '1차의료 트러스트' PCT가 담당하였다. 기존의 1차의료를 담당했던 전국의 약 500개 '1차의료 그룹'을 통합 개편하여 만든 조직이 '1차의료 트러스트'이다. '1차의료 트러스트'는 해당 지역에서 지역주민의 보건의료 요구를 파악하고, 지역의 보건의료서비스를 관리하는 NHS제도의 핵심 조직으로서 NHS제도 총 예산의 약 80%를 사용하였다.

전략보건당국은 중앙정부와 실제 지역주민의 보건의료를 담당하는 1차의료 트러스트와의 중간에 위치한 중간 연계조직이라고 할 수 있다.

병원 및 전문의 서비스를 포함한 2차의료는 주로 급성트러스트Acute NHS Trusts 등이 담당하였다. 전략보건당국 산하에는 다양한 트러스트가 있는데, 병원서비스나 전문의서비스를 담당하는 급성트러스트를 비롯하여 장기요양서비스와 같은 사회서비스를 담당하는 Care Trusts, 정신보건서비스를 담당하는 Mental Health NHS Trusts, 응급의료나 환자후송을 담당하는 Ambulance Trusts 등이 있다.

2010년 보수당과 자유민주당 연립정부가 들어서면서 이루어지는 NHS제도의 개혁 내용 및 현재의 관리운영 조직은 다음과 같다.

3. 관리운영 및 규제 조직

2011년의 보수당과 자유민주당 연립정부는 NHS제도 개혁의 기본방향을 2010년 7월에 발간된 백서 'NHS제도의 자유화'Equity and excellence : Liberating the NHS에서 제시하고 있다. 'NHS제도의 자유화'를 위한 구체적 전략으로 이 백서에서는 "첫째, 환자와 국민을 최우선시 한다. 둘째, 의료서비스의 성과를 향상시킨다. 셋째, 의료제공자의 자율과 책임성을 강화하고 민주적 정당성을 고양한다. 넷째, 관료주의를 축소함과 동시에 효율성 향상을 도모한다."라고 제시하고 있다.

이들 전략 중 처음 두 개는 이전 노동당 정부 하에서의 NHS제도 개혁의 방향성과 크게 다르지 않으나, 마지막 두 가지가 보수당/자민당 연립정부가 추진하는 NHS 개혁의 특징을 잘 나타내고 있다고 할 수 있다.

우선 2012년 보건 및 복지서비스법Health and Social Care Act 제정으로 NHS제도 관리운영 조직의 큰 변화가 있게 된다. 중요한 조직 변화로는 전략보건국과 1차의료 트러스트를 없애고, NHS England와 임상책임운영그룹CCGs을 새로 만든 것이다. 전략보건국과 1차의료 트러스트가 관료적인 행정조직이었다면, 새로 만들어진 NHS England와 임상책임운영그룹은 임상 현장에서 활동하는 임상전문가가 중심이 된 조직이다그림 4-4 참고.

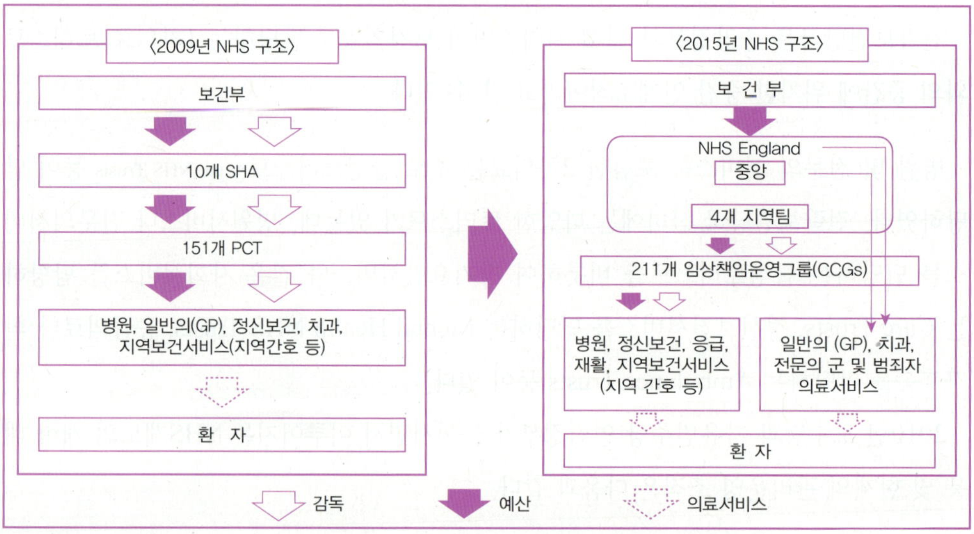

그림 4-4 NHS제도 개혁전후의 조직

자료: 건강보험정책연구원(2014)과 Marshall L. 등(2014)의 자료를 수정하여 만듦.

(1) 보건부Department of Health

보건담당 국무장관Secretary of State for Health은 보건부 업무에 대해 총괄적인 책임을 진다.

예전의 보건부는 NHS제도의 방향설정 등 전략을 수립하고, 그 하부기관인 전략보건국이나 병원서비스 등 2차의료를 담당하는 NHS Trust에 대한 예산을 배분하고, 사업운영의 관리 및 감독 기능을 수행하는 NHS의 최고기관이었으나, 2011년 이후의 보건부의 역할은 영국 전체의 공중보건서비스, 의료 및 사회서비스에 대한 전략적 리더십 역할과 보건의료 및 사회서비스 제공에 필요한 예산을 조달하는 것에 한정하여 NHS제도의 직접적 관리나 운영에는 관여하지 않게 되었다.

NHS제도의 사업운영, 관리 및 감독에 대한 보건부의 역할이 줄어든 만큼 누군가가 그 기능을 수행해야 하는데, 신설된 NHS England가 보건부와 전략보건국이 담당하던 대부분의 기능을 수행하며 실질적인 NHS의 최고 관리운영기관 역할을 수행하게 된다. 또한 보건부가 수행하던 감독이나 규제 기능은 규제기관 예: Monitor나 Care Quality Commission 등의 기능과 역할을 강화함으로서 이들 규제기관들이 대신하게 된다.

(2) NHS England

보수당/자민당 연립정부는 전략보건국을 폐지하고, NHS England 2012년 10월 설립 당시는 NHS Commissioning Board라고 하였음.를 설립한다.

NHS England는 보건부와는 독립된 조직으로 국민의 건강성과 향상을 목적으로 설립된 관리조직이다. NHS England의 주요 기능은 건강 성과와 의료의 질 향상을 위한 선도적 역할, 임상책임운영그룹에 대한 예산 배분 및 감독 기능, 1차의료, 전문의 의료, 군인과 범죄자를 위한 의료서비스의 구매 기능commissioning 등을 수행한다. NHS England는 전국적으로 4개의 지역팀regional team을 운영하고 있으며, 보건부 예산의 90% 이상을 집행한다.

과거 전략보건국이 보건부 산하조직으로서 1차 및 2차 의료서비스의 구매기능을 담당하는 1차의료 트러스트에 대한 예산배분과 함께 공급자인 병원에 대한 목표설정 등의 역할을 담당해 의료서비스 구매자와 공급자 양쪽 모두에 관계했던 것과는 달리, NHS England는 보건부로부터 독립된 법인체로서 임상책임운영그룹CCGs에 대한 예산배분 및 관리기능과 1차의료 서비스에 대한 구매기능만을 수행하고, NHS Trusts 등 2차의료 공급사에 대한 예산배분, 관리 및 감독 기능은 임상책임운영그룹이나 규제기관Care Quality Commission 또는 Monitor으로 넘겼다는 점이 다르다.

(3) 임상책임운영그룹Clinical Commissioning Groups, CCGs

임상책임운영그룹은 2013년 4월에 없어진 1차의료 트러스트를 대신하는 조직이지만, 엄격히 말하면 동일한 역할 수행을 하는 조직은 아니다. NHS 예산의 약 60%를 사용하는 CCGs는 일반의와 간호사 및 상담사등과 같은 임상전문가들로 구성되며, 병원서비스와 같은 2차의료서비스, 재활, 정신보건 및 응급의료서비스 등의 관리 및 구매 역할을 한다. 한편, 1차의료와 전문의 서비스에 대한 구매기능은 NHS England가 담당한다.

CCGs의 또 다른 특징은 의료공급자의 소유형태가 공공이냐 민간이냐에 관계없이, NHS제도의 기준을 충족하고 NHS제도의 의료수가 기준을 충족한다면 NHS 병원 뿐만 아니라 민간부문의 공급자로부터도 의료서비스를 구매할 수 있다는 점이다.

(4) 감시 및 규제기구

관리조직과 의료서비스 구매조직의 자율성과 책임성을 강화함과 동시에 NHS제도에서 보건부의 감독기능을 축소하게 되면, 결국에 보건부가 하던 역할과 기능을 누군가는 하게 된다. 보건부의 기능 중 관리 기능은 NHS England로 넘어가고, 규제나 감독 기능은 감시기구Monitior나 의료질관리위원회Care Quality Commission, CQC가 담당하게 된다.

Monitior는 지금까지는 병원조직, 특히 NHS Foundation Trust를 감독하는 기능을 수행해 왔으나, NHS 전체에 대한 경제적 감시economic monitor기능이 추가되었다.

CQC는 2009년 설립된 독립적인 규제기관으로서 의료서비스에 대한 평가 및 감독기능을 한다. NHS 의료기관이나 민간 의료기관이 제공하는 의료서비스, 지자체가 제공하는 사회복지서비스social care service의 평가를 담당한다.

의료의 품질 향상을 위한 기구로 NICE National Institute for Health and Clinical Excellence가 있다. NICE는 NHS제도에서 제공되는 의료서비스의 범위나 의료서비스 질에 관한 지역격차를 줄이기 위해 1999년에 설립된 기구로서, 주요 업무는 질병의 진단 · 치료 · 예방에 관한 임상상의 비용효과 등을 포함한 진료가이드라인 작성, 양질의 의료서비스에 관한 기준설정, 신 의료기기 · 의료기술 · 의약품에 관한 기술평가, 그리고 국민에게 공중보건을 위한 안내 등의 역할을 수행한다.

NHS Trust Development Authority NHS TDA는 NHS Trusts의 임상의 질 성과를 포함한 성과를 관리하고 감독한다. 또한 NHS Trusts가 Foundation Trust로 이행하는 과정을 관리한다.

4. 의료공급체계

NHS제도의 의료전달체계는 1차와 2차로 구분되어 있으며, 1차의료는 일반의GP나 GP진료소GP practice에서 2차의료는 병원에서 주로 담당하고 있다.

1차의료는 GP General Practitioner라고 하는 일반의를 비롯하여 치과의사, 검안사, NHS 방문센터NHS walk-in center 등이 담당하며, 2차의료는 지역에 있는 종합병원이나 전문병원, 대학병원 등이 담당한다.

NHS제도 하에서 국민들이 의료서비스를 받기 위해서는 사전에 GP 등록을 해야 하고, 의료서비스가 필요한 경우 자신이 등록한 GP에게 진료 예약을 하고, 진찰을 받는다. GP가 입원이나 전문의료가 필요하다고 판단한 경우 환자에게 2차의료에 필요한 진료의뢰서를 발행해 준다. 이처럼 GP는 지역 내에서 1차의료, 예방 및 보건서비스의 제공자 역할 이외에 2차의료의 문지기gate keeper 역할도 하고 있다. 과거에는 GP가 자신의 거주지에 따라 정해졌으나 현재는 주민이 지역 내의 GP 중에서 선택할 권한이 있고, 변경도 가능하다.

한편, 2차의료는 주로 병원이 담당하고, Acute Trusts는 이들 병원들을 관리한다. Acute Trusts 중 경영성과가 좋은 곳은 NHS foundation trusts가 되어 중앙정부의 통제로부터 벗어나, 예산과 인사권을 가지고 자율 경영을 할 수 있는 권한을 갖게 된다. 향후에는 모든 Acute Trusts를 NHS Foundation Trusts로의 전환을 꾀하고 있다.

트러스트에는 다양한 트러스트가 있다. 병원서비스나 전문의서비스를 담당하는 급성 NHS 트러스트Acute Trusts라고도 함, 정신보건서비스를 담당하는 Mental Health Trusts, 응급의료나 환자후송을 담당하는 Ambulance Trusts, 지역간호, 방문간호, 학교보건 및 재기 제활서비스 등을 담당하는 Community Health Trusts 등이 있다.

5. 재 원

NHS제도에 충당되는 재원은 주로 조세라고 할 수 있으나, 모든 재원이 조세에 의해 충당되는 것은 아니다. 2013년 영국의 경상의료비는 GDP 대비 8.5%, 1인당 의료비는 3,235 US달러OECD 평균은 3,453 US달러이다. 경상의료비 중 공공재원 비율은 약 86%로 공적부담이 많은 편이다OECD Health Data 2015.

조세로 마련되는 NHS제도의 2012/2013 회계연도의 공공재원 규모는 약 1,070억 파운드로, 재무성은 이를 보건부로 배부한다 그림 4-5 참조.

보건부는 이중 자체 운영경비와 사업비를 제외한 약 960억 파운드를 NHS England로 배부하는데, 이것이 NHS제도의 예산이며, 보건부 예산의 약 90%를 차지한다.

NHS England 또한 자체 운영경비와 정부로부터 위임받은 서비스 구입−GP서비스와 같은 1차의료 서비스, 혈액구입과 같은 특수서비스, 군인과 범죄자용 서비스 구입 등−에 필요한 약 320억 파운드를 제외한 약 640억 파운드를 임상책임운영그룹에 배부한다 NHS England, 2014. NHS제도 예산의 약 60%를 사용하는 임상책임운영그룹은 지역단위에서 필요한 병원서비스, 재활이나 정신보건 서비스, 지역보건서비스 등을 구매하게 된다.

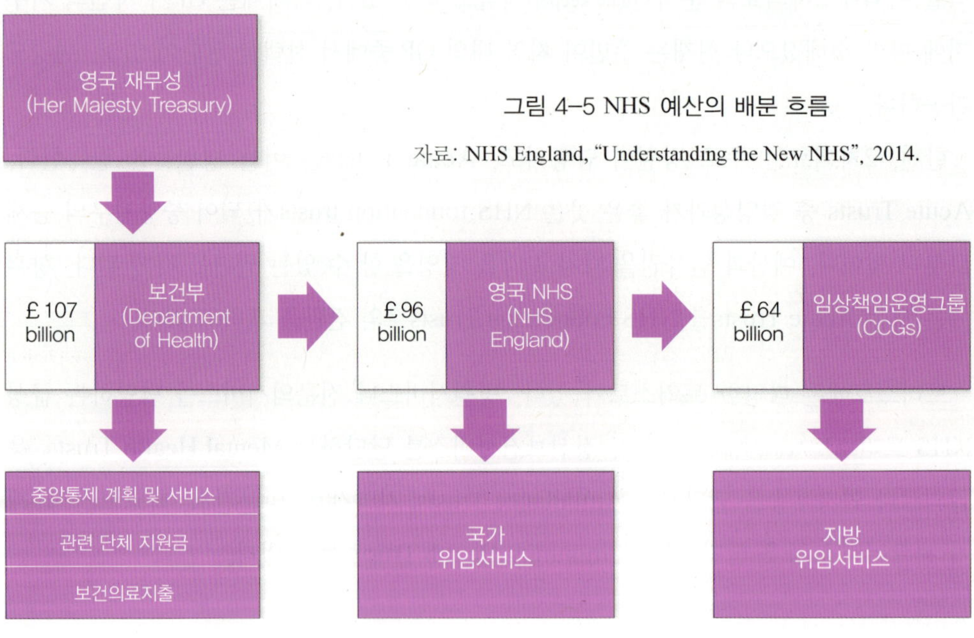

그림 4–5 NHS 예산의 배분 흐름

자료: NHS England, "Understanding the New NHS", 2014.

(1) 환자의 본인일부부담제

NHS제도에서도 환자의 본인일부부담제가 있다. 약국 약제비에 대해 정액 본인부담제가 시행되고 있으나, 총 처방건수의 약 85%가 면제대상이다. 면제대상자는 16세 미만 아동, 60세 이상 노인, 임산부, 저소득층 등이다. 치과진료에 대해서는 정률 본인부담제가 시행 중인데, 여기에는 본인부담상한제가 병행 시행되고 있으며 면제대상도 있다. 과거에는 안경에 대해서는 무료였으나, 현재는 검안이나 안경은 본인부담제가 시행 중이다.

6. 진료보수 지불방식

의료공급자에 대한 진료보수는 의료공급자와 의료서비스 구매자간의 계약에 의해 이루어진다. 계약 형태로는 General Medical Services 일반의료서비스, GMS 계약과 Personal Medical Services PMS 계약, Alternative Provider Medical Services APMS 계약 등이 있음.

2004년 1차의료 서비스에 대한 의료공급자와 의료서비스 구매자간의 계약방식으로 일반의료서비스 계약 방식이 도입되었고, 서비스의 질과 성과를 보상해주는 Quality and Outcomes Framework QOF의 도입으로 1차의료 공급자에 대한 지불방식이 변경되었다. QOF란 제공한 서비스의 질과 성과에 따라 진료부수를 달리하는 이른바 성과지불보상pay for performance적인 요소를 가미한 지불제도이다.

일반의료서비스 계약은 전국단위에서 공통적으로 적용할 1차 의료서비스의 범위에 대하여는 영국의사협회British Medical Association, BMA 산하의 일반의위원회General Practitioners Committee, GPC와 NHS England 간에 맺게 되는데, 의료서비스를 ① 모든 진료소GP practice가 반드시 제공해야 하는 기본서비스essential services, ② 진료소가 제공할 서비스를 선택할 수 있는 부가서비스additional services, ③ Quality and Outcomes Framework QOF에 의해 서비스의 질과 성과를 보상해 주는 서비스진료소가 선정함, ④ 전문서비스enhanced services로 구분한다. 전문서비스는 기본서비스, 부가서비스 및 시간외 서비스out-of-hours services를 제외한 1차 의료서비스를 말한다.

기본서비스에는 환자의 요양관리나 건강개선을 위한 지도, 다른 기관에의 소개, 말기 환자의 요양관리, 만성질환자의 요양관리 등이 포함되며, 부가서비스에는 자궁암 검진이나 피임, 예방접종, 소아검진 및 예방접종, 임산부 관리 분만 제외, 간단한 외과적 처지 등이 포함된다. 전문서비스에는 분만, 약물이나 알코올 중독자 치료, 말기환자에 대한 강화서비스 등이 포함된다.

한편 의료공급자와 의료서비스 구매자간의 계약방식으로 PMS 계약방식과 APMS 계약방식이 있다.

GMS 방식은 지역의 인구구조나 특성을 고려하지 않고 특정 지역에서 필요로 하는 서비스가 전국단위에서 필요하다고 정한 서비스로서 계약 대상 서비스 범위가 넓다. 그러나 PMS는 NHS England와 진료소간에 맺은 계약으로서, PMS 계약은 일반의GP들이 협상을 통해 대상 서비스를 선정하기 때문에 서비스의 범위가 제한적이다. APMS 계약의 특징은 기존의 의료공급자 뿐만이 아니고 민간의 영리조직이나 비영리 조직도 APMS 계약을 통해 NHS제도에서 의료제공을 할 수 있다는 점이다. 2013/14 회계연도 기간 중 일반의GP 서비스의 56%가 GMS 계약, 40%가 PMS 계약, 그리고 4%가 APMS 계약이었다.

(1) 1차의료primary care에 대한 진료보수 지불방식

과거에는 1차의료를 담당하는 일반의에 대한 진료보수 지불방식은 인두제capitation 지불방식이었으나, 2004년 일반의료서비스GMS 계약 방식이 도입되면서 1차의료 공급자에 대한 지불방식이 변경되었고, 계약주체도 개별 일반의GP가 아닌 진료소GP practice 단위로 변경되었다.

1차의료 공급자에 대한 지불방식으로는 가중 인두제weighted capitation방식에 의한 총액제global sum, 성과지불방식인 Quality and Outcomes Framework QOF가 있으며 특정 서비스, 예컨대, 예방접종 · 간단한 수술 · 시간외 방문 등에 대해서는 행위별 수가방식 fee-for-services이 적용된다.

(2) 2차의료에 대한 진료보수 지불방식

병원에 대한 진료보수방식으로 성과지불방식Payment by Results, PbR의 도입이 계획된 것은 2002년 보건부의 백서Delivering the NHS Plan에서, 성과에 대하여 인센티브를 제공하는 진료보수제도로의 변경이 필요하다고 언급하면서부터이다. 병원에 대한 진료보수는 성과지불방식이 도입되기 전까지 총액계약제block contract가 주류였다.

PbR방식은 Healthcare Resource Groups HRG라고 하는 진단군별로 설정된 가격에 근거해서 지불하며, HRG별로 통일된 가격을 등재해 놓은 진료수가 책자가 전국요율표National Tariff이다. PbR의 단위인 HRG는 임상적으로 동질성이 인정되고, 동일한 양의 자원을 이용하는 것으로 간주되는 진단치료군을 말한다.

PbR 지불방식은 2003년 처음으로 도입되었다. 우선 응급이 아닌 입원서비스elective care 중 15개 진단치료군HRG의 적용을 시작으로 대상과 적용병원을 늘리게 된다.

2012/13 회계연도에 PbR에 의한 진료보수 비중은 2차 의료서비스 지출의 약 40%를 차지하였으며, 병원 수입의 2/3를 차지하였다. 나머지 1/3은 총액예산제block budget나 CCGs와 의료공급자간의 지역단위 협약요금인 지역요율표local tariff에 의한 것이었다.

병원에 대한 진료보수의 약 60%는 성과지불방식으로 지불되지만, 나머지 2차의료 정신보건서비스와 지역보건서비스에 대한 진료보수 지불방식은 총액예산세가 지배적이다. 정신보건서비스의 약 2/3, 지역보건서비스의 약 90%는 아직까지 총액계약방식으로 이루어지고 있으나 이들 서비스에 대해서도 성과지불방식이 점차 도입되는 추세에 있다.

3. 독일의 보건의료제도

1. 의료전달체계

독일의 경우 의료기관 종별 기능을 규정하고 있으며 이를 근거로 한 의료전달체계를 명확히게 하고 있다. 의료기관 종별 기능은 사회보장법 제5권에서 포괄적으로 규정하고, 이를 바탕으로 연방공동위원회 에서 병원진료지침을 통해 이를 구체화한 후, 의료보험조합과 보험의사회간의 계약을 통해 이를 현실화하고 있다.

연방공동위원회는 1차 진료는 의원에서 외래진료를 수행하고 2차 진료는 병원에서 입원진료한다는 것을 명문화하였다. 독일은 일련의 규정 등을 통해 민저 의원1단계에서의 진료 후, 병원 진료가 필요하다는 전문가개원의의 판단에 의해 병원2단계을 이용할 수 있도록 강제하였다. 그리고 이러한 의료이용체계는 현실에서도 분명하게 지켜지고 있다. 이는 의료보험조합의 소비억제 정책에 기인한 것일 수 있다. 독일의 의료보험조합은 환자가 스스로 판단하여 직접 병원에서 진료받는 것을 허용하지 않는다.

2. 의료기관 종별 구분

병원에서 입원진료를 받기 위해서는 의원에서의 외래진료가 전제되어야 하며, 병원 입원 후 추가적인 외래진료가 필요하다면 그 외래진료는 다시 의원에서 수행해야 한다는 것이다. 이는 의료기관의 기능을 의원은 외래진료, 그리고 병원은 입원진료로 분명히 구분하는 것 외에도 의원에서의 진료가 있기 전에는 병원에서의 입원진료는 불가능하다는 것을 강제하고 있다.

연방공동위원회는 병원진료지침 제3조를 통해 모든 외래진료는 원칙적으로 의원에서 수행하고 병원에서는 입원진료를 원칙으로 하며, 예외적인 경우에만 외래진료가 인정된다는 점을 분명히 하였다

(1) 의원진료

독일의 공적의료보험환자는 관련 법률 및 연방공동위원회의 지침, 의료보험조합과 보험의사회간의 계약에 따라 특별한 경우를 제외하고는 먼저 의원급 의료기관의 계약의사를 방문하여 진료를 받는다. 진료의뢰서를 발급하는 계약의사의원급 의료기관의 의사는 병원진료가 필요하다는 확신과 긴급성이 있어야 병원으로 환자를 의뢰한다. 이는 응급상황에서도 마찬가지이다. 즉 의원의 의사는 환자의 상태가 대학병원이나 종합병원에서의 진료가 필요하다고 판단하고 긴급한 치료가 요구되는 경우 의사의 소견서를 작성하여 환자를 전원시킨다.

(2) 병원진료

사회보장법 제5권 제39조의 병원진료에 대한 포괄적인 규정을 근거로 연방공동위원회는 병원진료지침 제1조 제2항을 통해 병원에서의 입원진료는 병원의 시설에 의한 계

속적인 치료가 필수적인 경우이어야 하며 입원진료 이전에 반드시 의원에서의 외래진료를 실행할 것을 요구하고 있다.

병원에서의 진료는 의료전달체계의 두 번째 단계이며, 이는 2가지 조건이 충족되어야 가능하다. 첫째, 환자를 진료한 의원의 진료의뢰서가 있어야 한다. 둘째, 의뢰받은 환자를 병원이 직접 진찰한 결과 병원에서의 진료가 필요할 정도로 중증이고 그 상태가 다른 모든 의료기관의 진료로는 치료의 목적을 달성하기 어려운 정도라는 병원의 자체적 판단이 있어야 한다(사회보장법 제5권 제39조제2항 및 병원진료지침 제1조제2항, 제2조).

즉, 2차 진료에 대해 환자에게 선택권을 부여하지 않고 있다. 독일 공적의료보험제도에서 환자의 자유로운 의사선택Freie Arztwahl이란 1차 진료에 해당되는 한정된 선택권을 말한다(Simon, 2010).

(3) 예외진료

병원에서 허용되는 예외적인 외래진료의 대표적인 예는, 특정 검사나 진료방법이 필요하여 병원에서의 외래진료가 위임된 경우사회보장법 제5권 제116조, 의료공급이 충분하지 아니한 특정지역의 경우사회보장법 제5권 제116a조, 구조적인 진료프로그램에 의해 보험의사회와 의료보험조합간에 합의한 경우 또는 희귀질환 등 극히 제한적인 경우에 한한다. 특히 병원에서 외래진료할 수 있는 구체적인 희귀질환의 항목에 대해서는 연방공동위원회에서 결정한다. 그러나 그 범위는 제한적이다. 단, 응급의 경우에는 환자가 의원 방문을 생략하고 직접 병원을 방문하여 진료받을 수 있다(Simon, 2010).

3. 연방공동위원회

연방공동위원회는 법률에 의해 설립된 공적인 기관으로서, 연방공동위원회의 지침은 법률적인 효력을 지닌다. 이에 대해서는 사회보장법 제5권 제92조에 연방공동위원회의 병원외래진료지침Richtslinie über die ambulante Behandlung im Krankenhaus nach 116b 사회보장법 제5권 및 별첨Anlagen의 규정을 두고 있다.

4. 의료전달체계 홍보

독일은 의료전달체계가 의료 현장에서 실천될 수 있도록 법률 등 일련의 규정이나 규칙 등을 통해 뒷받침하고 있다. 법률에 의해 원칙이 규정되고, 연방공동위원회에서 이를 구체화하며 보험의사회와 의료보험조합은 계약을 통해 이를 현실화할 수 있도록 한다. 극히 일부 예외적으로 병원에서도 외래진료가 가능하다. 단, 이러한 경우 해당 항목에 대해 계약당사자간에 서로 합의하며, 그 사례에 대해서는 구체적으로 나열한다.

의료보험조합과 보험의사회는 가입자와 보험개원의에게 적극적으로 이러한 의료전달체계에 관한 정보를 제공하고 있다. 의료보험조합에서는 가입자에게 병원에서 진료받기 위해서는 무엇이 필요한지를 적극 알리고 있다. 보험의사회도 보험개원의에게 환자를 병원에 진료를 의뢰할 때 필요한 양식을 개발하여 제공하고, 의뢰절차에 대해 설명하고 있다.

5. 의료전달체계 실천

병원에서 진료를 받기 위해서는 사전에 일련의 과정을 거쳐야 한다는 제한을 두는 이유는 의료자원을 효율적으로 이용하기 위함이다. 즉, 병원의 고가장비 등이 필요하지 않은 환자는 사회보장법 제5권 제311조 제2항의 1과 2에 의해 승인된 의료기관에 추가적인 진료의뢰를 할 수 있도록 하여서 과잉 투자를 방지하며 효율적인 의료자원의 활용을 위한 필요한 조치를 하는 것이다. 환자가 직접 병원을 방문하여 진료하는 경우 의료보험조합이 그 비용을 부담하지 않는다. 독일은 이렇게 규정 등을 통해 의료자원의 효율적인 활용을 위해 노력하고 있다.

4. 일본의 보건의료제도

일본은 세계 최장수국으로서, 2015년 기준 평균수명은 83.9세 여자 87.1세, 남자 80.8세 이며, 65세 이상 고령자 비율은 25%를 넘어섰다. GDP 중 경상의료비 비율은 10.2%이며, 일본의 2013년 국민의료비는 약 40.1조 엔으로 이 중 75세 이상 후기고령자가 약 14.2

조 엔35.4%을 사용하고 있다.

일본의 의료보장제도는 크게 전 국민건강보험과 75세 이상을 대상으로 하는 후기고령자의료제도, 극빈층 의료제도인 의료부조로 구분할 수 있다. 의료부조제도 대상이 아닌 모든 국민은 의무적으로 직장건강보험이든 지역건강보험에 가입하여야 한다. 다만 75세 이상의 고령자는 건강보험과는 별개인 후기고령자의료제도의 대상이 되고 있으나, 이 제도도 2018년부터는 없어진다.

1. 건강보험제도

(1) 개요

일본은 1961년부터 전 국민을 대상으로 하는 전국민건강보험제도를 시행하고 있다. 건강보험의 관리운영은 직장, 직역, 지역 등을 세분화하여 운영하는 조합방식을 택하고 있으며, 조합방식은 전형적인 다보험자방식을 택하고 있다. 현재 건강보험제도의 보험자수는 대략 3,400여 곳2016년 기준이다.

일본의 건강보험은 피용자보험직장건강보험과 국민건강보험지역건강보험, 그리고 75세 이상 고령자 대상의 후기고령자의료제도로 구분할 수 있다.

일본 건강보험제도에서 특이한 것은, 건강보험 대상자 중 75세 이상 고령자65세 이상~75세 미만의 일정 장애를 가지고 있는 고령자 포함에 대해서는 건강보험제도와는 별도의 제도를 운영하고 있다. 이를 일본에서는 '후기고령자의료제도'라고 한다.

(2) 관리운영체계

사업장 근로자를 대상으로 하는 피용자 건강보험에는 중소기업 근로자를 대상으로 하는 전국건강보험협회 관장 건강보험협회관장 건강보험과 대기업 근로자를 대상으로 하는 조합관장 건강보험이 있다. 여기에 선원보험과 각종 공제조합국가공무원 공제조합, 지방공무원등 공제조합, 사립학교교직원 공제조합이 피용자보험을 구성하고 있다표 4-8.

한편, 우리나라의 지역건강보험에 해당하는 국민건강보험은 지역에 거주하는 자영업자 등을 피보험자로 하며, 기초지방자치단체인 시 · 정 · 촌을 단위로 하고 있다.

일본 건강보험제도의 관리운영방식은, 앞서 기술한 바와 같이, 조합방식을 채택하고 있다. 직장건강보험 중 중소기업 근로자가 대상인 협회관장 건강보험의 보험자는 전국건강보험협회이며, 대기업 근로자 대상의 조합관장 건강보험의 보험자는 건강보험조합이다. 그리고 선원보험의 보험자는 정부가 그 역할을 맡고 있다.

지역건강보험제도인 국민건강보험제도는 기초지방자치단체인 시 · 정 · 촌이 보험자 역할을 담당하고 있는 시 · 정 · 촌 국민건강보험과, 동종의 사업 또는 업무에 종사하는 자로 구성된 국민건강보험조합이 있다.

일본에서는 시 · 정 · 촌 국민건강보험을 '시 · 정 · 촌 국보'로, 그리고 동종의 사업 또는 업무에 종사하는 자로 구성된 국민건강보험조합을 '국보 조합'으로 구분한다. 동종의 사업 또는 업무에 종사하는 자로 구성된 국민건강보험조합은 크게 사업이나 업무에 따라 ① 의사, 치과의사 및 약제사들이 피보험자인 조합 ② 건설 관계 종사자들로 구성된 조합 ③ 일반 업종인 식품관련 종사자로 구성된 조합 등 3종류로 구분되어 있다.

표 4-8 일본 건강보험제도의 관리운영체계

<table>
<tr><th colspan="2">구 분</th><th>보험자</th><th>가입대상자</th></tr>
<tr><td rowspan="6">직장건강 보험</td><td rowspan="2">건강 보험</td><td>협회관장 건강보험</td><td>700인 미만의 사업장 근로자</td></tr>
<tr><td>조합관장 건강보험</td><td>700인 이상의 사업장 근로자</td></tr>
<tr><td rowspan="3">공제 조합</td><td>국가공무원 공제조합</td><td>국가공무원과 공제조합 및 연합회 직원</td></tr>
<tr><td>지방공무원 등 공제조합</td><td>지방공무원 등</td></tr>
<tr><td>사립학교교직원 공제조합</td><td>사립학교교직원</td></tr>
<tr><td colspan="2">선원보험</td><td>선원</td></tr>
<tr><td rowspan="2">지역건강 보험</td><td rowspan="2">국민 건강 보험</td><td>시 · 정 · 촌
(시 · 정 · 촌 국보)</td><td>타 제도의 적용을 받지 않는 자영업자 등</td></tr>
<tr><td>국민건강보험조합
(국보 조합)</td><td>동종의 사업 또는 업무에 종사하는 300인 이상으로 조직된 공법인의 조합원</td></tr>
</table>

(3) 재정 및 본인부담

건강보험의 재원은 보험형태별로 다르지만, 보험료, 보험자간 재정지원금, 정부 지원금 등으로 이루어져 있다.

의료이용 시 환자가 부담하는 본인일부부담율은 30%로 피보험자와 피부양자가 같다. 다만, 후기고령자의료제도의 대상이 아닌 70~75세 미만의 고령자2015년 4월 시행와 6세 미만의 취학 전 아동의 본인일부부담율은 20%이며, 후기고령자의료제도 대상자 중 저소득자나 소득이 없는 경우는 10%를 본인이 부담하고 있다.

2. 후기고령자 의료제도

일본의 후기고령자 의료제도는 건강보험 대상자 중 75세 이상 고령자65세 이상 75세 미만의 장애를 가진 고령자 포함를 대상으로 건강보험제도와는 완전히 다른 별도의 재정을 운영하는 제도이다. 운영은 도도부현都道府県 단위로 모든 시 · 정 · 촌이 가입하는 광역연합이 맡고 있다. 후기고령자 의료제도의 재원은 피용자 건강보험과 국민건강보험 등 각 보험자로부터의 갹출금 40%와 중앙 및 지방정부의 부담분 50%중앙정부 4/6, 지방자치단체인 도도부현 1/6, 시정촌 1/6, 고령자가 납부하는 보험료 10%로 구성된다.

고령자의 본인부담방식은 과거 정액방식에서 정률방식10%으로 바뀌었으며, 일정 소득 이상의 상위 소득자의 본인부담비율은 30%로 일반 건강보험 가입자와 같다.

후기고령자 의료제도는 2008년 도입 후 얼마 가지 않아 문제점을 노출하였으며, 2013년부터 개편에 들어가 2018년에는 폐지할 예정이다.

2008년 과거의 노인보건제도를 폐지하고 후기고령자 의료제도를 만들게 된 배경에는 일본경제의 장기적 침체와 인구고령화에 따른 노인의료비의 급증, 노인의료를 위한 보험자의 과도한 재정 부담, 이로 인한 보험조합의 보험재정 악화와 재정 적자 조합의 증가, 보험조합 간 노인인구비율의 격차 심화 등의 문제가 있었다.

2001년에 전체 인구 중 20%가 안 되는 65세 이상 노인인구2002년 일본의 65세 이상 인구비율은 18.5% 이었음가 사용한 의료비가 전체 국민의료비의 49%를 차지하였다. 당시 노인보건제도 하에서 노인의료비의 재원은 각 보험자로부터의 갹출금전체 재정의 70%과 중앙 및 지방정부가 30%중앙정부 20%, 도도부현과 시정촌이 각 5%를 부담하고 있었다.

당시 노인의료를 위한 재원 중 보험자가 부담하는 갹출금 규모는 전체 보험재정의 40%에 달해, 보험료를 납부하는 근로계층이 노인보건제도 대상인 70세 이상 고령자들과의 부담 형평성 문제를 제기하기에 이른다.

보험제도간 혹은 보험조합별로 노인인구비율의 격차가 심화되고일본은 2002년 기준 5,200여 곳의 의료보험조합이 있었음, 2003년 노인인구비율이 50%를 넘는 조합이 50여 곳이 넘는가 하면 5%도 안 되는 조합이 1,700여 곳에 이를 정도로 보험조합 간에 노인인구비율의 격차가 심했다. 그 당시 노인보건제도가 가지고 있었던 이와 같은 문제를 해결하기 위해 2008년 도입한 것이 후기고령자 의료제도이다.

후기고령자 의료제도는 2013년부터 단계적 개편을 통해 2018년이 되면 75세 이상 고령자도 직장이 있으면 피용자 건강보험에 가입하고, 직장이 없으면 지역의료보험에 가입하는 형태가 되어, 75세 이상 후기 고령자만을 대상으로 하는 후기고령자 의료제도는 없어지게 된다.

건강보험과 별도로 운영되는 고령자 의료제도는 경기가 활황기에 있고, 고령자수가 적을 때에는 필요한 재정을 보험자와 정부가 부담할 수 있었으나, 경기가 장기적으로 침체기에 빠져들고, 총 인구대비 고령자 비율이 증가하는 상황에서는 독립적인 고령자 의료제도는, 특히 재정의 지속 가능성을 보장할 수 없다는 것은 분명하다.

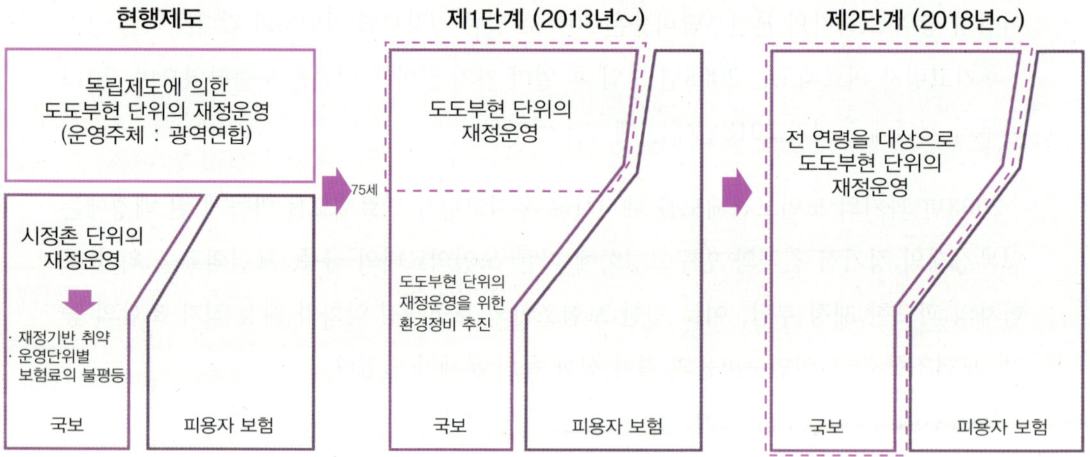

그림 4-6 후기고령자 의료제도의 개편 과정

5. 중국의 보건의료제도

1. 보건의료제도의 체계

중국에서 보건의료 관련 업무는 중앙정부로부터 지방정부로 이전되는 추세이다. 따라서 중앙정부의 보건의료에 대한 조정 역할과 책임이 점점 쇠퇴하고 있다. 도시나 농촌지역의 지방정부는 보건의료시설에 대한 운영 및 감독권한을 지니며, 상급 정부로부터 지시를 받는 경우는 드물다. 각 지역 주민들이 제공받는 의료서비스의 양과 질은 지방정부의 재정 및 행정 역량에 따라 천차만별이다(Huang Y. 2009).

보건의료 영역에 있어, 인력자원사회보장부MOHRSS가 도시근로자 기본의료보험Urban Employees Basic Medical Insurance, UEBMI과 도시지역 주민 기본의료보험Urban Residents Basic Medical Insurance, URBMI에 대한 책임을 맡으면서 위생부보다 그 역할이 더 확대되었다는 점이다.

반면에 위생부는 신형 농촌합작의료보험New Rural Cooperative Medical Scheme, NRCMS을 관리하고 보건정책을 수립하며, 공중보건서비스 부분을 조정하고, 정부 보건의료시설을 감독하는 책임을 맡고 있다. 그러나 위생부는 예산이 충분하지 못하고, 정부부처 내에서 상대적으로 낮은 입지로 인해 그 책임을 완수하는데 큰 어려움을 겪고 있다. 이로 인해 공공병원에서 제공하는 서비스에 대한 업무에만 책임을 가지고 관여한다는 비난을 받고 있는 상황이다.

보건의료 행정은 수직적으로 뿐만 아니라 수평적으로도 분절화되어 있는 구조를 지니고 있다. 적어도 16개에 달하는 정부 부처에서 보건의료 핵심 이슈 관련 권한과 책임을 보유하고 있다. 이 중 가장 핵심적 역할을 수행하는 정부부처는 재정부MOF, 인력자원사회보장부MOHRSS, 국가위생가족계획위원회NHFPC 전 위생부, MOH 14라고 할 수 있다.

표 4-9 중국의 보건의료관련 주요 중앙부처 역할

관장 부처	기능 및 책임
국가개발개혁위원회(National Development & Reform Commission, NDRC)	보건의료시스템 개혁의 모니터링 및 평가, 약가 및 의료서비스 수가 설정
재정부(Ministry of Finance, MOF)	보건의료 재정 지원 및 투자, 필수의약품에 대한 판매수익 마진 금지 및 의료보험 확대를 위한 보조금 지원
국가보건 및 가족계획위원회(National Health and Family Planning Commission, NHFPC)*	신형 농촌합작의료조합에 대한 운영, 공공병원 개혁, 필수의약품 정책, 약품 및 의료장비에 대한 입찰 및 조달, 의약품의 합리적 이용, 공중보건서비스, 식품 및 의약품 안전 및 질 관리 감독
인력자원사회보장부(Ministry of Human Resources & Social Security, MOHRSS)	도시근로자 및 도시지역주민에 대한 의료보험 관리, 약품에 대한 상환 및 지불방법 개혁
민정부(Ministry of Civil Affairs, MCA)	빈곤부양(Poverty alleviation), 저소득층에 대한 의료부조
상부무(Ministry of Commerce, MOC)	약품의 도매 및 소매, 제약행정, 의약품 및 의료장비의 분배

* 식약처(State Food & Drug Administration) 및 중의국(Bureau of Traditional Medicine) 포함
Source: Ministry of Health, 2012.

2. 의료보장제도

(1) 공공의료보험 기본의료보험

1970년대 후반 개혁개방 이전에는 중국의 의료보장은 도시와 농촌으로 이원화되어 있었다. 도시에서는 국가기관 및 사업단위의 근로자를 위한 '공비의료제도'와 국유기업의 근로자를 위한 '노동보험의료제도'가 실시되었고 농촌에서는 농촌주민의 집체경제를 바탕으로 수립된 '농촌합작의료제도'가 실시되었다. 이와 같은 도시와 농촌 간의 이원화된 의료보장제도로 인해 의료혜택 차이가 발생하고 의료비용에 대한 부담을 대부분 국가와 기업이 감당하게 되었다. 이는 재정부담의 증가로 이어졌고 결국 개혁의 목소리가 커졌다. 개혁의 중점은 공비의료제도와 노동보험의료제도에 초점이 맞춰졌고, 개인부담을 높이고 공급자의 책임의식도 강화하면서 정부의 관리와 규제가 강화되었다.

1) 공비의료제도

1950년대 초반 공비의료보험의 시행초기에는 수혜대상자가 정부기관, 당파, 인민단체와 문화 · 교육 · 과학연구 · 위생 등과 관련된 사업체 직원이었다. 이후에 대상자는 국가유공자, 대학생, 인민무장부, 중국주재 외국인 전문가 및 부양가족에게까지 확대되었다. 공비의료비는 위생부와 재정부에서 공동으로 관리하였다. 각급 정부에서 공비의료비 관리위원회를 설립하고 위생부와 재정부에 사무처를 설치하여 의료기관에서 제공된 서비스의 비용에 대한 심사와 감독을 맡았다.

1953년부터는 중앙정부에서 직접 예산을 지급하는 방식에서 지방정부 위생기관에서 예산을 관리하는 방식으로 바뀌었다. 공비의료 수혜자는 지정된 의료기관에서 치료를 받고 입원하였으며 제공된 서비스에 대해서는 공비의료비 예산에서 지급되었다. 이러한 방식은 개인에 대한 비용분담이 이루어지지 않아 비용의식이 저하되고 지출이 급속하게 증가하는 문제점들을 발생시켰다. 이러한 문제점을 해결하기 위하여 공비의료제도를 도시근로자 기본의료보험으로 편입하였다.

2) 도시근로자 기본의료보험Urban Employees Basic Medical Insurance, UEBMI

의료비 지출증가와 개혁개방 이후 민영화된 기업들과 외국 기업들과의 경쟁으로 인해 국유기업들의 재정난은 심각해졌다. 이로 인해 기업과 근로자가 재정을 공동으로 부담하고 정부가 이를 지원하는 비버리지 방식의 사회보험제도가 탄생되는 계기가 마련되었다. 인력자원사회보장부가 제정한 사회보험법Social Insurance Law을 통해 모든 기업과 근로자들은 반드시 도시근로자 기본의료보험에 가입하도록 명문화하였고의무가입 가입대상자는 기업국영기업, 지자체기업, 해외투자기업, 민간기업, 정부기관, 사회단체, 비국영기업에 근무하는 근로자들이다.

도시근로자 기본의료보험에 대한 재정은 공동기금사회통주과 개인의 저축계좌를 통해 충당하였으며 보험료는 기업이 근로자 임금의 6%를, 근로자가 임금의 2%를 각각 부담하고 재정기금의 관리는 지地급 이상을 단위로 지방정부에서 맡았다.

3) 도시지역주민 기본의료보험Urban Residents Basic Medical Insurance, URBMI

2007년 국무원State Council에서는 도시근로자 기본의료보험에서 제외된 주민을 대상으로 하는 도시지역주민 기본의료보험URBMI을 2009년에 전국적으로 시행하였으며 인력자원사회보장부가 관장하였다. 도시지역주민 기본의료보험에는 아동, 초등 및 중등학교 학생, 청소년, 노인, 장애인 등이 해당되었다. 도시지역주민 기본의료보험은 전국민의료보험 실현을 목표로 중국 사회보험제도의 새로운 개혁방안을 제시하였다는 점에서 의의가 있다고 할 수 있다. 도시지역주민 기본의료보험은 해당지역의 경제수준 및 의료서비스 수요 그리고 가구의 부담능력에 따라 가구 기준으로 보험료를 납부하고 정부가 이를 보조함으로써 의료서비스 이용 시 의료보험 혜택을 누리는 제도이다.

4) 신형 농촌합작의료보험New Rural Cooperative Medical Scheme, NRCMS

신형 농촌합작의료제도는 과거의 농촌합작제도를 바탕으로 2003년 국무원을 통해 새롭게 수립된 제도로서 이전의 제도와 구별하기 위해 신형 농촌합작의료제도라 일컫게 되었다. 임의가입 형태로 가입자의 보험료와 중앙 및 지방정부의 보조금으로 재정이 충당되었다. 그리고 구제도에서는 향진鄕鎭 단위로 운영되었지만, 신제도에서는 현縣 단위로 운영되어 위험분산risk pooling의 범위가 더 확장되었다. 관리운영 측면에서 구제도에서는 인민공사가 주체였지만 신제도에서는 지방정부縣 혹은 市가 보험료의 징수와 급여 지불 및 재정 관리를 책임지게 되었고단, 낙후된 지역에서는 향 혹은 진에서 관리, 총괄적 책임은 위생부에서 맡고 있다.

(2) 민간의료보험

현재 3가지 기본의료보험에 전체 중국인구의 90%가 가입하고 있다. 2005년에 불과 24%였던 점을 감안했을 때 이는 실로 놀라운 발전이다.

기본의료보험뿐만 아니라 민간의료보험도 최근 많은 발전을 해왔다. 지난 10년 동안 매년 꾸준히 27%씩 성장하여 2010년 현재 전체 중국인구의 약 7%가 민간의료보험에 가입해 있다. 민간의료보험이 차지하는 비중은 중국의 총 보건의료비 지출의 2%에 불과하지만, 점점 전체 보건의료 재정에 있어 중요한 부분을 차지하고 있다.

민간의료보험시장 역시 규모가 커져서 2008년 기준 약 300개였던 민간의료보험은 2012년 현재 1,000여 개로 증가하였다. 현재 중국의 상위 10개 생명보험사 그리고 상위 10개 손해보험사 중 7개에서 민간의료보험을 판매하고 있다.

3. 의료부조 Medical Financial Assistance, MFA

(1) 제도의 목적

중국에서 의료부조 프로그램은 의료안전망 medical safety net 을 구축하는 데 있어서 없어서는 안 되는 중요한 요소가 되었다. 의료부조 프로그램은 국무원과 지방정부의 관장 하에 저소득층에 대한 건강을 보호하고 질병으로 인해 궁핍해지는 것을 예방하기 위한 목적으로 만들어졌다.

농촌과 도시의 의료부조 시스템은 각각 2003년과 2005년의 시범사업을 시작으로 시행되었고, 2006년과 2008년에 전국으로 확대되었다. 의료부조 프로그램을 통해 보장되는 질병 또한 도입 초기의 몇몇 중증질환에서 현재는 외래 및 입원서비스에 대한 포괄적 범위로 확장되었다.

(2) 재정 Funding

의료부조 프로그램은 중앙정부 central government 와 지방정부 provincial, city and district governments 를 통해 재원이 조달된다. 재원의 원천은 복권수입과 사회헌금 및 기금이자 수익이다.

4. 보건의료기관

(1) 공공병원

중국의 보건의료서비스 공급체계는 일반적으로 병원 hospitals, 기층보건의료기관 Health Care Institution at Grass-root Level, 그리고 전문 공중보건기관 Specialized Public Health Institution 의 형태로 구분되어 있다. 병원과 기층보건의료기관에서는 주로 의료서비스를 제공하고 전문 공중보건기관에서는 예방, 건강증진, 보건교육 및 감독 활동을 주로 수행한다.

2012년 기준, 공공병원은 13,384개소 57.8% 로 민간병원 9,786개소 42.2% 보다 다소 많은 것이 특징이며 총 기층보건의료기관 수는 912,620개소이다. 이 중 대부분은 촌진료소 Village Clinics 로서 653,419개소 71.6% 가 운영 중에 있다. 또한 총 전문 공중보건기관 수는 12,083개소이며 공중보건기관은 질병관리센터, 특정질환 예방 및 치료기관, 부녀아동보건기관, 보건감독기관으로 구성되어 있다.

(2) 민간병원

중국의 민간병원은 정부의 민간자본 투자 활성화 정책으로 수요의 고급화 및 다양화, 거대 민간자본 투자 등으로 인해 공공병원보다 빠르게 성장하고 있다. 실제로 공공병원은 계속 감소하는 추세인 반면, 2005년 3,220개소이던 민간병원은 2012년 9,786개소로 약 3배가 넘게 증가하였고, 이는 전체 병원의 42%를 차지하는 규모이다.

표 4-10 민간병원 병상증가율 추세(2006~2012년)

(단위 : 만 병상, %)

분류	2006년	2007년	2008년	2009년	2010년	2011년	2012년
공공병원	236.9	244.5	261.0	279.3	301.4	324.4	357.9
	3%	3%	7%	7%	8%	8%	10%
민간병원	19.2	23.0	27.3	32.8	37.4	46.1	58.2
	33%	20%	19%	20%	14%	23%	26%
합계	256.0	267.5	288.3	312.1	338.7	370.5	416.1
	5%	4%	8%	8%	9%	9%	12%

자료 : 중국위생통계연감, 2013

한편, 민간병원의 병상수는 매년 약 20%씩 증가하고 있으며 이는 공공병원의 병상증가율보다 높은 수치이다. 또한 중국은 소득의 증가로 인해 의료서비스에 대한 수요가 고급화 및 다양화되고 있다. 이러한 현상으로 공공병원이 치료하기 어려운 전문과목들을 대상으로 전문병원 위주로 민간병원이 활성화되고 있다.

5. 보건의료서비스전달체계

(1) 1단계 의료

중국에서는 정부에 의해 운영되는 공공의료기관의 경우 민간의료기관보다 우수한 인력과 장비를 보유하여 환자들의 선호도가 높은 편이다.

응급의료서비스의 경우 각 성 · 시 · 현의 일차보건의료기관first-aid centers 혹은 first-aid stations에 의해 제공된다. 상급 의료기관의 부담을 줄이고 환자들에게는 의료비용 부담을 덜어줄 목적으로 응급의료서비스에 대해 보조금을 지원하는 제도를 시행한다.

(2) 2단계 의료

병원의 경우 보통 2단계 전달의뢰체계를 보유하고 있다. 즉, 경증질환의 경우는 기층 보건의료기관에서 진료 받고, 중증질환의 경우는 병원급에서 진료를 받는 방식이다. 이러한 시스템을 바탕으로 일차의료기관의 네트워크를 효율적으로 운영하고 있다.

(3) 의료전달체계의 현황

일부 지방정부에서는 기본의료보험에 대해 상환율을 달리함으로써 본인부담금을 차별화하여 의료서비스 전달체계의 효율성을 꾀하고자 하나 의료보험의 보장률이 점점 상승하고 교통수단도 발달함에 따라 환자들은 점점 더 상급병원의 서비스 이용을 선호하고 있다. 이로 인하여 병원에는 환자가 넘쳐나는 반면, 기층의료기관에는 환자 부족empty 현상이 야기되고 있다. 2단계 전달체계에서 표준화된 전달체계 모델이 없는 실정이다.

(4) 의료정보 공유

한편 중국의 의료기관과 공중보건기관은 서로 협력하는 구조로 이루어져 있다. 병원은 환자로부터 얻은 정보를 바탕으로 질병정보카드disease information card를 만들어 공중보건기관에 제공한다. 공중보건기관은 질병위험요인 검사examination를 위해 병원에 임상실험을 의뢰하는 등 서로 협력 체제를 구축하고 있다(WHO & China NHDR 2012).

6. 의료인력 관리

(1) 의사

1) 의사고시 및 응시자격

① 의사자격고시는 집업執業의사Registered Doctors 자격고시와 집업조리의사Assistant Doctors 자격고시로 구분된다.

② 시험의 종류는 임상양의, 중의중의, 민족의, 중서의 결합 포함, 치과구강, 공중보건위생의 4종류로 구분된다.

③ 시험 방식은 의학종합 필기시험과 실기시험으로 구분된다.

④ 의사자격고시의 구체적 내용과 방법은 위생부 의사자격고시위원회에서 정한다.

⑤ 의사자격고시는 국가가 관장하여 매년 1회 일괄 실시되며, 의사자격증시험 전공은 모두 24개이고, 시험시간은 위생부 의사자격고시위원회에서 확정하여 3개월 전에 일반에 공고하도록 되어 있다.

⑥ 위생부 의사자격고시위원회는 전국의 의사자격고시 업무를 책임지며, 위원회 산하에 사무소나 전문위원회를 두고 있다. 각 성, 자치구, 직할시 보건행정부서에서 관할구역의 의사자격고시 업무를 책임지도록 되어 있다.

표 4-11 중국의 의사 자격고시 응시조건

	집업의사	집업조리의사
자격	- 고등교육학교(대학) 의학 본과 졸업 이상의 학력을 가지고, 자격취득 의사의 지도하에 의료, 예방, 보건기관에서 1년의 실습을 이수한 자 - 조리의사자격증 취득 후 고등교육학교 전문과 졸업 이상의 학력을 구비하고 의료, 예방, 보건 기관에서 2년 만기근무했거나, 중등전문 학력을 구비하고 의료, 예방, 보건 기관에서 5년 만기근무한 자	- 고등교육학교(대학) 전문과 졸업 이상의 학력 혹은 중등전문(의학직업고등학교)학교 졸업의 학력으로 자격취득 의사의 지도하에 의료, 예방, 보건기관에서 1년의 실습을 이수한 자
	※ 지식을 전수받은 방법으로 중국 전통의학을 3년 배웠거나 다년간의 실천의술 특징이 있는 현급 이상의 인민정부 보건행정기관에서 정한 중국 전통의학전업조직 혹은 의료, 예방, 보건기관의 시험 통과 후 추천 하에 집업조리의사 자격시험에 응시할 수 있음.	

자료 : 한국보건산업진흥원, 2013

2) 직급제도

위생부와 인력자원사회보장부에서 제정한 "임상의학 전문기술 자격고시 규정"에 의하면 조건에 부합하는 의료인의사, 약사, 간호사, 기사은 해당 직급 및 종류에 따라 시험에 응시할 수 있도록 되어 있다. 기초지식, 전문지식, 실기능력 등의 4과목으로 연 1회 응시가 가능하고, 2년 내에 4과목을 모두 합격60점 이상해야 하며 규정에 따라 응시 직급별로 외국어 및 컴퓨터 시험일부 직급은 요구되지 않음을 통과하면 전문기술자격 직급을 신청할 수 있다.

① 의사의 직급은 주임, 부주임, 주관主治, 일반, 보조士로 분류된다.

② 사師 하위에 사士 또는 조리助理가 존재하는데, 조리의 경우 직급은 있으나 사師급 자격증을 취득하기 전 단계로 직무권한이 사師급보다 제한된다.

③ 한편, 의학 석사 · 박사 등은 요구 재직 기간이 더 단축된다. 부고급부주임, 정고급주임 직급 취득을 원하는 경우에는 논문발표 등 별도의 요구사항이 있다. 의학 관련 발명이나 성 혹은 국가 수준의 프로젝트를 성공하여 업적을 세우거나 수상을 하면 고급 직급으로 승급이 가능하다. 의대나 중의대의 정교수正教授는 주임의사에, 부교수副教授는 부주임의사에, 강사講師는 주치의사에 해당된다.

표 4-12 의사의 직급제도

명칭	직급	취득 신청 조건(본과 학력자 기준)
조리의사 (助理醫師/醫士, Mediastinus)	초급	- 본과졸업 미만의 학력으로 집업조리의사 취득시
주원의사(主院醫師, Resident)	초급	- 본과 졸업 학위 취득 후 의료기관에 근무, 근무기간 만 1년 차에 집업의사자격 응시 가능
주치의사 (主治醫師, Attending Physician)	중급	- 재직 4~5년(베이징)차에 응시 가능 - 집업의사자격 보유 필수
부주임의사(副主任醫師, Associate Senior Doctor)	부고급	- 중급직급 취득 후 재직 7년 차에 응시 가능
주임의사 (主任醫師, Chief Physician)	정고급	- 부고급직급 취득 후 재직 5년 차에 응시 가능

※ 주원의사와 주치의사는 주로 병원에서 입원환자를 돌봐야하는 책임이 있으며 주임의사는 정해진 환자를 돌봐야 하는 책임은 없고 정기적으로 회진을 한다.

자료 : 한국보건산업진흥원, 2013

(2) 간호사제도

중국 간호사관리법에 의하면 각 성, 자지구, 직할시의 위생행정부에서 간호사의 감독 및 관리를 책임지도록 하고 있다. 간호사로서 간호업에 종사하고자 할 경우 반드시 위생부의 자격시험을 통과하여 "중화인민공화국 간호사자격증"을 취득해야만 한다.

① 다만 단과대학과 종합대학의 간호전문학과 이상의 학력을 소지한 자, 또는 성급 이상의 위생행정부서에서 시험 면제 자격을 인정받은 자로서, 일반 중등위생간호학교의 간호과를 졸업한 자는 간호사 자격시험을 면제받을 수 있다.

② 간호사 자격시험은 매년 한 차례 실시되며 합격한 자는 성, 자치구, 직할시의 위생행정부서로부터 "중화인민공화국 간호사자격증"을 발급받게 된다.

③ 간호사자격증은 위생부가 감독한다.

④ 간호사 등록기관은 업무 소재지의 현급 위생행정부서이다.

⑤ 간호보조원은 간호사의 지도하에서만 임상 생활간호 업무를 수행할 수 있다.

(한국보건산업진흥원, 2006)

(3) 의학교육제도

1) 기본의학교육

의학과는 기초의학, 예방의학, 임상의학과 의학기술, 치과의학, 중의학, 법의학, 간호학, 약학 등 8개 학과 16개 본과로 구분된다.

표 4-13 중국 의과대학 편제

구분	이수정도	학 위
3년제	기초의학 중심	
5년제/6년제	기초의학(예과) 2년반+임상의학(본관) 2년반 (5년제는 1년차에 의학 외국어 과정 추가)	졸업후 학사(임상의학 학습 기간 중 인턴)
7년제	5년제 본과 과정+석사과정(과제연구 및 논문)	학사+석사
9년제	의학박사 학위	학사+석사+박사

자료 : 한국보건산업진흥원, 2013

2) 졸업 후 의학교육

의사의 경우 5년제 의대 졸업 후 병원에 취업하고, 취업 후 임상에서 1년 인턴 후 의사자격고시 응시가 가능하다. 내부 평가 후 레지던트 승급 및 담당과실을 배치받으며, 일정기간 근무 후 승급시험에 응시할 수 있다. 의사 외의 기타 의료 인력들도 학력보유, 기초자격증보유, 승급시험 등의 과정을 통해 교육을 받는다.

3) 평생의학교육

중국 위생부의 "계속의학교육 규정"에 따라, 자격을 보유한 모든 의료인의사, 간호사, 기사, 약사들은 지식과 기술을 향상시키고 자격유지 및 직급 상승을 위해 직업 등록지 해당 보건국에서 교육과정 이수 및 인터넷 학습 등 보수교육을 받으며 학점을 취득해야 한다.

7. 보건의료 재정

중국은 국가 보건의료비지출과 관련된 통계를 1978년부터 보유하고 있다. GDP에서 보건의료비지출이 차지하는 비중은 약 5.15%이며, 전체 중국 재정의 약 6.83%를 차지하였다.

지난 1990년부터 2011년까지 최근 20년 동안 총 보건의료비지출에 있어 부담주체별로 구성비의 변화를 살펴보면, 1990년대에 정부는 약 25%만을 차지하였던 반면, 사회적 자본social capital이 약 40%, 그리고 개인 본인부담out-of-pocket이 약 35%를 각각 차지하였다.

8. 병원신임제도

중국에서의 병원신임hospital accreditation 제도는 의료서비스 공급 및 병원 기능에 초점을 맞춰 1989년에 최초로 도입되었다. 당시 도입된 제도에는 병원의 최소basic and lowest 기준, 병원 분류기준, 병원 순위설정 기준 등이 포함되었었다. 병원신임은 각 지역 성province과 시city의 지역보건계획당국health bureau에 의해 수행되었다. 그러나 중국 위생부MOH는 병원신임제도의 시행으로 오히려 병원들이 기술경쟁을 통한 병원성장에 있어 통제를 전혀 받지 않게 되는 부정적 결과를 초래한다고 판단하여 1998년 병원신임제도 실시를 잠정 중단하였다.

2002년 위생부는 전국의 병원에 병원신임에 대한 의견을 물어 공식적인 병원관리신임기준인 "병원관리 평가가이드Hospital Management Evaluation Guide"가 2008년에 공표하였다.

2011년 9월 위생부는 병원신임을 위한 임시 지표Interim Measures for Hospital Accreditation를 발표하여 약 10년 동안 중단되었던 병원신임제도를 재활하였다.

병원신임 주요 지표 내용은 다음과 같다.

① 사회적 편익에 대한 기여

② 병원서비스

③ 환자안전

④ 의료서비스 질, 안전 관리와 지속적 개선

⑤ 간호 관리와 지속적 질 개선

⑥ 병원 관리

⑦ 6개 섹션의 36개 지표로 구성됨3등급 종합병원에 대한 병원 운영, 의료서비스 질, 안전 등을 감독하고 평가할 수 있도록 하였다. 병원신임은 주로 위생부 산하 병원신임위원회Hospital Accreditation Committee와 각 지역 성province 수준의 보건행정부서Health Administration Department에서 수행하고 평가 등급은 A, B, C, D, E로 최종 분류된다.

6. 북한의 의료제도

1. 의료보장제도

북한 보건의료는 사회주의 국가의 보건의료 이념을 따르지만, 북한만의 방식으로 보건의료체계를 구축하였다. 북한 보건의료체계는 크게 '무상치료제, 예방의학제도, 의사담당구역제도호담당의사제'의 세 가지 특징이 있다.

북한 의료보장제도는 '무상치료제'의 단일 체계로 국가는 모든 보건시설과 장비를 소유하고 있으며, 의료 인력 또한 국가가 직접 고용하는 시스템으로 이뤄진다. 북한의 무상치료제는 세 단계의 발전 양상을 보인다. 1947년 광복 직후부터 행해진 '사회보험법에 의한 무상치료제'와 한국전쟁 이후의 '전반적인 무상치료제', 1960년부터 이뤄진 '완전하고 전반적인 무상치료제'이다. 현재 북한 보건의료는 1990년대 중반을 기점으로 하여 '무상치료제의 쇠퇴기'로 분류된다.

2. 보건행정체계

모든 보건의료기관이 국유화된 북한의 전국 보건의료기관은 중앙의 보건의료를 담당하는 부서와 지방행정기관에 의해 체계적인 지도를 받고 있다. 보건의료에 대한 국가지도와 운영은 정무원 중 하나인 보건부에 의해서 수행되며, 모든 보건의료 시설은 상급 인민위원회의 지도와 지방 인민위원회의 직접적인 지도를 받고 있다.

중앙집권제 원칙에 따라 중앙에 정무원 보건부가 조직되어 있고, 각 도 및 직할시 단위에 보건국 또는 보건처가 있으며, 각 시구역 및 군 단위에도 행정위원회 내에 보건처 또는 보건과가 구성되어 있다.

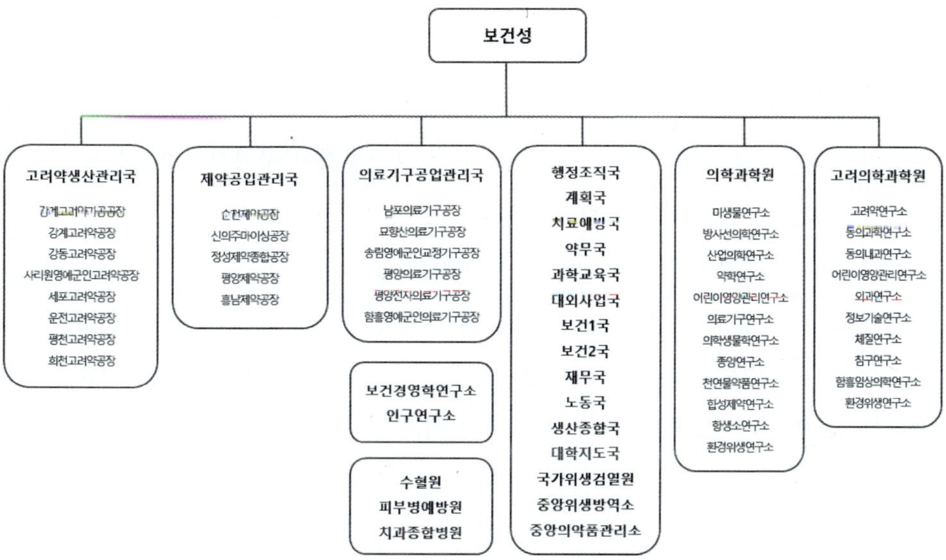

그림 4-7 북한 내각 보건성 조직도

출처 : '로동신문', '조선중앙통신', 통일부, '2015 북한 주요기관 · 단체 인명록'(서울: 통일부, 2015); 서울 대학교 의과대학 통일의학센터 외 공저, '북한 보건의료 백서'(서울: 보건복지부, 2013); WHO, WHO Country Cooperation Strategy: Democratic People's Republic of Korea 2014-2019(India: WHO, 2016) 재구성.

(1) 정무원 보건부

북한의 행정기구는 중앙과 지방 모두가 당의 기본정책 및 세부적인 집행계획 지침 하에 놓여 있으며 당의 지시를 어길 때에는 강력한 세새를 받게 되므로 당의 통제는 일선 의료기관에까지 영향을 미친다. 보건부는 중앙당의 보건정책을 관철하기 위한 행정조직적인 대책을 강구하고 산하 보건기관들에게 정책을 정확히 실시하도록 정치적, 행정 실무적으로 지도하며 전반적인 보건사업에 대하여 책임을 진다.

(2) 지방 보건행정조직

지방 보건행정조직은 상급 보건행정기관과 해당지구 및 행정위원회의 삼중 통제 하에 운영되고 있다.

각 도직할시에는 도직할시 행정 및 경제위원회 위원장을 주축으로 그 산하에 13개국 중에 보건국이 소속되어 있으며 보건국장 밑에 의료담당부장과 약무담당부장이 있고 부국장 아래에는 각 부문별 책임지도원이 역할을 수행하고 있다(문옥륜 외, 1992).

3. 의료전달체계

북한의 의료전달체계는 고도로 조직화되어 있는 전형적인 국가사회주의형에 속한다. 이러한 조직체계가 가능한 것은 의료의 물적 기반이 국유화되어 있기 때문일 것이다. 북한 주민들은 그들의 거주지 단위에서 가장 가까운 곳에 위치한 1차 진료기관을 이용하도록 단계화 되어 있다. 즉, 의사마다 일정 수의 주민들에게 포괄적인 1차 진료를 제공하여 건강을 책임지도록 하는 의사담당구역제를 기초로 하고 전문 진료가 필요한 경우에 한해서 상급병원으로 후송시키는 원칙을 지키고 있다(문옥륜 외, 1992).

(1) 의사담당구역제

북한에서는 시 · 군 단위의 통행 제한적 진료권 이외에 의사담당구역제에 의한 의사의 진료권doctor's district 개념이 있다. 이는 지역의 크기와 통신시설의 유무, 생산 및 경제활동의 특성 등에 따라서 결정된다. 도시지역의 경우에는 의사의 진료권이 반경 2Km 이내가 된다. 북한에서는 의사담당구역제Section Doctor System를 인민의 건강을 보살피는 가장 선진적 의료봉사제도로 여긴다.

의사담당구역제라 함은 "전체 인민이 일생 동안 담당구역 의사들로부터 체계적이며 전면적인 건강관리를 받을 수 있게 하는 건강관리 책임제"로서 시 · 군구역 병원, 공장병원, 리 인민병원, 종합 진료소와 진료소들이 이 사업을 직접 맡아서 하고 있다.

의사담당구역 사업을 맡고 있는 시 · 군구역 병원과 공장병원의 외래임상과의 전체 의사들, 그리고 리 인민병원 및 진료소 의사들은 주간 근무시간의 절반 이상을 담당지역에 나가 위생선전, 위생개조, 소독, 예방접종 등 위생방역 사업을 조직 · 집행하고, 검진, 상담 등을 계획적으로 하고 있다. 북한 당국은 의사담당구역제를 실시하기 위하여 도시와 농촌지역 및 산업지역의 특성과 주민의 의료요구를 참조하여 구역을 정하며, 도시지역의 경우에는 인구 4,000명을 기준으로 하고 있다.

(2) 예방의학제도

사회주의 의학의 기본원칙은 '예방의학'이다. 북한 〈인민보건법〉 제3조에 "국가는 인민보건사업에서 사회주의 의학의 원리를 구현한 예방의학 제도를 발전시킨다"라고 규정되어 있다. 북한은 위생방역사업 강화를 예방의학적 방침의 주된 사항이라 간주하고, 구체적인 사업으로 위생교육 및 검열, 방역, 위생개조 및 환경 공해 방지 등의 예방보건사업을 위생방역소 주관으로 각급병원 및 진료소 등의 보건의료조직망으로 하여금 실시하도록 하였다(이세정, 2011).

4. 한의학의 발전

내각결정 제79호는 "한방치료에 대한 대책을 개선 강화하여 국가적 지원과 배려를 통해 그들이 인민을 위하여 봉사할 수 있도록 할 것"이라고 규정하였다. 이 결정을 통하여 한의사들은 다시 자격을 가질수 있게 되었지만, 개인적으로 개업할 수는 없다. 한의사들 중 일부는 국가의료시설에 소속되고, 나머지는 '한의협동조합진료소'에서 활동하며 개업의는 완전히 사라지게 된다.

내각명령 제37호를 통하여 국가 의료기관에는 '한의과'를, 각 도에는 '한의병원'을, 그리고 군 병원과 중요 산업병원에는 '한의과'를 설치하게 하였으며 1961년에는 평양의학대학과 개성고등의학학교에 동의학과가 설치된 것을 시작으로, 1970년대까지 각 도의 의학대학에 11개의 동의학부를 설치하여 동의사를 양성하였다. 이와 더불어 동의학 연구를 발전시키기 위해, 기존의 의학학연구소 내의 동의학연구실을 1961년에 동의학연구소로 확대 · 개편하였다.

5. 의료기관의 분류

북한의 의료기관은 1~4차급으로 분류할 수 있는데 우리나라처럼 병상수로 의료기관의 급수가 나누어지는 것이 아니라, 행정구역별 또는 계급별로 나누어 운영된다. 행정구역별 분류는 지방도시도-시/군-동/리와 광역도시직할/특별시-구역/군-동/리로 구분한다(김미정 외, 2012).

표 4-14 북한의 의료기관 수

구분	2011년 개수	2014년 개수
리진료소 및 종합진료소	6,263	6,263
군 및 리병원	1,575	1,608
중앙 및 도급 병원	133	133
요양소	682	682
예방원	55	55
위생방역기관	228	235
합계	8,946	8,976

출처: 보건성 · 세계보건기구, 조선민주주의인민공화국 보건발전중기전략계획 2010-2015. (평양: 보건성, 2011); WHO, Country Cooperation Strategy: Democratic Peoples Republic of Korea 2014-2019 (India: WHO, 2016).

6. 의료기관의 형태

(1) 1차 진료기관

일차 진료를 담당하는 진료소 · 종합진료소 · 리 인민병원은 각 리 · 읍 · 동에 설치되어 있고 주로 작은 농어촌에 위치하며 1~2명의 의사와 간호사가 근무하는 북한의 최소단위 의료기관이다. 진료 역할과 범위는 다르나 지역사회와의 밀접한 관계, 인력 및 규모 등에서 우리나라 보건소와 비슷하다. 농촌의 리 단위 인민병원과 비슷한 규모인 종합진료소는 도시 지역의 동 단위에 위치한다. 지역에 따라 차이가 있을 수 있으나 4~5명의 의사가 근무하며 내과, 외과 및 소아과 진료가 가능하다.

(2) 2차 진료기관

2차 의료기관은 도 · 시 단위 인민병원과 광역도시의 구역인민병원, 지방도시의 군인민병원으로 분류된다. 시인민병원은 소규모 시에 위치한 병원을 의미하며, 구역인민병원은 광역도시의 구역 단위별로 건립된다. 대도시 변두리 지역이나 농촌지역은 행정체계상 군으로 나뉘며 군인민병원이 설치된다. 의사 약 50명이 근무하며 100~500병상의 입원실을 갖춘 종합병원 수준이다.

(3) 3차 진료기관

3차 의료기관은 통상 도인민병원으로 불리는데, 직할시와 각 도에 1개씩 의학대학병원 형태로 운영된다. 북한의 3차 의료기관 중 의학대학병원은 총 11개로 파악되며 의학대학병원 외에 평양시내의 특정 중앙병원 일부도 3차 의료기관으로 분류된다. 수술이 필요한 경우, 1 · 2차 의료기관에서 3차 의료기관으로 이송되며 3차 병원은 입원 환자의 치료만을 한다.

(4) 4차 진료기관

중앙에 설치된 보건부 직속의 대규모 병원 및 특수병원으로, 3차 의료기관에서 치료가 어려워 이송되어온 환자를 치료하는 곳이다.

(5) 전문병원

전문치료를 담당하는 특수병원으로 중앙에 나병원 · 구호병원 · 결핵병원을, 각 도에 결핵병원 · 감염병원 · 간염병원 · 만성병원 · 정신병원, 그리고 각 군에 간염요양소 · 결핵요양소 등이 있다.

(6) 동의병원

동의학 기구로는 동의병원과 각급 병원의 동의과가 있으며, 중앙과 각 도에 동의전문병원을 설립하고 인민병원 등의 각급 의료기관에 동의과 설치, 동약국과 동약방의 설치, 의학교육에서 동의학을 정규교과목화 하는 방법 등을 통해 동의학을 예방과 치료의 여러 면에서 활용하고 있다.

표 4-15 북한 의료기관별 의사 수, 진료과목, 병상규모현황

의료기관 형태		의사 수	진료 전문과	병상규모
1차 의료기관	(리 · 동진료소)	1~2명	없음(주로 준의 근무)	0~2
	(종합 진료소)	4~5명	내과, 외과, 소아과(일부)	0~5
	(라인민병원)	10명 이내	내과, 외과, 소아과, 산부인과, 고려치료과, 구강과, 이비인후과	5~20
2차 의료기관 (시 · 군 · 구역 인민병원)		약 50명	내과, 외과, 소아과, 산부인과, 고려치료과, 뢴트겐과, 구강과, 이비인후과, 피부과, 안과, 신경과, 실험과(혈액검사실), 물리치료과, 결핵과(3예방원), 간염과(2예방원)	100~500
3차 의료기관 (도인민병원)		약 200명	내과(순환기, 소화기, 호흡기), 복부외과, 수지외과, 정형외과, 흉부외과, 신경외과, 소아과, 산부인과, 고려치료과(동의과), 뢴트겐과, 구강과, 이비인후과, 피부과, 안과, 신경과, 물리치료과, 비뇨기과, 마취과, 기능회복과(회복치료과), 기능진단과, 병리진단과, 종양과(일부), 두경부외과(일부)	800~1,200
4차 의료기관 (조선적십자 종합병원 등)		약 400명	3차 의료기관과 유사	1,000 내외

자료 : 서울대학교 의과대학 통일의학센터 외 공저, 「북한 보건의료 백서」(서울: 보건복지부, 2013)

7. 보건의료 중 사적부문 확대

보건의료 전달체계에는 공식적으로 알려진 1~4차급 의료기관과는 별개로 장마당을 통한 비공식적 보건의료 전달체계가 존재한다. 이는 북한 의약품 전달 및 관리 시스템에 있어서, 1990년대 중반 경제난으로 생산공장의 운영이 중단됨으로써 의약품 공급과 배급이 원활하지 않게 되고 배급제가 작동하지 않아 의료진의 생활을 국가가 책임지지 못하게 되고 환자는 공식적인 의료기관에서 치료와 처방을 받기 어려워져서 장마당에서의 거래를 중심으로 치료에 필요한 약품을 일체 구입하면서 나타나게 되었다.

2000년대 들어 사회경제 활동이 증가하면서 일부 북한 주민이 부를 축적하여 '돈주錢主'가 등장하였고, 시간이 흐를수록 보건의료 분야의 사적 부문이 공적 부문을 잠식하였다. 2005년에는 평양 및 주요 도시의 시장에서 더 이상 약을 팔지 못하게 되자 개인약국들이 생겨나기 시작하였다. 2007년과 2009년은 시장통제가 심화됨에 따라 북한의 식·의약품 시장이 상점화·매점화되는 비율이 지속적으로 늘어났다.

8. 북한의 의학교육 제도

(1) 의사

의학대학의 경우 교육은 예과 1년과 본과 6년기초의학 3년 및 임상의학 3년의 7년제 과정을 거치며, 1년 과정의 예과에서는 수학, 물리, 생물, 외국어 등의 기초 학문을 배우며 본과 중 첫 3년 동안은 기초 의학을 배운다. 나머지 3년 동안은 분야별로 소집단으로 나누어 강의, 임상 실습 및 시험을 통해 임상의학 분야를 마친다. 이 과정을 이수해야만 의사시험에 응시할 수 있다.

그 밖에 구강의사5년·위생의사5년·약제사5년·동의사4년 등도 배출한다.

(2) 부 의사

부 의사는 4년제의 고등의학전문학교를 수료하고 의사검정 자격시험을 통과해야 될 수 있다. 진료 상에 약간의 제한이 있지만 기본임금은 의사와 같다.

(3) 준 의사

준 의사는 3년제의 고등의학교를 졸업하고 자격증을 가진 자를 말한다. 준의는 복무연한에 관계없이 의사시험에 합격하면 될 수 있다. 경험이 많은 간호원은 의과대학 내에 설치된 특설반特設班을 거쳐 소정의 시험에 합격하면 준 의사 자격을 부여받을 수 있었다.

[핵심문제 정리]

1. 미국의 보건의료제도 중 메디케어와 메디케이드에 대해서 설명하라.

메디케어 대상자는 원칙적으로 65세 이상의 노인, 일부 장애인, 만성신부전 환자, 근위축성축삭경화증ALS 등이 Medicare의 대상이다. 그러나 대상자가 될 수 있는 경우는 일정 기간 이상 사회보장세를 납부한 경우에 한정한다. 급여범위는 서비스의 영역과 추가로 가입한 보험여부에 따라 다르다.

메디케어는 급여대상이 주로 노인임에도 불구하고, 노인에게 주로 문제가 되는 중요한 항목들을 급여대상으로 하지 않아 문제가 되고 있다. 시각검사, 안경 및 청력보조기, 치과서비스 등이 급여에서 제외되어 있는데, 특히 의학적 요구가 큰 치과서비스가 포함되지 아니한 것에 대한 적지 않은 비판이 있다.

메디케이드 대상자는 가구소득이 연방정부 빈곤선의 133% 이하인 가구에 속한 임신 여성과 6세 이하의 어린이, 가구소득이 연방정부 빈곤선의 100% 이하인 6~19세 어린이와 청소년, 18세고교 재학중일 경우 19세 이하 어린이나 청소년의 간병을 담당하는 친척, 법적 보호자 생계보조금제도SSI: Supplemental Security Income 수혜자, 의료기관에 수용 중이면서 SSI 수입기준 300% 이내에 해당하는 개인이나 부부이다.

메디케이드는 연방정부와 주정부의 협력 프로그램이라고 할 수 있다. 연방정부와 주정부의 공동책임으로 재정을 조달하고, 연방정부는 규칙, 정책, 지침 등을 통하여 전국적 일관성을 기하며, 주정부는 이 범위 내에서 실제 프로그램을 운영한다.

2. 영국의 의료공급자에 대한 진료보수 지불방식에 대해 서술하라.

의료공급자에 대한 진료보수는 의료공급자와 의료서비스 구매자간의 계약에 의해 이루어진다. 계약 형태로는 일반의료서비스General Medical Services: GMS 계약과 Personal Medical Services PMS 계약, Alternative Provider Medical Services APMS 계약 등이 있다.

3. 독일의 의료제도 중 의원진료에 대해 설명하라.

독일의 공적의료보험환자는 관련 법률 및 연방공동위원회의 지침, 의료보험조합과 보험의사회간의 계약에 따라 특별한 경우를 제외하고는 먼저 의원급 의료기관의 계약의사를 방문하여 진료를 받는다. 진료의뢰서를 발급하는 계약의사의원급 의료기관의 의사는 병원진료가 필요하다는 확신과 긴급성이 있어야 병원으로 환자를 의뢰한다. 이는 응급상황에서도 마찬가지이다. 즉 의원의 의사는 환자의 상태가 대학병원이나 종합병원에서의 진료가 필요하다고 판단하고 긴급한 치료가 요구되는 경우 의사의 소견서를 작성하여 환자를 전원시킨다.

4. 일본의 건강보험제도를 3가지로 대별하라.

일본의 건강보험은 피용자보험 직장건강보험과 국민건강보험 지역건강보험, 그리고 75세 이상 고령자 대상의 후기고령자의료제도로 구분할 수 있다.

5. 중국의 의사 직급제도를 5가지로 구분하라.

조리의사, 주원의사, 주치의사, 부주임의사, 주임의사

6. 북한 의료제도체계 중 세 가지 특징을 기술하라.

무상치료제, 예방의학제도, 의사담당구역제도

PART V 사회보장과 의료보장

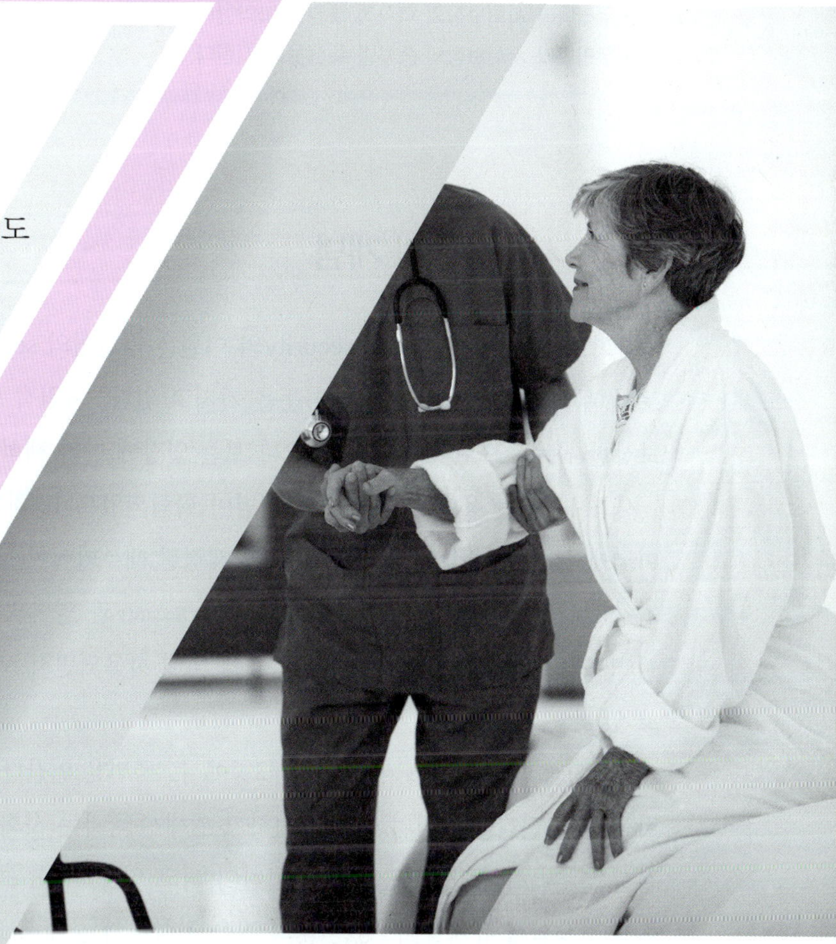

Chapter 01

사회보장

학습 목표

- 사회보장의 개념과 역사적 발전을 숙지한다.
- 우리나라 사회보장의 역사적 특징을 파악한다.
- 우리나라 사회보장의 종류별 특성을 인지한다.

1. 사회보장의 개념

사회보장을 뜻하는 social security의 어원은 라틴어의 securitas이며 securitas는 명사로서 '무사, 태평, 안온, 안전'의 뜻을 가지고 있다. 어원적 의미는 '평온한 삶을 사회가 보장한다'는 뜻으로 이해될 수 있으나 보는 입장에 따라 해석을 달리할 수 있다.

사회보장이란 용어는 1940년에 개념이 확립되었으나, 처음으로 사용된 것은 1935년 미국에서 사회보장법Social Security Act이 제정된 때부터이며, 제2차 세계대전 후 국제노동기구ILO의 사회보장의 길Approaches to Social Security과 영국의 비버리지W. H. Beveridge보고서 및 프랑스의 라로크Laroque 계획 등에 의해 사용되면서 오늘날 각국에서 널리 사용되고 있다.

대한민국「헌법」34조 제1항 및 제2항에서, '국민은 인간다운 생활을 할 권리와 사회보장을 받을 권리를 가지며 이를 실현하기 위해서 국가는 사회복지 증진의무를 진다'고 규정함으로써 사회보장제도의 법적 근간이 되고 있다. 사회 보장이란 국민이 건강하고 문화적인 생활을 유지할 수 있는 삶의 질을 향상시키는 데 필요한 소득 · 서비스를 보장하며, 동시에 이러한 권리를 실천하기 위한 규범적 제도의 실천 활동 모두를 포함한다.

광의의 개념으로 사회보장은 모든 국민의 생활에 위험이 발생했을 때 사회적으로 보호하는 대응체계이다(http://ssc.go.kr). 국가는 질병 · 장애 · 노령 · 실업 · 사망 등 국민의 위험과 빈곤을 해결하기 위하여 자립을 지원하며, 사회참여 · 자아실현에 필요한 제도와 여건을 조성한다. 사회보장제도는 국민 생활의 질을 향상시키기는 사회보험, 공공부조, 사회서비스 및 관련 복지제도를 말한다.

국가는 사회보장의 범위를 시기에 따라 변동하는 사회경제적 여건에 대응하는 수준으로 결정하며 사회보장은 국가나 시대에 따라 달리 정의될 수가 있다(www.hira.or.kr).

Check point

비버리지 보고서

영국의 복지시스템과 선진적 의료체계의 기초를 닦았다고 알려진 비버리지 보고서가 준비되던 때는 2차 세계대전이 한참이던 1940년대 초반이었다. 1941년 6월, 처칠(Winston Leonard Spencer Churchil, 1874~1965) 전시 연립내각은 국민들의 사기를 진작시키고, 전쟁이 끝난 후 영국의 미래를 계획하고자 여러 위원회를 꾸렸다. 그 중의 하나가 경제학자인 비버리지(William H. Beveridge, 1879~1963)를 위원장으로 해서 조직된 '사회보험 및 관련 서비스를 위한 관계부처 위원회'이다. 1년여의 활동 끝에 작성되어 발표된 것이 비버리지 보고서(Beveridge Report)로 더 잘 알려진 '사회보험 및 관련 서비스(Social Insurance and Allied Services, 1942)'란 보고서이다.

이 보고서에 '요람에서 무덤까지(from the cradle to the grave)'라는 유명한 표현이 나온다. 그 후 어린이들과 여성들을 위한 사회보장 법안들이 마련되고, 더 많은 국민들을 포함시키려는 노력이 이어지게 되고 조세로 재원을 조달하게 된다. 의료서비스의 형평성을 확보하고자 대안을 제시했던 1942년의 비버리지 보고서는 영국 사회보험 역사에서 큰 변화를 일으킨다.

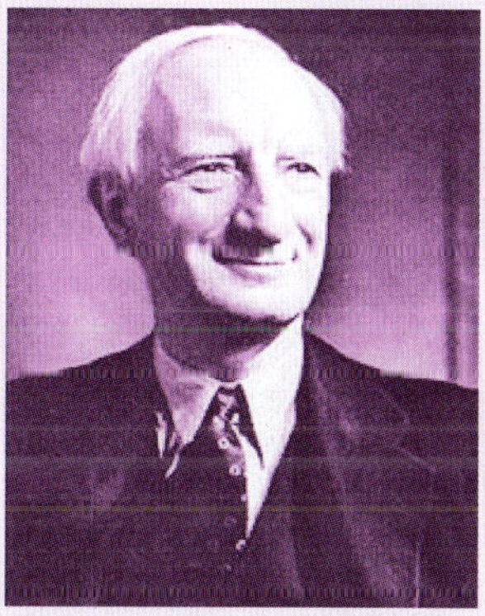

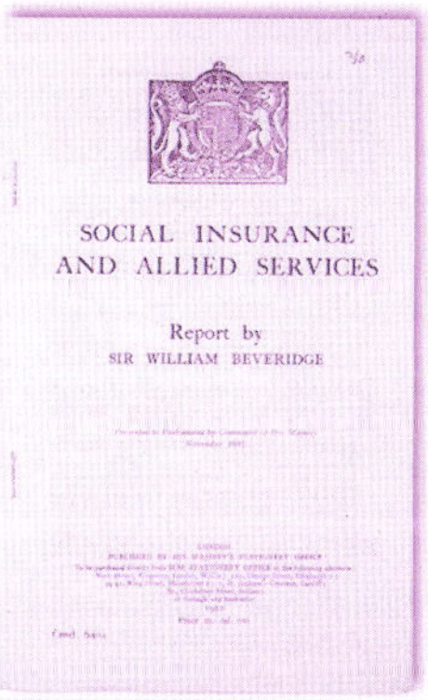

그림 5-1 William Henry Beveridge와 비버리지 보고서 원문 표지

4. 국가와 지방자치단체의 책임

① 모든 국민의 인간다운 생활을 유지 · 증진하는 책임을 가진다.

② 사회보장에 관한 책임과 역할을 합리적으로 분담하여야 한다.

③ 지속가능한 사회보장제도를 확립하고 이에 필요한 재원을 조달하여야 한다.

④ 중장기 사회보장 재정추계를 격년으로 실시하고 이를 공표하여야 한다.

5. 국민의 책임

① 자립 · 자활할 수 있도록 노력하여야 한다.

② 보다 나은 삶을 누릴 수 있는 사회환경 조성에 서로 협력하고 노력하여야 한다.

③ 사회보장급여에 필요한 비용 부담이나 정보의 제공 등 국가의 사회보장정책에 협력하여야 한다.

6. 권리구제

권리 또는 이익을 침해받은 국민은 「행정심판법」에 따른 행정심판을 청구하거나 「행정소송법」에 따른 행정소송을 제기하여 그 처분의 취소 또는 변경 등을 청구할 수 있다 (www.hira.or.kr).

표 5-1 사회보장 발전과정

관련법 · 기구 등	내 용	발의 년도
엘리자베스 구빈법 [elizabethan poor law of 1601]	1601년에 빈민구제, 취로의 강제, 부랑자의 정리를 목적으로 한 이 법의 배경으로는 당시 영국에서 14~15세기의 농업혁명으로 인한 엔클로져(enclosure) 운동과 농노제도의 붕괴로 농촌사회의 기본적 변화와 흉작으로 인한 궁핍의 증대에 대해 사회질서의 유지, 통치자와 피통치자, 토지소유자인 귀족과 토지를 보유하지 않은 농민과의 사이에 신분계층의 보전유지를 위하여 제정 · 수립하였다.	1572년
국제노동기구 (ILO)	인간이 자유롭고 평등하며 안전하게 존엄성을 유지할 수 있는 노동을 보장하는 것을 목표로 한다. 각국에 공통적으로 적용될 수 있는 국제노동기준을 설정하는 것이 필요하다는 데 공감대가 형성됐다. 근로시간의 규정, 노동력의 공급 조절, 실업의 예방, 적정 생활급여 지급, 직업상 발생하는 질병 · 질환 및 상해로부터 근로자의 보호, 아동 · 청소년 및 여성의 보호, 고령 및 상해에 대한 급부, 자기 나라 외의 다른 나라에서 고용된 근로자의 권익 보호, 동등한 가치의 근로에 대한 동일 보수 원칙 등 노동입법 수준을 향상시켜 노동조건과 생활수준을 보장하고 개선토록 한다.	1919년
국제사회보장 협회	세계의 사회보장을 유지 · 발전시키기 위해 설립된 국제기구로서 약칭은 ISSA이다. ILO(International Labor Organization:국제노동기구) 결의에서 질병보험에 관한 조약을 처음 채택하여 1927년 각국의 질병보험기금에 관한 국제적 조직으로 설립되었다. 1947년 사회보장 문제를 취급하면서 지금의 형태로 바뀌었다.	1927년
미국의 사회보상	1935년, 미국의 뉴딜 정책에서 사회보장법이 채택되면서부터 사회 보장이라는 말이 사용되기 시작하였다. 사회보장에서 가장 기초가 되는 것은 소득 보장으로, 국가는 최소한의 소득을 보장하기 위하여 고용 정책 · 실업 수당이나 실업 보험 · 최저 임금제도 등을 실시한다. 이 밖에 교육 보장 · 의료 보장 · 주거 보장 정책 등을 통하여 국민들의 최소한 인간다운 삶을 보장한다. 사회보장은 비용 부담자가 누구냐에 따라 보험에 가입한 개인과 고용주 그리고 국가가 분담하는 사회 보험, 보험료를 부담할 능력이 없는 빈곤자에게 국가가 모든 비용을 부담하는 공적 부조로 나뉜다.	1935년

(계속)

1942년 W.H. 비버리지 보고서	영국에서 1941년 6월에 창설된 '사회보험 위원회의 보고서에서 비버리지는 사회문제의 5대 악으로서 결핍, 질병, 나태, 무지, 불결을 들고, 사회보장의 궁극적인 목표는 궁핍 해소라고 하였다. 이에 대처하기 위해서 기본적 수요 충족을 위한 사회보장보험이 마련되어야 하고, 특별히 긴급한 수요 충족을 위해서 국민 부조(扶助)를 제안하였다.	1941년
미셸 라로크 (Michèle Laroque, 1960년 6월 15일 ~)	1948년의 세계인권선언에 "사람은 누구든지 사회의 일원으로서 사회보장의 권리를 갖는다"라고 규정하였다. 이러한 입장을 취하는 학자는 라로크(Pierre Laroque)로서 그는 사회보장을 무질서하고 부조화된 경제체제 속에서 소득의 격차를 줄이는 사회적인 소득재분배 정책으로, 모든 개인이나 가족이 최소한의 생활을 영위할 수 있는 수입을 항상 유지할 수 있도록 하는 것이라고 정의하고 있다.	1948년
우리나라의 사회보장	우리 나라의 현행 제도 역시 사회보장을 좁은 뜻의 개념으로 파악하여 사회보험 · 공적부조 및 사회복지 서비스의 세가지를 사회보장으로 이해하고 있다. 사회보장의 개념에 대하여, 사회적으로 경제생활에 위협을 받고 있는 사람의 생활을 사회가 공동으로 보호하기 위하여 국가가 마련한 제반 조치를 의미하고 또 다른 하나는 국가의 책임 아래 사회 구성원이 자력으로 그 생활을 유지하는 제도로 보고 있다.	1963년

2. 사회보장의 역사

사회보험제도가 급속하게 발전하게 된 시기는 19세기 후반으로 그 역사는 100여년 정도이다. 1883년 독일이 최초로 사회보험제도를 시작하였고 2차세계대 전 후에 자본주의 국가에서 복지국가로의 전환을 하게 되었다.

영국에서는 이러한 제도를 1945년 이전에는 주로 사회봉사라고 하였고, 그 이후 사회보장이라는 용어를 사용하였다. 독일에서는 19세기 말에 질병보험을 비롯한 사회보장제도가 발달했으며, 미국에서 1935년에 사회보장이라는 용어가 실증법상에 최초로 나타났다.

사회보장의 역사는 오래되지는 않았지만, 빈곤과 재해를 구제하기 위한 구빈사업救貧事業이 목적이었다. 구빈사업은 오늘날의 사회보장, 특히 공적부조의 원초적 형태라고 볼 수 있다.

사회보장의 개념은 역사적으로 점차 확대되어 왔다. 영국의 사회보장제도를 발달시키는 데 공이 컸던 비버리지W. Beveridge는 사회보장을 '실업 · 질병 · 사고 · 정년퇴직 등으로 인한 생계의 위협을 예방하고, 출생 · 사망 · 혼인 등으로 인한 예외적 지출을 해결하기 위하여 소득을 보장하는 활동'이라고 규정하였다.

그러나 오늘날 사회보장의 개념은 더욱 확대되어 ① 보건, ② 직업 재해와 노동자 보호, ③ 노령과 장애, ④ 고용과 실업, ⑤ 가족복지, ⑥ 공적부조, ⑦ 군사 원호 등에 대한 정부의 활동을 총칭하고 있다(http://ssc.go.kr).

표 5-2 각국의 사회보험

독일의 사회보험	1883년 비스마르크에 의해 창설된 질병보험과 1884년에 성립된 재해보험 및 1889년에 제정된 노령폐질보험으로 사회보험이 시작되었으며 이들을 '비스마르크의 사회정책 3부작'이라 불렀다.
영국의 사회보험	자본주의국가 중 사회보험과 사회보장제도를 확립한 국가로서, 1601년 '엘리자베스 구빈법'이래 긴 역사를 가졌다. 1942년 비버리지 보고서를 기초로 하여 완성하였다. 전 국민을 강제로 가입시키고 일부는 국가가 지원하는 방식으로 국민의 경제적 생활을 국가가 보장하는 사회복지의 선도국가이다. 1906년 '노동쟁의법', 1908년 '노령연금법', 1911년에는 '국민보험법'을 제정하였다.
미국의 사회보험	사회보장의 용어를 처음 사용한 나라로 1933년 루스벨트 대통령의 뉴딜정책으로 연방정부에서 직영하는 사회보장법(Social Security Act)을 제정하였다.
한국의 사회보험	사회보장제도는 1947년의 과도정부 법령 제4호 '미성년자 노동보호법' 실시기 효시이다. 1955년에 사회보장제도를 사회적으로 관심을 갖고 연구하기 시작했다. 1962년1월 사회보장제도 심의위원회의 규정안을 재정비하여 그 해 3월 시행하였다. 시행되고 있는 4대 사회보험으로는 산업재해보상보험, 건강보험, 연금보험, 고용보험제도가 있다.

1. 발달단계

- 1870년대 이전 : 17세기 이후의 구빈법체계로 발전하면서 현대적 의미의 사회보장 제도로 성립
- 1834년 : 영국의 신 구빈법
- 1870~1945년 이전 : 독일의 사회보험제도 도입으로 19세기 후반 이후 자본주의의 모순을 배경으로 발전하였으며 계급간 갈등과 시민권의 성장이 작용
- 1883년 : 독일 비스마르크 사회보험입법
- 1911년 : 영국의 국민보험법 성립
- 1935년 : 미국 사회보장법의 성립
- 1945년 이후 : 유럽각국이 복지국가를 출범. 사회보장의 팽창기
- 1973년 이후 : 복지국가 위기론의 대두와 제도 재편기

2. 우리나라 사회보장의 역사

(1) 사회보장기본법 제정

우리나라 사회보장제도의 역사는 매우 짧지만, 전통사회에서 시행하던 구빈정책 또는 구황사업救荒事業도 넓은 의미의 사회보장으로 공적부조의 범주에 넣을 수 있다.

사회보장기본법은 1963년 제정된「사회보장에 관한 법률」을 폐지하고 1995년 경제 사회의 발전수준과 국민의 복지 욕구에 부합하는「사회보장기본법」을 제정하였고 2012년에 전면 개정하였다.「사회보장기본법」 제3조는 "사회보장이란 출산, 양육, 실업, 노령, 장애, 질병, 빈곤 및 사망 등의 사회적 위험으로부터 모든 국민을 보호하고 국민 삶의 질을 향상시키는 데 필요한 소득 · 서비스를 보장하는 사회보험, 공공부조, 사회서비스를 말한다"고 하여 사회보장의 법적범위를 규정하고 있다.

(2) 삼국시대의 사회보장

삼국시대의 구빈정책은 유민流民: 집을 떠나 방랑하는 사람을 막고 기민饑民: 굶주린 백성을 구제하기 위한 구휼사업救恤事業의 형태로 전개되었다.

구휼사업의 내용은 천재지변으로 인한 흉작으로 백성들이 기아상태에 있을 때, 국가가 비축한 양곡을 풀어서 기아를 면하게 하고, 종곡種穀: 씨앗으로 쓸 곡식을 배급하여 새해 양곡생산에 지장이 없도록 하는 것이었다.

(3) 고려시대의 사회보장

고려시대는 구황사업이 좀더 보편화 · 전문화되었다. 삼국시대의 재해대책은 대부분이 임시조치적인 것으로써 항구적인 대책은 드물었으나 고려시대에는 각종 창제도倉制度와 구빈정책 · 구빈기관이 제도적으로 확립되었다.

고려시대의 창제도로는 의창義倉과 상평창常平倉이 있었다. 의창은 고구려의 진대법賑貸法과 같이 평상시에 곡물을 비축하였다가 흉년 · 전란 등의 비상시에 이재민들에게 대여하는 빈민구제기관이었다. 상평창은 곡물 · 포목과 같은 생활필수품의 가격이 저렴할 때 매입해 두었다가 값이 오를 때 낮은 가격으로 판매하는 기능을 수행하였다.

(4) 조선시대의 사회보장

조선시대의 구빈정책은 고려시대에 비해 그 제도와 운영이 더욱 체계화되었다. 고려시대에는 불교의 영향으로 자비정신이 구빈정책의 이념적 바탕이 되었으나, 조선시대에는 주로 유교의 정치적 이상을 실현하기 위한 방편으로 구빈정책이 추진되었다. 즉, 구빈은 군주의 책임이라는 유교의 왕도적 관념에서 구빈정책이 시행되었다고 볼 수 있다.

조선시대의 주요한 구빈정책은 대부분 입법화되어 사회제도적으로 정착되어 갔다.

구황청은 굶주린 백성을 구제하고 보살피는 구빈기관이었으며 혜민원은 서민의 질병치료와 여의사 교습을 담당한 기관이었다. 의창은 기민 구제를 목적으로 한 진휼기관이고, 상평창은 주로 곡가 조절을 목적으로 한 기관인데, 전자는 빈민에게 양곡 및 종자를 대부해 주었다가 추수기에 이를 돌려받는 기능을 담당했으며, 후자는 곡식 값이 올랐을 때 창고에 쌓아둔 곡식을 풀어 포목과 바꾸었다가 그 값이 떨어졌을 때 포목으로 다시 곡물을 구입했던 제도이다.

(5) 일제강점기의 사회보장

조선시대에 활발하게 진행되던 구빈사업이 조선 말기에 이르러 왕정의 문란으로 점차 부실해지면서, 개항 이후 주로 신부 · 선교사 · 수녀 등에 의한 여러 가지 구호사업이 시행되었다.

1890년대에는 종교단체뿐만 아니라 일반 자선단체에 의한 구호사업이 전개되었고, 1900년대에는 맹아학교 · 행려병자 구호소 등 각종 사회사업기관이 설립되었다.

일제강점기 때 일본에서는 부분적으로 예방적인 사회보장제도를 실시하고 있으면서도, 식민지인 우리나라에서는 그 실시를 유보한 채 전근대적인 구빈사업 중심으로 구빈행정을 전개하였다.

(6) 미군정·자유당시대의 사회보장

미군정기 및 자유당시대 사회보장의 기본 형태는 일제강점기에 제정되었던 '조선구호령'과 미군정시대에 제정된 '훈령 제18호'에 근거하였다.

훈령 제18호의 주요 내용은 위생국의 명칭을 '보건위생국'이라고 바꾸고 업무 범위도 기존의 업무에 긴급 재해구호, 개인에 대한 공공구호, 아동복지 및 시설보호, 종업원 복지와 연금제도, 주택 보호, 귀환동포 보호 등을 더하였다.

결국 미군정기 · 자유당집권기의 사회보장은 제도상으로는 일제상점기의 것을 기초로 했고, 광복과 전란으로 인한 이재민 구호사업이 중심이 되었다는 점에서, 전 시대의 구빈사업이 지니고 있던 성격을 크게 벗어나지는 못하였다고 할 수 있다.

(7) 민주공화당시대의 사회보장

4 · 19혁명과 5 · 16군사정변으로 이어지는 일련의 정치적 격변을 겪은 뒤 근대적인 사회복지입법을 추진하였다. 민주공화당 정부하에서 제정된 사회보장에 관한 주요 입법 내용은 다음과 같다.

① 생활보호법 1961년 제정

② 재해구호법 1961년 제정

③ 아동복리법 1961년 제정

④ 산업재해보상보험법 1963년 제정

⑤ 공무원연금법 1962년 제정

⑥ 의료보험법 1963년 제정

이러한 법률 외에도 「군인연금법」1963 · 「사회보장에 관한 법률」1963 · 「국민복지연금법」1963 · 「사회복지사업법」1970 · 「공무원 및 사립학교교직원 의료보험법」1976 등이 제정되었다.

그러나 1970년대부터 우리나라의 사회보장제도는 그때까지의 치료적인 구빈사업에서 점차 예방적인 방빈사업防貧事業으로, 그리고 보완적 복지모델에서 제도적 복지모델로 전환해 가는 특징을 나타냈다. 즉 사회보험 중심의 예방적인 사회보장제도가 발전하여 의료보험과 산재보험의 대상이 확대되었고, 생활보호사업의 내용도 더욱 충실해졌다.

우리나라 사회복지정책의 성격을 연대별로 살펴보면, 1950년대까지는 구호사업이 핵심이었으나, 1960년대에는 사회복지사업이었으며, 1970년대에는 사회부조, 그리고 1980년대에는 사회보험이라고 해도 과언이 아니다.

지난 40년 동안 사회복지정책이 치료사업에서 예방사업으로 급속히 발전된 것은 1980년대 이후라 할 수 있다.

3. 사회보장의 종류

사회보장이란 사회적 위험으로부터 모든 국민을 보호하고 국민 삶의 질을 향상시키는 데 필요한 소득 · 서비스를 보장하는 사회보험, 공공부조, 사회서비스를 말한다.

1. 사회보험 social insurance, 社會保險

국민에게 발생하는 사회적 위험을 보험의 방식으로 대처함으로써 국민의 건강과 소득을 보장하는 제도를 말한다.

사회보험은 위험의 분산을 목적으로 하는데, 1차적으로 기본적 경제보장을 위하여 최저생계를 영위할 수 있을 만큼의 소득 및 의료보장을 하고 국가가 법에 의하여 보험가입을 의무화하며 기여금을 부과하거나 보험료를 갹출하여 제도적으로 실시하는 보험이다.

보험료는 개인 · 기업 · 국가가 분담하는 것이 원칙이다. 보험료의 계산에 있어서도 위험의 정도보다는 소득에 비례하여 분담함을 원칙으로 함으로써 소득 재분배 기능을 가진다.

사회보험은 노동기회의 상실에 대비한 국민연금과 실업급여, 재해 및 질병에 대비한 산업재해보험과 국민건강보험으로 크게 구분할 수 있다.

(1) 국민연금

직장 퇴직으로 소득원이 없을 경우 일정 소득을 보장하는 제도로 18세 이상 국민이 가입하여 일정액의 보험료를 납부한 후 만 65세부터 혜택을 받는다. 연금급여 종류는 노령연금 · 장애연금 · 유족연금 · 반환일시금 등 4가지이며 가입기간이 10년 이상이면 연금으로 받을 수 있다(www.nps.or.kr).

(2) 국민건강보험

질병 · 부상 · 분만 또는 사망 등에 대해 급여를 하는 사회보장의 하나로 국민보건을 향상시키고 사회보장의 증진을 도모함을 목적으로 하며 산업재해보상보험 · 공무원연금 · 국민연금 등과 같이 사회보장 분야의 사회보험제도에 속한다.

의료보험 가입자 및 피부양자, 의료서비스 제공자, 그리고 의료보험을 관리하는 보험자의 3자 관계가 형성되며, 타 법령에 의한 의료급여의 적용을 받는 자를 제외한 모든 국민에게 적용된다.

(3) 고용보험

직장을 잃은 실직자에게 실업보험금을 주고 직업훈련 등을 위한 장려금을 기업에 지원하는 제도로, 국민건강보험. 국민연금 · 산업재해보상보험과 함께 4대 사회보장제도의 하나다, 사업주와 근로자가 각각 월정급여액의 일정비율을 보험료로 납부해야 된다.

(4) 산업재해보상보험

근로자가 업무 중 재해를 입었을 경우 산재근로자와 그 가족의 생활을 보장하기 위하여 국가가 책임지는 의무보험으로 국가가 사업주에게 소정의 보험료를 징수하여 그 기금재원으로 운영하는 사회보험제도이다. 근로자가 업무상 재해를 입었을 경우 신속하고 공정하게 보상하고, 재활 및 사회 복귀를 위해 국가에서 관리 시행하는 제도로 사용자 입장에서는 산업재해로 인한 위험부담을 줄일 수 있는 이점이 있다.

이 제도는 근로자와 기업을 보호하기 위하여 1964년에 도입된 우리나라 최초의 사회보험제도이며 보상 제공하는 보험급여의 종류는 다음과 같다.

① 요양급여
② 휴업급여
③ 장해급여
④ 간병급여
⑥ 상병보상연금
⑦ 장의비
⑧ 직업재활급여

2. 공공부조

국가와 지방자치단체의 책임 하에 생활유지 능력이 없거나 일정한 생활수준에 미치지 못한 자들에 대하여 최저생활의 보장을 목적으로 하는 사회보장제도의 일환으로써, 그들의 자립을 촉진하는 최종적인 경제적 보호제도라고 할 수 있다.

공공부조는 국가마다 표현을 달리 하고 있다. 우리나라와 일본, 미국에서는 법률상 공공부조 또는 공적 부조로, 영국에서는 국가부조로, 프랑스에서는 사회부조로 표현한다.

표 5-3 공공부조와 사회보험

구분	공공부조	사회보험
제도내용	저소득층의 최저생활 보장	사회위험에 대한 연대적 대응
지급대상	선별주의	보편주의
적용원리	무차별 평등주의	비례원리에 따른 형평주의
자격요건	소득 및 사산 소사	기여금의 납부
재원	일반조세	보험료 및 국고
급여수준	최저생활 보장	사회적 적정성
수급권의 성격	희박한 권리성	강한 권리성

출처 : 국민건강보험관리공단

우리나라에서의 공공부조는 2000년 10월부터 시행하고 있는 '국민기초생활보장법'에 의하여 주로 이루어지는데 최저생활을 보장하는 경제적 생계급여, 주거급여, 교육급여와 의료급여를 지원하고 있다.

3. 사회서비스

국가 · 지방자치단체와 민간부문의 도움이 필요한 모든 국민에게 상담, 재활, 직업소개 및 지도, 사회복지시설 이용 등을 제공하여 정상적인 생활이 가능하도록 지원하는 제도이다. 「사회보장기본법」 제3조 제4호에 의거한 사회서비스 대상은 정상적인 일상생활의 수준에서 탈락 · 낙오되거나 그러한 우려가 있는 불특정 개인 또는 가족이며, 이러한 사회서비스는 전문 사회사업가에 의해 어느 정도의 성과를 얻을 수 있기 때문에 보충적 지원으로만 그치는 공적부조와는 성격이 다르다. 또한 사회서비스의 주체가 공공기관만이 아니고 민간단체도 포함되며, 그 대상자도 공적부조보다 광범위하다.

우리나라에서 실시되고 있는 사회서비스의 범위는 대상에 따라 노인복지서비스, 장애인복지서비스, 아동복지서비스, 가정복지서비스 등이 있다(http://www.nhis.or.kr).

4. 사회보험제도의 배경

국민에게 발생하는 사회적 위험을 보험방식에 의하여 대처함으로써 국민건강과 소득을 보장하는 제도이다. 우리나라 「헌법」 제34조 제1항에서는 "모든 국민은 인간다운 생활을 할 권리를 가진다."라고 규정하여 국민들의 일반적인 생존권과 생활권을 보장하고 있고, 동조 제2항에서는 "국가는 사회보장 · 사회복지의 증진에 노력할 의무를 진다."라고 규정하고 있으며, 동조 제5항에서는 "신체장애자 및 질병 · 노령 기타의 사유로 생활능력이 없는 국민은 법률이 정하는 바에 의하여 국가의 보호를 받는다."라고 하여 사회보장에 관한 제도를 규정하고 있다.

사회보장제도는 공적부조, 사회복지, 사회보험으로 나누어진다. 그 중 사회보험은 인간의 생활을 위협하는 위험에 대비하여 생활보장 급여를 하는 것으로, 이는 사회구성원 전체에 대한 공적 · 강제적 성격과 사회적 부양성 질병, 폐질, 사망, 노령, 실업 등이 강하다.

우리나라의 사회보험관련 법제로는 각 직종별로 별도의 법이 있는데 공무원연금법, 군인연금법, 국민연금법, 사립학교교원연금법, 산업재해보상보험법, 군인보험법, 의료보험법, 국민의료보험법 등이 그것이다.

표 5-4 사회보험과 민영보험

구분	사회보험	사보험(민영보험)
책임 주체	국가	개인
원칙	사회연대성	계약성
법적근거	사회보험법	상법(보험법)
가입	의무	임의
운영 · 관리체계	국가 또는 공법인(공단)	사기업(회사)
보험료의 부담	소득수준에 따른 능력비례부담	위험크기에 따른 부담
보험급여	균등급여	계약에 따라 급여
급여형태	현금 또는 현물	현금

출처 : 국민건강보험관리공단

5. 사회보험의 특징

우리나라의 4대 사회보험제도는 제도 간의 상호연계성 없이 각기 순차적으로 도입되어 분립 · 운영되어 왔으며, 노령 · 질병 · 산업재해 · 실업 등의 사회적 위험으로부터 국민생활을 보호하고 안정시키기 위해 가입자부담 원칙에 기초하여 재원을 조달하고 있다.

우리나라 사회보험제도의 특징은 첫째, 각 제도가 분립적으로 발전하여 왔으며, 둘째, 정부가 주도적으로 도입하였고, 셋째, 재원은 주로 사회보험료의 징수를 통하여 조달하고 정부예산지원은 극히 제한적이며, 넷째, 사회보험을 적극적인 소득재분배의 수단으로 하며, 다섯째, 제도 간의 중복과 상충이 존재하고 반면에 광범위한 사각지대를 가지고 있다는 점이다.

이는 주로 일본의 제도를 차용하는 과정에서 발생하였으며 일본의 제도 또한 독일과 프랑스 등 대륙법을 기본으로 하면서 영미법의 장점을 사용하는 식으로 발전하여 왔기 때문에, 우리 제도의 원조는 대부분 선진국 사회보험제도라고 보아도 무방하다.

표 5-5 사회보험제도의 특징

사회보험	도입	법률	기능	관장부처 및 집행기관	재정관리	국고지원 내역
국민건강보험	1977년	국민건강보험법, 국민건강보험재정건전화특별법	질병발생 시 보험급여 제공	보건복지부, 국민건강보험공단	공단특별회계	지역건강보험급여비 50% 및 관리운영비 지원
국민연금보험	1988년	국민연금법	소득 상실 시 노령, 장애, 유족연금 제공	보건복지부, 국민연금관리공단	국민연금기금	관리운영비 40% 지원
고용보험	1995년	고용보험법	실업급여, 고용안정사업, 직업능력개발사업	노동부, 근로복지공단	고용보험기금	공단 내 동업무 종사자 기본급의 30%, 고용정보사업비
산재보험	1964년	산업재해보상보험법	산업재해보상급여 제공 등	노동부, 근로복지공단	산업재해보상보험 및 예방기금	공단 내 동업무 종사자 기본급의 30%, 산재예방사업비

출처 : 건강보험심사평가원

6. 사회보험의 운용

우리나라 사회보험의 적용현황을 보면, 건강보험은 전 국민을 대상으로 하지만 국민연금은 18~59세의 소득 있는 국민을 대상으로 하고, 고용보험과 산재보험은 근로자를 대상으로 한다. 사회보험의 재원은 가입자와 사업주가 비용을 분담하는 것이 원칙이며, 자영자의 경우는 자영자가 전액부담하거나 정부가 일부 지원하는 형식을 취하기도 한다.

7. 사회보험의 급여체계

사회보험의 급여는 현금급여 연금, 실업급여, 장해급여 등, 현물급여 요양급여, 분만급여 등, 그리고 서비스급여 직장알선, 사회재활, 직업재활 및 복지사업로 크게 분류할 수 있다.

건강보험은 현금급여와 현물급여를 모두 제공하는데 요양급여 및 분만급여등 현물급여가 대부분을 차지하고, 현금급여는 일부분만 해당된다. 국민연금은 현금급여만 가능하며 노령연금, 장애연금, 유족연금과 같은 장기급여와 사망일시금 같은 단기급여로 분류할 수 있다. 산재보험은 치료를 위한 현물급여 요양급여로 요양비 지급와 장기현금급여 장해급여, 유족급여, 단기 현금급여 상병보상금, 휴업급여 및 장의비 등로 나뉘며, 고용보험은 현금급여인 실업급여로 구성되어 있다.

서비스급여는 국가 · 지방자치단체 및 민간부문의 도움이 필요한 모든 국민에게 복지, 보건의료, 교육, 고용, 주거, 문화, 환경 등의 분야에서 인간다운 생활을 보장하고 상담, 재활, 돌봄, 정보의 제공, 관련 시설의 이용, 역량 개발, 사회참여지원 등을 통하여 국민의 삶의 질이 향상되도록 지원하는 제도로 구성되어 있다.

표 5-6 사회보험급여의 종류

구분	국민연금	건강보험	고용보험	산재보험
현물급여	–	• 요양급여 • 분만급여 • 건강진단	–	• 요양급여
현금급여	• 노령연금 • 장해연금 • 유족연금 • 반환일시금 • 사망일시금	• 요양비 • 분만비 • 본인부담금 보상금	• 실업급여	• 휴업급여 • 장해급여 • 유족급여 • 장의비 • 상병보상연금 • 특별급여
관련사업 서비스 급여	• 대부사업 (생업자금) • 복지사업 (보육시설융자, 노인휴양시설 등)	• 보건교육 • 직영의료 기관	• 고용안정 사업 • 직업능력 개발 사업	• 재활사업 • 근로복지공단 사업 • 산업안전관리공단 사업 • 산재의료관리원 사업

출처 : 건강보험심사평가원

[핵심문제 정리]

1. 엘리자베스 구빈법에 대해 기술하라.

1601년에 빈민구제, 취로의 강제, 부랑자의 정리를 목적으로 한 이 법의 배경으로는 당시 영국에서 14~15세기의 농업혁명으로 인한 엔클로져enclosure 운동과 농노제도의 붕괴로 농촌사회의 기본적 변화와 흉작으로 인한 궁핍의 증대에 대해 사회질서의 유지, 통치자와 피통치자, 토지소유자인 귀족과 토지를 보유하지 않은 농민과의 사이에 신분계층의 보전유지를 위하여 제정 · 수립하였다.

2. 독일의 비스마르크 사회보험입법에 대해 설명하라.

1883년 비스마르크에 의해 창설된 질병보험과 1884년에 성립된 재해보험 및 1889년에 제정된 노령폐질보험으로 사회보험이 시작되었으며 이들을 '비스마르크의 사회정책 3부작'이라 불렀다.

3. 우리나라의 사회보험 4가지를 들고 그에 대한 내용을 간략히 기술하라.

① 국민연금 : 직장 퇴직으로 소득원이 없을 경우 일정 소득을 보장하는 제도로 18세 이상 국민이 가입하여 일정액의 보험료를 납부한 후 만 65세부터 혜택을 받는다. 연금급여 종류는 노령연금 · 장애연금 · 유족연금 · 반환일시금 등 4가지이며 가입기간이 10년 이상이면 연금으로 받을 수 있다.

② 국민건강보험 : 질병 · 부상 · 분만 또는 사망 등에 대해 급여를 하는 사회보장의 하나로 국민보건을 향상시키고 사회보장의 증진을 도모함을 목적으로 하며 산업재해보상보험 · 공무원연금 · 국민연금 등과 같이 사회보장 분야의 사회보험제도에 속한다.

③ 고용보험 : 직장을 잃은 실직자에게 실업보험금을 주고 직업훈련 등을 위한 장려금을 기업에 지원하는 제도로, 사업주와 근로자가 각각 월정급여액의 일정비율을 보험료로 납부해야 된다.

④ 산업재해보상보험 : 1964년에 도입된 우리나라 최초의 사회보험제도이며, 근로자가 업무 중 재해를 입었을 경우 산재근로자와 그 가족의 생활을 보장하기 위하여 국가가 책임지는 의무보험으로 국가가 사업주에게 소정의 보험료를 징수하여 그 기금재원 으로 운영하는 사회보험제도이다.

Chapter 02

의료보장

학습 목표

- 의료보장의 개념과 NHI와 NHS방식의 특징을 비교 분석한다.
- 의료급여제도를 이해한다.
- 건강보험제도의 역사와 발전과정을 인지한다.
- 의약분업제도 시행의 의미를 이해한다.

1. 의료보장의 개념

질병 · 부상 · 분만 또는 사망 등에 대해 급여를 하는 사회보장의 하나로 일상생활의 우연한 질병이나 부상으로 인하여 일시에 고액의 진료비가 소비되어 가계가 파탄되는 것을 방지하기 위한 보험이다. 사회계층간 의료수혜의 불평등이 심화되면서 사회적 불만의 원인이 되고 있어 이를 방지하며 국민의 질병 · 부상에 대한 예방 · 진단 · 치료 · 재활과 출산 · 사망 및 건강증진에 대하여 보험급여를 실시한다. 보건의료서비스가 의 · 식 · 주 다음 제4의 기본적 수요로 인식됨에 따라 의료보장 제도의 필요성이 높아 국민보건을 향상시키고 사회보장을 증진함을 목적으로 하는 제도이다(www.hira.or.kr).

2. 의료보장의 유형

이료보험 제도는 각국의 고유한 문회와 전통을 배경으로 하는 역사적 산물로서 난순 분류에는 어려움이 있으나, 사회보장 정책의 관점에서 부상의료 방식과 보험의료 방식의 두 가지로 나눌 수 있다.

국민보건서비스방식national health service, NHS 은 국가가 의료비 전액을 국고에서 부담하는 경우로서 현재 영국 등 일부 자본주의 국가와 중국 · 북한 등의 사회주의 국가에서 실시하고 있다.

건강보험방식national health insurance, NHI은 의료보험에 가입한 사람과 그 가족만이 보험을 통한 의료혜택을 받을 수 있는 경우로서, 우리나라와 일본 · 독일 등 여러 나라에서 채택하고 있다(www.hira.or.kr).

1. 건강보험방식NHI

비스마르크Bismarck형 의료제도라고 하는데, 개인의 기여를 기반으로 납부한 보험료를 주 재원으로 하는 제도이다. 1차는 국민의 보험료에서 재원을 조달하고 2차는 국가가 지원하고 후원한다. 사회보험의 낭비를 줄이기 위하여 수진 시에 본인 일부 부담금을 부과하는 것이 특징이라고 할 수 있다.

보험의료national health insurance 방식은 의료보험에 가입한 사람과 그 가족만이 보험을 통한 의료혜택을 받을 수 있는 경우로서, 우리나라와 일본 · 독일 등 여러 나라에서 채택하고 있다. 이 방식은 가계지출에 다소 부담을 주게 된다는 부정적인 면도 있으나 보험료가 가계비에서 차지하는 비중이 극히 작을 뿐만 아니라 의료의 질을 비교적 높일 수 있다는 이점도 있다. 세계에서 가장 처음으로 독일에서 시행되었으며, 노동시장의 구조와 조건을 반영해 만들어진 기여 중심의 제도이다(한국, 독일, 프랑스, 일본 등. 강명세, 2006).

2. 국민보건서비스방식NHS

일명 조세방식 혹은 비버리지Beveridge형 의료제도라고 하며, 국민의 의료문제는 국가가 책임져야 한다는 원칙에서 조세를 재원으로 모든 국민에게 국가가 직접 의료를 제공하는 의료보장방식이다. 영국에서 가장 처음으로 시행되었다고 볼 수 있는데, 노동시장에서의 지위와 관계없이, 모든 환자에게 동일한 서비스를 제공하는 조세에 기반한 제도이다.

무상의료 방식은 국민 모두가 무상으로 의료혜택을 받을 수 있다는 장점이 있으나 관료주의의 폐해나 의료의 질이 떨어질 우려가 있다는 단점도 있다. 현재 영국 등 일부 자본주의 국가와 중국 · 북한 등의 사회주의 국가에서 실시하고 있으며, 우리 나라에서는 의료보호법에 따라 일부 국민, 즉 생활유지 능력이 없거나 생활이 어려운 사람에게 공적 부조로서 의료보호를 실시하고 있다(www.dh.gov.uk).

(1) NHS의 역사

1948년 이전까지의 빈민구제장치들을 제도화시키고 다듬어서 만들어진 것이 엘리자베스 여왕 시절인 1601년에 제정된 '엘리자베스 빈민구제법The Elizabethan Poor Law, 1601'이고, 주로 잉글랜드와 웨일즈 지방을 중심으로 시행되었다. 이러한 빈민구제법Poor Law은 여러 차례 변화를 거치다가 1834년 '수정 빈민구제법Poor Law Amendment Act'을 통해 지방행정기관이나 자선단체 중심으로 해오던 구제 정책이 중앙 정부에서 담당하게 되는 큰 변화를 거친다. 이 법은 이전의 빈민구제법Old Poor Law과 이후의 빈민구제법New Poor Law을 가르는 계기가 되었다.

독일을 방문하고 돌아온 영국의 재무장관 로이드 조지David Lloyd George, 자유당가 독일의 사회보험법을 도입해서 1911년에 국민보험법National Insurance Act을 만들었으며 의료보장에 대한 방침을 마련하여 의료보험과 실업보험을 동시에 보장하는 법안으로 영국 최초의 사회보험법이 되었다(www.nhs.uk).

(2) 국민보건서비스NHS의 원칙

제2차 세계대전이 끝난 후에 영국의 노동당 내각은 당시 보건부 장관을 맡은 비번Aneurin Bevan, 1897~1960을 중심으로 1948년 7월 5일 국민보건서비스를 시작하였다. 로이드의 사회보험법으로 시작해서 비버리지 보고서를 통해 잉태된 NHS를 비번이 출산시켰다고 볼 수 있다.

모든 국민들에게 필요한 모든 의료서비스를 제공해야 한다는 영국의 NHS는 처음부터 몇 가지 원칙에서 출발하였다. 첫째는 재정은 100% 조세에 의해서 조달되야 한다는 것, 둘째는 영국 내에 있는 모든 사람들은 적절한 치료를 받을 권리가 있다는 것인데, 이것은 자국내 거주자는 물론이고, 여행을 하는 임시 거주자들에게도 마찬가지로 적용되어야 한다고 정했다. 셋째는 모든 의료서비스는 무상으로 제공되어야 한다는 것이다.

모든 것들은 정부에 의해서 관리 · 운영되면서도 이러한 원칙을 집행하기 위해서 초기에는 세 가지 조직 구성이 필요했다. 병원 서비스Hospital Services, 1차의료서비스Primary Care Services, 지역사회 서비스Community Health Ser-vices로 구분하여 각각의 책임과 보장 범위가 설정되었다. 그러나 의료 재정의 부족으로 의료서비스의 질적 향상은 이루어질 수 없었다(www.dh.gov.uk).

(3) 국민보건서비스NHS의 급여제도

병원 진료에 대한 수가 지불방식은 총액계약방식과 비용과 수량에 의한 계약방식, 건당비용계약방식 세 가지를 혼합해서 사용한다.

병원에 근무하는 전문의들의 급여는 임금검토위원회The Review Body on Doctors' and Dentists' Remuneration'의 결정에 따라 고용된 의사와 치과의사에 대한 임금을 결정하여 정부에 보고하고 있다.

병원의 수가 결정은 계약한 내용으로 수가 지불이 되는데, 총액계약방식, 비용과 수량에 의한 계약방식 및 건당비용계약방식의 주로 3가지 계약 방법을 종합해서 예산을 배분받는다.

① 총액계약방식은 병원과 일정 거주 지역에 사는 주민의 수와 예상되는 진료를 감안하여 총액으로 설정하는 방식이다.

② 비용과 수량에 의한 계약방식은 개별병원으로 하여금 미리 합의된 가격으로 설정된 분량만큼을 제공하도록 규정하는 방식이다. 주로 환자의 치료 성과를 중심으로 계약할 수 있는 장점이 있다. 그러나 계약금액을 초과한 경우 건당비용방식으로 추가 지급된다.

③ 건당비용계약방식은 개별 환자의 질병정도에 따른 비용 결정방식으로, 의사의 진료활동과 비용관계를 명확히 연결시킬 수 있다.

표 5-7 의료보장의 유형비교

구분	의료보험방식(NHI)	국가보건서비스방식(NHS)
기본이념	의료비에 대한 국민의 1차적 자기 책임의식견지 (국민의 정부의존 최소화)	국민의료비에 대한 국가책임 견지(국민의 정부의존 심화)
적용대상 관리	국민을 임금소득자, 공무원, 자영자 등으로 구분 · 관리 (극빈자 별도 구분)	전 국민에게 일괄 적용 (집단구분 없음)
재원조달	보험료, 일부 국고 지원	정부 일반조세
진료보수 산정방법	행위별수가제 또는 총액계약제 등	• 일반 개원의는 인두제 • 병원급은 의사 봉급제
관리기구	보험자 (조합 또는 금고)	정부기관 (사회보장청 등)
채택국가	한국, 독일, 프랑스, 일본 등	영국, 스웨덴, 이탈리아, 캐나다 등
국민 의료비	의료비 억제기능 취약	의료비 통제 효과가 강함
보험료 형평성	• 보험자 내 보험료 부과의 구체적 형평성 확대 가능 • 보험자가 다수일 경우 보험자간 재정불균형 발생 우려	조세에 의한 재원 조달로 소득재분배 효과 강함 (선진국, 단 조세체계가 선진화되지 않은 경우 소득역진 초래)
의료서비스	• 상대적으로 양질의 의료제공 • 첨단의료기술 발전에 긍정적 영향 • 의료비 상승우려	• 의료의 질 저하 초래 • 입원 대기 환자 급증 • 대기기간 장기화 • 개원의의 입원 의뢰 남발 • 사보험 가입 증가경향으로 국민의 이중부담 초래
연대의식	가입자간 연대의식 강화	가입자간 연대의식 희박
관리운영	• 보험자중심 자율운영(대표 기구를 통한 가입자의 조합운영 참여보장) • 정부기관 직접 관리 (가입자의 운영 참여 배제)	• 정부기관 직접 관리 (가입자의 운영 참여 배제) • 직접 관리운영비 부분적 축소 (보험료 징수비용이 조세 관리비용으로 전가)

출처 : 건강보험심사평가원

3. 사회주의형

일반적으로 사회보험은 보편주의 원칙을 적용하고 공공부조는 선별주의 원칙을 적용한다.

의료인력, 의료장비, 의료시설을 운영 · 관리하는 주체는 국가와 민간으로 분류할 수가 있다. 의료공급을 국가가 관리하고 모든 의료인들은 공무원이거나 국가의 직접 감독을 받으며, 의료기관을 정부가 소유 · 운영하는 것은 사회주의형에 속한다. 과거 공산주의 국가였던 러시아와 동유럽국가들이 여기에 속하나 현재는 북한을 비롯한 일부 국가만 국가가 운영하는 완전통제형 제도이고, 대다수 국가들은 민간주도형 또는 혼합형으로 운영하고 있다.

4. 보건의료재원의 유형

우리나라의 보건의료재원은 가입자부담 원칙에 기초하여 조달하고 있다. 정부 주도적으로 도입되었으며 재원은 주로 사회 보험료의 징수를 통해서 조성하고 정부의지원은 극히 제한적이며 소득재분배의 형태로 재원을 조성하고 사용한다.

4) 의료보험

의료보험은 사회보험으로써 수익자부담 원칙으로 운영되며 가입자의 범위는 국내에 거주하는 국민을 이 법의 적용대상으로 규정하며 사회보장을 기반으로 소득에 따라 부담하는 소득 재분배원칙을 적용한다.

5) 의료급여

생활유지 능력이 없거나 생활이 어려운 자에 대해서는 시 · 군 · 구에 의료보호심의위원회를 두어 심의를 거쳐 대상자를 선정하며, 의료보장을 유지할 재원은 국고보조금, 지방자치단체의 출연금, 당해 기금의 결산상 잉여금과 기타 수입금으로 조성한다.

6) 사회보험과 민간보험의 차이

보험은 경제생활의 위험에서 오는 불안을 제거하기 위하여 인류가 창안한 사회적 형태로써 개인적인 위험상황에서 경제적 · 의료적 보상을 해주는 것을 원칙으로 한다. 보험은 회사보험, 화재보험, 해상보험, 공영보험 및 사회보험이 개발되었는데, 보험가입의 자유를 기준으로 할 때 민간임의 보험과 사회강제보험으로 대별된다. 전자는 보험 가입 여부를 각자의 자유 의지에 맡기는 것이고, 후자는 국가 또는 공공단체가 국민에 대하여 보험에 가입할 의무를 부과하여 강제로 가입하게 하는 제도이다(www.hira.or.kr).

표 5-8 사회보험과 민간보험의 차이

구분	사회보험	민간보험
제도의 목적	최저생계보장 또는 기본적 의료보장	개인적 필요에 따른 보장
가입의 강제성	강제가입 (집단보험)	임의가입 (개별보험)
부양성	국가 또는 사회 부양성	없음
보험보호대상	질병, 분만, 산재, 노령, 실업, 폐질에 국한	발생위험률을 알 수 있는 모든 건
수급권	법적 수급권	계약적 수급권
독점/경쟁	정부 및 공공기관 독점	자유경쟁
공동부담 여부	공동부담의 원칙 (사용자, 피용자, 정부)	본인부담 위주
재원부담	능력비례 부담	능력무관 (동액 부담)
보험료 부담방식	주로 정률제	주로 정액제
보험료 수준	위험률 상당이하 요율	위험률 비례요율 (경험률)
보험자의 위험선택	할 수 없음	할 수 있음
급여수준	균등급여	차등급여 (기여비례보상)
인플레이션 대책	가능	취약함

출처 : 건강보험심사평가원

3. 건강보험제도

사회보장은 평온한 삶을 사회가 보장한다는 어원적 의미에서 비롯되었다. 사회보장의 아버지로 불리는 비버리지 W. H. Beveridge는 1942년 영국 정부에 제출한 보고서에서 사회보장을 실업 · 질병 혹은 재해, 출생 · 사망 · 결혼 등과 관련된 특별한 지출을 감당하기 위한 소득보장을 의미하는 것으로 정의하였다.

이를 기초로 국민산업재해보험법 1946 · 국민보험법 1946 · 국민보험서비스법 1946을 제도화하여 입법화하게 되었다. 영국과 독일은 의료보장제도를 사회보장의 개념에 기초하여 1911년 질병 및 세계 최초의 강제실업보험을 시작하였다.

1. 의의

국민건강보험은 생활의 위협으로부터 국민을 보호하기 위하여 국가가 법에 의하여 보험가입을 의무화하며 개인의 경제적 능력에 따른 일정한 부담으로 재원을 조성하고 개별부담과 관계없이 필요에 따라 균등한 급여를 함으로써 질병 발생 시 가계에 지워지는 경제적 부담을 경감시켜 주는 소득재분배 기능을 수행한다.

2. 필요성

질병 · 부상 · 분만 또는 사망 등에 대해 급여를 하는 사회보장의 하나로 일상생활의 우연한 질병이나 부상으로 인하여 일시에 고액의 진료비가 소비되어 가계가 파탄되는 것을 방지하기 위한 보험으로 사회계층간 의료수혜의 불평등이 심화되어 사회적 불만의 한 원인으로 대두되고 있다.

보건의료서비스가 의 · 식 · 주 다음 제4의 기본적 수요로 인식됨에 따라 의료보장 제도의 필요성이 높아졌다.

3. 배경

사회보장 제도로서 의료보험이 실시된 것은 1883년 독일의 질병보험이 최초이다. 우리나라에서는 1963년에 제정된 의료보험법에 의하여 1977년에 근로자 500인 이상의

사업장을 대상으로 한 직장의료보험에서부터 시작되었다.

의료보장은 국민의 생존권을 보장한다는 사회복지정책의 근본이념에 기초한 것으로써 사회계층간의 소득분배와 사회공동체 의식형성, 건전한 국민 활동의 보전과 향상, 탈 빈곤과 지병추방으로 사회 안정과 균형적 발전에 이바지하려는 것으로, 그 구성은 의료보험의 수급권자가입자 및 피부양자, 의료보험 급여의 제공자, 그리고 관리를 담당하는 보험자의 3자관계가 형성되어 1989년 7월 모든 국민에게 적용하게 하였다.

4. 우리나라 건강보험제도

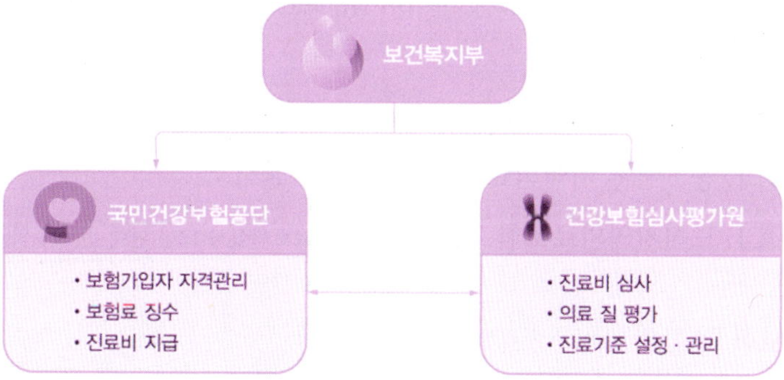

그림 5-2 건강보험 관리 기구도

"국민의 질병 · 부상에 대한 예방 · 진단 · 치료 · 재활과 출산 · 사망 및 건강증진에 대하여 보험급여를 실시함으로써 국민보건 향상과 사회보장 증진에 이바지함을 목적으로 한다."라고 국민건강보험법 제1조에 건강보험제도의 목적을 정의하고 있다.

1. 건강보험제도의 연혁

(1) 임의보험 사입기 1963. 12. ~ 1977. 06.

• 1963. 12. 16. 국가재건최고회의에서 의료보험법을 제정

• 강제가입이 아닌 임의가입 형태로 법제화되었기 때문에 법이 제대로 기능을 발휘하지 못한 상태에서 사문화死文化 됨.

(2) 사회보험 확장기 1977. 07. ~ 1989. 06.

① 의료보험의 단계적 실시

- 1977. 7. 1. 직장의료보험 실시 500인 이상 사업장만 실시
- 1979. 1. 1. 공무원 및 사립학교교직원 의료보험 실시
- 1979. 7. 1. 300인 이상 사업장 의료보험 당연적용
- 1981. 1. 1. 100인 이상 사업장 의료보험 당연적용 16인이상 사업장은 임의가입

② 자영자 의료보험의 부분적 실시

- 1981. 7. 1. 지역의료보험 1차 시범사업 실시 홍천군, 옥구군, 군위군
- 1981. 12. 1. 직종의료보험조합 발족 문화예술인, 이 · 미용인
- 1982. 7. 1. 지역의료보험 제2차 시범사업 강화군, 보은군, 목포시

(3) 전국민 의료보험기 1989. 07. ~ 2000. 06.

- 1988. 1. 1. 농 · 어촌 지역의료보험 전국 확대 실시
- 1989. 7. 1. 도시지역의료보험 전국적 실시 의료보험실시 12년 만에 전 국민의료보험 달성

(4) 의료보험 통합기 2000. 7. ~ 현재

- 의료보험관리체계를 단일보험자로 통합운영하기 위한 국민건강보험법의 제정으로 전 국민건강보험시대로 전환
- 1999. 2. 8. 국민건강보험법 제정
- 2000. 7. 1. 국민건강보험 통합 운영
- 2003. 7. 1. 국민건강보험 재정을 통합 운영
- 2008. 8. 1. 노인 장기요양보험 실시

2. 건강보험 관리운영

국가는 국민건강보험관리를 철저하게 시행하기 위하여 국민건강보험 운영과 요양급여의 관리를 보건복지부 산하 전문관리기관으로 국민건강보험관리공단과 건강보험심사평가원을 운영한다. 각각 기관의 업무는 다음과 같다(http://www.nhis.or.kr/).

(1) 국민건강보험공단

1) 국민건강보험공단은 요양급여의 주체로서 보험자이다.

2) 국민건강보험공단의 이사장은 대통령이 임명한다.

3) 국민건강보험공단의 업무

① 가입자 및 피부양자의 자격관리

② 보험료 부과 및 징수

③ 보험급여의 관리

④ 가입자 및 피부양자의 건강의 유지 · 증진을 위하여 필요한 예방사업

⑤ 보험급여비용의 지급

⑥ 건강보험에 관한 교육훈련 및 홍보

⑦ 건강보험에 관한 조사연구 및 국제협력

⑧ 자산의 관리, 운영 및 증식사업

⑨ 의료시설의 운영

⑩ 이 법 또는 다른 법령에 의하여 위탁받은 업무

⑪ 기타 건강보험과 관련하여 보건복지부장관이 필요하다고 인정한 업무

(2) 건강보험심사평가원

1) 요양기관이 제공한 의료서비스와 서비스비용의 적정성을 객관적이고 공정하게 심사·평가하여 공단이 지급할 비용을 확정한다.

2) 평가원의 업무

① 요양급여비용의 심사

② 요양급여의 적정성에 대한 평가

③ 심사 및 평가기준의 개발

④ 업무와 관련된 조사연구 및 국제협력

⑤ 다른 법률의 규정에 의하여 지급되는 급여비용의 심사 또는 의료의 적정성 평가에 관하여 위탁받은 업무

⑥ 건강보험과 관련하여 보건복지부장관이 필요하다고 인정한 업무

⑦ 기타 보험급여비용의 심사와 적정성 평가와 관련하여 대통령령이 정하는 업무

3. 건강보험재원

건강보험제도의 목적을 실현하기 위하여 일정한 법적요건이 충족되면 본인의 의사와 관계없이 건강보험가입이 강제되며 보험료 납부의무가 부여된다(http://www.nhis.or.kr).

(1) 개요

보험가입을 기피할 수 없도록 제도화하여 국민 상호간 위험분담 및 의료비 공동해결이라는 사회적 연대를 기초로 의료비 문제를 해결하는 것을 목적으로, 소득수준 등 보험료 부담능력에 따라서 보험료를 부과한다. 국민건강보험의 요양급여의 권리는 관계법령에 의하여 균등하게 부여된다. 국민건강보험제도 운영에 소요되는 재원은 보험료와 정부지원금국고,기금 및 기타 수입으로 구성되며 「국민건강보험법」에서 다음과 같이 규정한다.

보험자는 건강보험사업에 드는 비용에 충당하기 위하여 보험료의 납부의무자로부터 보험료를 징수한다.

① **직장가입자** : 보수월액×보험료율 … 사용자와 근로자 50%씩 부담

② **지역가입자** : 소득, 재산, 자동차 등을 점수화하고 점수당 금액을 곱하여 산정

③ **정부지원금** : 보험료 수입의 20%에 상당하는 금액 지원, 국고지원 14%+증진기금 6%

(2) 직장보험료

가입자의 보수월액에 보험료율을 곱하여 보험료를 산정한 후, 경감률 등을 적용하여 가입자 단위로 부과한다.

• **보험료 산정방법** : 건강보험료=보수월액×건강보험료율

보수월액은 동일사업장에서 당해연도에 지급받은 보수총액을 근무월수로 나눈 금액을 의미

- **장기요양보험료**＝건강보험료×장기요양보험료율

(3) 지역가입자보험료

가입자의 소득, 재산 전월세 포함, 자동차, 생활수준 및 경제활동참가율을 참작하여 정한 부과요소별 점수를 합산한 보험료 부과점수에 점수당 금액을 곱하여 보험료를 산정한 후, 경감률 등을 적용하여 세대 단위로 부과한다.

- **보험료 산정방법** : 건강보험료＝보험료 부과점수×점수당 금액
- **장기요양보험료**＝건강보험료×장기요양보험료율 보험료

4. 건강보험의 자격관리

(1) 건강보험 적용대상

- 국내에 거주하는 모든 국민은 이법에 의한 국민건강보험의 가입자 또는 피부양자가 된다.
- 단 의료급여법에 따른 수급권자 및 타법에 의해 보호를 받는 자는 제외한다

(2) 건강보험가입자의 종류

1) 직장가입자

- 모든 사업장의 근로자 및 사용자와 공무원 및 교직원은 직장가입자가 된다.
- 기타 사업장의 특성, 고용형태 및 사업의 종류 등을 고려하여 대통령령으로 정하는 사업장의 근로자 및 사용자와 공무원 및 교직원

2) 직장가입자 제외 대상자

- 1월 미만의 기간 동안 고용되는 일용근로자
- 선거에 의하여 취임하는 공무원으로서 보수를 받지 아니하는 자
- 비상근 근로자 또는 1개월 동안의 소정근로시간이 60시간 미만인 단시간 근로자
- 비상근 교직원 또는 1개월 동안의 소정근로시간이 60시간 미만인 시간제 공무원 및 교직원

• 소재지가 일정하지 아니한 사업장의 근로자 및 사용자
• 근로자가 없거나 1월 미만의 기간 동안만 고용하고 있는 사업장 사업주
• 법인의 비상근 임원 대표이사 제외
• 매월 정기적으로 보수를 받으나, 이사회 참석 · 의결이외의 다른 업무를 수행하지 않는 경우
• 병역법에 따른 현역병 지원에 의하지 아니하고 임용된 하사 포함

3) 지역가입자

• 직장가입자와 그 피부양자를 제외한 자를 말한다.

(3) 피부양자

피부양자는 가입자에 의하여 주로 생계를 유지하는 자로서 보수 또는 소득이 없는 자를 말한다.

• 가입자의 배우자
• 가입자의 직계존속 배우자의 직계존속을 포함
• 가입자의 직계비속 배우자의 직계비속을 포함 및 그 배우자
• 가입자의 형제 · 자매

표 5-9 부양요건과 소득요건을 동시에 충족하는 경우에 피부양자 인정

부양조건	소득요건
– 직장가입자의 배우자, 부모, 자녀 및 형제 · 자매 – 재산세 과세표준액 합이 9억(형제 · 자매 3억)을 초과하지 않는 경우(재산종류: 토지, 주택, 건물, 선박, 항공기) – 장애인, 국가유공상이자는 인정	– 사업자등록이 있고 사업소득이 없는 경우(장애인, 국가유공상이자는 500만 원 이하인 경우) – 사업자등록이 없고 사업소득의 연간합계액이 500만 원 이하인 경우 – 이자, 배당소득이 연간합계액이 4,000만 원 이하인 경우 – 근로소득과 기타소득의 합계액이 4,000만 원 이하인 경우 – 연금소득의 100분의 50에 해당하는 금액이 2,000만 원 이하인 경우

출처 : 국민건강보험심사평가원 홈페이지

표 5-10 국민건강보험연혁

의료보험법개정

연도	의료보험법 제정(1963)	자영자 제도
1963	300인 이상 사업장 임의 적용 근거 마련	
		자영자에 대한 임의적용 근거 마련
1970	500인 이상 사업장 당연 적용	
1979	공무원 및 사립학교 교직원 당연 적용 300인 이상 사업장 당연 적용	
1981	100인 이상 사업장 당연 적용	지역 의료보험 1차 시범사업실시 (홍천, 옥구, 군위) 직종 의료보험조합 설립
1982	16인 사업장 당연 적용	지역 의료보험 2차 시범사업실시 (강화, 보은, 목포)
1988	5인 이상 사업장 당연 적용	농어촌 지역 자영자 당연 적용
		도시 지역 자영자 당연 적용
1989	전국민 의료보험 달성(1989)	
1998	국민의료보험법 제정 (공무원 및 사립학교 교직원 의료보험 및 지역의료보험 통합)	
1999	국민건강보험법 제정 (보험자의 단일화) (공무원 및 사립학교 교직원 의료보험 및 지역, 직장 의료보험 통합)	
2000	국민건강보험법 시행(2000.07.01)	
	건강보험심사평가원	국민건강보험공단

출처 : 국민건강보험심사평가원

5. 우리나라 의료급여제도

국가 또는 지방자치단체가 자립능력이 없는 빈곤층 주민에게 최저한도의 생활을 보장해 주기 위한 기준에 따라 실시하는 사업으로 영국의 구빈법이 그 시초라 할 수 있다. 현대 선진 국가에서는 사회보험제도와 함께 사회보장의 일환으로 이 사업을 활발히 진행하고 있고, 한국도 재해구호법 · 생활보호법 · 국가유공자예우 등에 관한 법률 등 여러 법령에 의하여 추진하고 있다.

1. 의료급여제도의 정의

국민기초생활보장 대상자와 일정수준 이하의 저소득층을 대상으로, 본인들이 자력으로 의료문제를 해결할 수 없는 경우에 국가재정으로 의료혜택을 주는 공적부조제도이며 의료급여법에 의한 의료급여를 받을 수 있는 자격을 가진 수급권자로 피부양자 유무에 따라 1종과 2종으로 나누며 시 · 군 · 구에서 보장한다

2. 의료급여 적용대상

의료급여법 제3조 및 제7조에 의한 수급권자는 다음과 같다.

① 국민기초생활보장법에 따른 수급자

② 재해구호법에 의한 이재민

③ 의사상자 등 예우 및 지원에 관한 법률에 따른 의상자 및 의사자 유족

④ 입양 특례법에 따른 국내에 입양된 18세 미만의 아동

⑤ 독립유공자예우에 관한 법률 및 국가유공자 등 예우 및 지원에 관한 법률의 적용을 받고 있는 자와 그 가족으로서 국가보훈처장이 의료급여가 필요하다고 요청한 자 중 보건복지부장관이 의료급여가 필요하다고 인정한 자

⑥ 문화재보호법에 의하여 지정된 중요무형문화재의 보유자명예보유자도 포함 및 그 가족으로서 문화재청장이 의료급여가 필요하다고 요청한 자 중 보건복지부장관이 의료급여가 필요하다고 인정한 자

⑦ 북한이탈주민의 보호 및 정착지원에 관한 법률의 적용을 받고 있는 자와 그 가족으로서 보건복지가족부장관이 의료급여가 필요하다고 인정한 자

⑧ 5.18민주화운동 관련자 보상규정에 의하여 보상금 등을 받은자와 그 가족으로서 보건복지부 장관이 의료급여가 필요하다고 인정하는 자

⑨ 그 밖에 생활유지의 능력이 없거나 생활이 어려운 자로서 대통령령이 정하는 자

3. 의료급여의 절차

(1) 1단계 진료 : 1차 기관(의원급 이하)

(2) 2단계 진료 : 2차 기관(지정된 상급종합병원을 제외한 병원급 이상)

(3) 3단계 진료 : 상급종합병원

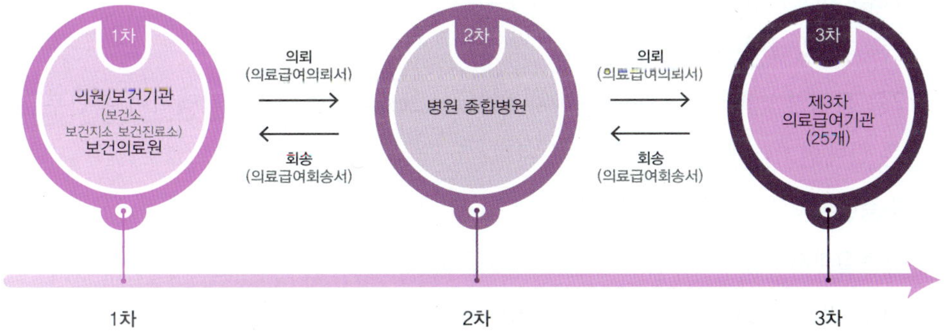

그림 5-3 의료급여 이용절차 3단계

(4) 의료급여 요양기관 선택제

① 모든 대상자는 1차 의료기관 중 1기관 선택을 원칙으로 한다.

② 복합질환으로 6개월 이상 진료가 필요한 자는 1차와 2차 기관 중 1기관을 추가로 선택 가능

③ 희귀난치성 질환자, 당해 의료급여기관 근무자, 재활치료가 필요한 자의 재활의학과 진료, 한센병환자, 등록장애인, 도서 · 벽지 거주자, 상이 국가유공자는 2차기관 선택 가능.

④ 희귀난치성 질환자와 당해 의료급여기관에 근무하는 자는 3차기관 선택 가능

- 수급권자가 의료급여를 받고자 하는 경우에는 제1차 의료급여기관에 의료급여를 신청함.
- 제1차 의료급여기관 또는 제2차 의료급여기관은 진찰 결과 또는 진료 중에 제2차 의료급여기관 또는 제3차 의료급여기관의 진료가 필요하다고 판단되는 경우에는 진료담당의사의 진료의견이 기재된 의료급여의뢰서를 수급권자 또는 그 보호자에게 발급하여야 함.
- 응급환자, 분만환자, 장애인 보장구를 지급받고자 하는 경우, 혈우병 환자, 당해 병원근무자는 의료급여의 절차를 예외로 한다.

4. 의료급여 수급권자 입원진료 규정

① 자연분만, 6세 미만의 아동, 행려환자는 본인부담금을 면제한다식대 포함.

② 1종 : 요양급여비용 총액 면제 식대 20% 부담

2종 : 요양급여비용 총액의 10% 식대 20% 부담

2종 장애인 : 요양급여비용 총액의 10% 식대 20% 부담가 본인부담액이며 본인부담액은 장애인기금에서 전액 지원

③ 중증질환자 1종 : 요양급여비용 총액 면제식대 5%

④ 중증질환자 2종 : 요양급여비용 총액의 5%식대 5%

⑤ 의료급여 정신과 입원료 : 1일당 정액수가식대포함, 1등급~5등급

⑥ 대불의 범위 : 2종 수급권자가 입원진료를 받은 경우, 본인이 부담하는 금액이 20만원을 초과하는 경우에 그 초과금액을 신청에 의하여 보장기관이 승인한 금액으로 한다.

5. 의료급여 수급권자 외래진료 규정

① 정신과 외래진료는 1일당 정액수가로 산정한다.

② 혈액투석수가는 의료기관종별에도 불구하고 1회당으로 정액수가로 산정한다.

③ 검사를 위하여 필요하거나 수술 및 처치에 사용하는 의약품 등 진료행위와 직접 관련된 약제를 포함, 단 CT, MRI, PET 등의 조영제는 제외한다.

④ 암, 중증질환자 산정특례 CT, MRI 또는 PET 촬영 시 본인부담율1, 2, 3차기관

- **1종 수급권자** : 정액 또는 5%
- **2종 수급권자** : 5%

⑤ **본인부담금 보상제** : 급여대상 본인부담금이 다음 금액을 초과한 경우 국민건강보험공단이 초과금액의 100분의 50을 수급권자에게 지급

수급권자 종별	본인부담금 초과액
1종	매 30일간 2만 원 초과 시
2종	매 30일간 20만 원 초과 시

⑥ **본인부담 상한제** : 1년간 지출한 건강보험 본인부담금이 상한금액을 초과하여 본인의 해당 분위1분위~10분위 본인부담금보다 많이 나왔을 경우, 그 차액을 돌려받는 제도

<table>
<tr><th colspan="3" rowspan="3">의료급여기관</th><th colspan="3">의료급여종별</th></tr>
<tr><th rowspan="2">1종 수급권자</th><th colspan="2">2종 수급권자</th></tr>
<tr><th>일반</th><th>장애인</th></tr>
<tr><td rowspan="7">제1차 의료급여기관 (의원급)</td><td>의원</td><td>그 밖의 외래진료</td><td>1,000원</td><td>1,000원</td><td>250원</td></tr>
<tr><td></td><td>원내 직접조제</td><td>1,500원</td><td>1,500원</td><td>750원</td></tr>
<tr><td>보건기관</td><td>그 밖의 외래진료</td><td>무료</td><td rowspan="2">무료</td><td rowspan="2">무료</td></tr>
<tr><td></td><td>원내 직접조제</td><td>무료</td></tr>
<tr><td>약국 및</td><td>처방조제</td><td>500원</td><td>500원</td><td>500원</td></tr>
<tr><td>한국희귀 약품센터</td><td>직접조제</td><td>900원</td><td>900원</td><td>900원</td></tr>
<tr><td></td><td>보건기관 처방조제</td><td>무료</td><td>무료</td><td>무료</td></tr>
<tr><td colspan="2" rowspan="2">제2차 의료급여기관 (병원, 종합병원급)</td><td>그 밖의 외래진료</td><td>1,500원</td><td>총 진료비의 15%</td><td>본인부담금 없음</td></tr>
<tr><td>원내 직접조제</td><td>2,000원</td><td></td><td>(장애인기금 부담)</td></tr>
<tr><td colspan="2" rowspan="2">제3차 의료급여기관 (대학병원급 25개)</td><td>그 밖의 외래진료</td><td>2,000원</td><td rowspan="2">총 진료비의 15%</td><td>본인부담금 없음</td></tr>
<tr><td>원내 직접조제</td><td>2,500원</td><td>(장애인기금 부담)</td></tr>
</table>

6. 의약분업

1. 의약분업의 기대효과

(1) 의약품의 오남용 예방

의사의 처방과 약사의 조제로 처방과 조제에 대한 이중점검과 소비자의 의약품 직접 구매를 제한함으로써 의약품의 오남용을 제도적으로 예방할 수 있다.

(2) 의약품 적정사용으로 약제비 절감

① 의약품의 필요와 사용을 일치시킴으로써 과잉투약을 방지할 수 있다.

② 불필요한 의약품의 소비감소와 주사제를 경구제로의 대체가 가능하다.

③ 의약품 거래의 투명화로 의약품의 납품 및 약가 비리 소지를 제거할 수 있다.

(3) 환자의 알권리 보장

① 처방전을 2부 발급환자, 약사한다.

② 처방전의 공개 및 의약품의 포장마다 제조업소명 및 제품명이 표시된다.

(4) 약화사고의 예방 및 의약서비스의 수준 향상

① 의사가 처방할 수 있는 의약품 사용 폭이 확대된다.

② 의사의 처방과 약사의 조제를 통한 상호 견제, 보완 및 이중 점검으로 의약품 사용을 합리화하여 국민을 위한 양질의 의약서비스 제공 체계를 구축할 수 있다.

(5) 제약산업의 발전 및 의약품 유통구조의 정상화

① 약 효능과 성분이 확보된 우수의약품만 유통이 가능하다.

② 품질 및 치료효과가 의약품 사용의 기준이 된다.

③ 제약회사는 품질경쟁과 신제품 개발에 주력할 수 있다.

(6) 의사는 진료, 약사는 조제·투약

전문성 및 의료서비스 제공수준을 향상시킨다.

2. 의약분업 대상 기관

(1) 대상 기관

① 모든 의료기관을 의약분업 대상으로 한다.

② 보건소 및 보건지소보건복지부장관이 지정는 지역보건법에 의한 지역주민의 외래진료 업무에 대해 의약분업을 실시한다.

(2) 의약분업 예외 기관

① 의약분업 예외지역의 의료기관, 보건지소 및 약국

② 재해지역

③ 한방의료기관단, 한방의료기관에서 양방진료를 받을 경우 분업 적용

④ 동물병원

3. 의약분업 대상 환자

(1) 의약분업 대상 환자

의료기관에서 진료받는 모든 환자외국인 국내거주자 포함

(2) 의약분업 예외 환자

① 입원환자, 응급환자

② 정신분열증, 조울증 등으로 자신 또는 타인을 해할 우려가 있는 정신질환자

③ 의료기관 또는 약국이 없는 지역 및 재해지역에서 진료받는 환자

④ 병역의무 중인 자와 교정시설, 소년보호 시설 등에 수용 중인 자

⑤ 1, 2급 장애인

⑥ 1군 전염병, 파킨슨병, 나병, AIDS, 장기이식 후 치료를 받는 환자

⑦ 사회복지시설노인, 아동, 장애시설 등에 입소한 자. 단, 사회복지시설 수용자가 인근 의료기관을 내원하여 진료를 받을 경우에는 의약분업이 적용된다.

⑧ 결핵치료환자보건소 및 결핵협회 부속의원에 한함

⑨ 노숙자, 부랑아, 행려환자 및 농촌활동 등 사회봉사활동에서의 투약

⑩ 산업재해에 의한 진폐증환자

⑪ 「보훈복지공단법」과 「국가유공자 등 예우 및 지원에 관한 법령」에 의한 상이등급 1급 내지 3급 해당자 및 고엽제 후유증환자 등 진료비 전액을 국가가 부담하는 환자

4. 의약분업 대상 지역

(1) 의약분업 대상 지역

일부 예외를 제외한 전국의 모든 지역

(2) 의약분업 예외 지역

① 의료기관 또는 약국이 개설되어 있지 않은 읍 · 면 지역 및 도서지역

② 의료기관과 약국이 개설되어 있으나, 의료기관과 약국이 실거리도보 또는 교통편을 이용한 실제거리로 1.5 km 이상 떨어져 있는 등 해당 지역 주민이 의료기관과 약국을 함께 이용하기 어렵다고 인정되는 지역은 시 · 도지사가 예외 지역의 범위에 포함시킬수 있음.

③ 공단지역 내에 개설된 부속의료기관과 인근 약국간 거리가 실거리로 1km 이상 떨어져 있어 해당 공단의 종사자가 부속의료기관과 약국을 함께 이용하기 어렵다고 시 · 도지사가 인정하는 공단지역

④ 재해 발생 지역

5. 의약분업 대상 의약품

(1) 의약분업 대상 의약품

모든 전문의약품

(2) 의약분업 예외 의약품

① 진단용검사용 의약품, 전염병 예방접종약, 희귀의약품

② 의료기관 조제실 제제, 마약, 방사선 의약품

③ 신장 투석액 및 이식정 등 투약 시에 기계 · 장치를 이용하거나 시술이 필요한 의약품

④ 검사를 위하여 필요하거나 수술 및 처치에 사용되는 의약품

⑤ 예외 의약품과 함께 사용되는 의약품 동시에 투약되어야 하는 경우

표 5-11 의약분업 예외 구분코드

구분	코드	예외 사유
지역	01	약국이 없는 지역, 재해발생 지역, 보건 기관 중 예외기관
환자	11	응급환자
	13	정신보건법에 의한 정신요양시설에 수용 중인 정신질환자 및 정신분열증.조울증 등 자신또는 타인을 해할 우려가 있는 정신질환자
	15	전염병예방법에 의한 제1종 전염병 환자
	17	국가유공자 등 예우 및 지원에 관한 법령에 의한 상이등급 1급내지 3급 해당자
	19	장애인복지관련법령에 의한 1급 · 2급 장애인 및 중증 장애인 보호자와 동반한 소아환자, 고엽제후유증 환자 지원 등에 관한 법령에 의한 고도장애인
	21	파킨슨질환자, 나병환자
	23	장기이식을 받은 자, 후천성면역결핍증환자
	25	사회복지사업법에 의한 사회복지시설 입수자
	27	가정간호 대상자, 방문보건의료사업 대상자
	29	협진(한양방, 양한방, 양양방)환자
	31	교도소 등 수용자(2006. 1.1 진료분부터)
약품	41	전염병예방접종약, 진단용의약품
	43	보건소, 보건지소, 결핵협회부속의원에서 결핵예방법에 의하여 결핵치료제를 투여하는 경우
	45	의료기관 조제실 제제 · 임상시험용 의약품 · 신장투석액 및 이식정 등 투약을 위하여 기계 · 장치를 이용하거나 시술이 필요한 의약품 · 식품의약품안전처장이 정하는 희귀의약품
	47	6세 이하 소아에게 투약하는 항암제(경구제)
	52	주사제를 원내 투약하는 경우
	55	검사를 위하여 필요하거나 수술 및 처치에 사용하는 의약품
	57	예외약제와 동시 투여하는 약제
기타	61	국군의료시설 및 경찰병원에서 그 업무수행으로서 군인환자 및 경찰환자에 대하여 조제하는 경우 등
	99	퇴장방지의약품의 사용장려비용을 청구하는 경우

출처 : 건강보험심사평가원

[핵심문제 정리]

1. 의료보장의 목적은 무엇인가?

질병 · 부상 · 분만 또는 사망 등에 대해 급여를 하는 사회보장의 하나로, 보건의료서비스가 의 · 식 · 주 다음 제4의 기본적 수요로 인식됨에 따라 국민보건을 향상시키고 사회보장을 증진함을 목적으로 하는 제도이다.

2. 건강보험방식NHI에 대해서 기술하라.

비스마르크Bismarck 형 의료제도라고 하는데, 개인의 기여를 기반으로 납부한 보험료를 주 재원으로 하는 제도이다. 1차는 국민의 보험료에서 재원을 조달하고 2차는 국가가 지원하고 후원한다. 사회보험의 낭비를 줄이기 위하여 수진 시에 본인 일부 부담금을 부과하는 것이 특징이라고 할 수 있다.

의료보험에 가입한 사람과 그 가족만이 보험을 통한 의료혜택을 받을 수 있는 경우로서, 우리나라와 일본 · 독일 등 여러 나라에서 채택하고 있다. 이 방식은 가계지출에 다소 부담을 주게 된다는 부정적인 면도 있으나 보험료가 가계비에서 차지하는 비중이 극히 작을 뿐만 아니라 의료의 질을 비교적 높일 수 있다는 이점도 있다. 세계에서 가장 처음으로 독일에서 시행되었으며, 노동시장의 구조와 조건을 반영해 만들어진 기여 중심의 제도이다.

3. 우리나라 건강보험재원의 3개의 축은 무엇인가?

직장가입자, 지역가입자, 정부지원금

4. 의료급여제도에 대해 설명하라.

국민기초생활보장 대상자와 일정수준 이하의 저소득층을 대상으로, 본인들이 자력으로 의료문제를 해결할 수 없는 경우에 국가재정으로 의료혜택을 주는 공적부조제도이며 의료급여법에 의한 의료급여를 받을 수 있는 자격을 가진 수급권자로 피부양자 유무에 따라 1종과 2종으로 나누며 시 · 군 · 구에서 보장한다.

5. 의약분업의 기대효과에는 어떤 것이 있는가?

의약품의 오남용 예방, 의약품 적정사용으로 약제비 절감, 환자의 알권리 보장, 약화사고의 예방 및 의약서비스의 수준 향상, 제약산업의 발전 및 의약품 유통구조의 정상화, 의사와 약사의 전문성 향상

Chapter 03

진료비 지불제도

학습 목표

- 진료비 지불방식의 종류별 특징을 숙지한다.
- 우리나라의 지불제도(진료행위별 수가제와 포괄수가제)의 특징을 이해한다.
- 정률부담제와 정액부담제의 차이점을 이해한다.
- 국민건강보험의 보험급여의 종류에 대해서 인지한다.
- 국민건강보험공단과 건강보험심사평가원의 업무를 파악한다.

1. 진료비 지불방식

1. 행위별수가제 Fee-for-service

① 행위별수가제는 진료에 소요되는 약제 또는 재료비를 별도로 각각 산정하고, 의료인이 제공한 진료행위 하나하나마다 항목별로 가격을 책정하여 진료비를 지급하도록 하는 제도로서 가장 보편적이고 시장접근적인 방법이다. 대부분의 자본주의 경제체제를 가진 국가에서는 행위별수가제를 많이 채택하고 있다.

② 이 제도의 장점은 의료공급자가 진료행위 및 서비스항목, 소요재료, 의약품별로 가격을 정하는 제도이기 때문에 의료를 이용하는 환자측이나 의료를 공급하는 의사측에서 절대적으로 요구되는 양질의 의료가 보장되며, 또한 의료의 연구개발에 동기부여가 되고 있다는 점이다.

③ 단점으로는 진료비가 진료의 양에 비례하기 때문에 진료의 양을 임의로 증가시킬 수 있는 유인동기가 내재하고 있다. 즉 의사가 수입을 늘이기 위하여 의료서비스를

필요 이상으로 증가시켜 과잉진료에 의한 진료비용을 상승시킬 수 있다는 점과 진료수가 및 약가 등의 세분화에 따른 진료비용의 청구업무절차가 복잡하다는 점이다.

2. 포괄수가제 Diagnosis Related Group

① 포괄수가제는 질병 단위별로 진료비를 결정하는 방식으로 진료를 시작한 날부터 종료 시까지를 진료기간으로 하여, 입원기간 동안 사용된 의료서비스의 양과 질에 관계없이 해당진단명별로 지불하기로 미리 책정 · 결정된 액수만큼 진료비가 지불되는 제도를 말한다.

② 이 제도는 미국에서 의료비의 급격한 상승을 억제하기 위하여 1983년부터 DRG Diagnosis Related Groups 에 기초를 둔 선불상환제도로 개발하였고 연방정부가 운영하는 메디케어 환자의 진료비지급방식으로 사용되고 있다.

③ 장점으로는 진단명 기준별로 진료비를 청구함으로써 인적사항과 진료비 내역만 기재하여 청구하면, 즉시 심사를 거쳐 진료비를 지급할 수 있다는 점이다.

④ 단점으로는 의료시비스의 양과 관계없이 진료비를 지불하기 때문에 이에 따른 진료의 저질화와 의료기관의 진료원가를 고려하여 중증환자나 장기환자의 기피현상 우려를 내포하고 있다.

3. 인두제 Capitation Systems

① 인두제는 일정기간 보통 1년 에 걸쳐 의사에게 등록된 주민의 수에 따라 보수가 결정되는 제도를 말하며, 의사는 등록 주민들의 환자 발생 여부와 관계없이 등록된 주민수에 의해 보수를 지급받는다.

② 비교적 단순한 1차 보건의료에 적용되며, 의료전달체계의 확립이 선행되어야 하며 환자는 주치의사 또는 가정의의 1차 진료 후에 후송이 필요한 경우에만 전문의의 진료를 받을 수 있다(영국의 일반가정의에게 적용되는 방식).

③ 이 방식의 장점은 의료서비스의 양과는 관계없이 사전에 결정된 정액의 수가로 진료비가 결정되기 때문에 과잉진료의 문제나 진료비 증가의 우려가 적다는 점이다. 또한 예방활동이 진료원가를 절감할 수 있기 때문에 질병의 조기 발견과 치료의 효율화를 기할수 있는 점도 있다. 단점으로는 치료의 원가를 절감하는 데 따른 진료

의 저질화가 우려된다는 점과 진료의 내용 즉, 진료의 난이도와 의사 각 개인의 기술과 경험 등이 고려되지 않기 때문에 의사가 진료 자체에 흥미를 느끼지 못하며, 또한 자신의 업무량과 비용을 줄이기 위해 환자를 과도하게 전문의에게 후송하는 경향의 문제가 우려된다는 점이다.

4. 봉급제 Salary Systems

① 봉급제는 의사의 근무경력, 기술수준, 근무하는 의료기관의 종류 및 직책 등에 따라 보수수준을 결정하고, 고용된 기관으로부터 월 1회 봉급을 의사에게 지급하는 방법을 말한다.

② 장점은 규정된 기준에 의하여 의사의 봉급이 결정되기 때문에 과잉진료나 진료비용의 산정에 부정적인 염려가 없다.

③ 단점으로는 봉급제 하의 의사는 진료행위별수가제 하의 의사보다 개인적 및 경제적 이윤에 대한 동기가 적기 때문에 진료의 질이 낮으며 최소한의 자기 책임만을 수행하게 되므로 과소 진료를 하게 된다. 또한 의사들이 환자 진료보다 의사의 승진과 보수를 좌우하는 상급자에게 보다 많은 관심을 기울일 우려가 있다.

5. 총액계약제 Global-budget

① 총액계약제는 일정지역의 보험자단체와 의사단체가 지역주민수 및 연간진료건수를 기준으로 연간진료비 총액을 계약하고 보험자단체가 월별 또는 분기별로 총진료비를 분할하여 의사단체에 지불하면 의사단체는 자율적으로 정한 진료보수 평가기준에 의하여 그 진료비를 배분하는 방식이다.

② 이 방식은 과잉청구의 문제가 해소되나 국민 개개인의 의료수요를 추산하여 진료비 총액을 결정해야 하므로 보험자단체나 의사단체의 합의점을 조율하기 위하여 세부적인 기준이 요구된다.

③ 전체 보건의료체계 또는 총액계약제가 적용되는 보건의료 부문의 비용에 대한 효과적 조정이 가능하므로, 진료의 가격과 양을 동시에 통제 및 조정함으로써 진료비 지출 증가 속도를 조절하고 예측할 수 있다. 그러나, 의료서비스 제공자가 과소진료를 제공하거나 건강상태가 좋지 못한 환자를 기피하는 현상도 발생할 수 있다.

표 5-12 진료비 지불방식별 장단점

지불방식	장점	단점
행위별수가제 (Fee-for-service)	• 환자에게 충분한 양질의 의료서비스 제공 가능 • 신의료기술 및 신약개발 등에 기여 • 의료의 다양성이 반영될 수 있어 의사 · 의료기관의 제도 수용성이 높음.	• 환자에게 많은 진료를 제공하면 할수록 의사 또는 의료기관의 수입이 늘어나게 되어 과잉진료, 과잉검사등을 초래할 우려가 있음. • 과잉진료 및 지나친 신의료기술등의 적용으로 국민의료비 증가 우려. 수가 구조의 복잡성으로 청구오류, 허위 · 부당청구 우려
포괄수가제 (Bundled-payment)	• 경영과 진료의 효율화 • 과잉진료, 의료서비스 오남용 억제 • 의료인과 심사기구 · 보험자간의 마찰 감소 • 진료비 청구방법의 간소화 • 진료비 계산의 투명성 제고	• 비용을 줄이기 위하여 서비스 제공을 최소화하여 의료의 질적 수준 저하와 환자와의 마찰 우려 · 조기 퇴원 • DRG코드 조작으로 의료기관의 허위 · 부당청구 우려 • 의료의 다양성이 반영되지 않으므로 의료기관의 불만이 크고 제도 수용성이 낮음.
봉급제 (Salary)	• 의료서비스 제공을 위한 직접비용이 독립계약 하에서보다 상대적으로 적음	• 개인적 · 경제적 동기가 적어 진료의 질을 높인다거나 효율성 제고 등의 열의가 낮음. • 관료화, 형식주의화, 경직화 등 우려 • 진료의 질적수준 저하
인두제 (Capitation)	• 진료비 지불의 관리 · 운영이 편리. 지출 비용의 사전 예측 가능 • 자기가 맡은 주민에 대한 예방의료, 공중보건, 개인위생 등에 노력 • 국민의료비 억제 가능	• 의사들의 과소진료 우려 • 고급의료, 최첨단진료에 대한 경제적 유인책이 없어 신의료기술의 적용 지연 • 중증 질병환자의 등록기피 발생 우려
총액계약제 (Global-budget)	• 과잉진료 · 청구의 시비가 줄어들게 됨. • 진료비 심사 · 조정과 관련된 공급자 불만이 감소됨. • 의료비 지출의 사전 예측이 가능하여 보험 재정의 안정적 운영 가능 • 의료 공급자의 자율적 규제 가능	• 보험자 및 의사 단체간 계약 체결의 어려움 상존 • 전문과목별, 요양기관별로 진료비를 많이 배분받기 위한 갈등 유발 소지 • 신기술 개발 및 도입, 의료의 질향상 동기가 저하되며, 의료의 질관리가 어려움(과소진료의 가능성).

출처 : 국민건강보험관리공단

2. 진료비 환자 본인 부담방식

1. 정률부담제

진료비 총액의 증감에 따라 환자 본인이 일정률을 부담하는 방식으로, 수진 남용에 의한 의료비 증가를 억제할 수 있는 장점이 있으나 장기진료자의 경제적 부담이 크다는 것이 단점이다.

2. 정액부담제

진료비의 크기에 관계없이 일정액만을 환자 본인이 부담하는 방식으로 진료비 총액이 소액인 경우 진료의 발생빈도를 억제시킬 수 있다는 장점이 있는 반면, 수익자부담의 원칙이 적용되지 않는다는 단점이 있다.

3. 정액, 정률부담제

진료비 중 일정액을 본인이 부담하고 그 초과진료비의 일정비율의 금액을 환자 본인으로 하여금 추가 부담하게 하는 방식이다.

4. 한도초과부담제 급여상한제

진료비총액이 일정기준을 초과하는 경우, 이 초과액을 환자 본인이 부담하는 방식으로 진료의 특정분야에 주로 국한하여 시행한다.

5. 비용공제제

이 제도는 특정한 부분에 대하여 보험자의 면책을 인정하는 제도이다. 흔히 이 방식은 의료비가 일정수준에 이르기까지는 전혀 보험급여를 해 주지 않는다. 예를 들면 진료비가 일정액에 달할 때까지는 본인이 전액 부담하도록 하는 방식이다.

6. 급여제한제

생활에 지장이 없는 신체상의 조건미용상의 의료요구등에 대하여 보험급여를 해 주지 않고, 고가장비나 고급의료 이용 시 보험급여를 제한한다.

3. 급여범위와 제공방법

1. 보험급여의 종류

(1) 요양급여

가입자 및 피부양자의 질병 · 부상 · 출산 등에 대하여 다음 각 호의 요양급여를 실시한다.

- 진찰
- 검사
- 입원
- 약제
- 처치
- 예방
- 재활
- 간호
- 이송
- 치료재료의 지급
- 수술 기타의 치료

(2) 건강검진

① 일반건강검진

② 생애전환기 건강진단

③ 암검진

④ 영유아검진

2. 보험급여 방법

보험급여란 건강보험의 적용을 받는 가입자 및 피부양자에게 공단이 각종 형태로 실시하는 의료서비스를 말한다.

① **현물급여** : 요양기관병 · 의원 등으로부터 본인이 직접 제공받는 의료서비스 일체를 말한다.

② **현금급여** : 가입자 및 피부양자의 신청에 의하여 공단에서 현금으로 지급되는 것을 말한다.

③ **법정급여** : 법에 의해서 당연히 해 주어야 하는 급여이다.

④ **임의급여** : 법에 규정한 요양급여 외에 대통령이 정하는 바에 의하여 지급되는 급여이다.

표 5-13 보험급여 방법

종별	종류	지급대상
현물급여	요양급여, 건강검진	가입자, 피부양자
현금급여	요양비 • 요양기관을 이용할 수 없거나 요양기관이 없는 경우 • 만성신부전증환자의 복막관류액 구입비 • 가정에서 산소치료를 받는 경우	처방전에 의해 직접 구입한 가입자, 피부양자
현금급여	출산비, 임신출산진료비, 본인부담상한액	가입자, 피부양자
현금급여	장애인보장구급여비	장애 등록된 가입자, 피부양자

[핵심문제 정리]

1. 포괄수가제의 장점은 무엇인가?

진단명 기준별로 진료비를 청구함으로써 인적사항과 진료비 내역만 기재하여 청구하면, 즉시 심사를 거쳐 진료비를 지급할 수 있다는 점이다.

2. 한도초과부담제에 대해 기술하라.

진료비총액이 일정기준을 초과하는 경우, 이 초과액을 환자 본인이 부담하는 방식으로 진료의 특정분야에 주로 국한하여 시행한다.

3. 급여제한제에 대해 기술하라.

생활에 지장이 없는 신체상의 조건미용상의 의료요구 등에 대하여 보험급여를 해 주지 않고, 고가장비나 고급의료 이용 시 보험급여를 제한한다.

참고 문헌

감신, "공공보건의료체계 현황과 발전방향", 「보건복지포럼」, 2010; 169:38~44.

강공언 외, "뉴 건강보험론", 메디시언, 2017.

강명세, "한국 복지국가의 기원: 의료보험제도의 기원과 변화", 사회과학연구 14(1), 6~33, 2006.

강신규 · 이기돈 · 이철호 · 추헌, "조직행동론", 형설출판사, 2005.

강향숙 외, "지역사회간호학", 퍼시픽북스, p.87~89, 2015.

국민건강보험 건강보험정책연구원, "주요국의 건강보장제도 현황과 개혁동향- 제8권 영국", 2014.

건강보험관리공단 (http://www.nhis.or.kr/) 제도와 법령 참조

건강보험심사평가원, 진료수가 발자취(http://www.hira.or.kr), 2011.

건강보험심사평가원 홈페이지 (www.hira.or.kr) 제도와 정책 참조

건강보험요양급여비용, 2016년 1월판 수가등제부, 2016.

고병수 · 최용준 · 김 경우 · 조경희 · 이은경 외. "한국일차의료의 발전방향모색 연구보고서", 대한가전의학회, 2012.2.15.

고병수 · 최용준 · 김경우 · 조경희 · 이은경 · 송종원, "한국 일차의료의 발전 방향 모색", 2012.

고용노동부, "2010년판 고용노동백서(雇傭勞動白書)", 2010.

곽인옥 · 류국현, "북한 경제정책의 변화에 따른 식 · 의약품 유통실태 및 변화과정에 대한 연구," 2015년 4월 10일.

구드비히 폰 버트란피, "일반체계이론", 민음사, p.27-29, p,34, 1990.

구자헌, "한국사회복지사", 한국사회복지연구소, 1970.

국민건강보험 건강보험정책연구원, "주요국의 건강보험제도 현황과 개혁동향", 2014.

국민건강보험법

국민연금관리공단(www.nps.or.kr)

김경희 외, "에센스 공중보건학", 지구문화사, 2017.

김미정 외 공저, "2012년 북한 보건의료 연차 보고서", pp. 43~44, 서울: 어린이의약품지원본부, 2012.

김병철, "개혁개방 전후의 중국의료보장제도의 변화", 한국노동연구원 국제노동브리프, 2010년

7월호.
김선호, "고등교육". 김형찬 외, "북한의 교육", 서울 : 을유문화사, 1990.
김승희 외, "건강보험 기초이론", 현문사, 2011.
김용익, "의료전달체계 현황 분석 및 개선방안", 대한의사협회, 2015.
김유성, "한국사회보장법론", 법문사, 2002.
김일순, "의료전달체계와 의원". 가정의학회지; 4(05) : 1~9, 1983.
김지수 외, "의료서비스 중국진출 현황분석 및 맞춤형 진출 전략 연구", 한국보건산업진흥원. 2013.12.
노미정 · 서원식 · 권진, "환자만족도에 영향을 미치는 의료서비스 품질 요인-A 중소병원 입원 · 외래환자 간 차이", 디지털정책연구 11(2), 331~339, 2013.
대한의사협회 의료정책연구소 "연구보고서", p.1~128, 2003.
문상식 · 안상윤 외, "병원경영학", 보문각, 2012.
문상식 · 최만규 · 정민수, "보건행정학(제6판)", 보문각, 2015.
문옥륜 등, "의료보장론", 계축문화사, 2000.
문재우 등, "보건행정학(제5판)", 계축문화사, 2011.
민형기, "NCS기반 원무관리", 에듀팩토리, 2015.
박재홍, 1989:유승흠, 1990.
배상수, "보건사업기획", 계축문화사, 2015.
법제처 국가법령정보센터 (http://www.klaw.go.kr)
보건복지부 (http://www.mohw.go.kr) 의료법시행령 및 규칙
보건복지부, 2015보건복지통계연보.
보건복지부, "52개 경증질환으로 대형병원진료비 약값조정 등 의료급여제도개선".
보건복지부, 보건산업통계(http://khiss.go.kr/)
보건복지부, 보건복지부 백서, 2005.
보건복지부, 재정정보, 2012
보건복지부 사회보장위원회 (http://ssc.go.kr)
보건사회연구원
보건의료미래위원회, "보건의료미래위원회 활동보고서", 2011.
"북한 총람". 서울 : 북한연구소, 1016, 1994
"사업장업무편람 업무처리지침", 2017
서울대학교 의과대학 통일의학센터 외 공저, "북한 보건의료 백서", p.142~147, 보건복지부,

2013.
성무원, "복지국가의 공공부조", 한솜미디어, 2003.
손수인 · 신영전 · 김장엽, "저소득층의 과부담의료비 발생에 영향을 미치는 요인", 보건사회연구 제30권 1호, 2010.06.01.
송건용, "의료전달체계 개선방안 연구", 한국병원경영연구원 연구보고서, p.1~121, 2003.
신영출, "의료정책론", 박문각, p.146~190, 2012.
신유근, "경영학원론: 시스템적 접근", 다산출판사, 2009.
신유근, "인간존중경영: 조직행위론적 접근", 다산출판사. 2005.
안해균, "정책학원론(제3판)", 다산출판사, p34-41. 2000.
양재모 · 유승흠. "국민의료총론", 수문사, 1994.
엔드류 그린, "보건의료기획: 이론과 실제", 계축문화사, 2002.
영국 NHS 공식 누리집(www.nhs.uk)
영국 보건부(www.dh.gov.uk)
오동일, "고객만족경영연구" 제18권 제1호 p.178, 2016년 04월.
오영호, "2012년 보건의료정책의 변화와 전망", 한국보건사회연구원, 2012.
오영호, "우리나라 공공보건의료의 정책방향과 과제", 한국보건사회연구원, 2013.
유승흠, "보건기획과 관리", 수문사, 1995.
유승흠 · 양재모, "의료총론", 수문사, 1994.
윤병준,이준협, "보건행정", 한국방송통신대학교출판문화원, 2016.7.
윤병준,이준협, "건강보험론", 한국방송통신대학교출판문화원, 2018.1.
윤인주, "북한의 사유화 현상", p. 143, 파주: 한국학술정보, 2015.
의료법
"의료보험의 발자취 추록자료집", 의료보험연합회, 2000
의료정책연구소, 2010년 6월 12일
이두호 · 차흥봉 · 엄영진 · 배상수 · 오근식, "국민의료보장론", 나남, 1992.
이명숙, "지역주민들의 의료정책 및 제도에 대한 인식", 한양대학교 공공정책대학원 석사학위논문, 2012.
이상영, "보건의료의 현황과 발전방향".「보건복지포럼」, 2012; 189, p.68~74.
이상욱, "현대조직의 리더십 적용", 시그마프레스, 2004.
이상이, "한국 보건의료체계의 진단과 과제",「한국보건사회학회지」, 2012; 12. p.115~156.
이성기 · 원석조, "개혁개방 이후 중국 의료보험 개혁의 과정과 과제", 사회과학연구 제9집 3호,

2013.

이세정, "남북한 보건의료분야 법제통합 방안", 184 . 통일과평화(8집 2호 · 2016), 서울: 한국법제연구원, 2011

이원식, "북한의 의료보장제도 연구", 원광대학교 행정대학원, 석사학위 논문, p.44~45, 1992.

이재홍 외, "사회보장과 건강보험", 수학사, 2013.

이정애, "노인 보건복지 통합서비스 사업", 지역보건연구회 편,「지역보건사업의 실제」, 계축문화사, p.53-86, 2011.

이정찬 · 김계현 · 김한나, "중국의 보건의료제도 및 최근 개혁동향", 대한의사협회 의료정책연구소 연구보고서, 1~159, 2015.

이준협, "일본의 고령자 의료제도 개혁 동향 및 고찰", 보건과학논집, 제31권 1호, pp.63-75, 2005.

이창우, "창조경제와 보건의료체계", 한국경제연구원, 2013.

임국환 외, "뉴 공중보건학", 지구문화사, 2015.

임금자*임선미**신의철*** 제1저자, 대한의사협회의료정책연구소연구위원

임금자, "의료진달체계 재정립 방안"(제28차 의료정책포럼 주제 발표문), 대한의사협회

임금자, 최진우, 최은주. "[연구보고서 2011-1] 보건의료 통계 분석" p.1~261 – OECD 보건통계 자료를 기초로, 2011.1.

임금자 · 임선미 · 신외철, "의료전달체계의 현황 및 문제점과 개선방안", 2013. 09. 15.

임승주, "의료급여사례관리", 지역보건연구회 편,「지역보건사업의 실제」, 계축문화사, p.253-290, 2011.

임종률, "노동법(勞動法)", 박영사, 2009.

장원기 · 정혜선, "선진 주요국의 의료제도 연구",

전기홍, "보건사업의 기획 및 평가", 2002.

전재일 외, "사회복지개론", 형설출판사, 2005.

정민수 · 김진표 · 조병희, "지역사회 기반 조직을 이용한 지역사회역량의 측정과 건강증진 기획: 서울시 S구를 중심으로", 보건교육건강증진학회지, 2009; 26(3): 35-48.

정민수 · 이보혜 · 최만규, "보건의료 조직에서 리더십 유형, 직무만족, 조직몰입 간의 구조적 관계: 간호 및 행정직을 중심으로", 산업경영시스템학회지, 2009; 32(3): 49-58.

정민수 · 정유경 · 장사랑 · 조병희, "지역사회 기반 참여연구 방법론", 보건교육건강증진학회지, 2008; 25(1): 83-104.

정민수 · 조병희, "개인 및 조직 수준에서의 지역사회 역량 측정과 주관적 건강 수준과의 관계 분

석: 서울시 D구와 Y구의 비교", 보건교육건강증진학회지, 2012; 29(1): 39-57.

정민수 · 조병희 · 이성천, "지역사회 자발적 결사체의 연결망과 지역사회역량", 보건행정학회지, 2007; 17(4): 54-81.

정정길, "정책학원론", 대명출판사, 1989.

"조선중앙연감", 조선중앙통신사, p.290, 1984.

"주요국의 사회보장제도: 중국", 한국보건사회연구원, 2012.

"중국 의료 관련 법령(6)-간호사관리법", 한국보건산업진흥원, 2006.

최재규, "합리적 보건기획 모형에 관한 일고찰", 전북행정학회, 1999.

통계청 (http://kostat.go.kr/portal/korea/index.action)

통일연구원, "2009 북한개요", p. 362.

평양: 과학백과사전출판사, 1982, p. 306~316.

한국건강증진개발원 (http://www.khealth.or.kr)

한국보건사회연구원, "보건복지 중기 정책과제", 2012.

한달선, "보건기획과 의사결정", 대한보건협회, 1977.

한달선, "보건정책의 기본과제", 국립암센터, 2012.

"2012 China National Health Accounts Report". China National Health Development Research Center.

Blake RR · Mouton JS. "The managerial grid", Houston, TX, Gulf Publishing, 1964.

Bloom G. "Primary health care meets the market in China and Vietnam". Health Policy 1998;44:232~52.

Chaskin RJ · Brown P · Venkatesh S, Vidal A. "Building Community Capacity". NY: Aldine Transaction, 2001.

Chavis D · Hogge J · McMillan D · Wandersman A, "Sense of community through Brunswik's lens: A first look". Journal of Community Psychology, 1986; 14: 24-40.

"China Health Service Delivery Profile", WHO & China NHDR, 2012.

"China's Healthcare System: Overview and Quality Improvements", Swedish Agency for Growth Policy.

"China's Healthcare System: Overview and Quality Improvements", Swedish Agency for Growth Policy Analysis 2013. 3.

Coleman JS, "Social capital in the creation of human capital", American Journal of Sociology,

1988; 94: S95-120.

Dahlgren G · Whitehead M. "Policies and strategies to promote social equity in health", Stockholm: Institute for future studies, 1991.

Department of Health, "A simple guide to Payment by Results", 2012

Dever GEA, "Managerial Epidemiology: Practice, Methods, and Concepts", London, Jones and Bartlett Publishers, 2006, pp. 9-15.

Dib, H. H., Pan, X. and Zhang, H, "Evaluation of the New Rural Cooperative Medical System in China: Is it working or Not", International Journal for Equity in Health 2008;7:1-17.

Evaluation Organizations, Asian Society for Quality in Health Care, 2013.

Feng-Jen Fan, "Hospital Accreditation in China, Overview of Healthcare Accreditation from External"

Helen Chen & Yanyan Lin. "The Rise of Private Health Insurance", China Economic Review, 2012.3.27.

Hillery Jr. GA, "Definitions of Community: Communes and Utopias in Sociological Perspective", NY: Harvard University Press, 1955.

Hsiao WC, Jamison DT, McGreevey WP, Yip W, "Financing Health Care: Issues and Options for China", Washington, DC: World Bank,1997.

Hsiao WC, "The Chinese Health Care System: lessons for other nations", Social Science and Medicine 1995;41:1047~55.

http://www.hipusa.com

http://www.kaiserpermanente.org

Huang Y, "An institutional analysis of China's failed healthcare reform. In: Wu G, Lansdowne H (eds). Socialist China, Capitalist China: Social Tension and Political Adaptation under Economic Globalization", New York: Routledge, 2009.

Israel BA, Eng E, Schulz AJ, and Parker EA. Introduction. In BA Israel, E Eng, AJ Schulz, and EA Parker (eds.), "Methods in Community-Based Participatory Research for Health. CA", Jossey-Bass, 2005.

"Joint committee on Health Education Terminology", Report of the 1990 joint committee on Health Education Terminology. Journal School Health, 1991; 61(6): 251-254.

Jung M, Chung D. "Evidence of social contextual effects on adolescent smoking in South Korea", Asia-Pacific Journal of Public Health, 2013; 25(3): 260-270.

Jung M, Viswanath K. "Does community capacity influence self-rated health? Multilevel contextual effects in Seoul, Korea". Social Science & Medicine, 2013; 77: 60-69.

Jung M. "Sexual, behavioral, and social characteristics of female sex workers and their risk of sexually transmitted infections: In South Korea. Sexuality and Disability", 2012; 30(4): 421-431.

Jung M. "Sexual behavior and condom use among gay men, female sex workers, and their customers: Evidence from South Korea". PLoS ONE. 2013; 8(6): e66867.

Jung M. "Task conflicts and exclusive professionalism in nursing in South Korea. The Health Care Manager", 2014; 33(1): 53-63.

Kawachi I. "Social capital and community effects on population and individual health". Annals of the New York Academy of Sciences, 1999; 896: 120-130.

Kingston S, Mitchell R, Florin P, and Stevenson J. "Sense of community in neighborhoods as a multi-level construct", Journal of Community Psychology, 1999; 27(6): 681-694.

Koreanische Zeitschrift fur Wirtschaftswissenschaften Vol.31 No.3, September 2013, 01~20

Kretzmann JP and McKnight JL, "Building Communities from the Inside Out: A Path Toward Finding and Mobilizing a Community's Assets. IL: Center for Urban Affairs and Policy Research, Neighborhood Innovations Network", Northwestern University, 1993.

Kretzmann JP and McKnight JL, "Mapping Community Capacity. IL: Center for Urban Affairs and Policy Research", Northwestern University, 1990.

Kristin Farrants, Clare Bambra, Lotta Nylen, Adetayo Kasim, Bo Burström, David Hunter, "The recommodification of healthcare? A case study of user charges and inequalities in access to healthcare in Sweden 1980-2005", Health policy 0168-8510.

Kushner MG, Sher KJ, Beutman BD, "The relation between alcohol problem the anxiety disorder", American Journal of Psychiatry, 1990; 147(6): 685-695.

Labonte R, "Community development and partnerships", Canadian Journal of Public Health, 1993; 84(4): 237-240.

Lalonde MA, "A New Perspective on the Health of Canadians", Ottawa, 1976.

Lantz PM, Israel BA, Schulz AJ, and Reyes A. "Community-based participatory research: Rationale and relevance for social epidemiology", In JM Oakes and J Turner (eds.), Methods for Social Epidemiology. CA: Jossey-Bass Press, 2006, pp. 239-266.

Larry A Green, George E Fryer Jr, Barbara P Yawn, David Lanier, Susan M Dovey, "The ecology of medical care revisited", The New England Journal of Medicine 2001: 344(26) 2021-2026.

Liberthal K, Lampton D.Bureaucracy, "Politics and Decision Making in Post-Mao China", Berkeley, CA:University of California Press, 1992.

M.Ramesh, Xun Wu, Alex Jingwei He. "Health governance and healthcare reforms in China", Health Policy and Planning 2013;1~10.

Marshall L., Charlesworth A., and Hurst J., "The NHS payment system : evolving policy and emerging evidence", Nuffield Trust, 2014.

Mckenzie JF, Smeltzer JL. "Planning, Implementing and Evaluating Health Promotion Programs". Allyn & Bacon, 1997.

Minkler M, Wallerstein N, and Wilson N. "Improving health through community organization and community building", In K Glanz, BK Rimer, and K Viswanath (eds.), Health Behavior and Health Education (4th ed.), CA: Jossey-Bass, 2008, pp. 287-312.

Minkler M, Wallerstein N, "Community-Based Participatory Research for Health", CA: Jossey Bass, 2003.

Minkler M. "Community Organizing and Community Building for Health", Rutgers University Press (2nd ed.), 2005.

Mokdad A, Makrs J, Stroup D, and Gerberding J. "Actual causes of death in the United States, 2000", Journal of the American Medical Association, 2005; 293-298.

Monitor, "An evaluation of the Reimbursement system for NHS-funded care", 2012.

NHS England, "Understanding the New NHS", 2014.

OECD, "Health Statistics 2015"(http://www.oecd.org/health/health-data.htm)

http://www.nhs.uk/NHSEngland/thenhs/about/Pages/authoritiesandtrusts.aspx

http://www.nhs.uk/NHSEngland/thenhs/about/Pages/nhscoreprinciples.aspx

http://www.nhshistory.net/chapter%207.htm

OECD, "Health Statistics 2017"(https://data.oecd.org/health.htm#profile Health status

OECD Health Data 2013.

Raffel, 2002: 32-34; http://www.medicare.gov/Basics/Amounts2003.asp

Raffel, Marshall W., Norma K. Raffel, and Camille K. Barsukiewicz. "The U.S. Health System: Origins and Functions", 5th ed. Albany, New York: Delmar, 2002.

Rosenbrock, R. and Gerlinger Th. (2006), "Gesundheitspolitik, Eine systematische Einführung", Verlag Hans Huber, Bern.

Rothman J, Erlich JL, and Tropman JE. "Strategies of Community Intervention", 6th ed. IL: Peacock Publishers, 2001.

Rubin HJ and Rubin IS. "Community Organizing and Development", MA: Pearson Education (4th ed.), 2008.

Sampson RJ. "Linking the micro- and macro-level dimensions of community social organization. Social Forces", 1991; 70(1): 43-64.

Sampson RJ. "Neighborhood-level context and health: Lessons from sociology", In LF Berkman and I Kawachi (eds.), "Neighborhoods and Health". Oxford: Oxford University Press, 2003, pp. 132-146.

Secretary of State for Health, "Equity and excellence : Liberating the NHS", Department of Health, England, 2010.

Shi, Leiyu, and Douglas A. Singh. (2001). "Delivering Health Care in America: A Systems Approach". 2nd ed. Gaithersburg, Maryland: Aspen Publishers, Inc.

Shortell SM, Kaluzny AD. 김한중 외 옮김. "병원조직관리론", 서울, 가톨릭대학교출판부, 2003.

Simon, 2010: 181~183, Rosenbrock und Gerlinger, 2006:120~122.

Simon, M. (2010), "Das Gesundheitssystem in Deutschland, Eine Einführung in Struktur und Funktionsweise", Verlag Hans Huber, Bern.

Smith MB, Graham YJ, Guttmacher S. "Community-Based Health Organizations: Advocating for Improved Health", SF: Jossey-Bass, 2005.

Stogdill R, Coons A. Leader Behavior: "Its description and measurement (Research Monograph No. 88)", Columbus: Ohio State University, Bureau of Business Research, 1957.

Subramanian SV, Lochner KA, Kawachi I. "Neighborhood differences in social capital: A compositional artifact or a contextual construct? Health & Place", 2003; 9: 33-44.

Targa B, Hipgrave D, Brixi H, Mu Y, "Equity and Public Governance in Health System Reform Challenges and Opportunities for China. Policy Research Working Paper No. 5530". Washington, DC: World Bank, East Asia and Pacific Region, 2011.

Thorpe and Knickman, 2002: 47~49.

Wallerstein NB and Duran B. "Using community-based participatory research to address health disparities. Helath Promotion Practice", 2006; 7(3): 312-323.

Walt G. "Health Policy: An introduction to process and power"., NY: Witwaterand University Press, 1994.

Wang C, Burris MA. "Photovoice: concept, methodology, and use for participatory needs assessment. Health Education & Behavior", 1997; 24(3): 369-387.

Wang CC. "Photovoice: a participatory action research strategy applied to women's health. Journal of Women's Health", 1999; 8(2): 185-192.

Whitehead M, Dahlgren, G. "What can be done about inequalities in health?" The Lancet 1991; 338: 1059-1063.

WHO "A Guide to Health Food Markets". Geneva, 2006.

WHO "Alliance. Sound Choices". Geneva, 2007b.

WHO "Alliance. System Thinking", Geneva, 2009b.

WHO "Health Market Place". Geneva, 2003.

WHO "Health Promoting Universities", Geneva, 1998.

WHO "Health Promotion in the Working Place". Geneva, 1993.

WHO "Health Settings". Geneva, 2000a.

WHO "Health Villages". Geneva, 2002.

WHO "Human Resources for Health", Geneva, 2009a.

WHO "Improving Provider Skills". Geneva, 2000b.

WHO "Improving Service Availability Mapping(SAM)". Geneva, 2005-2006.

WHO "Monitoring the Building Blocks of Health System", Geneva. 2010.

WHO "Quality Assessment Guidebook". Geneva, 2009c.

WHO "Strengthening Health Systems to Improve Health Outcomes", Geneva. 2007a.

WHO "The Global Burden of Disease", Geneva, 2004.

WHO "Working paper, Health system work", Geneva, 2005.

Wills J. "Practicing Health Promotion: Dilemmas and Challenges". London: Bailliere Tindall, 1998, pp 18-24.

Yoo S, Butler J, Elias TI, Goodman RM., "The 6-step model for community empowerment: Revisited in public high-rise communities for low-income senior citizens. Health Promotion Practice", 2009; 10(2): 262-275.

Yukl G. 이상욱 옮김. "현대조직의 리더십 이론". 서울, 시그마프레스, 2006.

찾아 보기

ㄴ

ㄷ

ㄹ

ㅁ

ㅂ

ㅅ

ㅇ

에센스 보건행정학

2018년 3월 10일 초판 인쇄
2018년 3월 15일 초판 발행

저 자 이준협·정민수·김은엽·민형기
왕진우·이광인·임동균

발행인 주 병 오

발행처 메디시인

경기도 파주시 회동길 209
파주출판문화도시

영업팀 (031) 955-7566·7577
편집팀 (031) 955-7731
FAX (031) 955-7730
홈페이지 www.ji-gu.co.kr
전자우편 jigupub@hanmail.net
등록번호 제 406-2005-000045호

ISBN 979-11-86739-57-0 값 26,000원

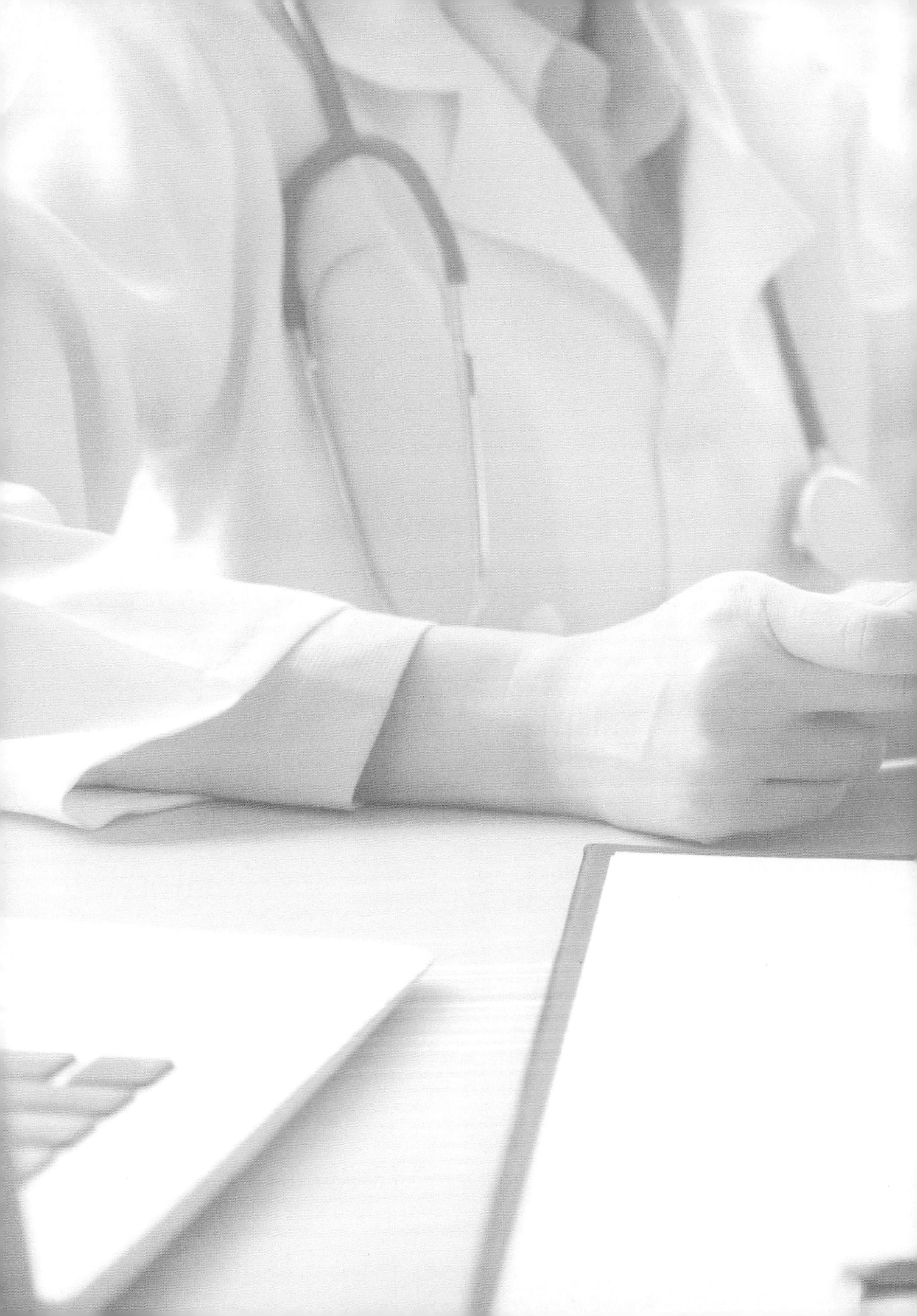

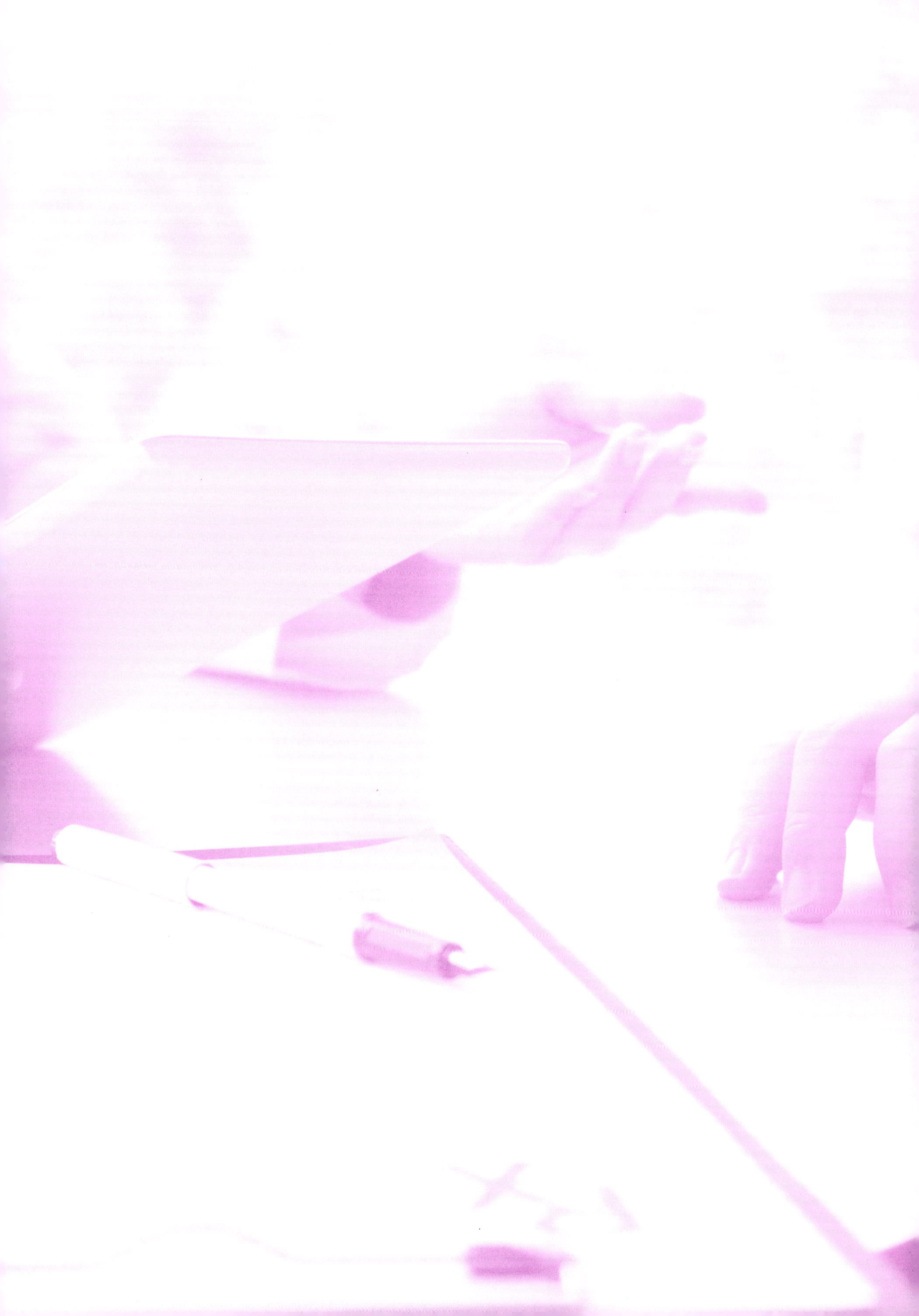